E. Hoffmann   G. Steinbeck (Hrsg.)

Interventionelle kardiale Elektrophysiologie

Springer-Verlag Berlin Heidelberg GmbH

Ellen Hoffmann · Gerhard Steinbeck (Hrsg.)

Interventionelle kardiale Elektrophysiologie

Unter Mitarbeit von
C. Reithmann, P. Nimmermann, U. Dorwarth, T. Remp,
A. Gerth, M. Fiek, S. Janko, S. Kääb, M. Näbauer
und H. Netz

Mit 120 Abbildungen in 170 Einzeldarstellungen, teilweise in Farbe

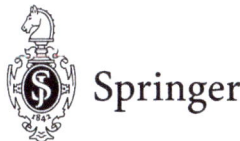

Priv.-Doz. Dr. med. ELLEN HOFFMANN
Prof. Dr. med. GERHARD STEINBECK

Med. Klinik und Poliklinik I der LMU
Klinikum Großhadern
Marchioninistraße 15
D-81377 München

ISBN 978-3-642-63630-1

Die Deutsche Bibliothek - CIP-Einheitsaufnahme
Interventionelle kardiale Elektrophysiologie / Hrsg.: Ellen Hoffmann ; Gerhard Steinbeck. -
Berlin ; Heidelberg ; New York ; Barcelona ; Hongkong ; London ; Mailand ; Paris ; Singapur ;
Tokio : Springer, 1999
   ISBN 978-3-642-63630-1   ISBN 978-3-642-58522-7 (eBook)
   DOI 10.1007/978-3-642-58522-7

Dieses Werk ist urheberrechtlich geschützt. Die dadurch begründeten Rechte, insbesondere die der Übersetzung, des Nachdrucks, des Vortrags, der Entnahme von Abbildungen und Tabellen, der Funksendung, der Mikroverfilmung oder der Vervielfältigung auf anderen Wegen und der Speicherung in Datenverarbeitungsanlagen, bleiben, auch bei nur auszugsweiser Verwertung, vorbehalten. Eine Vervielfältigung dieses Werkes oder von Teilen dieses Werkes ist auch im Einzelfall nur in den Grenzen der gesetzlichen Bestimmungen des Urheberrechtsgesetzes der Bundesrepublik Deutschland vom 9. September 1965 in der jeweils geltenden Fassung zulässig. Sie ist grundsätzlich vergütungspflichtig. Zuwiderhandlungen unterliegen den Strafbestimmungen des Urheberrechtsgesetzes.

© Springer-Verlag Berlin Heidelberg 1999
Ursprünglich erschienen bei Springer-Verlag Berlin Heidelberg New York 1999
Softcover reprint of the hardcover 1st edition 1999

Die Wiedergabe von Gebrauchsnamen, Handelsnamen, Warenbezeichnungen usw. in diesem Werk berechtigt auch ohne besondere Kennzeichnung nicht zu der Annahme, daß solche Namen im Sinne der Warenzeichen- und Markenschutz-Gesetzgebung als frei zu betrachten wären und daher von jedermann benutzt werden dürften.

Produkthaftung: Für Angaben über Dosierungsanweisungen und Applikationsformen kann vom Verlag keine Gewähr übernommen werden. Derartige Angaben müssen vom jeweiligen Anwender im Einzelfall anhand anderer Literaturstellen auf ihre Richtigkeit überprüft werden.

Herstellung: PRO EDIT GmbH, D-69126 Heidelberg
Umschlaggestaltung: de'blik, D-10435 Berlin
Satz: Hagedorn Kommunikation, D-68519 Viernheim
Computer to plate: Mercedes Druck, D-12487 Berlin

SPIN: 10691201   22/3134-5 4 3 2 1 0 - Gedruckt auf säurefreiem Papier

Vorwort

Die Einführung der intrakardialen Elektrographie mit der His-Bündel-Elektrographie hat zusammen mit der programmierten Vorhof- und Ventrikelstimulation wesentlich zum Verständnis sowohl bradykarder wie tachykarder Rhythmusstörungen beigetragen; dennoch kam die Methode nicht über die Rolle einer „intellektuellen Spielwiese" heraus, die sich seit klinischer Einführung der Methode Anfang der 70er Jahre nur wenige Universitätskliniken in Deutschland leisteten. Binnen weniger Jahre hat sich die Situation schlagartig gewandelt. Mit Ablösung der komplikationsträchtigen DC-Energie durch die Radiofrequenzenergie als Energiequelle sowie bahnbrechender Fortschritte auf dem Gebiet der Ursprungslokalisierung tachykarder Rhythmusstörungen, insbesondere beim WPW-Syndrom und AV-Knoten-Tachykardien, steht uns heute eine komplikationsarme invasive Methode zur Verfügung, welche eine vor wenigen Jahren noch nicht vorstellbare kurative Behandlungsmöglichkeit zahlreicher tachykarder Rhythmusstörungen ermöglicht. Diese Entwicklung ist um so bedeutsamer, als sich die Hinweise mehren, daß Antiarrhythmika nicht nur unwirksamer sind als bisher angenommen, sondern darüber hinaus auch dem Patienten Schaden zufügen können. In den letzten Jahren hat diese interventionelle Elektrophysiologie eine rasante technologische Entwicklung genommen und ist mit beachtlichen Fallzahlen sowie einer beeindruckenden Heilungsrate für die Patienten, die sich diesem Eingriff unterziehen, zu einem eigenständigen Gebiet im Armentarium des interventionell tätigen Kardiologen geworden. Sehr effektiv ergänzt werden diese Fortschritte auf dem Gebiet der Katheterablation durch den implantierbaren Defibrillator, der sich bei lebensbedrohlichen ventrikulären Rhythmusstörungen der medikamentösen antiarrhythmischen Therapie als überlegen herausgestellt und zu einer drastischen Reduktion des plötzlichen Herztodes geführt hat.

Ziel dieses Buches ist es, den Leser mit dem aktuellen Stand der interventionellen Elektrophysiologie des Herzens vertraut zu machen. Nach einem Kapitel über zelluläre elektrophysiologische und molekulare Grundlagen, ferner über Pathomechanismen und die Diagnostik supraventrikulärer und ventrikulärer Tachykardien sowie biophysikalischer Grundlagen der Katheterablation werden Indikation, Durchführung, Ergebnisse und Komplikationen der Katheterablation für das WPW-Syndrom, AV-Knoten-Reentrytachykardien, Vorhofflattern und Vorhoftachykardien beschrieben. Spezielle Kapitel beschäftigen sich mit dem derzeitigen Erfahrungsstand der Katheterablation bei Vorhofflimmern, der Schrittmacherstimulation zur Prävention von Vorhofflimmern, dem implantierbaren Vorhofdefibrillator sowie neuen Mapping- und Ablationstechniken.

Es folgt die Abhandlung der Alternativen zur medikamentösen antiarrhythmischen Therapie bei ventrikulären Rhythmusstörungen. Neben der Katheterablation und der gezielten herzchirurgischen Therapie wird die imposante Entwicklung des implantierbaren Cardioverter-Defibrillators dargestellt, der für Patienten nach überstandenem, lebensbedrohlichen Ereignis einer ventrikulären Tachykardie oder Kammerflimmern binnen weniger Jahre zur Therapie der ersten Wahl avanciert ist. Schließlich wird auch der speziellen Situation tachykarder Rhythmusstörungen im Kindesalter mit einem eigenen Kapitel Rechnung getragen.

Im Alltag des praktisch tätigen Kardiologen nehmen Fragen von Patienten zur prognostischen Bedeutung symptomatischer ventrikulärer Extrasystolen sowie zur erforderlichen Diagnostik und Therapie dieser Rhythmusstörungen einen großen Raum ein. In Einzelfällen kann auch hier die Katheterablation Abhilfe schaffen; im übrigen beinhaltet die Betreuung dieser großen Zahl von verunsicherten Patienten die wichtige Aufgabe der Aufklärung über die Harmlosigkeit des Befundes, der Ursachenausschaltung sowie der Vermeidung von Antiarrhythmika. Diese für den Alltag des Kardiologen wichtigen ärztlichen Aufgaben sind jedoch nicht Gegenstand dieses Werkes.

In dieses Buch ist eingeflossen die jahrelange Erfahrung der Medizinischen Klinik und Poliklinik I der LMU München im Klinikum Großhadern, für die die Rhythmologie wissenschaftlich wie klinisch einen Schwerpunkt ihrer Tätigkeit darstellt.

Der Dank der Herausgeber geht zunächst an die Autoren für ihre ausgezeichneten Beiträge, darüber hinaus an die Mitarbeiter des Springer-Verlags für die hervorragende Umsetzung unserer Wünsche.

Die Herausgeber wünschen sich, daß dieses Buch nicht nur das Interesse von Experten findet, sondern als kompaktes, wissenschaftlich kompetentes und zugleich praktisches Lehr- und Nachschlagewerk auch von Assistenten in der internistischen und kardiologischen Weiterbildung sowie niedergelassenen Internisten und Kardiologen, die betraut sind mit der Führung von Patienten mit Rhythmusstörungen, sowie speziell interessierten Studenten angenommen wird, zum Wohle der uns anvertrauten Patienten.

München, März 1999   Prof. Dr. med. GERHARD STEINBECK
                 Direktor der Medizinischen Klinik
                 und Poliklinik I

Inhaltsverzeichnis

Teil I:	**Grundlagen der Elektrophysiologie**	1
1	**Zelluläre elektrophysiologische Grundlagen der Arrhythmogenese** . . . . M. Näbauer	3
1.1	Mechanismen von Herzrhythmusstörungen	3
1.2	Elektrophysiologische Grundlagen	4
1.3	Mechanismen tachykarder Rhythmusstörungen	7
1.4	Abnorme Impulsbildung	7
1.5	Kreiserregung (Reentry)	9
2	**Supraventrikuläre Tachykardien: Pathomechanismen, Diagnostik und Therapie** . . . . . E. Hoffmann	13
2.1	AV-Knoten-Reentrytachykardien	14
2.2	Wolff-Parkinson-White-Syndrom	15
2.3	Fokale atriale Tachykardien	22
2.4	Vorhofflimmern und Vorhofflattern	24
2.5	Behandlungsmöglichkeiten supraventrikulärer Tachyarrhythmien und mögliche Komplikationen . . .	25
	Literatur	37
3	**Ventrikuläre Tachykardien: Pathomechanismen, klinische Bedeutung, Diagnostik und Therapie** . . . . M. Fiek	43
3.1	Pathomechanismen	43
3.2	Klinische Bedeutung	48
3.3	Differential- und Stufendiagnostik	49

3.4	Therapie	61
	Literatur	71
4	**Long-QT-Syndrom: molekulare Grundlagen und Klinik** S. Kääb	77
4.1	Einteilung	78
4.2	Klinik	80
4.3	Ionenkanäle	81
4.4	Therapie	83
	Literatur	84
5	**Biophysikalische Grundlagen der Radiofrequenzkatheterablation** E. Hoffmann	87
5.1	Radiofrequenter Wechselstrom	87
5.2	Biophysikalische Grundlagen der Anwendung von Radiofrequenzstrom	90
5.3	Methodische Grundlagen eigener Untersuchungen	94
5.4	Temperaturkontrollierte Katheterablation	99
5.5	Leistungsgesteuerte Katheterablation	121
5.6	Präablationsimpedanz und Online-Impedanz	125
	Literatur	131

Teil II: Interventionelle Therapie bei supraventrikulären Tachykardien 133

6	**Katheterablation der AV-Knoten-Reentrytachykardie** E. Hoffmann	135
6.1	Ablation der schnellen Bahn	137
6.2	Ablation der langsamen Bahn	139
6.3	Verlauf nach Ablation der schnellen und langsamen Bahn	142
	Literatur	142
7	**Katheterablation bei ungewöhnlichen Formen von AV-Knoten-Reentrytachykardien** C. Reithmann	145
7.1	Ablation bei Patienten mit typischer AV-Knoten-Reentrytachykardie und AV-Block I. Grades bei Sinusrhythmus	145

7.2	AV-Block II. Grades während AV-Knoten-Reentrytachykardie	151
7.3	AV-Knoten-Reentrytachykardie mit multiplen Bahnen und Fast-slow-Sonderform	154
	Literatur	157
8	**Katheterablation akzessorischer Bahnen beim WPW-Syndrom** E. HOFFMANN	159
8.1	Ablation linksseitiger akzessorischer Bahnen oberhalb der Mitralklappe (supravalvuläre Ablation)	171
8.2	Elektrophysiologische Charakteristika der akzessorischen Bahnen	175
8.3	Vergleich der elektrophysiologischen und biophysikalischen Parameter erfolgreicher und erfolgloser Energieabgaben	179
8.4	Verlauf nach Ablation der akzessorischen Bahnen	181
	Literatur	181
9	**Katheterablation beim WPW-Syndrom und überlebtem Kammerflimmern** C. REITHMANN	183
	Literatur	189
10	**Sonderformen akzessorischer Bahnen** A. GERTH	191
10.1	Permanente junktionale reziproke Tachykardie	191
10.2	Akzessorische Bahnen vom Mahaim-Typ	194
10.3	Assoziation akzessorischer Leitungsbahnen mit anatomischen Anomalien	195
	Literatur	198
11	**Katheterablation bei Vorhofflattern und Vorhoftachykardien** C. REITHMANN	199
11.1	Grundlagen der Katheterablation von Vorhofflattern	199
11.2	Elektrophysiologische Untersuchung und Katheterablation bei typischem Vorhofflattern	201
11.3	Ergebnisse der Katheterablation von typischem Vorhofflattern	207

11.4	Auftreten von Vorhofflimmern nach Katheterablation von typischem Vorhofflattern	207
11.5	Ergebnisse der Isthmusablation bei Patienten mit Vorhofflimmern und typischem Vorhofflattern	209
	Literatur	211
12	**Ablationsverfahren zur Behandlung von Vorhofflimmern** T. REMP	**213**
12.1	Katheterablationsverfahren zur Frequenzkontrolle von Vorhofflimmern	213
12.2	Katheter-Maze-Verfahren: Ein anatomisch orientiertes potentiell kuratives Therapiekonzept	218
12.3	Entwicklung elektrophysiologisch gezielter Ablationsverfahren von Vorhofflimmern	220
	Literatur	222
13	**Neue Mappingtechniken** C. REITHMANN	**225**
13.1	Nichtfluoroskopisches elektroanatomisches Mapping	226
13.2	Non-contact-endokardiales Mapping	227
13.3	Multielektrodenbasketkatheter	230
	Literatur	231
14	**Elektroanatomisches Mapping der sinuatrialen Aktivierung mit dem CARTO^{TM}-System** P. NIMMERMANN	**233**
14.1	Elektroanatomisches Mappingsystem	233
14.2	Sinuatriale Erregungsausbreitung	235
14.3	Bewertung	237
	Literatur	238
15	**Elektroanatomisches Mapping fokaler atrialer Tachykardien** E. HOFFMANN, P. NIMMERMANN	**239**
15.1	Typische Befunde	239
15.2	Stellenwert der Methode	241
	Literatur	242

16	Nichtablative interventionelle Therapie supraventrikulärer Tachykardien: implantierbarer Vorhofdefibrillator S. Janko	243
16.1	Implantierbarer Vorhofdefibrillator	243
	Literatur	247
17	Stimulationstechniken zur Prävention von Vorhofflimmern S. Janko, E. Hoffmann	249
	Literatur	252

Teil III: Interventionelle Therapie bei ventrikulären Tachykardien ... 253

18	Indikationen und Ergebnisse der Katheterablation bei ventrikulären Tachykardien C. Reithmann	255
18.1	Biophysikalische Grundlagen der Katheterablation bei ventrikulären Tachykardien	255
18.2	Voraussetzungen für die Katheterablation ventrikulärer Tachykardien	255
18.3	Untersuchungen zur Lokalisation der Ablationsstelle	256
18.4	Katheterablation bei idiopathischer ventrikulärer Tachykardie	258
18.5	Katheterablation bei Bundle-brunch-Reentrytachykardie	261
18.6	Katheterablation bei häufigen und unaufhörlichen ventrikulären Tachykardien	262
18.7	Katheterablation ventrikulärer Tachykardien bei ischämischer Kardiomyopathie	263
18.8	Intrakoronare Alkoholablation bei rezidivierenden ventrikulären Tachykardien	265
	Literatur	265
19	Therapie der repetitiven monomorphen ventrikulären Tachykardie (Typ Gallavardin) E. Hoffmann, C. Reithmann	267
19.1	Epidemiologie, klinische Daten und Symptomatologie	268
19.2	Ruhe-EKG und Langzeit-EKG	269
19.3	Ergometrie	271
19.4	Elektrophysiologische Befunde, Isoproterenoltest und Mappingverfahren	271

19.5	Bildgebende Verfahren und ergänzende Diagnostik	275
19.6	Pathophysiologische Überlegungen zur Genese der repetitiven monomorphen ventrikulären Tachykardie	276
19.7	Differentialdiagnose	278
19.8	Therapeutische Möglichkeiten	279
	Literatur	282
20	**ICD-Therapie**	**285**
	U. DORWARTH	
20.1	Neue Technologien	285
20.2	Aktuelle Studien zur ICD-Therapie	293
20.3	Aktuelle Richtlinien zur Indikationsstellung	299
	Literatur	301

Teil IV: Pädiatrische Patienten · · · · · · · · · · · · · · · · · · · 303

21	**Diagnose und Therapie von Herzrhythmusstörungen bei Kindern und Jugendlichen**	**305**
	E. HOFFMANN, P. NIMMERMANN, H. NETZ	
21.1	Diagnostische Möglichkeiten	305
21.2	Tachykardien bei Kindern und Jugendlichen	306
21.3	Therapie	309
21.4	Klinische Ergebnisse	310
21.5	Zusammenfassung	313
	Literatur	313

Mitarbeiterverzeichnis

DORWARTH, U., Dr.
Med. Klinik und Poliklinik I der LMU
Marchioninistraße 15
D-81377 München

FIEK, M., Dr.
Med. Klinik und Poliklinik I der LMU
Marchioninistraße 15
D-81377 München

GERTH, A., Dr.
Med. Klinik und Poliklinik I der LMU
Marchioninistraße 15
D-81377 München

JANKO, S., Dr.
Med. Klinik und Poliklinik I der LMU
Marchioninistraße 15
D-81377 München

KÄÄB, S., Dr.
Med. Klinik und Poliklinik I der LMU
Marchioninistraße 15
D-81377 München

NÄBAUER, M., Dr.
Med. Klinik und Poliklinik I der LMU
Marchioninistraße 15
D-81377 München

NETZ, H., Dr.
Kinderkardiologie
Klinikum Großhadern der LMU
Marchioninistraße 15
D-81377 München

NIMMERMANN, P., Dr.
Med. Klinik und Poliklinik I der LMU
Marchioninistraße 15
D-81377 München

REITHMANN, C., Dr.
Med. Klinik und Poliklinik I der LMU
Marchioninistraße 15
D-81377 München

REMP, T., Dr.
Med. Klinik und Poliklinik I der LMU
Marchioninistraße 15
D-81377 München

Teil I
Grundlagen der Elektrophysiologie

KAPITEL 1

Zelluläre elektrophysiologische Grundlagen der Arrhythmogenese

M. NÄBAUER

1.1
Mechanismen von Herzrhythmusstörungen

Herzfrequenz, Kraft und Dauer der Kontraktion des Herzens werden über die elektrische Aktivität kontrolliert. Zeitabhängige Änderungen von Ionenleitfähigkeiten (Kanäle, Pumpen, andere Transportmechanismen) der Zellmembran liegen der regelmäßigen rhythmischen Aktivität des Herzens zugrunde und sind Voraussetzung für eine normale Funktion des Herzens. Vom normalen Reizbildungszentrum, dem Sinusknoten, verläuft die Erregung über das Vorhofmyokard (schnelle Leitung), um in den Atrioventrikularknoten (AV-Knoten) zu konvergieren (langsame, dekrementelle Leitung), von wo aus sie über das His-Purkinje-System auf das Kammermyokard weitergeleitet wird. Die besonderen elektrophysiologischen Eigenschaften der spezialisierten Zellen des Reizbildungs- und Leitungssystems stellen die für die mechanische Herzleistung erforderliche Koordination von Vorhöfen und Kammern sicher. Die schnelle Erregungsleitung im His-Purkinje-System gewährleistet eine synchrone Ventrikelerregung. Die Schrittmacheraktivität des Sinusknotens bestimmt die Herzfrequenz; die latenten Schrittmachereigenschaften von AV-Knoten und Purkinje-System stellen im Bedarfsfall Ersatzrhythmen zu Verfügung.

Der elektrischen Aktivität liegt ein Stromfluß durch eine Vielzahl von Ionenkanälen, Ionenaustauschmechanismen und Ionenpumpen zugrunde. Eine Veränderung dieser Ströme mit Störung des elektrischen Steuersignals kann zu einer Vielzahl von hämodynamisch tolerablen, aber auch hämodynamisch kompromittierenden bis hin zu tödlichen Rhythmusstörungen führen. Das elektrische Steuersignal unterliegt den Einflüssen des autonomen Nervensystems sowie intrakardialen Mechanismen wie der Vorhoffüllung. Chronische Belastungen wie mechanische Überlast oder elektrische Bedingungen wie Vorhofflimmern führen über eine Änderung der Expression von Ionenkanälen und Pumpen zu abnormen elektrischen Eigenschaften der Zellen und des Myokards. Daher ist unter pathologischen Bedingungen mit veränderten elektrischen Eigenschaften und pharmakologischer Sensitivität zu rechnen.

Die Darstellung der Mechanismen bezieht sich schwerpunktmäßig auf die im Rahmen der Thematik des Buches relevanten Rhythmusstörungen.

1.2
Elektrophysiologische Grundlagen

Die Form des Aktionspotentials in Zellen des *Reizleitungssystems* und des *Arbeitsmyokards* variiert mit Ursprung und spezieller Funktion der Zellen (Abb. 1-1). Der markanteste Unterschied ist das Vorliegen einer schnellen Depolarisationsphase im Vorhof- und Ventrikelmyokard, die von einem schnellen Natriumeinstrom getragen wird, während im Sinusknoten und AV-Knoten die Depolarisation mit einer wesentlich geringeren Anstiegssteilheit einhergeht, die von einem Kalziumeinstrom vermittelt wird. Die Anstiegsgeschwindigkeit ist eine der wesentlichen Determinanten der Leitungsgeschwindigkeit, entsprechend findet sich im Vorhof- und Ventrikelmyokard sowie im His-Purkinje-System eine hohe Erregungsausbreitungsgeschwindigkeit, während in Sinusknoten und AV-Knoten die Erregungsleitung nur langsam vonstatten geht.

In Zellen mit der Fähigkeit der Erregungsbildung (Schrittmacherfunktion), wie *Sinusknoten* und *AV-Knoten*, führt ein Zusammenspiel verschiedenen Strömen zur diastolische Depolarisation, mit Erreichen eines definierten Schwellenpotentials kommt es zum Auftreten eines fortgeleiteten Aktionspotentials. An der langsamen diastolischen Depolarisation sind beteiligt: ein Natriumhintergrundstrom, I_f (Pacemakerstrom, leitet Na^+ und K^+), und der vom vorangegangenen Aktionspotential deaktivierende Delayed-rectifier-Strom (Kaliumstrom).

Das charakteristische Aktionspotential des Myokards entsteht durch das Ineinandergreifen zahlreicher depolarisierender Einwärtsströme (I_{Na}, I_{Ca}) und repolarisierender Auswärtsströme durch Ionenkanäle, die entsprechend ihrer inhärenten spannungs- und zeitabhängigen Eigenschaften öffnen und schließen. Wenngleich sehr viel mehr Ionenströme in myokardialen Zellen vorhanden sind, lassen sich die wesentlichen Aktionspotentialcharakteristika durch Berücksichtigung des schnellen Natriumeinwärtsstromes (I_{Na}), des L-Typ-Kalziumstroms ($I_{Ca,L}$), des Stroms durch den Na/Ca-Austauscher (I_{NaCa}), und 4 Kaliumströmen (I_{to}, I_{Kr}, I_{Ks}, I_{Kl}) rekonstruieren (Übersicht 1-1 und Abb. 1-2). Die

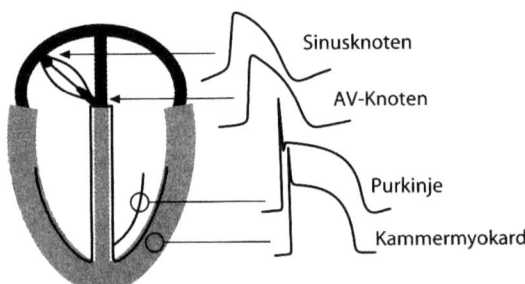

Abb. 1-1. Spezialisierung des Erregungsbildungs- und Reizleitungssystems. Sinusknoten- und AV-Knotenzellen zeichnen sich durch eine langsame Depolarisationsgeschwindigkeit zu Beginn des Aktionspotentials aus, entsprechend langsam ist hier die Erregungsausbreitungsgeschwindigkeit. Im Vorhof- und Kammermyokard sowie im His-Purkinje-System wird die Depolarisation des Aktionspotentials vom schnellen Natriumstrom getragen mit sehr rascher Ausstrichsgeschwindigkeit und Erregungsausbreitung

1.2 Elektrophysiologische Grundlagen

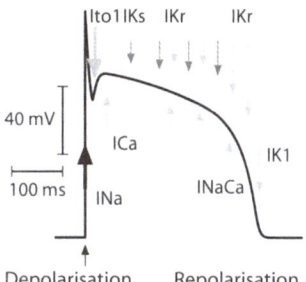

Ito1: transienter Auswärtsstrom
IKr: schnell aktivierender delayed rectifier
IKs: langsam aktivierender delayed rectifier
IK1: Inward-rectifier-Strom

INa: Natriumstrom

INaCa: Strom durch den Natrium-Kalzium-Austauschmechanismus

Abb. 1-2. Aktionspotential im menschlichem Ventrikelmyokard und wesentliche Ionenströme. Die Depolarisation erfolgt initial durch den sehr großen schnellen Natriumstrom und wird dann vom L-Typ-Kalziumstrom weitergeführt. Verschiedene Auswärtsströme modulieren während der folgenden zeitlichen Phasen die Repolarisation, während der späten Plateauphase sind I_{Kr} und I_{Ks} entscheidend. $I_{Na,Ca}$ kann in der späten Repolarisation ebenso wie $I_{Ca,L}$ eine neuerliche Depolarisation im Sinne einer frühen Nachdepolarisation bewirken. I_{K1} ist wesentlich für das Ruhemembranpotential verantwortlich

---

Übersicht 1-1. Wichtige Ionenströme im Myokard

EINWÄRTSSTRÖME

I_{Na}: **Schneller Natriumstrom**
  Träger der Depolarisation in Vorhof- und Kammermyokard
  Wesentlicher Parameter der Erregungsausbreitungsgeschwindigkeit
  Partielle Inaktivierung bei Depolarisation: bei -75 MV nur noch ca. 50% des Stroms verfügbar (z. B. bei Ischämie)
  Block durch Klasse-I-Antiarrhythmika
  In Sinusknoten und AV-Knoten abwesend

$I_{Ca,L}$: **L-Typ-Kalziumstrom**
  Präsent in allen Zellen des Myokards
  Triggert die Kalziumfreisetzung aus dem sarkoplasmatischen Retikulum und damit die Kontraktion.
  Blockierbar durch Kalziumantagonisten (Dihydropyridine, Verapamil)
  Träger der Erregungsleitung in Sinus- und AV-Knoten
  Modulation durch Neurotransmitter

I_f: **„Pacemakerstrom"**
  Einwärtsstrom, getragen von Na^+- und K^+-Ionen
  Trägt zur diastolische Depolarisation in Vorhof-, AV-Knoten- und Purkinje-Zellen
  Modulation durch Neurotransmitter

AUSWÄRTSSTRÖME

I_{K1}: Inward-rectifier-Strom (Einwärtsgleichrichterstrom)
Präsent in Vorhof- und Kammermyokard
Wesentlicher Strom zum Erhalt des Ruhemembranpotentials, hält die Membranspannung in der Nähe des Kaliumgleichgewichtspotentials
Während der Depolarisationsphase (Plateau) geschlossen

I_{to}: **Transienter Auswärtsstrom**
Präsenz spezies- und lokalisationsabhängig, in menschlichem Vorhof und Kammermyokard vorhanden.
Trägt zur transmuralen Heterogenität der Repolarisation bei

I_{Kr}: **Rasch aktivierende Komponente des Delayed-rectifier-Stroms**
Kontrolliert späte Repolarisation
Block durch d-Sotalol und viele andere Medikamenten mit Klasse-III-Effekt
Präsenz in Sinusknotenzellen

I_{Ks}: **Langsam aktivierende Komponente des Delayed-rectifier-Stroms**
Kontrolliert späte Repolarisation
Regulation durch Neurotransmitter und intrazelluläres Kalzium
Akkumulation des offenen Kanals bei schneller Stimulation (langsamer diastolischer Schluß des Kanals) bewirkt frequenzabhängige Verkürzung des Aktionspotentials

$I_{K(Ach)}$: **Acetylcholinabhängiger Kaliumstrom**
Präsenz auf Vorhofmyokard, Sinus- und AV-Knotenknoten begrenzt
Aktiviert durch Acetylcholin oder Adenosin
Aktiv diastolisch und während des Aktionspotentials
Kann zu Hyperpolarisation beitragen

$I_{K(ATP)}$: **ATP-abhängiger Kaliumkanal**
Blockiert durch intrazelluläres ATP (metabolische Regulation)
Aktiviert durch Ischämie und Hypoxie
Bewirkt starke Verkürzung des Aktionspotentials

TRANSPORTMECHANISMEN

Na/K-ATPase:
Aktiver Transportmechanismus (3 Na^+ gegen 2 K^+), blockierbar durch Digitalis
Generiert geringe Auswärtsströme

Na/Ca-Austauscher:
Passiver Transportmechanismus (1 Ca^{2+} gegen 3 Na^+, bidirektional)
Zyklusabhängiger Einwärts- oder Auswärtsstrom, in der Regel auswärts in der späten Repolarisationsphase (wesentlicher Mechanismus der Kalziumextrusion aus der Zelle)

Depolarisation des kardialen Aktionspotentials wird initial getragen vom schnellen Natriumstrom und vom Kalziumeinwärtsstrom ($I_{Ca,L}$) weitergeführt. Die Repolarisation wird v. a. von Kaliumströmen vom „Delayed rectifier-Typ" (I_{Kr} und I_{Ks}) bestimmt. Unter pathologischen Bedingungen können jedoch andere Ströme einen entscheidenden Einfluß auf die elektrische Aktivität nehmen, z. B. der ATP-abhängige Kaliumkanal (I_{KATP}) bei Ischämie oder der Pacemakerstrom (I_f) unter Katecholaminstimulation.

Die scheinbare Homogenität des Ventrikelmyokards steht im Kontrast zu einer erheblichen elektrischen Heterogenität der Myokardzellen in verschiedenen Lokalisationen. Insbesondere zeigen Zellen aus unterschiedlicher Tiefe in der Ventrikelwand deutliche Unterschiede in der Ausstattung mit Ionenkanälen, die auch für die normale Aktivierungs- und Deaktivierungssequenz von endokardial nach epikardial (Aktivierung) und von epikardial nach endokardial (Deaktivierung) verantwortlich sind.

1.3
Mechanismen tachykarder Rhythmusstörungen

Rhythmusstörungen des Herzens können das Ergebnis sein von Störungen der Impulsbildung oder der Erregungsausbreitung. Gesteigerte und abnorme Automatie sowie getriggerte Aktivität sind mögliche Ursachen einer abnormen Impulsbildung. Reentryarrhythmien beruhen auf einer gestörten Erregungsausbreitung. Ein Extraschlag während einer bestimmten Phase des Herzzyklus kann zu einer funktionellen Störung der Erregungsausbreitung führen und so ein Substrat für eine kreisende Erregung bereitstellen. Typisch für Reentrytachykardien ist, daß sie durch vorzeitige Stimulation nicht nur initiiert, sondern auch beendet werden können.

1.4
Abnorme Impulsbildung

1.4.1
Gesteigert Automatie

Eine Zunahme der normalen diastolische Depolarisation im Sinus- oder AV-Knoten sowie in Purkinje-Zellen ist selten Ursache einer tachykarden Rhythmusstörung. Eine inadäquate Sinustachykardie kann auf diesem Weg entstehen, ebenso kann auch ein akzelerierter idioventrikulärer Rhythmus durch einen solchen Mechanismus verursacht werden.

1.4.2
Abnorme Automatie

Über eine (partielle) Depolarisation des Membranpotentials kann in den meisten Myokardzellen ein repetitive elektrische Aktivität erzeugt werden. Typischerweise kann eine derartige abnorme Automatie bei Ischämie auftreten, wenn das normale Ruhemembranpotential in Purkinje-Zellen oder im Arbeitmyokard nicht mehr aufrechterhalten werden kann.

1.4.3
Getriggerte Aktivität

Getriggerte Aktivität entsteht auf dem Boden einer Nachdepolarisation eines obligat vorangegangenen Aktionspotentials. Frühe Nachdepolarisationen („early afterdepolarisation", EAD) treten während der Repolarisationsphase *vor* Erreichen des Ruhemembranpotentials auf, während späte Nachdepolarisationen („delayed afterdepolarisation", DAD) erst nach vollständigem Erreichen des Ruhenmembranpotentials auftreten.

Frühe Nachdepolarisationen treten charakteristischerweise bei Repolarisationsstörungen mit Verlängerung des Aktionspotentials auf, wie sie beim angeborenen oder medikamentös induzierten LQT-Syndrom beobachtet werden. Durch Überwiegen des Einwärtsstroms in der späten Repolarisationsphase (Reaktivierung des Kalziumstroms, Persistenz eines Natriumstroms oder zyklusabhängige Aktivierung des Na/Ca-Austauschers) oder Block von Auswärtsströmen kommt es zur einmaligen oder repetitiven Nachdepolarisation. Begünstigende Faktoren sind Bradykardie oder Hypokaliämie.

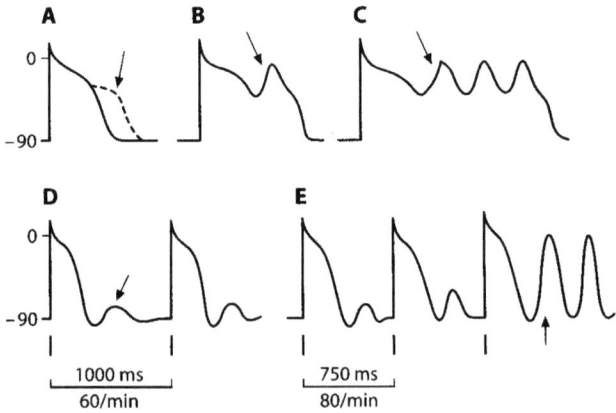

Abb. 1-3. Frühe und späte Nachdepolarisationen. Frühe und späte Nachdepolarisationen sind Oszillationen des Membranpotentials, die in der späten Repolarisationsphase [frühe Nachdepolarisationen („early afterdepolarisation", EAD), A–C] oder nach vollständigem Erreichen des Ruhemembranpotentials [späte Nachdepolarisation („delayed afterdepolarisation", DAD), D, E] auftreten können. (Aus Wit et al. (1981) *Modern Concepts of Cardiovascular Diseases*)

Späte Nachdepolarisationen treten typischerweise unter Bedingungen einer erhöhten Kalziumbeladung der Zelle („Ca-overload") auf. Mechanismen der späten Nachdepolarisationen beinhalten eine zyklische Freisetzung von Kalzium aus dem sarkoplasmatischen Retikulum mit Aktivierung eines unspezifischen Kationenstroms oder des Na/Ca-Austauschmechanismus, wodurch ein depolarisierender Einwärtsstrom generiert wird. Unter bestimmten Umständen können dadurch bedingte Depolarisationen die Schwelle zur Triggerung eines erneuten Aktionspotentials erreichen und so eine fortgeleitete Erregung initiieren (getriggerte Aktivität, „triggered activity", Abbildung 1-3). Späte Nachdepolarisationen werden als Mechanismus von Arrhythmien bei Digitalistoxizität, bestimmten katecholaminsensitiven Arrhythmen und Arrhythmien bei Ischämie und Reperfusion angesehen.

1.5 Kreiserregung (Reentry)

Normalerweise führt die Initiierung eines Impulses zur geordneten Aktivierung von Vorhof- und Kammermyokard, wobei durch die Länge des Aktionspotentials und die hohe Erregungsausbreitungsgeschwindigkeit eine Reaktivierung von Myokard in demselben Zyklus unmöglich gemacht wird. Bei Störungen der Erregungsausbreitung oder inhomogener Erregungsrückbildung kann dieselbe Aktivierungswelle bereits wiedererregbares Myokard antreffen und dieses neuerlich aktivieren. Dies kann zum Auftreten kreisender Erregungen (Reentry) führen. Voraussetzung für das Auftreten von Reentry sind:

– eine Region mit transientem oder permanentem unidirektionalem Leitungsblock,
– ein alternativer Ausbreitungsweg für die elektrische Erregung,
– eine ausreichend langsame Leitungsgeschwindigkeit, die eine Wiederherstellung der Erregbarkeit im Areal vor dem unidirektionalen Block erlaubt,
– ein elektrische Aktivierung für die Initiierung des Reentrys.

Tabelle 1-1. Arten von Reentry

Anatomisch determiniertes Reentry	Funktionell determiniertes Reentry
Größe des Erregungskreises fixiert, stabil	Größe und Lokalisation variabel, instabil, mobil
Größe entspricht anatomischer Wegstrecke	Größe entspricht Erregungswelle
Erregbare Lücke zwischen Ende und Beginn der Erregungswelle	Keine erregbare Lücke
Frequenz abhängig von Leitungsgeschwindigkeit und Größe des Erregungskreises	Frequenz abhängig von Refraktärzeit

Abb. 1-4. Anatomisch und funktionell determiniertes Reentry. Anatomisch determiniertes Reentry verläuft in anatomisch vorgegebenen Bahnen mit konstanter Größe und erregbarer Lücke. Funktionelle derterminiertes Reentry („Leading-circle-Hypothese") ist nach Größe und Lokalisation variabel und hat aufgrund der Determinierung der Kreisgröße durch Leitungsgeschwindigkeit und Refraktärzeit keine erregbare Lücke (s. Tabelle 1-1)

anatomisch determiniert   funktionell determiniert

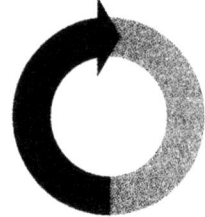 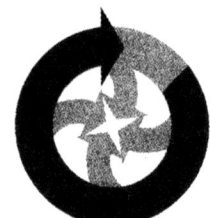

zentrales anatomisches Hindernis (z.B. Narbe)

(partiell) unerregbares Myokard als Substrat für Leitungsblock

Abb. 1-5. Slow Conduction während Ischämie. Schematische Darstellung ventrikulärer Aktionspotentiale unter normalen Bedingungen (*oben*) und während Ischämie (*unten*). In einer normalen Zelle fallen das Ende des Aktionspotentials und die Erholung der Erregbarkeit zusammen. Unter ischämischen Bedingungen kommt es zu einer Abnahme der Aufstrichsgeschwindigkeit des Aktionspotentials mit verlangsamter Leitung und zu einer Verspätung der Erholung der Erregbarkeit weit über das Ende des Aktionspotentials hinaus. Impulse, die auf derartig verändertes Myokard treffen, generieren eine graduierte Antwort mit erniedrigter maximaler Aufstrichs- und Leitungsgeschwindigkeit. (Aus Whalley et al. (1995). In Podrid, Kowey (eds) *Cardiac arrhythmia: mechanisms, diagnosis and management.* Williams and Wilkins, Baltimore)

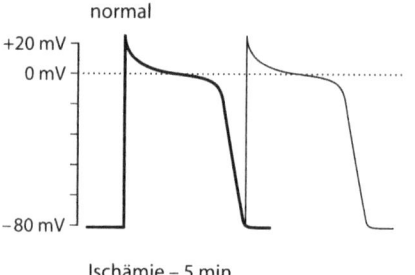
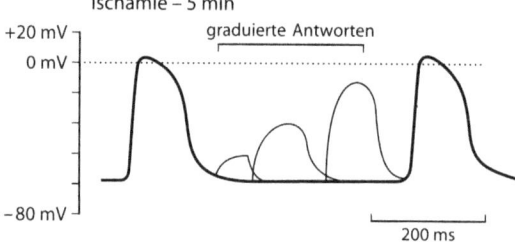

Ein Reentry kann entlang anatomisch definierter Bahnen stattfinden oder funktionell determiniert sein (Tabelle 1-1, Abb. 1-4). Klinische Beispiele von Arrhythmien, deren Ursache in einem anatomisch definierten Reentykreis gesehen wird, sind AV-Knotenreentrytachykardien, AV-junktionale Tachykardien (z. B. bei WPW-Syndrom), Vorhofflattern (Typ I) und einige Formen ventrikulärer Tachykardien.

Funktionell determinierte Reentrykreise werden als Grundlage von Vorhof- und Kammerflimmern (multiple Reentrykreise) angesehen; bestimmte Formen von Kammertachykardien bei Ischämie und polymorphen Tachykardien werden ebenfalls mit funktionellen Reentrykreisen in Zusammenhang gebracht.

Eine mögliche funktionelle Voraussetzung für einen unidirektionalen Block ist eine heterogene Erholung der Erregbarkeit. Eine solche ist zwar bereits unter normalen Umständen zwischen verschiedenen Ventrikelregionen zu beobachten, liegt aber nur im Bereich von 30–40 ms, was unter normalen Umständen nicht zum Auftreten eines unidirektionalen Blocks führt. Unter pathologischen Bedingungen wie einer elektrischen Entkopplung der Zellen bei Ischämie oder durch Auftreten von frühen Nachdepolarisationen kann es jedoch zu einer erheblich größeren Heterogenität der Repolarisation (Dispersion) und in der Folge auch der Erregbarkeit kommen, wodurch die Voraussetzungen für das Auftreten von Reentrytachykardien geschaffen werden. Insbesondere eine Ischämie und Reperfusion begünstigen eine Inhomogenität der Erregungsausbreitung über die ischämiebedingte Kaliumakkumulation im Extrazellulärraum, die eine partielle Depolarisation der Membran bewirkt. So kommt es zu einer Abnahme der Verfügbarkeit des schnellen Natriumstroms, und konsekutiv zur Abnahme der maximalen Aufstrichsgeschwindigkeit. Dadurch werden Erregungsausbreitungsgeschwindigkeit und Depolarisationseffekt auf noch unerregte Bereiche erheblich vermindert, und die Wiedererregbarkeit wird weit über den Zeitpunkt des Erreichens der vollen Repolarisation verspätet (Abb. 1-5). Impulse, die ein solches ischämisches Areal während dieser Phase der verminderten Erregbarkeit erreichen, werden lediglich Aktionspotentiale geringer Amplitude und Aufstrichsgeschwindigkeit generieren, die nur langsam oder gar nicht weitergeleitet werden und so ein Areal mit funktionellem Leitungsblock bewirken.

Die Genese von Rhythmusstörungen des Herzens ist komplex und beinhaltet strukturelle Veränderungen auf mikroskopischer oder makroskopischer Ebene des Myokardverbands wie Fibrose oder Narbe, funktionelle Veränderungen, z. B. durch Ischämie oder Reperfusion, Elektrolytstörungen oder Medikamentenwirkung, oder Veränderungen der elektrischen Eigenschaften der Einzelzelle und der Zell-zu-Zell-Kopplung. Auch bei normaler Funktion sind Ionenkanäle als Substrat der elektrischen Aktivität an allen Arrhythmien beteiligt. Erkrankung wie Hypertrophie und Herzinsuffizienz können jedoch die Expression der Ionenkanäle und damit die elektrischen Eigenschaften der Zellen verändern. Darüber hinaus wird die Funktion von Ionenkanälen erheblich vom intra- und extrazellulären Ionenmilieu (z. B. einer Hypokaliämie) beeinflußt. Zumindest ein Teil der Arrhtyhtmien (angeborene Long-QT-Syndrome) hat ihren Hintergrund in einem genetischen Defekt der Funktion von Ionenkanäle.

Reentry ist der wahrscheinliche Mechanismus der überwiegenden Mehrzahl der Rhythmusstörungen. Medikamentöse Strategien der Therapie derartiger

Rhythmusstörungen haben sich in den letzten Jahren oft als nicht erfolgreich erwiesen; das zunehmende Verständnis der molekulären Mechanismen der elektrischen Aktivität des Herzens könnte aber neue, effektivere Ansätze aufzeigen. Zahlreiche Rhythmusstörungen auf Vorhof- und Kammerebene sind jedoch durch die Fortschritte der Ablationstechniken einer interventionellen Therapie zugänglich geworden, die heute einen festen Bestandteil der Therapie von Rhythmusstörungen des Herzens darstellt.

KAPITEL 2

Supraventrikuläre Tachykardien: Pathomechanismen, Diagnostik und Therapie

E. HOFFMANN

In Deutschland wurden 1990 im Durchschnitt mehr als 30 Patienten im Monat von Allgemeinärzten oder Internisten wegen supraventrikulärer Tachyarrhythmien behandelt (Lüderitz u. Manz 1992). Die Behandlung dieser Rhythmusstörungen war bis vor kurzem noch die Domäne der medikamentösen Therapie. Häufiges Therapieversagen, proarrhythmische Effekte und die Notwendigkeit jahrzehntelanger Medikamenteneinnahme haben zur Entwicklung alternativer, d.h. nichtmedikamentöser Therapieverfahren geführt. In den 80er Jahren wurden insbesondere rhythmuschirurgische Verfahren als alternative Therapie eingesetzt (Cox et al. 1985, 1987). Seit Mitte der 80er Jahre standen damit zwar in einigen speziellen Zentren kurative operative Verfahren mit guten Ergebnissen zur Verfügung, jedoch geht die Operation am offenen Herzen mit Thorakotomie und Einsatz der Herz-Lungen-Maschine mit einer nicht unerheblichen Belastung der in der Mehrzahl jungen, sonst herzgesunden Patienten einher. Obwohl bereits 1982 das nichtoperative alternative Therapieverfahren der Katheterablation mit Gleichstrom von Gallagher u. Scheinman erstmals klinisch eingesetzt wurde, fand die Methode in den folgenden Jahren wegen teilweise erheblicher Komplikationen keine wesentliche Verbreitung. Bei dem Verfahren wurde über einen perkutan eingeführten Elektrodenkatheter ein Gleichstromschock auf das zu abladierende myokardiale Substrat abgegeben. Den entscheidenden Durchbruch erlangte die Katheterablation erst Anfang der 90er Jahre durch die Einführung von hochfrequentem Wechselstrom in einem Frequenzbereich zwischen 350 und 750 kHz (Radiofrequenzstrom) als Energiequelle und steuerbaren Kathetern.

Der Begriff supraventrikuläre Tachyarrhythmien umfaßt alle tachykarden Rhythmusstörungen, die oberhalb der Bifurkation des His-Bündels entstehen. Dabei kann es sich um Störungen der Reizbildung im Sinne einer gesteigerten Automatie handeln wie bei ektopen atrialen oder AV-junktionalen Tachykardien. Überwiegend handelt es sich jedoch um Kreiserregungen (Reentrytachykardien), die intraatrial, im Bereich des AV-Knotens oder unter Einbeziehung akzessorischer Bahnen auf der AV-Ebene auftreten können (Zipes 1988).

2.1
AV-Knoten-Reentrytachykardien

Eine der häufigsten Ursachen von regelmäßigen paroxysmalen supraventrikulären Tachykardien ist die AV-Knoten-Reentrytachykardie (Wu et al. 1978). Zur Erklärung AV-nodaler Echoschläge stellten Moe et al. 1956 aufgrund experimenteller Untersuchungen das Konzept einer funktionellen Längsdissoziation des AV-Knotens auf. Es wurden 2 funktionell getrennte Leitungsbahnen α und β im AV-Knoten angenommen, die sich hinsichtlich Refraktärzeit und Leitungsgeschwindigkeit unterschieden. Rosen konnte 1974 die duale AV-Knotenphysiologie bei Patienten mit AV-Knoten-Reentrytachykardien nachweisen. Fällt ein Impuls vom Vorhof kommend vorzeitig ein, so wird er in der β-Leitungsbahn blockiert. Dagegen wird die Erregung langsam entlang α fortgeleitet und kann nun den Leitungsweg β in retrograder Richtung aktivieren. Hieraus resultiert ein atriales „Echo" und bei fortlaufender Wiederholung der Kreiserregung eine AV-Knoten-Reentrytachykardie. Beim Patienten können diese Tachykardien reproduzierbar mittels programmierter Stimulation ausgelöst und unterbrochen werden (Steinbeck 1986).

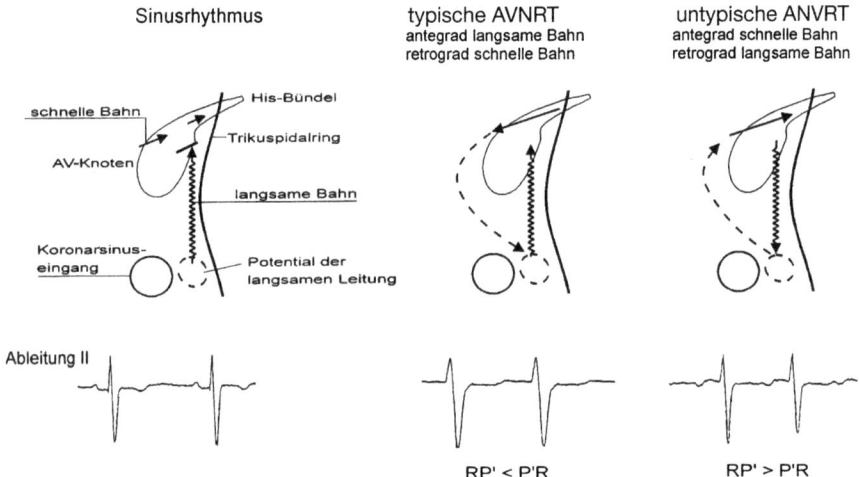

Abb. 2-1. Schematische Darstellung des neuen pathophysiologischen Konzepts der typischen AV-Knoten-Reentrytachykardie (AVNRT). Danach verläuft die langsame Bahn entlang der atrialen Seite des Trikuspidalrings. Die Aktivierung des proximalen Anteils der langsamen Bahn im posteroseptalen Vorhof erzeugt ein Potential, das in dem entsprechend markierten Areal registriert werden kann. Während einer supraventrikulären Tachykardie aktiviert die schnelle Bahn retrograd das anteriore atriale Septum in der Nähe des His-Bündels. Die Erregung setzt sich antegrad in posteriorer Richtung durch das atriale Septum fort, aktiviert den proximalen Anteil der langsamen Bahn und vervollständigt damit den Reentry. Der noch unbekannte Verlauf der Kreiserregung im Vorhof ist durch die unterbrochene Linie gekennzeichnet. Die typische Konfiguration im Oberflächen-EKG ist am Beispiel der Ableitung II mit dargestellt. Bei typischer AVNRT erfolgt die retrograde Vorhof(P')erregung gleichzeitig mit der Kammer (R), das P ist damit nicht erkennbar, das RP'-Intervall sehr viel kürzer als das P'R-Intervall. Bei der untypischen AVNRT erfolgt die retrograde Vorhoferregung über die langsame Bahn, d. h. das RP'-Intervall ist deutlich länger als P'R-Intervall und der retrograde Vorhof als späte negative P-Welle zu erkennen

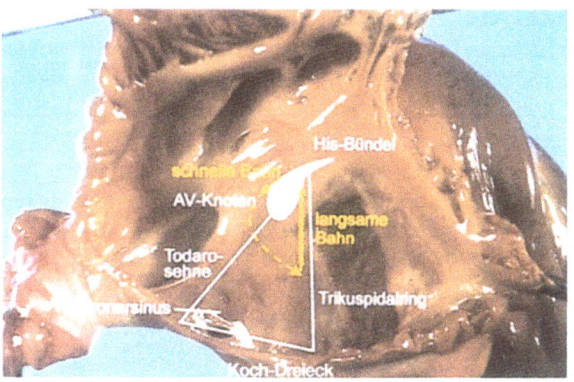

Abb. 2-2. Der AV-Knoten liegt im Bereich der Spitze des Koch-Dreiecks, welches durch die Todarosehne einerseits und den Trikuspidalring andererseits begrenzt wird. Am Boden des Dreiecks liegt der Koronarsinuseingang. Der rechte Vorhof wurde bei dieser Darstellung entlang des Trikuspidalrings bis hin zur V. cava inferior eröffnet

Die Fähigkeit, mit Hilfe der Radiofrequenzkatheterablation die verschiedenen Anteile des Reentrys selektiv zerstören zu können, hat ganz wesentlich das Verständnis der Pathogenese der AV-Knoten-Reentrytachykardien verändert.

Seit 1992 ist klar, daß es sich beim langsamen und schnellen Leitungsanteil des AV-Reentrys um anatomisch voneinander getrennte Strukturen – „Bahnen" – handelt, deren gemeinsame Endstrecke der distale AV-Knoten ist. Dieses neue pathophysiologische Konzept zeigt Abb. 2-1 schematisch. Hierdurch wird das bisherige Konzept einer funktionellen Längsdissoziation innerhalb des AV-Knotens als Reentrymechanismus abgelöst. Die Zuordnung zu den anatomischen Strukturen im Bereich des rechten Vorhofs ist in Abb. 2-2 dargestellt.

Patienten mit AV-Knoten-Reentrytachykardien haben im allgemeinen keine organische Herzerkrankung. Tachykardieassoziierte klinische Symptome reichen von Palpitationen und Nervosität bis zur Herzinsuffizienz, zur Synkope und zum Schock bei hämodynamisch relevanten hochfrequenten Tachykardien (Hung et al. 1981).

2.2
Wolff-Parkinson-White-Syndrom

Das Wolff-Parkinson-White-(WPW-)Syndrom wurde erstmals 1930 von den gleichnamigen Untersuchern beschrieben. Das anatomische Substrat des Syndroms ist eine atrioventrikuläre muskuläre Verbindung außerhalb des physiologischen Reizleitungssystems, die als akzessorische Bahn oder Kent-Bündel bezeichnet wird (Zipes 1988). Es wird angenommen, daß die akzessorischen Bahnen durch eine embryonale Fehlentwicklung des Anulus fibrosus entstehen, der atriales und ventrikuläres Myokard elektrisch voneinander isoliert (Becker et al. 1978). Histologische Untersuchungen bei Patienten mit WPW-Syndrom haben gezeigt, daß im Bereich der akzessorischen Bahnen, insbesondere der rechtsseitigen Bahnen, Diskontinuitäten oder „Löcher" im Anulus fibrosus zu finden sind (Lunel 1972). Insgesamt ist der Verlauf der Bahnen vom atrialen Myokard durch das epikardiale Fettgewebe bzw. den fibrösen Ring zur ventrikulären Insertion sehr variabel und kann prinzipiell an jeder Stelle der Atrioventrikularebene auftreten. Das liegt daran, daß die atriale und ventrikuläre Muskelmasse während der embryonalen Entwicklung des AV-Kanals eine Kontinuität bilden. Diese muskulären Brücken gleichen dementsprechend auch den Zellen des Arbeitsmyokards (Peters et al. 1992).

Insgesamt liegen mehr Bahnen linksseitig zwischen linkem Vorhof und Ventrikel als rechtsseitig zwischen rechtem Vorhof und Ventrikel. Am häufigsten kommen linkslaterale akzessorische Bahnen vor. Elektrokardiographisch ist das klassische WPW-Syndrom durch eine ventrikuläre Präexzitation mit Verkürzung der PQ-Zeit auf $\leq 0{,}12$ s und eine Verbreiterung des QRS-Komplexes auf $\geq 0{,}12$ s mit initialer Deltawelle gekennzeichnet. Je nach Ausrichtung der Deltawelle wird zwischen einem sternal positiven Typ A und einem sternal negativen Typ B unterschieden (Rosenbaum et al. 1945).

Das Phänomen der Präexzitation während Sinusrhythmus entsteht dadurch, daß das ventrikuläre Myokard durch einen antegrad über die akzessorische Bahn geleiteten atrialen Impuls unter Umgehung der spezifischen Leitungsverzögerung des AV-Knotens vorzeitig erregt wird (Durrer et al. 1970). Die Mehrzahl der akzessorischen Bahnen leitet sowohl ante- als auch retrograd. Weniger als 5 % der Patienten haben akzessorische Bahnen, die nur antegrad leiten. Eine nur retrograd leitende akzessorische Bahn, die mit einem normalen Oberflächen-EKG einhergeht, wird nur selten beobachtet. Man spricht in diesen Fällen von einem verborgenen WPW-Syndrom (Neuss et al. 1975). Bei 5–15 % der Patienten mit WPW-Syndrom lassen sich multiple Bahnen feststellen. Mit Hilfe invasiver elektrophysiologischer Untersuchungsmethoden können die akzessorischen Bahnen lokalisiert („Mapping") und ihre Leitungseigenschaften bestimmt werden.

Die WPW-Konfiguration im EKG tritt in der Bevölkerung mit einer Häufigkeit von 0,1–3 pro 1000 Personen auf (Chung et al. 1965). In 25–50 % der Fälle kommt es zur klinischen Symptomatik im Sinne von Tachyarrhythmien; man spricht dann vom WPW-Syndrom (Zipes 1988; Fisch 1990). Die klinischen Manifestationen akzessorischer Bahnen reichen demnach vom auffälligen EKG ohne Symptome über Patienten mit rezidivierenden atrioventrikulären Reentrytachykardien bis zu Kammerflimmern und plötzlichem Herztod. Durch antegrade Überleitung über die akzessorische Bahn kann es bei Vorhofflattern oder Vorhofflimmern zu bedrohlichen Kammerfrequenzen und in seltenen Fällen hierdurch zu Kammerflimmern kommen (Klein et al. 1979). Die Inzidenz des plötzlichen Herztodes ist jedoch sehr niedrig und liegt etwa in einer Größenordnung von 1 pro 1000 Patientenjahre Nachbeobachtung (Klein et al. 1989). Es handelt sich überwiegend um symptomatische Patienten mit oft zusätzlicher kardialer Grunderkrankung oder multiplen Bahnen. Nur 12 % der Patienten sind vor einem Herzstillstand völlig asymptomatisch. Einen nichtinvasiven oder invasiven Marker mit einem hohen positiven prädiktiven Wert zur Abschätzung des Risikos eines plötzlichen Herztodes gibt es nicht. Die überwiegende Mehrheit der Patienten mit WPW-Syndrom ist sonst herzgesund und die Langzeitprognose ist sehr gut (Averill 1960; Berkman 1968). Das Vorhofflimmern wird bei Patienten mit WPW-Syndrom häufig durch regelmäßige supraventrikuläre Tachykardien getriggert. Paroxysmales Vorhofflimmern tritt in 10 %–30 % und Vorhofflattern in 4 % der Fälle von Arrhythmien beim WPW-Syndrom auf.

2.2 Wolff-Parkinson-White-Syndrom 17

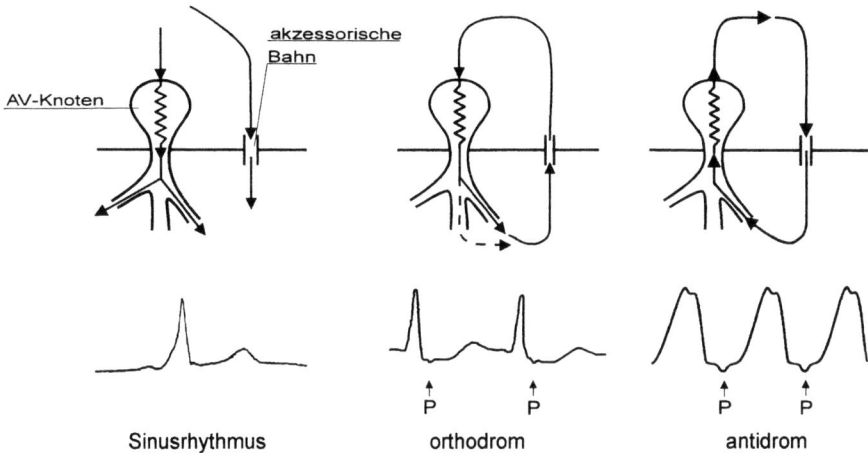

Abb. 2-3. Schematische Darstellung der beiden Formen atrioventrikulärer Kreiserregungen beim WPW-Syndrom. Bei der häufigen orthodromen Tachykardie wird die Erregung antegrad im AV-Knoten verzögert und retrograd über die akzessorische Bahn schnell geleitet. Bei der seltenen Form der antidromen Tachykardie wird die akzessorische Bahn antegrad schnell und der AV-Knoten retrograd verzögert durchlaufen

Regelmäßige paroxysmale supraventrikuläre Tachykardien haben mit mehr als 80% der Arrhythmien die größte Bedeutung. In der Regel entstehen solche Tachykardien dadurch, daß es in der akzessorischen Bahn antegrad zu einem Block kommt, die Erregung verzögert im AV-Knoten geleitet und die akzessorische Bahn retrograd durchlaufen wird (Chung et al. 1965). Diese Tachykardien haben einen schmalen QRS-Komplex und werden auch orthodrome Tachykardien genannt. Bei der selten vorkommenden gegensinnigen Kreiserregung wird die akzessorische Bahn antegrad und der AV-Knoten retrograd durchlaufen. Es entsteht die sog. antidrome Tachykardie mit breitem Kammerkomplex (Benditt et al. 1978). Diese beiden Formen der Kreiserregung beim WPW-Syndrom sind schematisch in Abb. 2-3 dargestellt.

Es wird deutlich, daß für Patienten mit WPW-Syndrom nicht nur aufgrund der klinischen Symptomatik, sondern auch aus prognostischen Gründen eine Indikation zur Therapie besteht. In die vorliegenden Untersuchungen wurden ausschließlich Patienten mit erheblicher klinischer Symptomatik eingeschlossen.

2.2.1
Lokalisation akzessorischer Bahnen im Oberflächen-EKG

Die Analyse der Polarität der Deltawelle (Gallagher et al. 1978) und die Richtung des QRS-Hauptvektors bzw. die Bestimmung des R/S-Umschlags (Fitzpatrick et al. 1994) im Oberflächen-EKG erlauben die Lokalisation akzessorischer Bahnen mit einer Treffsicherheit von bis zu 90%. Im folgenden sind Beispiele für die häufigsten Lokalisationen akzessorischer Bahnen abgebildet und die wesentlichen elektrokardiographischen Charakteristika kurz beschrieben (Abb. 2-4). Differenziert wurden im Bereich des linken Herzens die 4 Lokalisationen anterolateral, lateral, posterolateral und posteroseptal. Bei den rechtsseitigen Bahnen wurde unterschieden zwischen rechts anterolateral, anteroseptal, posterolateral, posteroseptal und mittseptal.

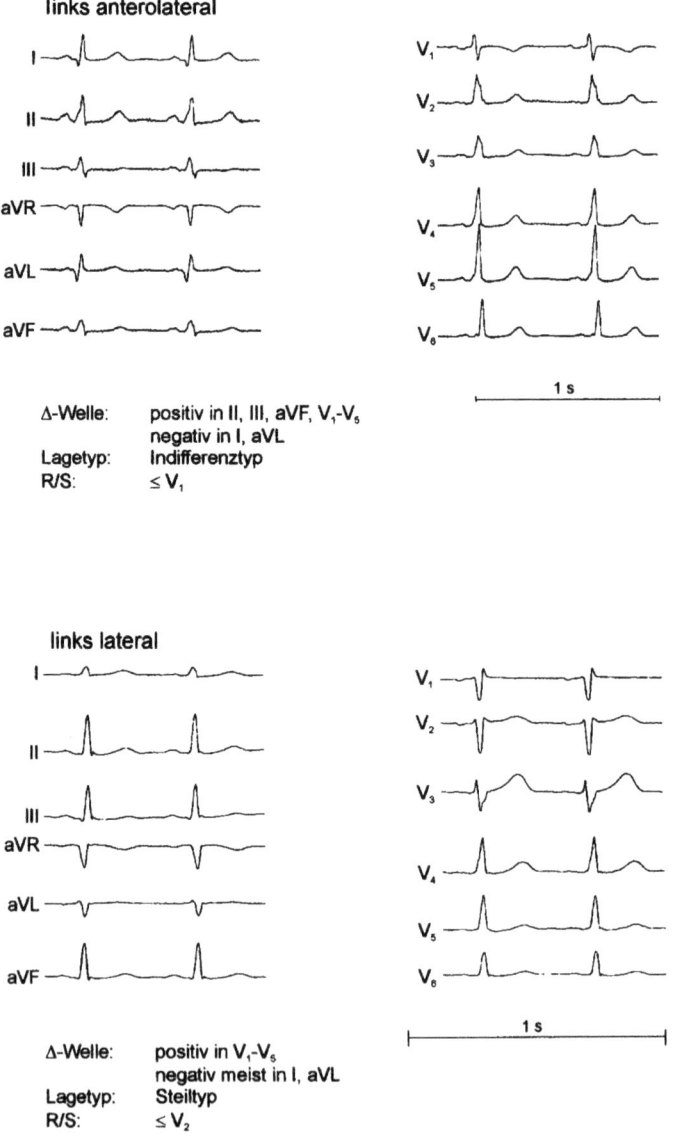

Abb. 2-4. Beispiele für die Lokalisation akzessorischer Bahnen und die entsprechenden elektrokardiographischen Charakteristika

2.2 Wolff-Parkinson-White-Syndrom

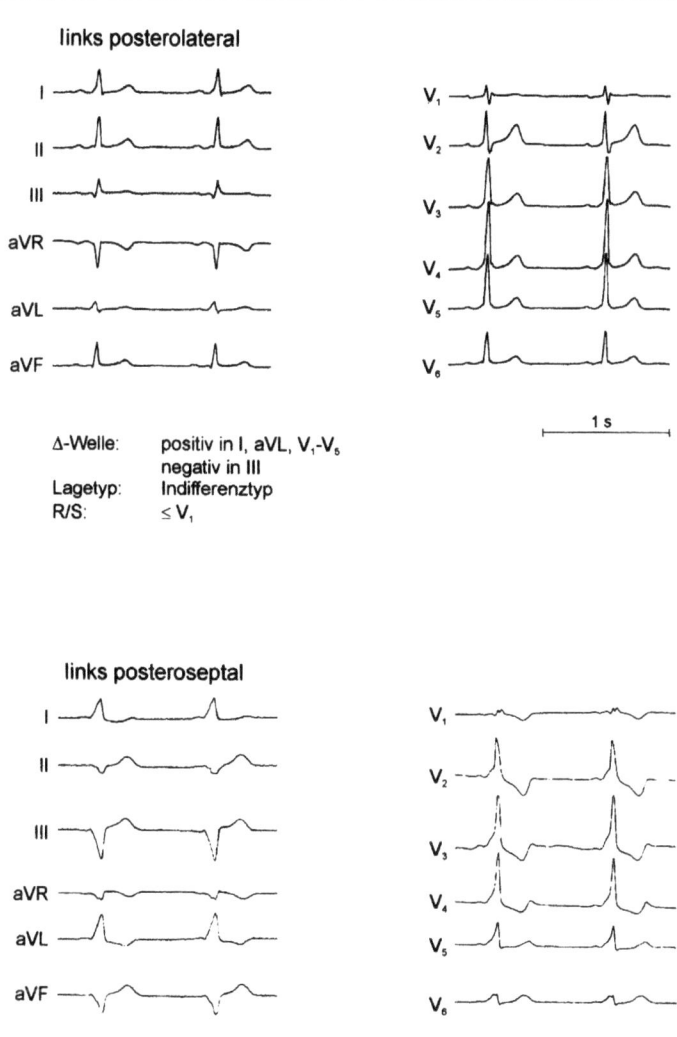

links posterolateral

Δ-Welle:	positiv in I, aVL, V_1-V_5
	negativ in III
Lagetyp:	Indifferenztyp
R/S:	≤ V_1

links posteroseptal

Δ-Welle:	positiv in I, aVL, V_1-V_6
	negativ in II, III, aVR, aVF
Lagetyp:	überdrehter Linkstyp
R/S:	meist ≤ V_1

Abb. 2-4. Fortsetzung

rechts anterolateral

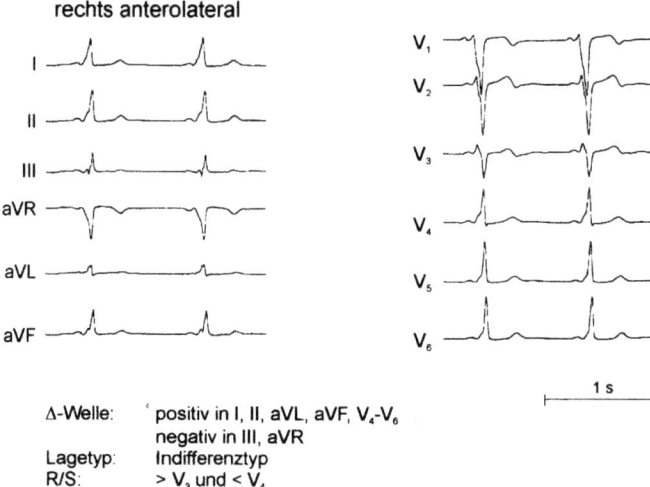

Δ-Welle: positiv in I, II, aVL, aVF, V_4-V_6
negativ in III, aVR
Lagetyp: Indifferenztyp
R/S: > V_3 und < V_4

rechts anteroseptal

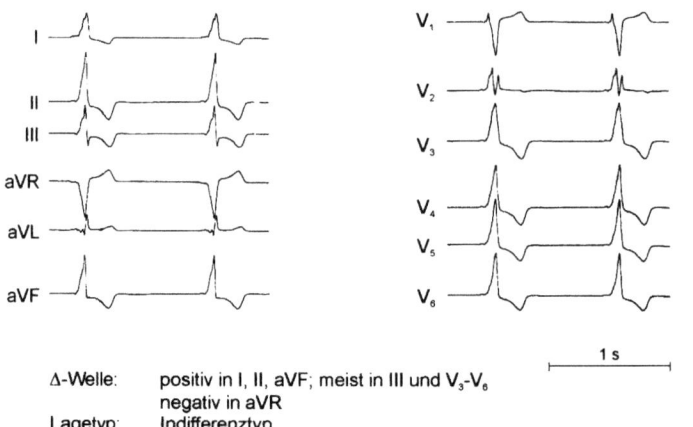

Δ-Welle: positiv in I, II, aVF; meist in III und V_3-V_6
negativ in aVR
Lagetyp: Indifferenztyp
R/S: meist nach V_3

Abb. 2-4. Fortsetzung

2.2 Wolff-Parkinson-White-Syndrom

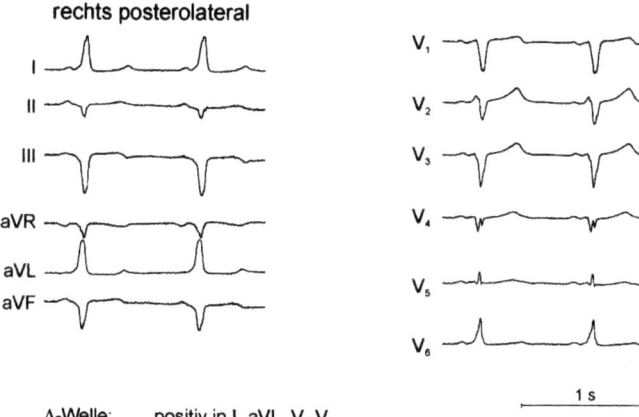

Δ-Welle:	positiv in I, aVL, V$_3$-V$_6$
	negativ in II, III, aVR, aVF
Lagetyp:	überdrehter Linkstyp
R/S:	≥ V$_4$

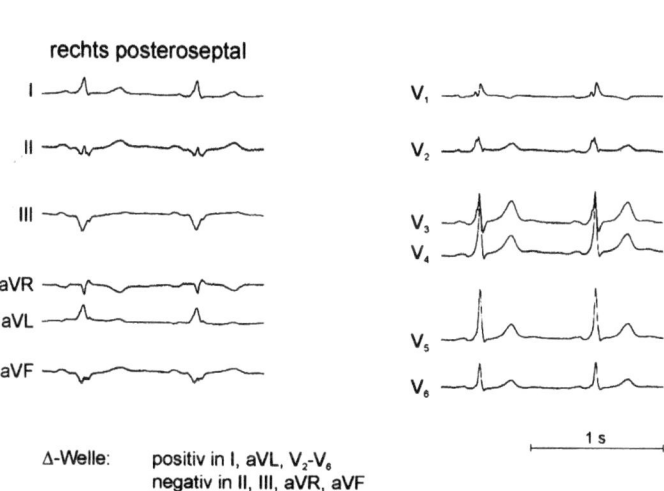

Δ-Welle:	positiv in I, aVL, V$_2$-V$_6$
	negativ in II, III, aVR, aVF
Lagetyp:	überdrehter Linkstyp
R/S:	meist V$_2$

Abb. 2.4. Fortsetzung

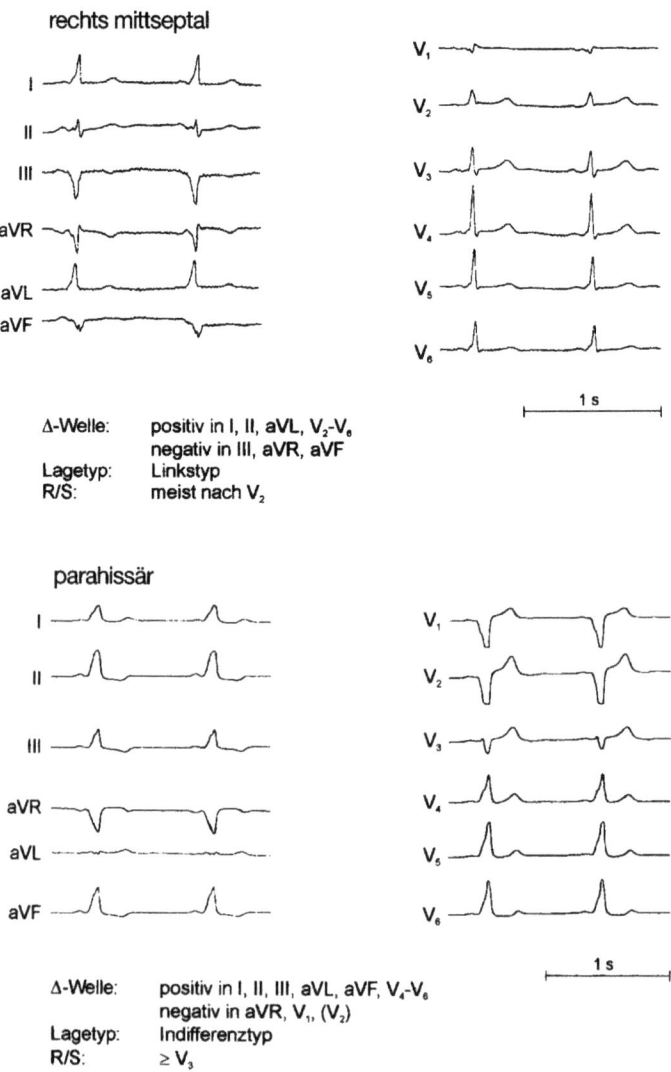

Abb. 2-4. Fortsetzung

2.3
Fokale atriale Tachykardien

Atriale Tachykardien liegen bei ca. 10–15 % der Patienten vor und sind damit eine vergleichsweise seltene Form supraventrikulärer Tachykardien. Es handelt sich hierbei entweder um Makroreentrytachykardien oder häufiger um fokale Tachykardien. Fokalen Tachykardien kann als Mechanismus eine abnorme Automatie, getriggerte Aktivität oder ein Mikroreentry zugrunde liegen.

Chen reanalysierte die klinischen und elektrophysiologischen Charakteristika von 380 Patienten mit fokalen atrialen Tachykardien, die bisher in der Literatur veröffentlicht wurden, und fand dabei eine altersabhängige Zunahme von nichtautomatischen Tachykardien, rechtsatrialen Tachykardien und multiplen atrialen Tachykardien (Chen et al. 1998).

Die Prognose fokaler atrialer Tachykardien ist hierbei in der Regel gut. Ausnahmen sind unaufhörliche („incessant") Tachykardien, die bei Nichterkennung oder ineffektiver Therapie zu einer Tachykardiomyopathie führen können. Die Prognose kann bei begleitender fortgeschrittener kardialer oder pulmonaler Grunderkrankung ebenfalls schlechter sein. Zu einer akuten Komplikation atrialer Tachykardien kann der Wechsel einer 2:1- zu einer 1:1-AV-Überleitung unter körperlicher Belastung, sympathomimetisch wirkenden Medikamenten oder auch unter einer antiarrhythmischen Medikation führen, da die hohe Kammerfrequenz zu einer hämodynamischen Dekompensation eines sonst hämodynamisch stabilen Patienten führen kann.

In der Regel handelt es sich differentialdiagnostisch um schmalkomplexige Tachykardien mit einer Vorhoffrequenz zwischen 140 und 240/min. Die P-Wellenmorphologie während einer Tachykardie unterscheidet sich vom Sinusrhythmus, das PR-Intervall ist meist kürzer als das RP-Intervall. Es besteht meist eine 2:1- oder 1:1-AV-Überleitung. Die Tachykardieepisoden treten mit Frequenzvariabilität und „Warm-up"- und/oder „Cool-down-Phänomen" auf.

Eine orientierende elektrokardiographische Fokuslokalisation ist bereits durch eine P-Wellenanalyse im 12-Kanal-Oberflächen-EKG während einer Tachykardie möglich. Für eine rechtsatriale Lokalisation sprechen bei guter Sensitivität (88%) und Spezifität (79%) positive oder biphasische P-Wellen in aVL und für eine linksatriale Lokalisation bei gleicher Sensitivität und Spezifität positive P-Wellen in V1. Negative P-Wellen in den inferioren Ableitungen II, III und aVF weisen auf eine kaudale und positive P-Wellen in den inferioren Ableitungen auf eine kraniale Fokuslokalisation hin (Tang et al. 1995). Zur Diagnose und genauen Lokalisation ist jedoch ein exaktes intrakardiales Mapping notwendig, d. h. eine Darstellung der Beziehung von anatomischer Position und lokalem Elektrokardiogramm als Funktion der Zeit (Lesh et al. 1994; Poty et al. 1996).

2.3.1
Konventionelles Mapping fokaler atrialer Tachykardien

Da bei fokalen Tachykardien der Myokardbereich mit der frühesten Aktivierung dem arrhythmogenen Substrat entspricht, ist eine genaue anatomische Definition dieses Bereichs vor einer Radiofrequenzkatheterablation unerläßlich. Es kann sich jedoch als sehr schwierig erweisen, die lokale Aktivierungssequenz den räumlichen anatomischen Strukturen zuzuordnen. Hierfür ist eine invasive elektrophysiologische Untersuchung mit Registrierung des intrakardialen Elektrokardiogramms von verschiedenen atrialen Positionen erforderlich. Beim konventionellem Mapping fokaler atrialer Tachykardien werden ein Pacemapping und ein Aktivierungsmapping durchgeführt. Beim Pacemapping kann bei der Stimulation während eines Sinusrhythmus mit einer in etwa der Tachykardiefrequenz entsprechenden Zykluslänge am Ort des Tachykardieursprungs die P-Wellenmorphologie der atrialen Tachykardie reproduziert werden. Ein Aktivierungsmapping kann als „Beat-to-beat-Mapping" mit einer simultanen Akquisition von Elektrogrammen von einer Vielzahl anatomischer Punkte mit Hilfe von Multielektrodenkathetern durchgeführt werden. Die zweite Möglichkeit ist ein „sequentielles" Aktivierungsmapping, bei dem mit Hilfe von 1 oder 2 Elektrodenkathetern nacheinander die Aktivierungszeit von endokardialen Elektrogrammen von verschiedenen anatomischen Regionen mit einem Referenzelektrogramm (Beginn der P-Welle im Oberflächen-EKG, Vorhof-EKG im Koronarsinus) verglichen wird.

Ein konventionelles elektrophysiologisches Mapping atrialer Tachykardien kann sehr komplex und zeitaufwendig sein, v. a. wenn mehrere Foci vorliegen oder eine transseptale Punktion zur Untersuchung des linken Vorhofs notwendig ist. So stehen neben diesen konventionellen elektrophysiologischen Mappingmethoden seit kurzem neue Mappingtechnologien, wie z. B. das elektroanatomische Mappingsystem CARTO, zur Verfügung, um die Lokalisierung des arrhythmogenen Substrats zu vereinfachen und damit die Effizienz des Mappings zu erhöhen.

2.4
Vorhofflimmern und Vorhofflattern

Vorhofflimmern stellt eine völlig unkoordinierte Vorhoftätigkeit mit Frequenzen über 350/min dar, die durch mehrere hochfrequente Kreiserregungen im Bereich des Vorhofmyokards ausgelöst wird. Mit einer Häufigkeit von 0,1 % pro Jahr in der Gesamtbevölkerung handelt es sich um eine der häufigsten Rhythmusstörungen. Die Prävalenz in der Erwachsenenbevölkerung beträgt 0,4 % und bei über 60jährigen 2–4 %, von denen etwa 70 % Beschwerden haben (Kannel et al. 1982). In die vorliegende Untersuchung wurden Patienten mit Vorhofflimmern und schneller Überleitung über den AV-Knoten eingeschlossen. Durch intermittierend oder anhaltend auftretende Tachyarrhythmien kann es neben der deutlichen subjektiven Beeinträchtigung der Patienten durch Palpitationen zu einer Verschlechterung der Pumpfunktion des Herzens mit Ausbildung einer Herzinsuffizienz kommen. Dieser Effekt ist auf eine reduzierte ventrikuläre Füllung infolge der fehlenden Vorhofsystole und die frequenzbedingte verkürzte diastolische Ventrikelfüllung zurückzuführen (Lewis et al. 1988). Ziel der Therapie ist daher eine Verlangsamung der Kammerfrequenz. Vorhofflimmern wird überwiegend durch die hypertensive Herzkrankheit (30–50 %) und die Herzinsuffizienz (20–50 %) verursacht. Idiopathisches Vorhofflimmern kommt mit einer Häufigkeit von etwa 30 % vor.

Beim Vorhofflattern kommt es durch eine Inhomogenität der atrialen Erregungsrückbildung zu einem funktionellen Reentry (Allessie et al. 1977). Nach neuen Erkenntnissen ist dieser Reentry wahrscheinlich im posterobasalen Bereich des rechten Vorhofs lokalisiert (Olshansky et al. 1990; Waldo 1990). Die Reentryerregung verläuft entlang anatomischer Barrieren, der Christa terminalis als posteriore Reentrybegrenzung und dem Trikuspidalanulus anterior. Die Vorhoffrequenzen liegen zwischen 250 und 350/min. Durch die häufige 2:1-Blockierung im AV-Knoten treten nicht selten Kammerfrequenzen um 150/min auf. Prinzipiell handelt es sich jedoch um eine instabile, potentiell lebensbedrohliche Rhythmusstörung mit der Gefahr einer 1:1-AV-Überleitung auf die Kammern. Wie Vorhofflimmern kann auch Vorhofflattern als anhaltende oder paroxysmale Arrhythmie auftreten.

2.5
Behandlungsmöglichkeiten supraventrikulärer Tachyarrhythmien und mögliche Komplikationen

2.5.1
Medikamentöse Therapie

Je nach Angriffspunkt der nach Vaughan Williams klassifizierten Antiarrhythmika an der Zellmembran – Klasse-I A-C-Natriumantagonisten Klasse-II-β-Blocker, Klasse-III-K-Antagonisten, Klasse-IV-Kalziumantagonisten – wird die Erregungsbildung, -leitung oder -rückbildung beeinflußt (Vaughan Williams 1984). Die wichtigsten verwendeten Antiarrhythmika zur Behandlung supraventrikulärer Tachyarrhythmien sind Propafenon (40%), die Kombination Chinidin und Verapamil (23%), Sotalol (12%), Disopyramid (6%), Flecainid (6%) und andere (13%) (Lüderitz u. Manz 1992). Insgesamt stehen derzeit in Deutschland 35 verschiedene antiarrhythmische Substanzen zur Verfügung.

Bei der Behandlung von tachyarrhythmischem Vorhofflimmern und bei Vorhofflattern kommen in erster Linie Digitalis, β-Blocker, Verapamil, Chinidin und Kombinationen von Digitalis und den Klasse-I-Antiarrhythmika Chinidin oder Flecainid zum Einsatz (Steinbeck et al. 1988). Häufig wird hierdurch eine Verlangsamung der AV-Überleitung und damit der Kammerfrequenz erreicht. Gelingt es bei dieser Rhythmusstörung und auch bei Tachykardien anderer Genese nicht die Herzfrequenz ausreichend zu reduzieren, kann es bei andauernder oder unaufhörlicher Tachykardie zur Ausbildung einer „tachykardiebedingten Kardiomyopathie" mit Entwicklung einer Herzinsuffizienz kommen (Cruz et al. 1990). In solchen Fällen von Vorhofflimmern und bei einer medikamentös nicht beherrschbaren Dauertachyarrhythmie mit wesentlicher Beeinträchtigung der Leistungsfähigkeit und Lebensqualität ist als Ultima ratio die Unterbrechung der normalen AV-Überleitung durch ein alternatives Therapieverfahren mit konsekutiver Schrittmacherimplantation indiziert. Die Kardioversion mit einem Gleichstromschock wird nur in wenigen ausgewählten Fällen eingesetzt, da es zwar bei 70–90% der Patienten gelingt, den Sinusrhythmus wieder herzustellen, innerhalb eines Jahres jedoch in 50–70% der Fälle wieder Vorhofflimmern auftritt (Mancini u. Goldberger 1982). Bei Patienten mit lange bestehendem Vorhofflimmern, kardialer Grunderkrankung und großem linkem Vorhof tritt Vorhofflimmern in fast jedem Fall nach Kardioversion wieder auf. Die Entscheidung für eine medikamentöse oder alternative Therapie hängt im wesentlichen von der Häufigkeit und Frequenz der Tachykardien und damit der Schwere der klinischen Symptomatik ab.

Zur Unterbrechung der akuten Attacke einer regelmäßigen paroxysmalen Tachykardie kommen in erster Linie vagale Manöver einschließlich Karotismassage, Valsalva-Preßversuch oder Eiswasser zum Einsatz (Tavsanoglu u. Ozenel

1985). Bleiben diese einfachen Maßnahmen ohne Erfolg, kann Verapamil oder Adenosin verwendet werden, wodurch AV-Knoten-Reentrytachykardien zu 90 % terminiert werden (Waxman et al. 1981). Sehr viel schwieriger als die Akutbehandlung kann die Dauertherapie zur Prophylaxe von Tachykardien sein, die dann notwendig wird, wenn es sich um häufige, hochfrequente oder schwer zu unterbrechende Tachykardien handelt. Verapamil und Klasse-III-Antiarrhythmika werden mit einer unterschiedlichen Effizienz von etwa 50–80 % eingesetzt; ihre Wirksamkeit ist jedoch beim einzelnen Patienten nicht vorhersagbar (Borggrefe u. Breithardt 1985; Manz et al. 1985). Bei Tachykardien mit schwerer klinischer Symptomatik oder Versagen der medikamentösen Therapie ist eine alternative Therapie indiziert.

Die akute supraventrikuläre Tachykardie beim WPW-Syndrom wird wie die AV-Knoten-Reentrytachykardie zunächst mit vagalen Manövern angegangen. Ist eine Tachykardie auf diese Weise nicht terminierbar, wird als Therapie der Wahl Gilurytmal i.v. mit hoher Effizienz eingesetzt (Wellens et al. 1980). Bei der Langzeitbehandlung zur Prophylaxe von Tachykardien ist die Wirksamkeit der Antiarrhythmika beim WPW-Syndrom variabel und im einzelnen nicht vorhersehbar. Als Mittel der ersten Wahl wird das Klasse-I C-Antiarrhythmikum Propafenon verwendet (Breithardt et al. 1984). Bei Patienten mit lebensbedrohlichen Tachykardien durch Vorhofflimmern mit schneller Überleitung über die akzessorische Bahn oder medikamentös therapierefraktären supraventrikulären Tachykardien ist ein alternatives Therapieverfahren indiziert.

Damit hat die medikamentöse Therapie ihre Bedeutung in der Akutbehandlung supraventrikulärer Tachykardien. Die Langzeittherapie ist jedoch nicht nur durch die unterschiedliche Wirksamkeit der Antiarrhythmika, sondern auch durch kardiale und andere Nebenwirkungen belastet. Da die Antiarrhythmika in ihrer Wirkung nicht spezifisch das arrhythmogene myokardiale Substrat treffen, sondern den gesamten Herzmuskel, können neben negativ-inotropen insbesondere proarrhythmische Effekte auftreten. Eine proarrhythmische Wirkung, d.h. Aggravation einer bestehenden oder Neuentwicklung einer Rhythmusstörung, kann praktisch durch jedes Antiarrhythmikum hervorgerufen werden (Steinbeck 1992; Hoffmann et al. 1992). Die Häufigkeit eines derartigen Effektes ist mit 5–15 % zu veranschlagen (Podrid et al. 1987; Velebit et al. 1982). Seit der Veröffentlichung der CAST-Studie 1989, die eine höhere Sterblichkeit bei antiarrhythmisch behandelten Patienten nach Myokardinfarkt ergab als bei unbehandelten Patienten, wird dieser Nebenwirkung der Antiarrhythmika größte Bedeutung beigemessen (CAST 1989). Eine erst vor kurzem publizierte Untersuchung zur antiarrhythmischen Behandlung von Vorhofflimmern ergab bei Patienten mit vorbestehender Herzinsuffizienz eine höhere Mortalität bei den antiarrhythmisch behandelten im Vergleich zu den unbehandelten Patienten (Flaker et al. 1992).

2.5.2
Chirurgische Therapie

Die aufgeführten Einschränkungen einer medikamentösen Dauertherapie – häufige Ineffizienz der Therapie, proarrhythmische Effekte und Langzeittabletteneinnahme – haben zur Entwicklung und zunehmenden Bedeutung alternativer Therapieverfahren geführt. Die Entscheidung zwischen einer medikamentösen und alternativen Therapie ist multifaktoriell beeinflußt und entsprechend einer Nutzen-Risiko-Abwägung individuell zu treffen. In jedem Fall aber ist eine alternative Therapie dann indiziert, wenn supraventrikuläre Tachykardien mit gravierenden oder lebensbedrohlichen Symptomen verbunden sind und Antiarrhythmika nicht oder nicht sicher wirken. Die prinzipiell zur Verfügung stehenden Verfahren sind die antitachykarde Stimulation, die chemische Ablation, die chirurgische Therapie und die Katheterablation.

Das chirurgische Vorgehen war bis vor wenigen Jahren noch der einzige nichtpharmakologische Therapieansatz supraventrikulärer Tachykardien (Cox 1985). Die operative Durchtrennung akzessorischer Bahnen zur Behandlung des Wolff-Parkinson-White-Syndroms wird seit 1968 durchgeführt (Cobb et al. 1968; Sealy et al. 1969). Sowohl für das endokardiale wie auch für das epikardiale operative Vorgehen werden Erfolgsraten von 90–100 % berichtet bei einer Letalität von 0–2 % (Frank et al. 1990; Pagé et al. 1990). Gleichfalls effizient und sicher ist die operative Therapie der AV-Knoten-Reentrytachykardie (Guiraudon et al. 1990; Cox et al. 1990). Rhythmuschirurgische Eingriffe setzen eine präoperative invasive elektrophysiologische Untersuchung einschließlich Lokalisation des arrhythmogenen Substrats, ein Mapping, voraus (Cox 1985). Da die chirurgische Therapie überwiegend bei Patienten mit akzessorischen Bahnen eingesetzt wird, ist das intraoperative Mapping eine weitere Voraussetzung für die Durchführung der Methode und damit auf wenige elektrophysiologisch und herzchirurgisch spezialisierte Zentren beschränkt. Es handelt sich um einen Eingriff am offenen Herzen mit einer Thorakotomie und dem Einsatz der Herz-Lungen-Maschine. Postoperative Komplikationen (bis zu 20 %) wie Postkardiotomiesyndrome, Verschlechterungen der Pumpfunktion und neu aufgetretene Arrhythmien wurden ebenso beobachtet wie intraoperative Myokardinfarkte (Gindici et al. 1991; Pagé et al. 1990; Mahomed et al. 1988).

2.5.3
Elektrophysiologische Methoden und Katheterablation

Zur intrakardialen Positionierung der Elektrodenkatheter wurde in den meisten Fällen der Zugang über die rechte und linke Femoralvene gewählt. Für die Sondierung des Koronarsinus wurde einige Male ein Zugang über die linke Armvene oder die V. jugularis interna rechts gelegt. Die Einführung eines Ablationskatheters für linksseitige akzessorische Bahnen und die Ablation des His-Bündels vom linken Ventrikel aus erfolgte über die A. femoralis rechts.

Abb. 2-5. Schematische Darstellung der Katheterpositionen in den Standardprojektionen 30° RAO, PA und 40° LAO. *RA* rechter Vorhof, *CS* Koronarsinus, *His* His-Bündel-Position, *RV* rechter Ventrikel

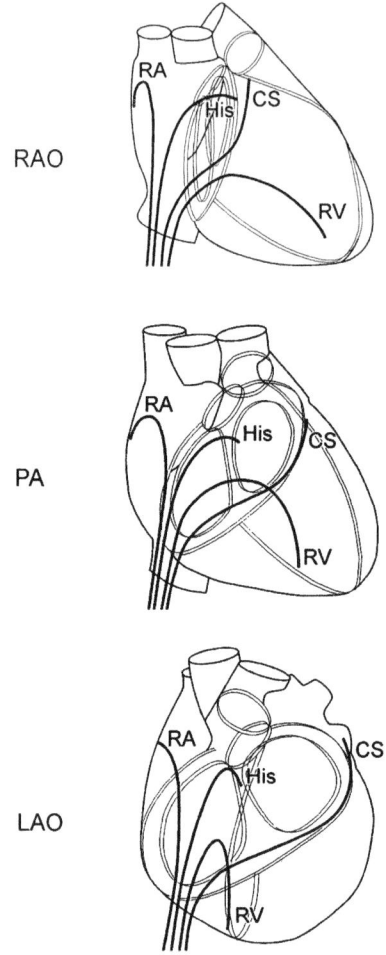

Die transkutane Einführung der Gefäßschleusen erfolgte mittels Seldinger-Technik.

Zur Ableitung der intrakardialen Signale wurden handelsübliche 4polige Ringelektrodenkatheter, 4polige steuerbare Katheter mit großer Spitzenelektrode und in einigen Fällen 12polige Jackman-Katheter verwendet. Bei jeder Untersuchung wurde ein Katheter zur intrakardialen Ableitung und programmierten Stimulation im rechten Vorhof und im rechten Ventrikel plaziert. Über einen weiteren Katheter wurde ein His-Bündel-Elektrogramm oberhalb des Trikuspidalrings im Bereich des Vorhofseptums registriert. Die Katheterpositionen wurden unter Röntgendurchleuchtung jeweils bei folgenden Richtungen des Strahlengangs kontrolliert: schräg vorn rechts 30° (RAO = right anterior oblique), posterior anterior (PA) und schräg vorn links 40° (LAO = left anterior oblique). Die Katheterpositionen in den Standardprojektionen sind in Abb. 2-5 schematisch dargestellt.

2.5.3.1
Elektrische Stimulation und Definition der elektrophysiologischen Parameter

Seit 1972 wird die intrakardiale Ableitung der elektrischen Aktivität des Herzens in Verbindung mit der programmierten elektrischen Stimulation durchgeführt (Wellens et al. 1972). Die invasiven elektrophysiologischen Untersuchungstechniken ermöglichen die genaue Differenzierung der supraventrikulären Tachykardien und damit die Bestimmung des Ablationsortes. Hierzu waren intrakardiale Ableitungen von verschiedenen Punkten des Reizleitungssystems des atrialen und ventrikulären Myokards notwendig. Durch die programmierte elektrische Stimulation wurden die elektrophysiologischen Eigenschaften des Vorhofs, der AV-Überleitung, der akzessorischen Bahnen und der Kammer bestimmt. Außerdem wurden die Tachykardien auf diese Weise induziert und unterbrochen.

Die simultane Registrierung und Monitordarstellung von 9 intrakardialen Ableitungen erfolgte über eine speziell entwickelte Registriereinheit (Fa. Siemens, Erlangen) mit Verstärkung und 30-Hz-Hochpaßfilterung der Signale. Die programmierte Stimulation wurde mit einem batteriebetriebenen Stimulationsgerät (UHS 20, Fa. Biotronic, Berlin) mit einer konstanten Impulsbreite (1 ms) bei einer definierten Reizstärke (doppelte diastolische Schwellenreizstromstärke) durchgeführt, die in der Regel zwischen 2 und 4 mA lag.

Vor Beginn der Vorhofstimulation erfolgte eine Registrierung aller Ableitungen bei einem Spontanrhythmus. Abbildung 2-6 zeigt schematisch die simultane Ableitung von Oberflächen-EKG und His-Bündel-Elektrogramm (HBE) in Beziehung zum Erregungsleitungssystem mit den entsprechenden Normalwerten. Wenn die Sinuserregung den Vorhof durchlaufen hat, erscheint im HBE ein A-Potential als Zeichen der Depolarisation des basalen rechten Vorhofs. Das nächste erkennbare Signal ist das His(H)-Potential als Zeichen der Erregung des His-Bündels. Darauf folgt im HBE der Beginn der Ventrikeldepolarisation, der nor-

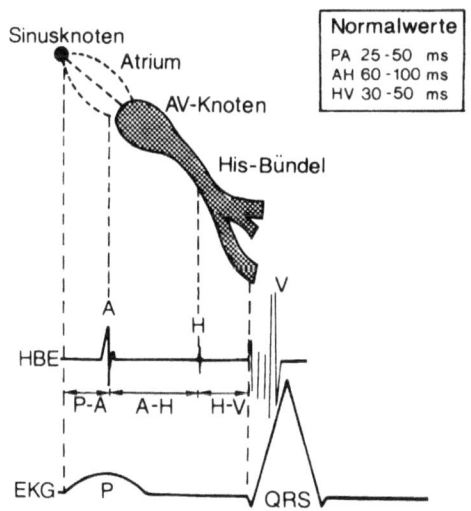

Abb. 2-6. Schematische Darstellung der intrakardialen Potentiale des His-Bündel-Elektrogramms (HBE) mit Vorhof- (A), His- (H) und Ventrikelpotential (V) in Beziehung zur Anatomie des Erregungsleitungssystems und zum Oberflächen-EKG. Normalwerte für die Vorhofleitungszeit (PA-Intervall), die AH- und HV-Zeit. (Nach Lüderitz 1986)

malerweise simultan mit der Q-Welle im EKG registriert wird. Entsprechend läßt sich ein PA-Intervall ausmessen, das die rechtsatriale kraniokaudale Leitungszeit wiedergibt. Wesentlich ist das AH-Intervall, das der Erregungsleitung vom basalen Vorhof zum His-Bündel entspricht. Die AH-Zeit ist fast ausschließlich durch die Leitung im AV-Knoten bedingt. Das HV-Intervall repräsentiert die Leitungszeit im His-Bündel bis zur Depolarisation des Ventrikelseptums.

2.5.3.2
Vorhofstimulation

Die schnelle atriale Stimulation wurde zur Bestimmung der 1:1-Überleitung über den AV-Knoten (Wenckebach-Zykluslänge) oder die akzessorische Bahn vorgenommen. Mit einer Stimulationsfrequenz (S1-S1) knapp oberhalb des Spontanrhythmus wurde begonnen, die dann in konsekutiven Stimulationsserien bis auf 180–250/min erhöht wurde.

Als Zeichen für einen AV-Reentry kann es zur H1-H2-Dissoziation im Sinne einer dualen AV-Knotenphysiologie kommen. Bei vorzeitiger atrialer Stimulation kommt es hierbei nicht zu einer kontinuierlichen Verkürzung des H1-H2-Intervalls mit zunehmender Vorzeitigkeit von S1-S2, sondern bei einem bestimmten Kopplungsintervall zur sprunghaften Verlängerung von H1-H2. Das Kopplungsintervall S1-S2, bei dem dieser Sprung auftritt, ist die effektive Refraktärzeit der schnellen Bahn.

Die vorzeitige atriale Einzelstimulation mit der His-Bündel-Elektrographie wurde zur Reentrydiagnostik, zur Bestimmung der Refraktärzeit der AV-Überleitung und der Refraktärzeit der schnellen und langsamen Bahn bei AV-Reentry und zur Refraktärzeitbestimmung der akzessorischen Bahn eingesetzt. Während einer festfrequenten Vorhofstimulation (S1-S1-Intervall 600 oder 500 ms) wurde ein vorzeitiger Vorhofimpuls abgegeben (S1-S2 500 ms) und die Intervalle des basisstimulierten Vorhofs (A1), des His-Bündels (H1) und der basisstimulierten Kammer (V1) sowie die Intervalle des vorzeitigen Schlags A2, H2 und V2 gemessen. Das Kopplungsintervall S1-S2 wurde ausgehend von spät in die Diastole einfallenden Impulsen in 10-ms-Schritten verkürzt, bis S2 vom Vorhof nicht mehr übernommen wurde. Das längste Kopplungsintervall S1-S2, bei dem der vorzeitige Vorhof A2 im AV-Knoten blockiert war, wurde als die effektive Refraktärperiode des AV-Knotens definiert.

Bei fortgeführter vorzeitiger S1-S2-Stimulation und dem Auftreten eines AV-Blocks entspricht das Kopplungsintervall der effektiven Refraktärzeit der langsamen Bahn.

2.5.3.3
Ventrikuläre Stimulation

Die vorzeitige ventrikuläre Stimulation wurde zur Auslösung und Unterbrechung der supraventrikulären Tachykardien, ferner zur Analyse der ventrikuloatrialen Erregungsleitung eingesetzt. Von der Spitze des rechten Ventrikels aus wurde mit einer Stimulationsfrequenz knapp oberhalb des Spontanrhythmus für 8-10 Aktionen festfrequent stimuliert (S1-S1) und dann ein vorzeitiger ventrikulärer Impuls angekoppelt (S1-S2). Die effektive Refraktärperiode der retrograden Leitung einer akzessorischen Bahn, des AV-Knotens und des rechten Ventrikels war das längste Kopplungsintervall, das von der jeweiligen Myokardstruktur nicht mehr fortgeleitet wurde.

2.5.3.4
Katheterablation

Ihre Entdeckung verdankt die Katheterablation einem Zufall. Vedel et al. beobachteten 1979 bei einer invasiven elektrophysiologischen Untersuchung das Auftreten eines AV-Blocks III. Bei externer Defibrillation war eine Elektrode in Kontakt mit einem in His-Position liegenden Katheter gekommen. Das Auftreten der Blockierung wurde auf eine Schädigung des AV-Überleitungssystems durch den über den Elektrodenkatheter unbeabsichtigt applizierten Gleichstrom zurückgeführt (Vedel et al. 1979). Anfang der 80er Jahre wurde dieses Prinzip von verschiedenen Arbeitsgruppen experimentell untersucht und 1982 von den Arbeitsgruppen um Gallagher u. Scheinman erstmals klinisch eingesetzt. Das Prinzip der Katheterablation beruht darauf, durch intrakardiale Energieabgabe über einen Katheter das arrhythmogene myokardiale Substrat zu zerstören. Als Energiequellen wurden bisher v. a. Gleichstromschocks und ein Radiofrequenzstrom klinisch eingesetzt.

Bei der Katheterablation mit Gleichstrom (DC9-Schocks) werden mit Hilfe eines externen Defibrillators über den Elektrodenkatheter Gleichstromschocks mit Energien bis zu 400 J auf das Myokard appliziert (Fisher et al. 1987; Scheinman u. Davis 1986). Als Mechanismus der myokardialen Läsionsbildung wirken hierbei mehrere Faktoren zusammen:
1) die hitzebedingte Koagulation des Myokards, 2) eine Membranschädigung durch ein starkes elektrisches Feld und 3) ein Barotrauma infolge Gasblasenbildung und Explosion bei Drücken von bis zu mehreren Atmosphären (Bardy et al. 1986).

Es wurde über eine Effizienz dieser Methode von 96% bei der Ablation akzessorischer Bahnen berichtet (Warin et al. 1990). Entsprechend den Daten einer multizentrischen Studie betrug die Erfolgsrate für die DC-Ablation der AV-Überleitung 75% (Evans et al. 1988). Dieser relativ hohen Effizienz der Technik steht eine nicht unerhebliche akute Morbidität (7%) und Mortalität (2%) gegenüber, die wesentlich durch die schlechte Steuerbarkeit der Energieabgabe bedingt ist. Von den 248 Patienten mit WPW-Syndrom in der Studie von Warin verstarb 1 Patient nach Ablation plötzlich. Ein weiterer Patient hatte Kammerflimmern. In der zitierten multizentrischen Studie verstarben im Nachbeobachtungszeitraum von 552 Patienten 10 plötzlich und 2 weitere Patienten komplikationsbedingt. Am ehesten sind diese Todesfälle durch die Induktion neuer arrhythmogener Myokardareale und ein hierdurch bedingtes Kammerflimmern zu erklären (Bharati et al. 1985). Akute Nebenwirkungen wie Ventrikelperforationen mit Tamponade oder akutes Pumpversagen können auf das Barotrauma durch Explosion von Gasblasen zurückgeführt werden, die eine Größe von mehreren Millimetern erreichen können (Fisher et al. 1985). Auch Thrombenbildungen wurden beobachtet (Evans et al. 1988; Kunze et al. 1985). Die erste prospektive Multizenterstudie zur Sicherheit der DC-Ablation (Evans et al. 1992) ergab im Langzeitverlauf bei 136 Patienten nach AV-Ablation eine Mortalität von 5,1 %. Damit wurde eine nicht ausreichende Sicherheit der DC-Ablation festgestellt. Die nicht unerhebliche Komplikationsrate und Mortalität der Gleichstromablation führte zur Entwicklung und experimentellen Erprobung alternativer Energiequellen. 1985 setzten rechts Lee et al. und 1989 Saksena et al. Laserenergie experimentell zur ventrikulären Ablation beim Hund ein. Diese Energieform blieb bisher klinisch jedoch ohne Bedeutung. Der leistungsgesteuerte Radiofrequenzstrom entwickelte sich demgegenüber nach den ersten experimentellen Versuchen von Huang et al. 1987 und der ersten klinischen Anwendung zur Durchtrennung der AV-Überleitung durch Budde et al. 1987 zur derzeit überwiegend eingesetzen Energiequelle für die Katheterablation. Die erste Katheterablation einer akzessorischen Bahn mit Radiofrequenzstrom wurde 1987 von Borggrefe et al. 1987 durchgeführt. Nach der Durchführung verschiedener Studien (Jackman et al. 1991; Kuck et al. 1991) etablierte sich die Methode bei relativ geringer Komplikationsrate rasch. (Hindricks et al. 1993)

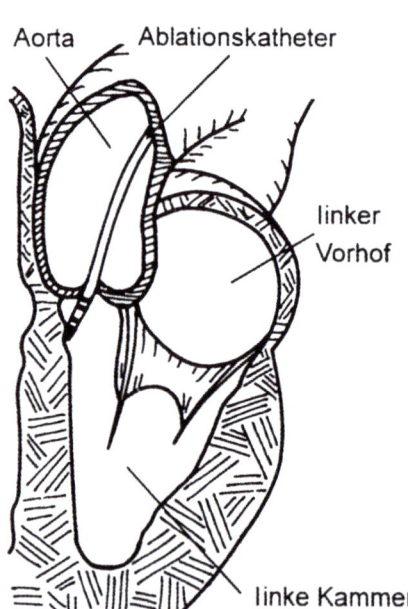
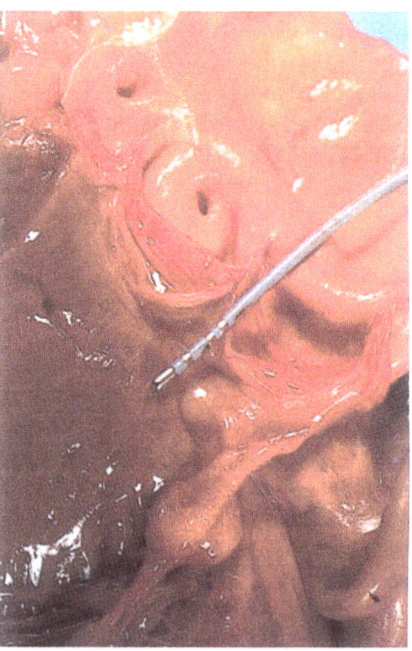

Abb. 2-7. Darstellung der anatomischen Verhältnisse und der Position des Elektrodenkatheters schematisch (*links*) und am Herzpräparat (*rechts*) bei linksventrikulärer Katheterablation der AV-Überleitung. Der Ablationskatheter liegt in linksventrikulärer septaler Position unterhalb der Aortenklappe; mit dargestellt sind Aortenwurzel und linker Vorhof

2.5.3.5
His-Bündel-Ablation

Zur AV- bzw. His-Bündel-Ablation bei Patienten mit Vorhofflimmern und Vorhofflattern wurde versucht, mit dem Ablationskatheter ein möglichst hochamplitudiges bipolares His-Potential zu registrieren. Zur Ablation wurde die Leistung innerhalb der ersten 15 s auf maximal 40 W gesteigert. Zeigte sich nach 30 s keine Verlängerung der PQ-Zeit, wurde die Energieabgabe abgebrochen und der Katheter neu positioniert. Beim Auftreten einer AV-Blockierung wurde die Leistung auf maximal 40 W erhöht und die Energieabgabe bis zu 60 s fortgesetzt. Blieben höchstens 14 rechtsatriale Energieabgaben ohne Erfolg, wurde der Ablationskatheter über die A. femoralis, Aorta und Aortenklappe geführt und im Bereich des hohen linksventrikulären Septums unmittelbar unter der Aortenklappe positioniert, wie in Abb. 2-7 schematisch und am Herzpräparat dargestellt ist. An dieser Stelle ist ebenfalls die Registrierung eines His-Bündelpotentials möglich. Dieses technische Vorgehen wurde bisher nur einmal beschrieben (Sousa et al. 1991). Ziel der Ablation war die Induktion eines AV-Blocks III mit konsekutiver Schrittmacherimplantation.

2.5.3.6
Ablation bei AV-Knoten-Reentrytachykardien

Die Diagnose AV-Knoten-Reentrytachykardie wurde aufgrund folgender Kriterien gestellt:

1) Retrograde Aktivierung des Vorhofs vor der Ventrikelaktivierung oder weniger als 50 ms nach der Ventrikelaktivierung während einer Tachykardie;
2) Assoziation der Tachykardieinduktion mit einer kritischen Verlängerung des AH-Intervalls;
3) fehlende Versetzbarkeit der Tachykardie;
4) duale AV-Knotenphysiologie.

Das Potential der langsamen Bahn wurde wie folgt definiert:
Hochfrequentes niederamplitudiges Potential nach dem Vorhofpotential, das später auftreten mußte als das Vorhofpotential in der His- oder Koronarsinuseingangableitung.
Vor und nach Ablation der langsamen/schnellen Bahn wurden folgende elektrophysiologische Parameter gemessen:
das Vorhof-His-Intervall (AH); die kürzeste Basiszykluslänge, bei der noch eine 1:1-Überleitung über den AV-Knoten erfolgte (Wenckebach-Zykluslänge); die effektive Refraktärzeit der schnellen und langsamen Bahn; die Zykluslänge der AV-Knoten-Reentrytachykardie (AVNRT); die effektive Refraktärzeit der retrograden Leitung von der Kammer auf den Vorhof (ERP VA) bei ventrikulärer Stimulation.
Zur Ablation der schnellen Bahn bei Patienten mit AV-Knoten-Reentrytachykardien wird der Ablationskatheter über die V. femoralis eingeführt. Zunächst

Abb. 2-8. Darstellung der Position des Katheters bei Ablation der schnellen Bahn des AV-Reentrys am Herzpräparat. Hierzu wurde der rechte Vorhof entlang des anterioren Trikuspidalrings eröffnet. Der Ablationskatheter (*Abl*) ist unterhalb der Pars membranacea des Vorhofseptums am Trikuspidalring positioniert, eingeführt über die V. cava inferior (*vci*). In Abhängigkeit von den intrakardialen Signalen kann in dieser Position oder gering weiter kaudal die *schnelle Bahn* („fast pathway") abladiert werden. Mit dargestellt ist ein Katheter im Koronarsinus (*CS*), ebenfalls über die V. cava inferior eingeführt, und der Ansatz der Trikuspidalklappe (*TK*) sowie die Crista terminalis (*CT*), die den trabekulierten vom nichttrabekuliertem rechten Vorhof teilt

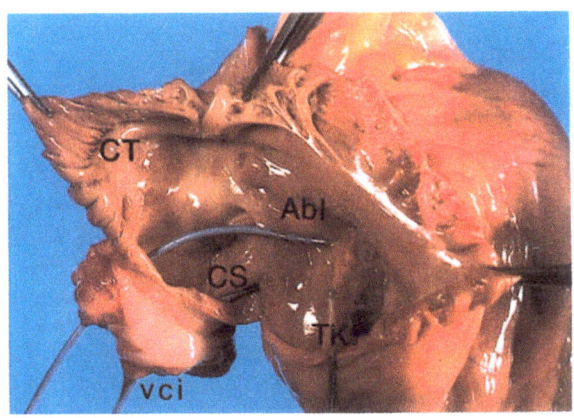

Abb. 2-9. In Analogie zur Herzpräparation in Abb. 8 ist die Katheterposition zur Ablation der *langsamen Bahn* dargestellt. Der Katheter ist weiter inferior, posteroseptal oberhalb des Trikuspidalringes positioniert

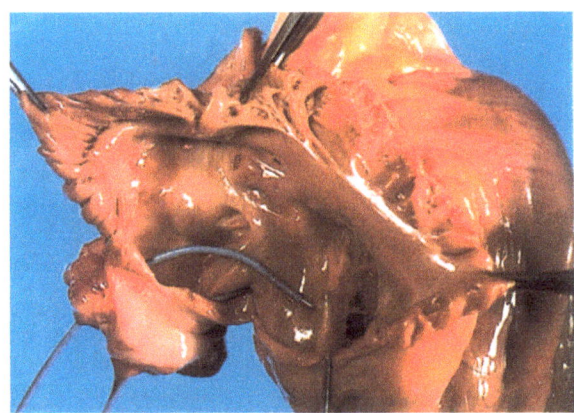

wird er in His-Bündel-Position plaziert und anschließend unter Kontrolle des intrakardialen EKG geringfügig zurückgezogen, bis ein möglichst kurzes Vorhof-His-Intervall bei kleiner His- und Kammer- sowie großer Vorhofamplitude erreicht wurde. Die Position liegt gering inferior und posterior der His-Ableitung. Die Ablationsposition der schnellen Bahn ist an der Herzpräparation in Abb. 2-8 dargestellt. Zur Ablation der langsamen Bahn wurde versucht, über den Ablationskatheter ein Potential der langsamen Bahn inferior zum His-Bündel im Bereich des posteroseptalen Vorhofs unmittelbar oberhalb des Trikuspidalrings abzuleiten. Die Katheterposition zur Ablation der langsamen Bahn ist an der Herzpräparation in Abb. 2-9 dargestellt. Bei Erreichen einer geeigneten Ablationsposition wurde die Leistung innerhalb der ersten 10 s auf 30 W gesteigert und für 30–80 s fortgeführt. Zeigte sich bei Ablation der schnellen Bahn ein AV-Block I. Grades, wurde die Energieabgabe bis zu 60 s fortgesetzt. Ziel der Ablation war die nicht mehr nachweisbare Auslösbarkeit der AV-Knoten-Reentrytachykardie.

2.5.3.7
Ablation akzessorischer Bahnen

Bei der elektrophysiologischen Diagnostik des WPW-Syndroms kommen neben dem Oberflächen-EKG das His-Bündel-Elektrogramm zum Nachweis der Präexzitation sowie die atriale und ventrikuläre Einzelstimulation zur Refraktärzeitbestimmung und Tachykardieauslösung zur Anwendung. Zusätzlich kann zur Lokalisation der akzessorischen Bahnen ein endokardiales Mapping während Sinusrhythmus oder Tachykardie erfolgen.

Bei Patienten mit rechtsseitigen akzessorischen Bahnen wurde der Ablationskatheter über die V. femoralis eingeführt und die Bahn supravalvulär oberhalb des Trikuspidalrings lokalisiert und abladiert. Entsprechend der Katheterposition unter Röntgendurchleuchtung wurden folgende rechtsseitige Lokalisationen unterschieden: posterior, posteroseptal und -lateral, lateral, anterior, anteroseptal und -lateral.

Zur Lokalisation und Ablation von akzessorischen Bahnen zwischen linkem Vorhof und Ventrikel wird zunächst immer der subvalvuläre retrograde Zugang gewählt. Hierbei wird der Ablationskatheter über die A. femoralis, die Aorta und die Aortenklappe in den linken Ventrikel geführt. Durch Deflektion der Spitze des steuerbaren Katheters und Drehung des Katheters kann die Elektrode unterhalb der Mitralklappe im Bereich des Mitralrings, wie in Abb. 2-10 schematisch und am Herzpräparat dargestellt, positioniert werden. Wird auf diese Weise keine geeignete Ablationsposition erzielt, kann der Katheter über die Mitralklappe im linken Vorhof oberhalb des Mitralrings plaziert und ein supravalvuläres Mapping und die Ablation durchgeführt werden – dargestellt am Herzpräparat in Abb. 2-11. Ist auf diese Weise kein ausreichender Wandkontakt erhältlich, so bleibt die Möglichkeit eines transseptalen Zugangs über ein offenes Foramen ovale oder über eine transseptale Punktion.

In Abhängigkeit vom Abstand der Ablationselektrode zum Koronarsinuseingang wurde die Lokalisation der Bahnen wie folgt unterschieden: anterolateral und anteroseptal, posterolateral, posteroseptal und mittseptal weiter als 3 cm vom Koronarsinuseingang entfernt; 1,5–3 cm lateral bis postlateral; weniger als 1,5 cm Entfernung links posterior bis posteroseptal (modifiziert nach Davis et al., 1991, 1992) linksanterolateral und anterior; (modifiziert nach Davis et al. 1991, 1992).

Abb. 2-10. Schematische Darstellung der Vorhof-Kammer-Grenze im Querschnitt bei Katheterablation einer linksanterioren akzessorischen Bahn. Der Katheter wird unterhalb der Mitralklappe im Bereich des Mitralrings positioniert. Im angrenzenden epikardialen Fettgewebe sind der Koronarsinus und die Koronararterie sowie der mögliche Verlauf von 2 akzessorischen Bahnen dargestellt. Die akzessorischen Bahnen können variabel epikardial und ringnah verlaufen. Am Herzpräparat ist der Katheter in vergleichbarer Position unterhalb der Mitralklappe am Ring positioniert

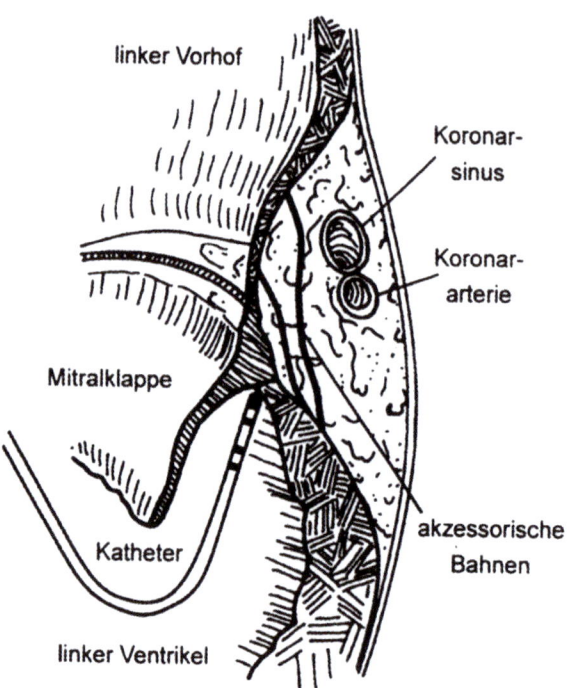

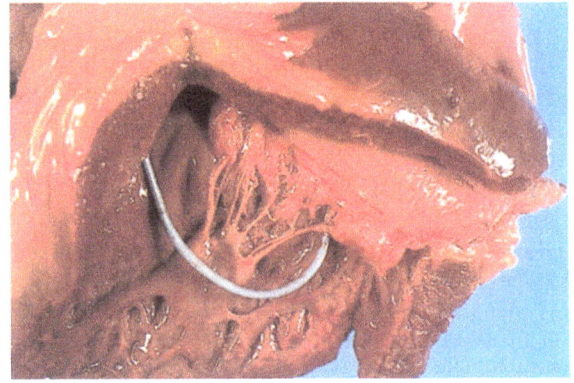

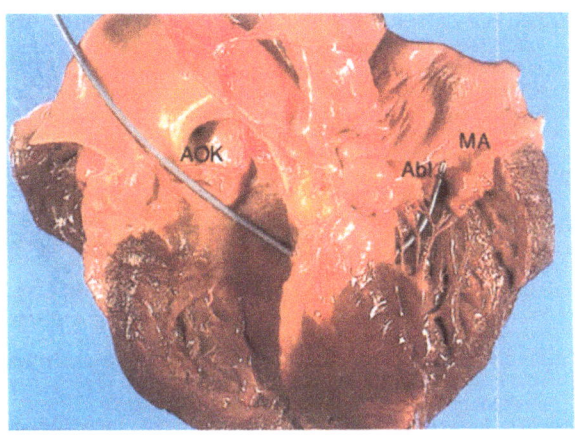

Abb. 2-11. Darstellung eines Ablationskatheters, retrograd über die Aorta eingeführt, in einer linkslateralen Ablationsposition oberhalb der Mitralklappe (*AOK* Aortenklappe, *Abl* Ablationskatheter, *MA* Mitralanulus)

2.5.3.8
Ablation von Vorhofflattern

Das typische Vorhofflattern, eine intraatrial im Gegenuhrzeigersinn kreisende Erregung vom Makroreentrytyp mit der typischen regelmäßigen sägezahnförmigen P-Wellenkonfiguration im Oberflächen-EKG, kann inzwischen ebenfalls mit guten Erfolgsraten (> 90%) und einer akzeptablen Rezidivrate von unter 10% einer kurativen Katheterablation zugeführt werden. Hierbei wird der Reentrykreis zwischen Trikuspidalring und V. cava inferior durch eine lineare Läsion im Bereich des Isthmus erfolgreich abladiert. Neben einer Nichtinduzierbarkeit hat sich zur Erfolgskontrolle nach einer Ablation der Nachweis eines bidirektionalen Leitungsblocks bei einer elektrischen Stimulation bewährt.

Literatur

Allessie MA, Bonke FIM, Schlopman FJG (1977) Circus movement in rabbit atrial muscle as a mechanism of tachycardia. III. The „leading circle" concept: A new model of circus movement in cardiac tissue without the involvement of ananatomic obstacle. Circ Res 41: 9-18

Averill KH, Fosmoe RJ, Lamb LE (1960) Electrocardiographic findings in 67375 asymptomatic subjects. Am J Cardiol 6: 108-129

Bardy GH, Coltorti F, Ivey TD et al. (1986) Some factors affecting bubble formation with catheter-mediated defibrillator pulses. Circulation 73/III: 525-538

Bardy GH, Ivey TD, Coltorti F, Stewart RB, Johnson G, Greene HL (1985) Developments, complications, and limitations of catheter-mediated electrical ablation of posterior accessory atrioventricular pathways. Circulation 72: 170-177

Becker AE, Anderson RH, Durrer D, Wellens HJJ (1978) The anatomical substrate of Wolff-Parkinson-White syndrome. Circulation 57: 870-879

Benditt DG, Pritchett ELC, Gallagher JJ (1978) Spectrum of regular tachycardias with wide QRS complexes in patients with accessory atrioventricular pathways. Am J Cardiol 42: 828-838

Berkman NL, Lamb LE (1968) The Wolff-Parkinson-White electrocardiogram: A follow up study of five to twenty-eight years. N Engl J Med 278: 492-494

Bharati S, Scheinman MM, Morady F, Hess DS, Lev M (1985) Sudden death after catheter-induced atrioventricular junctional ablation. Chest 88: 883-889

Borggrefe M, Breithardt G (1985) Elektrophysiologische Wirkung von Sotalol bei supraventrikulären Tachykardien. Z Kardiol 74: 506-511

Borggrefe M, Budde T, Podczeck A, Breithardt G (1987) High frequency alternating current ablation of an accessory pathway in humans. J Am Coll Cardiol 10: 576-582

Breithardt G, Borggrefe M, Wiebringhaus E, Seipel L (1984) Effect of propafenone in the Wolff-Parkinson-White syndrome: Electrophysiologic findings and long term follow up. Am J Cardiol 54: 29D-39D

Budde T, Borggrefe M, Podczeck A, Breithardt G (1987) Möglichkeiten und Grenzen der Katheterablation von tachykarden Herzrhythmusstörungen. Z Kardiol 76: 591-607

Budde T, Breithardt G, Borggrefe M, Podczeck A, Langwasser J (1987) Erste Erfahrungen mit der Hochfrequenzstrom-Ablation des AV-Leitungssystems beim Menschen. Z Kardiol 76: 204-210

Calkins H, Niklason L, Sous J, El-Atassi R, Langberg J, Morady F (1991) Radiation exposure during radiofrequency catheter ablation of accessory atrioventricular connections. Circulation 84: 2376-2382

Calkins H, Sousa J, El-Atassi R et al. (1991) Diagnosis and cure of the Wolff-Parkinson-White syndrome or paroxysmal supraventricular tachycardias during a single electrophysiologic test. N Engl J Med 324: 1612-1618

Cardiac Arrhythmia Suppression Trial (CAST) Investigators (1989) Preliminary report: Effect of encainide and flecainide on mortality in a randomized trial of arrhythmia suppression after myocardial infarction. N Engl J Med 321: 406-413

Chen SA, Tai CT, Chiang CE, Ding YA, Chang MS (1998) Focal atrial tachycardia: Reanalysis of the clinical and electrophysiologic characteristics and prediction of successful radiofrequency ablation. J Cardiovas Electrophysiol 9 (4): 355-365

Chung K-Y, Walsh TJ, Massie E (1965) Wolff-Parkinson-White syndrome. Am Heart J 69: 116-133

Cobb FR, Blumenschein SC, Sealy WC, Boineau JP, Wagner GS, Wallace AG (1968) Successful surgical interruption of the bundle of Kent in a patient with Wolff-Parkinson-White syndrome. Circulation 38: 1018-1029

Cox JL (1985) The status of surgery for cardiac arrhythmias. Circulation 71: 413-418

Cox JL, Ferguson TB, Lindsay BD, Cain ME (1990) Perinodal cryosurgery for atrioventricular node reentry tachycardia in 23 patients. J Thorac Cardiovasc Surg 99: 440-450

Cox JL, Gallagher JJ, Cain ME (1985) Experience with 118 consecutive patients undergoing operation for the Wolff-Parkinson-White syndrome. J Thorac Cardiovasc Surg 90: 490-501

Cox JL, Holman WL, Cain ME (1987) Cryosurgical treatment of atrioventricular node reentrant tachycardia. Circulation 76: 1329-1335

Cruz FES, Cheriex EC, Smeets JLRM et al. (1990) Reversibility of tachycardia-induced cardiomyopathy after cure of incessant supraventricular tachycardia. J Am Coll Cardiol 16: 739-744

Davis LM, Byth K, Ellis P, McGuire M, Uther JB, Richards DAB, Ross DL (1991) Dimensions of the human posterior septal space and coronary sinus. Am J Cardiol 68: 621-625

Davis LM, Byth K, Lau KC, Uther JB, Richard DAB, Ross DL (1992) Accuracy of various methods of localization of the orifice of the coronary sinus at electrophysiologic study. Am J Cardiol 70: 343-346

Durrer D, Schuilenburg RM, Wellens HJJ (1970) Preexcitation revisited. Am J Cardiol 25: 690-697

Evans GT, Scheinman MM, Bardy G et al. (1991) Predictors of inhospital mortality after DC-catheter ablation of the atrioventricular junction. Results of a prospective, international, multicenter study. Circulation 84: 1924-1937

Evans GT, Scheinman MM, Zipes DP et al. (1988) The percutaneous cardiac mapping and ablation registry: final summary of results. PACE 11 /I: 1621-1624

Fisch C (1990) Clinical electrophysiological studies and the Wolff-Parkinson-White pattern. Circulation 82: 1872-1872

Fisher JD, Brodman R, Waspe LE, Kim SG (1987) Nonsurgical electric ablation (fulguration) of tachycardias. Circulation 75/III: 194-198

Fisher JD, Kim SG, Matos JA, Waspe LE, Brodman R, Merav A (1985) Complications of catheter ablation of tachyarrhythmias: Occurrence, protection, prevention. Clin Prog Electrophysiol Pacing 3/IV: 292-298

Fitzpatrick AP, Gonzales RP, Lesh MD, Modin GW, Lee RJ, Scheinman MM (1994) New algorithm for the localization of accessory atrioventricular connections using a baseline electrocardiogram. J Am Coll Cardiol 23/1: 107-116

Flaker GC, Blackshear J, McBride R, Kronal RA, Halperin JL, Hart RG (1992) Antiarrhythmic drug therapy and cardiac mortality in atrial fibrillation. J Am Coll Cardiol 20: 527-532
Frank G, Baumgart D, Lowes D et al. (1990) Chirurgische Behandlung des Wolff-Parkinson-White-Syndroms – Erfahrungen mit 87 operierten Patienten. Z Kardiol 79: 37-45
Gallagher JJ et al. (1978) The preexcitation syndromes. Progr Cardiovasc Dis 20: 285
Gallagher JJ, Svenson RH, Kasell JH, German LD, Brady GH, Broughton A, Critelli G (1982) Catheter technique for closed-chest ablation of the atrioventricular conduction system. N Engl J Med 306: 194-200
Gindici MC, Flaker GC, Curtis JJ (1991) Intraoperative myocardial infarction during open-heart ablation of an atrioventricular accessory pathway. PACE 14: 399-403
Guiraudon GM, Klein GJ, Sharma AD, Yee R, Kaushik RR, Fujimura O (1990) Skeletonization of the atrioventricular node for AV node reentrant tachycardia: experience with 32 patients. Ann Thorac Surg 49: 565-573
Haines DE, Verow AF (1989) Determinants of lesion size during radiofrequency catheter ablation: Effect of electrode size, contact pressure and duration of energy delivery. PACE 12: 674 (Abstract)
Haines DE, Verow AF (1989) The impedance rise during radiofrequency ablation in vivo is prevented by maintaining an electrode tip temperature below the boiling point. Circulation 80 [Suppl II]: II-42 (Abstract)
Haines DE, Verow AF (1990) Observations on electrode-tissue interface temperature and effect on electrical impedance during radiofrequency ablation of ventricular myocardium. Circulation 82: 1034-1038
Haines DE, Watson DD (1989) Tissue heating during radiofrequency catheter ablation: a thermodynamic model and observations in isolated perfused and superfused canine right ventricular free wall. PACE 12: 962-976
Haines DE, Watson DD, Verow AF (1990) Electrode radius predicts lesion radius during radiofrequency energy heating. Circ Res 67: 124-129
Harvey M, Kim Y-N, Sousa J, El-Atassi R, Morady F, Calkins H, Langberg JJ (1992) Impedance monitoring during radiofrequency catheter ablations in humans. PACE 15: 22-27
Hindricks G, Haverkamp W, Gülker U, Budde T, Richter KD, Borggrefe M, Breithardt G (1989) Radiofrequency coagulation of ventricular myocardium: Improved prediction of lesion size by monitoring catheter tip temperature. Eur Heart J 10: 972-984
Hindricks G on behalf of the Multicentre European Radiofrequency Survey (MERFS) Investigators (1993) The multicentre european radiofrequency survey (MERFS): Complications of radiofrequency catheter ablation of arrhythmias. Eur Heart J 14: 1644-1653
Hoffmann E, Bach P, Haberl R, Mattke S, Steinbeck G (1992) Antiarrhythmische und proarrhythmische Effekte einer oralen Cibenzolintherapie bei anhaltenden ventrikulären Tachykardien. Z Kardiol 81: 389-393
Huang SKS (1991) Advances in applications of radiofrequency current to catheter ablation therapy. PACE 14: 28-42
Huang SKS, Bharati S, Graham AR, Lev M, Marcus FI, Odell RS (1987) Closed chest catheter desiccation of the atrioventricular junction using radiofrequency energy – a new method of catheter ablation. J Am Coll Cardiol 9: 349-358
Huang SKS, Bharati S, Lev M, Marcus FI (1987) Electrophysiologic and histologic observations of chronic atrioventricular block induced by closed-chest catheter desiccation with radiofrequency energy. PACE 10: 805-816
Huang SKS, Graham AR, Wharton K (1988) Radiofrequency catheter ablation of the left and right ventricles: anatomic and electrophysiologic observations. PACE 11: 449-459
Hung J, Kelly DT, Hutton BF, Uther JB, Baird DK (1981) Influence of heart rate and atrial transport on left ventricular volume and function: Relation to hemodynamic changes produced by supraventricular arrhythmia. Am J Cardiol 48: 632-638
Jackman WM, Wang X, Friday KJ et al. (1991) Catheter ablation of atrioventricular junction using radiofrequency current in 17 patients. Comparison of standard and large-tip electrodes. Circulation 83: 1562-1576
Jackman WM, Wang X, Friday KJ et al. (1991) Catheter ablation of accessory atrioventricular pathways (Wolff-Parkinson-White syndrome) by radiofrequency current. N Engl J Med 324: 1605-1611
Kalbfleisch SJ, Langberg JJ (1992) Catheter ablation with radiofrequency energy: Biophysical aspects and clinical applications. J Cardiovasc Electrophysiol 3: 173-186
Kannel WB, Abbott RD, Savage PD, McNamara P (1982) Epidemiologic features of chronic atrial fibrillation. N Engl J Med 306: 1018-1022

Klein GJ, Bashore TM, Sellers TD, Pritchett ELC, Smith WM, Gallagher JJ (1979) Ventricular fibrillation in the Wolff-Parkinson-White syndrome. N Engl J Med 301: 1080-1085

Klein GJ, Prystowsky EN, Yee R, Sharma AD, Laupacis A (1989) Asymptomatic Wolff-Parkinson-White: Should we intervene? Circulation 80: 1902-1905

Kuck KH, Schlüter M (1991) Single-catheter approach to radiofrequency current ablation of left-sided accessory pathways in patients with Wolff-Parkinson-White syndrome. Circulation 84: 2366-2375

Kuck KH, Schlüter M, Geiger M, Siebels J, Duckeck W (1991) Radiofrequency current catheter ablation of accessory atrioventricular pathways. Lancet 337: 1557-1561

Kunze KP, Schlüter M, Costard A, Nienaber CA, Kuck KH (1985) Right atrial thrombus formation after transvenous catheter ablation of the atrioventricular node. J Am Coll Cardiol 6: 1428-1430

Langberg JJ, Lee MA, Chin MC, Rosenquvist M (1990) Radiofrequency catheter ablation: The effect of electrode size on lesion volume in vivo. PACE 13: 1242-1248

Lee BI, Rodriguez ER, Notargiocomo A, Ferrans VJ, Chen Y, Fletcher RD (1986) Thermal effects of laser and electrical discharge on cardiovascular tissue: Implications for coronary artery recanalisation and endocardial ablation. J Am Coll Cardiol 8: 193-200

Lesh MD, Van Hare GF, Epstein LM, Fitzpatrick AP, Scheinman MM, Lee RJ, Kwasman MA, Grogin HR, Griffin JC (1994) Radiofrequency catheter ablation of atrial arrhythmias. Circulation 89: 1074-1089

Lewis RV, Irvine N, McDevitt DG (1988) Relationships between heart rate, excercise tolerance and cardiac output in atrial fibrillation, the effects of treatment with digoxin, verapamil and diltiazem. Eur Heart J 9: 777-781

Lüderitz B, Manz M (1992) Pharmacologic treatment of supraventricular tachycardia: The german experience. Am J Cardiol 70: 66A-74A

Lunel AAV (1972) Significance of annulus fibrosus of heart in relation to AV conduction and ventricular activation in cases of Wolff-Parkinson-White syndrome. Br Heart J 34: 1263-1271

Mahomed Y, King RD, Zipes DP, Miles WM, Prystowsky EN, Heger JJ, Brown JW (1988) Surgical division of Wolff-Parkinson-White pathways utilizing the closed-heart technique: A 2 year experience in 47 patients. Ann Thorac Surg 45: 495-504

Mancini GBJ, Goldberger AL (1982) Cardioversion of atrial fibrillation: Consideration of embolization, anticoagulation, prophylactic pacemaker, and long term success. Am Heart J 104: 617-621

Manz M, Kuhl AJ, Lüderitz B (1985) Sotalol bei supraventrikulärer Tachykardie. Elektrophysiologische Messungen bei Wolff-Parkinson-White-Syndrom und AV-Knoten-Reentrytachykardie. Z Kardiol 74: 500-505

Moe GK, Preston JB, Burlington H (1956) Physiologic evidence for a dual A-V transmission system. Circ Res 4: 357-375

Neuss H, Schlepper M, Thormann J (1975) Analysis of re-entry mechanisms in three patients with concealed Wolff-Parkinson-White syndrome. Circulation 51: 75-81

Olshansky B, Okumura K, Hess PG, Waldo AL (1990) Demonstration of an area of slow conduction in human atrial flutter. J Am Coll Cardiol 16: 1639-1648

Organ LW (1976) Electrophysiologic principles of radiofrequency lesion making. Appl Neurophysiol 39: 69-76

Page PL, Pelletier LC, Kaltenbrunner W, Vitali E, Roy D, Nadeau R (1990) Surgical treatment of the Wolff-Parkinson-White syndrome. J Thorac Cardiovasc Surg 100: 83-87

Pecson RD, Roth DA, Mark VH (1969) Experimental temperature control of radiofrequency brain lesion size. J Neurosurg 30: 703-707

Peters NS, Rowland N, Bennett JG, Green CR, Anderson RH, Severs NJ (1992) Cellular morphology and basis for conduction in accessory atrioventricular pathways in Wolff-Parkinson-White syndrome. Circulation 86: I-425 (Abstract)

Podrid PJ, Lampert S, Grayboys TB, Blatt CM, Lown B (1987) Aggravation of arrhythmia by antiarrhythmic drugs-incidence and predictors. Am J Cardiol 59: 38E-44E

Poty H, Saoudi N, Haissaguerre M, Abdou D, Clementy J, Letac B (1996) Radiofrequency catheter ablation of atrial tachycardias.Am Heart J 131 (3): 481-489

Reidenbach HD (1983) Hochfrequenz- und Lasertechnik in der Medizin. Springer, Berlin Heidelberg New York

Reth J, Kruschwitz H, Müllenborn D (1986) Grundlagen der Elektrotechnik. Vieweg & Sohn, Braunschweig Wiesbaden

Rosen KM, Mehta A, Miller RA (1974) Demonstration of dual atrioventricular nodal pathways in man. Am J Cardiol 33: 291-294

Rosenbaum F, Hecht HH, Wilson FN, Johnstone FD (1945) The potential variations of the thorax and the esophagus in anomalous atrioventricular excitation (Wolff-Parkinson-White syndrome). Am Heart J 29: 281-326

Saksena S (1989) Catheter ablation of tachycardias with laser energy: issues and answers. PACE 12/II: 196-203

Scheinman MM, Davis JC (1986) Catheter ablation for treatment of tachyarrhythmias: present role and potential promise. Circulation 73: 10-13

Scheinman MM, Morady F, Hess DS, Gonzalez R (1982) Catheter-induced ablation of the atrioventricular junction to control refractory supraventricular arrhythmias. JAMA 248: 851-855

Sealy WC, Hattler BG, Blumenschein SC, Cobb FR (1969) Surgical treatment of Wolff-Parkinson-White syndrome. Ann Thorac Surg 8: 1-11

Sousa J, El-Atassi R, Rosenheck S, Calkins H, Langberg JJ, Morady F (1991) Radiofrequency catheter ablation of the atrioventricular junction from the left ventricle. Circulation 84: 567-571

Steinbeck G (1983) Differentialdiagnose der Herzrhythmusstörungen. Tachykarde Rhythmusstörungen. In: Herzrhythmusstörungen. Springer, Berlin Heidelberg New York (Handbuch der Inneren Medizin, Bd IX/1, S 617-642)

Steinbeck G (1986) Intrakardiale Ableitung und programmierte Stimulation. In: Lüderitz B (Hrsg) Herzschrittmacher. Springer, Berlin Heidelberg New York Tokyo, S 120-161

Steinbeck G, Doliwa R, Bach P (1988) Treatment of paroxysmal atrial fibrillation with digoxin alone or digoxin plus antiarrhythmic drugs? Dtsch Med Wochenschr 113: 1867-1871

Tang CW, Scheinman MM, Van Hare GF, Epstein LM, Fitzpatrick AP, Lee Rj, Lesh MD (1995) Use of P wave configuration during atrial tachycardia to predict site of origin. JACC 26 (5): 1315-1324

Tavsanoglu S, Ozenel E (1985) Ice-water washcloth rather than facial emersion (diving reflex) for supraventricular tachycardia in adults (letter). Am J Cardiol 56: 1003

Vaughan Williams EM (1984) A classification of antiarrhythmic actions reassessed after a decade of new drugs. J Clin Pharmacol 24: 129-147

Vedel J, Frank R, Fontaine G, Fournial JF, Grosgogeat Y (1979) Bloc auriculo-ventriculaire intra-hisien definitif induit au cours d'une exploration endoventriculaire droite. Arch Mal Coeur 72: 107-112

Velebit V, Podrid P, Lown B, Cohen BH, Graboys TB (1982) Aggravation and provocation of ventricular arrhythmias by antiarrhythmic drugs. Circulation 65: 886-894

Waldo AL (1990) Atrial flutter; New directions in management and mechanism. Circulation 81: 1142-1143

Warin JF, Haissaguerre M, D'Ivernois C, Lemetayer P, Montserrat P (1990) Catheter ablation of accessory pathways: Technique and results in 248 patients. PACE 13 /I: 1609-1614

Waxman HL, Myerburg RJ, Appel R, Sung RJ (1981) Verapamil for control of ventricular rate in paroxysmal supraventricular tachycardia and atrial fibrillation or flutter: A double-blind randomized cross-over study. Ann Intern Med 94: 1-6

Wellens HJ, Bär FW, Dassen WRM, Brugada P, Vanagt EJ, Farre J (1980) Effect of drugs in the Wolff-Parkinson-White syndrome. Am J Cardiol 46: 665-669

Wellens HJ, Schuilenburg RM, Durrer D (1972) Electrical stimulation of the heart in patients with ventricular tachycardia. Circulation 46: 216-226

Wolff L, Parkinson J, White PD (1930) Bundle-branch block with short P-R interval in healthy young people prone to paroxysmal tachycardia. Am Heart J 5: 685-704

Wu D, Denes P, Amat-Y-Leon F et al. (1978) Clinical, electrocardiographic and electrophysiologic observations in patients with paroxysmal supraventricular tachycardia. Am J Cardiol 41: 1045-1051

Zervas NT, Kuwayama A (1972) Pathological characteristics of experimental thermal lesions. Comparison of induction heating and radiofrequency electrocoagulation. J Neurosurg 37: 418-422

Zipes DP (1988) Specific arrhythmias. In: Braunwald E (ed) Heart disease. Saunders, Philadelphia, pp 671-692

KAPITEL 3

Ventrikuläre Tachykardien: Pathomechanismen, klinische Bedeutung, Diagnostik und Therapie

M. FIEK

3.1
Pathomechanismen

Die zugrundeliegende Rhythmusstörung beim plötzlichen Herztod ist in der Mehrzahl der Fälle ventrikulären Ursprungs. In 75–85 % der Fälle liegt eine Tachyarrhythmie vor, also eine ventrikuläre Tachykardie (VT) oder Kammerflimmern (VF). Das geschädigte Myokard stellt das arrhythmogene Substrat, einen „Nährboden", für Rhythmusstörungen dar, die durch spezielle Trigger, wie z. B. ventrikuläre Extrasystolen oder einen Anstieg der Herzfrequenz, ausgelöst werden können (Bayes de Luna et al. 1991; Borggrefe et al. 1994; Janse et al. 1991). Nach der Theorie induzieren früh einfallende ventrikuläre Extrasystolen (VES) eine VT, welche schließlich zu Kammerflimmern degeneriert und den plötzlichen Herztod zur Folge hat (Bayes de Luna et al. 1991; Abb. 3-1).

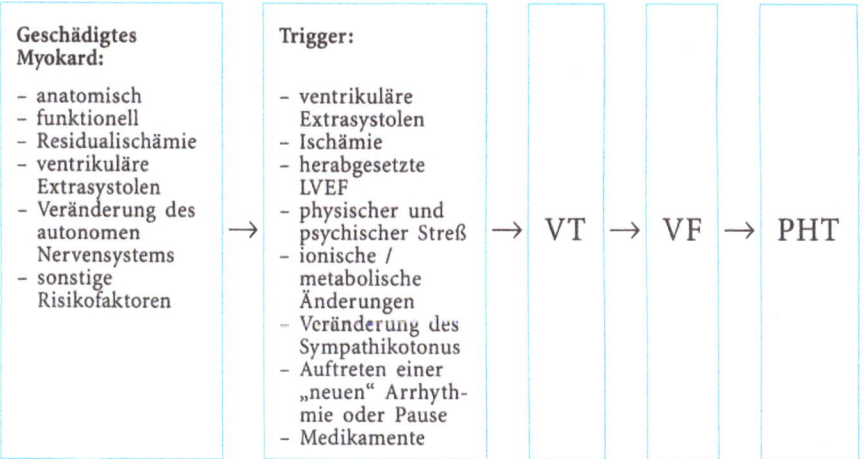

Abb. 3-1. Schematische Darstellung der Entwicklung des plötzlichen Herztodes bei Patienten mit KHK nach Bayes De Luna: Durch Triggermechanismen wird im geschädigtem Myokard eine ventrikuläre Tachykardie (*VT*) induziert, welche schließlich zu Kammerflimmern (*VF*) degeneriert und den plötzlichen Herztod (*PHT*) zur Folge hat

Myerburg (1991) beschreibt das erkrankte Myokard als „instabiles komplexes System, welches auf jede akute Änderung der Durchblutung, der Innervation, des Elektrolytgleichgewichts oder auf pharmakologische Interaktionen mit Rhythmusstörungen reagieren kann."

Zwei unterschiedliche pathophysiologische Entstehungsmechanismen werden diskutiert:

- eine gesteigerte abnorme Automatie der Impulsentstehung im Myokard und
- eine kreisende Erregung, der sog. Reentrymechanismus (Bonke 1991; Janse et al. 1991; Josephson et al. 1978; Wellens 1978).

3.1.1
Gesteigerte und getriggerte Automatie

Unter Automatie versteht man die Fähigkeit des Herzmuskelgewebes, unter gewissen Voraussetzungen spontan zu depolarisieren und eine konsekutive Kammeraktion zu bewirken. Dies kann durch entsprechende Auslöser (Triggermechanismen) geschehen, wie beispielsweise elektrische Stimulation oder Oszillation des Membranpotentials, oder durch gewisse Pharmaka wie etwa Katecholamine induziert werden (gesteigerte Automatie). Schädigung des Myokards durch eine Ischämie nach Koronarstenosen oder ein Herzinfarkt verbunden mit Narbenbildung bzw. interstitieller Fibrose bei dilatativer Kardiomyopathie (DCM) führen zu Hypoxie, Elektrolytverschiebungen, hohen lokalen Konzentrationen an Katecholaminen und hohen pCO_2-Werten im Gewebe. Daraus resultieren Veränderungen des Membranpotentials. Dieses Herzmuskelgewebe mit veränderten elektrophysiologischen Eigenschaften kann durch die oben genannten Mechanismen abnorme Automatieeigenschaften entwickeln und eigenständig elektrische Potentiale erzeugen (Bonke 1991; Janse et al.1991). Es entsteht ein tertiäres Schrittmacherzentrum.

Diese irregulären Schrittmacherzellen sind nun in der Lage, durch lokale elektrische Impulse eine ausreichend große Masse der Ventrikel zu depolarisieren und somit eine Kontraktion des Herzmuskels auszulösen.

Insgesamt ist dieser Mechanismus als Ursache aber eher als sehr selten einzustufen.

3.1.2
Anatomisch definierter Reentrykreis

Aufgrund elektrophysiologischer Untersuchungen und Befunde scheint die überwiegende Mehrzahl der ventrikulären Tachykardien auf Mechanismen des Reentryphänomens zu basieren, wobei abnorme Kreiserregungen auf der Basis pathologisch veränderter Leitungseigenschaften angenommen werden. Auch hier werden verschiedene Modelle diskutiert (Bonke 1991; Janse et al. 1991; Wellens et al. 1978).

Gemeinsamer Bestandteil aller Reentrykreise ist eine Zone langsamer und der Bereich normal schneller Fortleitung elektrischer Impulse.

Beim anatomisch definierten Reentry sind neben diesen beiden Zonen noch anatomische Strukturen mit isolierenden Eigenschaften beteiligt, wie sie im Bereich der Klappenebene zwischen Vorhof und Kammer zu finden sind. Dieser Erregungskreis hat somit eine exakt definierte anatomische Größe. Diese Größe kann mathematisch berechnet werden: sie ist das Produkt aus der Zykluslänge (CL) und der Leitungsgeschwindigkeit. Die Zykluslänge der Tachykardie (Schnelligkeit des zirkulierenden Impulses) hängt aber nicht nur von der Reentrygröße, sondern auch von der Refraktärzeit des beteiligten Myokards ab (Weglänge = Refraktärzeit · Leitungsgeschwindigkeit). Da die Refraktärzeit aber immer kürzer als die Zykluslänge dieses Reentrykreises ist, existiert eine erregbare Lücke, der „excitable gap"; ein Bereich des Reentrys, der voll repolarisiert und somit erregbar ist (Bonke 1991; Kappenberger et al. 1991). Ein klassisches Beispiel für anatomisch definierte Reentrys sind supraventrikuläre Tachykardien wie das WPW-Syndrom.

Hierbei entspricht die Zone der langsamen Erregungsleitung (ZLE) der normalen AV-Überleitung und die schnelle Bahn dem akzessorischen Bündel.

3.1.3
Leading-circle-Reentry

Da solche isolierenden anatomischen Strukturen nicht im Ventrikel vorkommen, wählte man zur Beschreibung der ventrikulären Tachykardien das Modell des „Leading-circle-Reentry". Bei diesem Modell ist eine kreisende Erregung ohne die Beteiligung einer elektrisch inerten, präformierten anatomischen Struktur möglich (Bonke 1991; Borggrefe 1994; Stevenson et al. 1992). Durch diese Eigenschaft erlangt der „Leading-circle-Reentry" erhebliche Bedeutung, da in bis zu 80 % der Fälle bei Patienten mit ventrikulären Tachykardien eine koronare Herzerkrankung oder eine dilatative Kardiomypathie die Ursachen sind und oft keine isolierenden Strukturen im Sinne von großflächigen Narben oder Aneurysmen nachgewiesen werden können.

Allessie (1973, 1976, 1977) konnte Anfang der 70iger Jahre dieses Phänomen an Präparaten vom Vorhofmyokard des Kaninchens demonstrieren. Ihm gelang es, in isolierten Schichten des Herzmuskels durch frühzeitige Extrastimuli Kreiserregungen nachzuweisen. Diese Reentrys waren mit einem Umfang von ca. 6–8 mm relativ klein. Wichtiger Bestandteil ist auch hier die Zone der verlangsamten Fortleitung des Impulses, welche bewirkt, daß das Myokard proximal dieser Zone vom gleichen Impuls wiedererregt werden kann (Abb. 3-2).

Diese kreisende Erregung benutzt den kürzest möglichen Weg, bei dem das zirkulierende Aktionspotential gerade wieder in der Lage ist, das Myokard in seiner relativen Refraktärzeit zu depolarisieren. Hier befindet sich der erregende Impuls mit geringstem Abstand hinter noch refraktärem Gewebe, das von ihm selbst zuvor stimuliert wurde – „the head of the circulating wavefront is continously biting in its own tail of relative refractoriness" (Bonke 1991; Schoels et al. 1991). Die erregbare Lücke ist in diesem Fall von äußerst kurzer Dauer und Ausdehnung. Dieses Modell ist auf das Kammermyokard übertragbar, so

Abb. 3-2. Schematische Darstellung einer kreisenden Erregung im Myokard um Narbengewebe

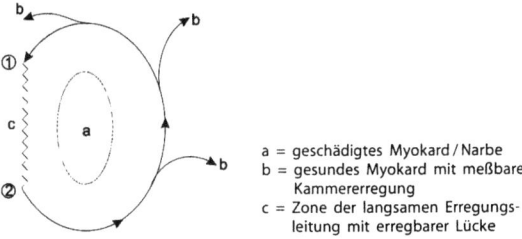

a = geschädigtes Myokard / Narbe
b = gesundes Myokard mit meßbarer Kammererregung
c = Zone der langsamen Erregungsleitung mit erregbarer Lücke

daß auch der pathophysiologische Mechanismus der ventrikulären Tachykardien dargestellt werden kann. Josephson (1978) konnte die Unabhängigkeit der VT-Mechanismen von spezifischen, elektrisch aktiven Strukturen, wie den Tawara-Schenkeln, zeigen.

Die Zone der langsamen Erregungsleitung entspricht hierbei einer Grenzzone zwischen vitalem Myokard und Narbengewebe. Sie enthält Muskelfasern und kollagenes Bindegewebe, wie es bei Infarktnarben und der dilatativen oder ischämischen Kardiomyopathie der Fall ist. Stevenson (1992) führt diese verlangsamte Erregungsfortleitung in Narbengewebe zurück auf:

- einen erhöhten interzellulären Widerstand,
- veränderte, abnorme Membraneigenschaften,
- Umwege des Stromflusses auf mikroskopischer Ebene.

Durch die histologisch nachweisbaren Veränderungen in der Architektur des Myokards ist eine äquivalent schnelle und gleichstarke Fortleitung eines Aktionspotentials nicht mehr gegeben (Bonke 1991; Borggrefe et al. 1994; Janse et al. 1991; Stevenson et al. 1992).

Eine notwendige Voraussetzung für den Leading-circle-Reentry ist somit erfüllt. Eine weitere Bedingung ist der sog. unidirektionale Block in dem Schenkel mit der verlangsamten Überleitung, d.h. bezogen auf Abb. 3-2 darf keine Leitung von Punkt 2 nach Punkt 1 möglich sein (Aizawa et al. 1994; Borggrefe et al. 1994; Stevenson et al. 1992). Weiterhin muß diese Leitungsbahn anatomisch oder funktionell gegenüber dem übrigen Myokard isoliert sein; eine vorzeitige Erregung des distalen Teiles der Zone der langsamen Erregungsleitung durch angrenzendes Gewebe ist somit ausgeschlossen.

Bei Erfüllung dieser Kriterien kann die Pathophysiologie, d.h. die Initiierung, die Erhaltung und auch die Terminierung ventrikulärer Tachykardien mit Hilfe des Reentrymechanismus hinreichend beschrieben werden.

Im Gegensatz zu den supraventrikulären Tachykardien und dem anatomisch fixierten Reentrykreis ist der Leading-circle-Reentry vom Kreisumfang wesentlich kürzer und der exakte anatomische Verlauf nicht fest definiert, d.h. er kann variieren. Die Zykluslänge hängt hier in erster Linie von der Refraktärzeit des Myokards ab und weniger von der Kreislänge, welche nur einen Bruchteil der Kreislänge anatomischer Reentrys beträgt. Im allgemeinen sind die Tachykardien auf der Leading-circle-Basis deshalb schneller und die erregbare Lücke ist wesentlich kleiner (Kappenberger et al. 1991; Schoels et al. 1991). Diese erregbare Lücke erlangt hierbei eine besondere Bedeutung, weil es die einzige Stelle im laufenden Reentry ist, in die ein externer elektrischer Impuls in den Zyklus eindringen und diesen zum Stillstand bringen kann, was die Terminierung der Tachykardie zur Folge hat.

Dieses Phänomen ist Ziel vieler Studien und die Charakterisierung der erregbaren Lücke gibt viel Information über die zugrundeliegende Tachykardie und ihre Terminierbarkeit durch Extrastimuli (Aizawa et al. 1994; Almendral et al. 1984; Camm 1991; den Dulk et al. 1991; Gottlieb et al. 1990; Schoels et al. 1991; Wellens et al. 1978).

Nach der derzeitigen Literatur ist mit diesem Modell die überwiegende Mehrzahl der ventrikulären Tachykardien ausreichend zu erklären. Die Konzepte des anatomisch definierten Reentrys und des Leading-circle-Modells schließen einander nicht aus, sondern stellen vielmehr eine Variation des gleichen grundlegenden Phänomens unter verschiedenen pathologischen und anatomischen Voraussetzungen dar.

3.1.4
Anisotroper Reentry

Der von Bonke (1991) beschriebene „anisotrope Reentry" stellt kein eigenständiges Konzept einer Kreiserregung dar, sondern eine weitergehende Differenzierung der schon bekannten Modelle. In diesem Fall läuft die Erregung im Reentry parallel zur Muskelfaser ca. 3mal so schnell wie quer zur Faserstruktur. Diese Tatsache wird durch Unterschiede in den Zellverbindungen begründet. Dadurch ist eine Inhomogenität in der Überleitungsgeschwindigkeit innerhalb des Reentrykreises vorhanden. Auch andere Autoren wie Kappenberger (1991) oder Malik (1990) sehen den Reentrykreis als „komplexe Interaktionen von elektrophysiologischen Eigenschaften des Myokards mit vielfacher Abstufung der funktionellen Einschränkung" – was aber keinesfalls den vorher beschriebenen Konzepten widerspricht.

3.1.5
Kammerflimmern

Neben der ventrikulären Tachykardie ist Kammerflimmern die zweite Form der lebensbedrohlichen tachykarden Rhythmusstörungen ventrikulären Ursprungs. Wird eine VT bei ausreichendem Schlagvolumen und Perfusionsdruck hamodynamisch toleriert, ist ein Überleben des Flimmerzustandes über einen minimalen Zeitraum hinaus nicht möglich. Einem schnellen Kammerrhythmus kann durchaus eine geordnete Herzfunktion mit Systole und Diastole zugeordnet werden; beim Kammerflimmern ist nur noch ein unkontrolliertes Faszikulieren des Herzmuskels ohne Pumpfunktion zu verzeichnen.

Kammerflimmern kann primär durch eine vorzeitige Erregung in der vulnerablen Phase der Repolarisation induziert werden und sofort auftreten oder sich auch aus einem schnellen Kammerrhythmus entwickeln.

Bei Degeneration einer VT zu Kammerflimmern spaltet sich der „stabile" Erregungskreis in multiple Reentryimpulse des Leading-circle-Typs auf. Schoels (1991) beschreibt dies als „Fraktionierung in mehrere asynchrone Reentrykreise". Während des Kammerflimmerns sind die einzelnen Reentrys nicht immer vollständig. Dabei können verschiedene Anteile des Herzens mehr oder weniger stabile Rhythmen besitzen, während andere gleichzeitig völlig ungeordnet de- und repolarisieren. Eine bestimmte Mindestanzahl an Reentrykreisen muß jedoch existieren, um ein „komplettes" Kammerflimmern unterhalten zu können.

Hierin liegt die Ursache, warum Kammerflimmern nicht durch Extrastimuli terminiert werden kann, sondern nur durch einen starken elektrischen Impuls, der in der Lage ist, alle bestehenden Reentrykreise zu unterbrechen.

Eine neue Entität stellen die von Brugada beschriebenen Patienten mit rezidivierenden VT und VF Episoden dar. Diese Patienten sind durch typische EKG-Veränderungen gekennzeichnet (Rechtsschenkelblock oder J-Welle und charakteristische ST-Hebung $\geq 0,1$ mV in den Ableitungen V_1, V_2 und V_3). Pathophysiologisch spielt bei den sonst herzgesunden Patienten eine deutlich gesteigerte Heterogenität der Repolarisation eine zentrale Rolle. (Übersicht in: Alings und Wilde 1999)

3.2
Klinische Bedeutung

In Deutschland versterben jedes Jahr ca. 90 000 Menschen am plötzlichen Herztod, in den USA fallen ihm etwa 300 000–450 000 Einwohner zum Opfer (Borggrefe et al. 1994; Myerburg 1987). Diese große Anzahl ist dadurch begründet, daß die Herz-Kreislauf-Erkrankungen inzwischen die häufigste Todesursache der westlichen Industrienationen sind. Waren im Jahr 1877 noch mehr als 35 % der Todesfälle infektionsbedingt – Herz-Kreislauf-Erkrankungen wurden als eigene Kategorie noch gar nicht betrachtet – waren 1993 schon 49 % darauf zurückzuführen, und die kardiovaskulären Ursachen hatten den Tod durch Infektionen mit 0,9 % auf Platz 5 verdrängt (Bundesminister für Gesundheit 1995; Kaiserlich Statistisches Amt 1881). Der plötzliche Herztod (PHT) oder „sudden cardiac death" nach Myerburg (1986) ist das unerwartete Versterben an einer kardialen Ursache innerhalb einer Stunde nach Symptombeginn. Nach Borggrefe (1994) und Bayes de Luna (1989) liegen in ca. 80 % der Fälle des plötzlichen Herztodes ursächlich ventrikuläre Tachyarrhythmien vor. Bradyarrhythmien, Herzbeuteltamponaden oder Lungenembolien, die auch für einen akuten Tod verantwortlich sein können, sind dagegen wesentlich seltener. Kardiale Erkrankungen, die solchen fatalen Rhythmusstörungen zugrunde liegen, sind neben dem Formenkreis der Kardiomyopathien, dem akuten Herzinfarkt mit der Ausbildung von Myokardnarben und Aneurysmen, v. a. die koronare Herzkrankheit (KHK). Letztere nimmt mit ca. 75–85 % (Janse et al. 1991; Lüderitz 1991; Myerburg et al. 1991) den größten Anteil der kardiovaskulären Erkrankungen ein und stellt die häufigste Todesursache in den Industrieländern dar (Seipel et al. 1992).

3.3
Differential- und Stufendiagnostik

3.1.1
Differentialdiagnosen

Elektrokardiographisch zeichnet sich eine ventrikuläre Tachykardie durch das Vorliegen breiter (> 0,11 s) und monomorpher Kammerkomplexe aus. Jedoch müssen differentialdiagnostisch auch andere Rhythmusstörungen bedacht werden, welche breite QRS-Komplexe aufweisen, aber supraventrikulären Ursprungs sind (s. Übersicht 3-1).

> **Übersicht 3-1.** Differentialdiagnose breitkomplexiger Tachykardien
>
> Ventrikuläre Tachykardie bei kardialer Grunderkrankung
> Idiopathische ventrikuläre Tachykardie
> Supraventrikuläre Tachykardie bei vorbestehendem/funktionellem Schenkelblock
> Präexzitationssyndrom

3.3.2
Lokalisierung und Charakterisierung des Reentrykreises

Um eine kurative Therapie ventrikulärer Tachykardien durchführen zu können, ist eine genaue Lokalisation des Ursprungs der VT, des arrhythmogenen Areals, unerläßlich. Bei Therapieansätzen wie der Katheterablation und rhythmuschirurgischen Eingriffen muß das pathophysiologisch aktive Areal, speziell die Zone der langsamen Erregungsleitung, möglichst exakt bestimmt werden, im Gegensatz zu palliativen Ansätzen mit Antiarrhythmika oder dem Einsatz des implantierbaren Cardioverter/Defibrillators (ICD).

Ein stufenweises Eingrenzen des Reentrykreises und dessen spezifischen Strukturen ist u. a. durch Borggrefe (Borggrefe 1994) auf folgende Weise beschrieben worden:

- 12-Kanal-Oberflächen-EKG,
- Sinusrhythmus-Mapping,
- Pace-Mapping,
- Aktivierungs-Mapping,
- Stimulationsinterventionen.

3.3.2.1
12-Kanal-Oberflächen-EKG

Eine orientierende Abschätzung kann das 12-Kanal-EKG bieten. Hier werden Parameter wie Infarktlokalisation, QRS-Achse, R-Progression und Art des Schenkelblocks während laufender VT ermittelt. Diese grenzen aber nur ungenau den Ursprungsort, die „site of origin", ein (Almendral et al. 1984; Borggrefe et al. 1991, 1994).

3.3.2.2
Sinusrhythmus-Mapping

Dem Großteil der VT liegt die koronare Herzkrankheit zugrunde, hier vermutet man einen endokardialen Ursprungsort (Borggrefe et al. 1989, 1994; Horowitz et al. 1980). Diese Annahme führte zur Entwicklung vielfältiger Kathetertechniken, um über einen transvenösen Weg möglichst nahe am pathologisch veränderten Myokard Potentiale messen und gleichzeitig stimulieren zu können.

Bei Sinusrhythmus-Mapping wird auf Veränderungen lokaler ventrikulärer Elektrogramme geachtet: niederamplitudige Signale, Fraktionierung (Aktivierungen, die über das Ende des QRS-Komplexes hinausgehen) und sog. Doppelpotentiale. Diese pathologischen Signale können auf den Ursprungsort hinweisen (Borggrefe et al. 1994; Stevenson et al. 1992). Die Genauigkeit und Exaktheit der Signale hängt natürlich u. a. von Elektrodenlage, Elektrodengröße, Kontakt zum Myokard und Distanz zwischen den Meßelektroden und den Filtern ab. Beispielsweise kann die Fraktionierung artefiziell durch Katheterbewegungen und schlechten Gewebekontakt verursacht werden. Stevenson (1992) und Borggrefe (1991, 1994) geben zu bedenken, daß pathologische Signale aus relativ großen Bereichen des Ventrikels abgeleitet werden können, die u. U. eine große Distanz zum Ursprungsort aufweisen. Weiterhin konnte von diesen Autoren auch gezeigt werden, daß Orte mit fraktionierten Potentialen nicht immer der Stelle des Ursprungsortes entsprechen müssen, sondern auch an anderen nicht im Reentry liegenden Stellen abgeleitet werden können. Diese Signale scheinen sog. „Bystander area" zu entspringen, Zonen mit ähnlichen verlangsamten Leitungseigenschaften, welche jedoch als „Sackgassen" nicht am Reentry teilnehmen (Abb. 3-3).

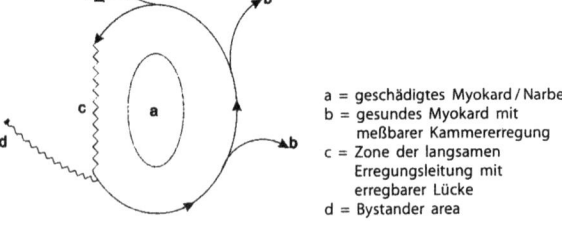

Abb. 3-3. Schematische Darstellung einer kreisenden Erregung mit sog. „Bystander area"

a = geschädigtes Myokard / Narbe
b = gesundes Myokard mit meßbarer Kammererregung
c = Zone der langsamen Erregungsleitung mit erregbarer Lücke
d = Bystander area

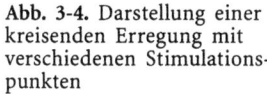

Abb. 3-4. Darstellung einer kreisenden Erregung mit verschiedenen Stimulationspunkten

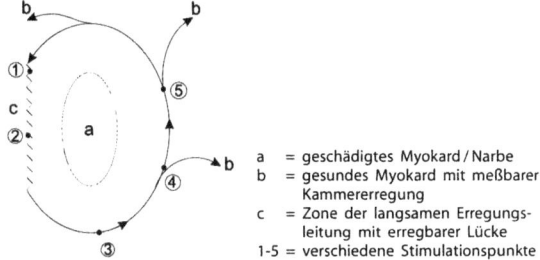

a = geschädigtes Myokard / Narbe
b = gesundes Myokard mit meßbarer Kammererregung
c = Zone der langsamen Erregungsleitung mit erregbarer Lücke
1-5 = verschiedene Stimulationspunkte

3.3.2.3
Pace-Mapping

Das Pace-Mapping wird zur weiteren Eingrenzung an Stellen „pathologischer Signale" durchgeführt. Es erfolgt eine fixfrequente Stimulation bei Sinusrhythmus an verschiedenen Stellen im Ventrikel. Man vergleicht die Morphologie der induzierten QRS-Komplexe mit denen der auftretenden klinischen Tachykardie.

Nimmt man an, der Katheter stimuliert in der Zone 1 oder 2 (Abb. 3-4), so gleicht die Morphologie der QRS-Komplexe der VT; im Gegensatz zu den Positionen 3 und 4 wird zwar auch das Myokard erregt, aber der Ausbreitungsmechanismus ist unterschiedlich. Folglich differiert die QRS-Morphologie ebenfalls.

Diese Methode allein bietet noch keine ausreichende Sicherheit, denn einerseits können gleichartige QRS-Potentiale über einem großen Areal des Ventrikels abgeleitet werden, andererseits kann eine große Variabilität der QRS-Konfiguration an verschiedenen, eng zusammenliegenden Orten festgestellt werden (Borggrefe et al. 1991, 1994; Josephson et al. 1982; Stevenson et al. 1992). Borggrefe spricht hierbei von einer Größenordnung von 1 bis 2 cm, was v. a. das erkrankte pathologisch veränderte Myokard betrifft. Dagegen ist bei unverändertem Gewebe, z. B. bei Tachykardien mit Faszikelbeteiligung, dieses Mappingverfahren exzellent dazu geeignet, den Ursprungsort zu lokalisieren.

3.3.2.4
Aktivierungs-Mapping

Die vierte Stufe des sequentiellen Mappings ist das sog. Aktivierungs-Mapping. Bei laufender Tachykardie wird versucht, an verschiedenen endokardialen Stellen die früheste präsystolische elektrische Aktivität zu registrieren. Die Voraussetzung dafür ist die Induktion der VT; im Gegensatz zu Sinusrhythmus- und Pace-Mapping nach Josephson (Josephson et al. 1982).

Achtet man auch auf His-Bündel-Potentiale zwischen den Kammerkomplexen, so kann ein Makroreentry, welcher sich eines Tawara-Schenkels bedient (bundle branch reentry), von rein ventrikulären Bahnen abgegrenzt werden.

Limitierend für diese Methode wirkt sich die unterschiedliche Lage des Reentrykreises in bezug auf den Ausgangspunkt in das Myokard aus, wo die früheste

Aktivität erst meßbar ist (Downar et al. 1988; Horowitz et al. 1980). Gerade wenn der Ursprung im septalen Bereich oder subendokardial liegt, kann das Auftreten der frühesten myokardialen Aktivierung weit vom tatsächlichen Erregungskreis entfernt sein (Almendral et al. 1984; Stevenson et al. 1992; Waxman et al. 1982). Ebenso kann bei großflächigen Narben die Zone der langsamen Erregungsleitung in größerer Distanz zum Ausgang in das Myokard liegen. Wählt man z. B. diese Stellen ohne weitere Eingrenzung als Ablationsziel, so können niedrige Erfolgsraten resultieren. Die Ablation einer „Sackgasse", die den elektrophysiologischen Anforderungen genügt, aber keinen essentiellen Bestandteil des Reentrykreises darstellt hätte ähnliche Ergebnisse zur Folge.

**3.3.2.5
Stimulationsinterventionen**

Weisen die oben genannten Kriterien darauf hin, daß der Stimulationskatheter nahe am oder im Reentry liegt, so können durch gezielte Stimulationsinterventionen

- die Katheterlage in bezug auf die Zone der langsamen Erregungsleitung ermittelt und
- die Wichtigkeit dieser Zone zur Aufrechterhaltung der VT im Gegensatz zu einer „Sackgasse" überprüft werden.

Als genereller Beweis des Reentrymechanismus wird die reproduzierbare Induktion und Terminierung der VT über programmierte Extrastimuli (PES) gewertet.

Das Eindringen von Stimuli in den Reentry kann fast ausschließlich in der ZLE erfolgen, da hier aufgrund der langsamen Erregungsleitung die erregbare Lücke lang genug ist, um eine Depolarisation von nichtrefraktärem Moykard zuzulassen (Gottlieb et al. 1990; Josephson et al. 1978; Stevenson et al. 1992).

Stimuliert man über einen Katheter in der ZLE, dem elektrophysiologisch aktiven Zentrum, so ist folgendes zu beobachten (Abb. 3-5):
Der Stimulus löst 2 Erregungsfronten aus:

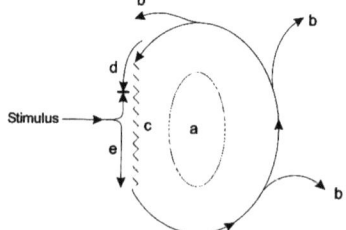

Abb. 3-5. Darstellung einer kreisenden Erregung mit Stimulation in der Zone der langsamen Erregungsleitung: Auslöschung der folgenden Reentryerregung durch den antidromen Stimulus und Kammererregung durch den orthodromen Stimulus

a = geschädigtes Myokard / Narbe
b = gesundes Myokard mit meßbarer Kammererregung
c = Zone der langsamen Erregungsleitung mit erregbarer Lücke
d = zirkulierende Erregung, die durch antidromen Stimulus ausgelöscht wird
e = orthodromer Stimulus

3.3 Differential- und Stufendiagnostik

- eine antidrome Erregung, welche auf die nächstfolgende Welle der VT trifft, mit dieser kollidiert und dadurch ausgelöscht wird;
- eine orthodrome Erregung, die durch die ZLE hindurch den Ausgangspunkt erreicht, und schließlich beim Durchlaufen des gesamten Reentrykreises eine Kammererregung auslöst.

Die QRS-Morphologie und die Zykluslänge dieser stimulierten Aktion entsprechen denen der VT, da der Weg der Erregung und der Ausgang ins Myokard mit dem der Spontantachykardie identisch ist. Liegt der Stimulationsort außerhalb des Reentrys, so kann bei gleicher Stimulationsfrequenz eine Fusion beider QRS-Komplexe erreicht werden; dies würde die Existenz von 2 unterschiedlichen Erregungsfronten zu gleicher Zeit in einem Herz bedeuten (Borggrefe et al. 1994). Befindet man sich aber in der ZLE, so wird diese Fusion der Komplexe als „concealed fusion" oder „concealed entrainment" bezeichnet (Stevenson et al. 1992).

Mißt man den zeitlichen Abstand zwischen Stimulus und QRS-Komplex, so ist dieser mit dem Abstand eines lokalen EKG (EGM) an dieser Stelle und dem entsprechenden QRS identisch.

Bei Stimulation in der Zone der langsamen Erregungsleitung ist diese Überleitungszeit deutlich verlängert, die Zeitdifferenz kann bis zu 100 ms im Vergleich zum normalen Myokard betragen (Borggrefe et al. 1994). Benutzt man vorzeitige Einzelstimuli, die diese Kriterien erfüllen, wird die Tachykardie versetzt (Reset). Dies bedeutet, daß der Extrastimulus eine Kammererregung während der laufenden Tachykardie erzeugen kann, wobei die Rhythmusstörung als solches nicht terminiert wird. Dabei ist das RR-Intervall vor dem induzierten QRS-Komplex kürzer, und der QRS-Komplex selbst weist u. U. eine abweichende Konfiguration auf (Abb. 3-6).

Bei Verwendung mehrerer PES kann die VT ohne Veränderung der Morphologie mit der Stimulationsfrequenz mitgeführt werden, nach Stimulationsende läuft die Tachykardie mit ihrer ursprünglichen Frequenz weiter. Diese Eigenschaft wird als Entrainment („in den Zug einsteigen" oder „mitführen") bezeichnet. Nach Borggrefe (1994) entspricht Entrainment einem kontinuierlichem Versetzen durch mehrere Stimuli (Abb. 3-7).

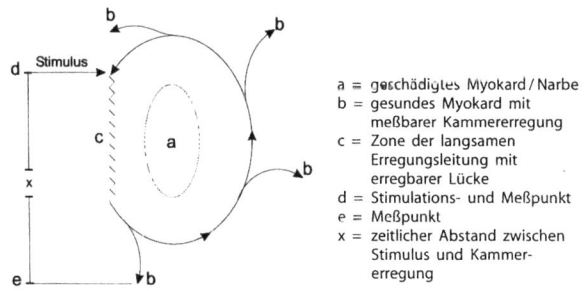

Abb. 3-6. Darstellung einer kreisenden Erregung mit Messung des zeitlichen Abstandes zwischen Stimulus und Kammererregung

a = geschädigtes Myokard / Narbe
b = gesundes Myokard mit meßbarer Kammererregung
c = Zone der langsamen Erregungsleitung mit erregbarer Lücke
d = Stimulations- und Meßpunkt
e = Meßpunkt
x = zeitlicher Abstand zwischen Stimulus und Kammererregung

54 KAPITEL 3 Ventrikuläre Tachykardien

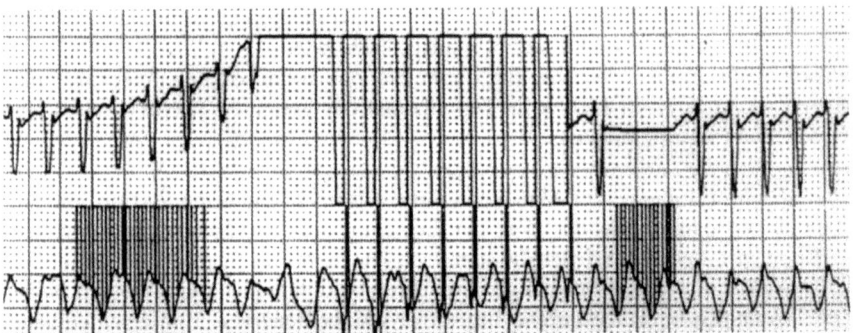

Abb. 3-7. Beispiel des Mitführens einer laufenden Tachykardie durch Extrastimuli (Ausschnitt eines intrakardialen EKG eines Patienten mit dilatativer Kardiomyopathie)

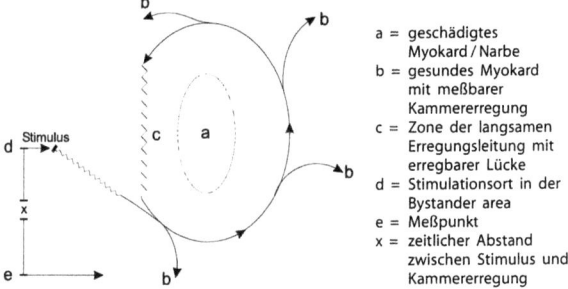

Abb. 3-8. Darstellung einer kreisenden Erregung mit Stimulation in einer sog. „Bystander area": Messung des zeitlichen Abstandes zwischen Stimulus und Kammererregung

a = geschädigtes Myokard / Narbe
b = gesundes Myokard mit meßbarer Kammererregung
c = Zone der langsamen Erregungsleitung mit erregbarer Lücke
d = Stimulationsort in der Bystander area
e = Meßpunkt
x = zeitlicher Abstand zwischen Stimulus und Kammererregung

Werden die Kriterien gleicher Morphologie oder „concealed entrainment" erfüllt, so beweist dies zwar die Stimulation in einer Zone der verlangsamten Erregungsleitung, sagt aber nichts darüber aus, ob diese ZLE ein existentieller Bestandteil des Reentrys oder eine „Sackgasse" ist. Diese Differenzierung ist von enormer Bedeutung, da eine Inaktivierung dieser Stelle die VT nicht beeinflussen würde. Erstes Unterscheidungsmerkmal ist der Vergleich des Stimulus-QRS- mit dem EGM-QRS-Abstand. Bei einer „Sackgasse" kann kein, oder jedenfalls kein zeitentsprechendes, lokales Signal abgeleitet werden (Abb. 3-8).

Zweitens kann die Messung des sog. „return cycle", dem R-R-Abstand zwischen letztem stimulierten und erstem spontanen QRS-Komplex, hilfreich sein. Bei Stimulation in der ZLE ist der „return cycle" gleich der VT-Zykluslänge (VTCL), da der Stimulus exakt die gleiche Strecke durchläuft wie bei einer Erregungswelle der VT. Entspringt die Erregung einer elektrophysiologischen Sackgasse, so überschreitet der „return cycle" die VTCL, da in diesem Fall die Sackgasse zusätzlich durchlaufen werden muß (Abb. 3-9).

Als dritter Punkt kann die Terminierbarkeit der VT herangezogen werden.
Borggrefe (1994) konnte zeigen, daß durch Kühlen der Zone der langsamen Erregungsleitung die Tachykardie terminiert werden kann. Werden PES zur Terminierung benutzt, so kann die VT

3.3 Differential- und Stufendiagnostik

Abb. 3-9a,b. Darstellung von 2 kreisenden Erregungen mit Stimulation, **a** in der Zone der langsamen Erregungsleitung, **b** in einer sog. „Bystander area". Die Zeitdauer des Impulses (VTCL) ist in **b** länger

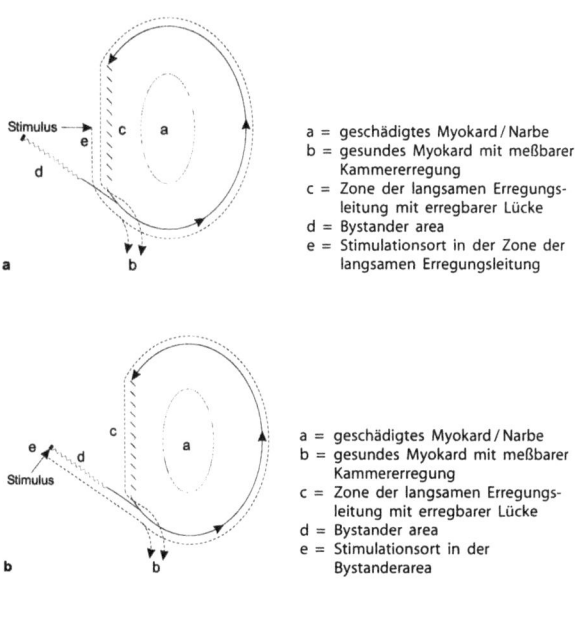

a = geschädigtes Myokard / Narbe
b = gesundes Myokard mit meßbarer Kammererregung
c = Zone der langsamen Erregungsleitung mit erregbarer Lücke
d = Bystander area
e = Stimulationsort in der Zone der langsamen Erregungsleitung

a = geschädigtes Myokard / Narbe
b = gesundes Myokard mit meßbarer Kammererregung
c = Zone der langsamen Erregungsleitung mit erregbarer Lücke
d = Bystander area
e = Stimulationsort in der Bystanderarea

Abb. 3-10. Darstellung einer kreisenden Erregung mit Terminierung durch einen vorzeitigen Extrastimulus ohne Kammererregung

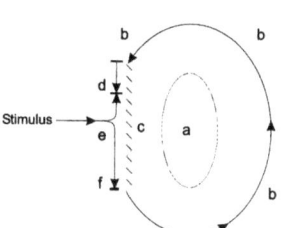

a = geschädigtes Myokard / Narbe
b = gesundes Myokard
c = Zone der langsamen Erregungsleitung mit erregbarer Lücke
d = zirkulierende Erregung, die durch den antidromen Stimulus ausgelöscht wird
e = Stimulationspunkt in der Zone der langsamen Erregung
f = orthodromer Stimulus, der auf refraktäres Myokard der vorausgehenden zirkulierenden Erregung trifft und ausgelöscht wird

a) ohne QRS-Komplex durch den Stimulus oder
b) mit einem atypischen QRS-Komplex unterbrochen werden.

Im Fall a) trifft der Stimulus in orthodromer Richtung auf noch refraktäres Gewebe im Bereich der ZLE. Die antidrome Welle kollidiert im Isthmusbereich mit der nächsten VT-Erregung und erlischt ebenfalls (Abb. 3-10).

Da hier kein Impuls die ZLE verläßt und Myokard erregen kann, entsteht kein QRS-Komplex.

Anders ist die Situation im Fall b). Erfolgt die Abgabe des PES unter großer Vorzeitigkeit, so trifft die orthodrome Welle ebenfalls auf refraktäres Gewebe, die antidrome Erregung kollidiert allerdings erst im Myokardbereich mit dem nachfolgenden VT-Impuls. Die Konsequenz ist hier die Entstehung eines atypischen QRS-Komplexes vor Terminierung der Rhythmusstörung (Abb. 3-11).

Bei Stimulation einer „Sackgasse" kann durch fehlende Fortleitung des antidromen Impulses auch keine Terminierung der Tachykardie erfolgen (Abb. 3-12). Wie man sieht, liegen dem Resetting, Entrainment und Terminierung die glei-

Abb. 3-11. Darstellung einer kreisenden Erregung mit Terminierung durch einen vorzeitigen Extrastimulus mit atypischer Kammererregung

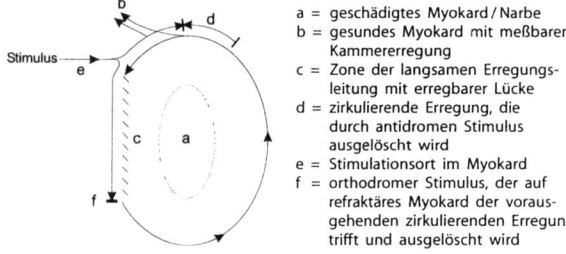

a = geschädigtes Myokard / Narbe
b = gesundes Myokard mit meßbarer Kammererregung
c = Zone der langsamen Erregungsleitung mit erregbarer Lücke
d = zirkulierende Erregung, die durch antidromen Stimulus ausgelöscht wird
e = Stimulationsort im Myokard
f = orthodromer Stimulus, der auf refraktäres Myokard der vorausgehenden zirkulierenden Erregung trifft und ausgelöscht wird

Abb. 3-12. Darstellung einer kreisenden Erregung mit Stimulation in einer sog. „Bystander area": Eine Terminierung der Tachykardie ist dabei nicht möglich

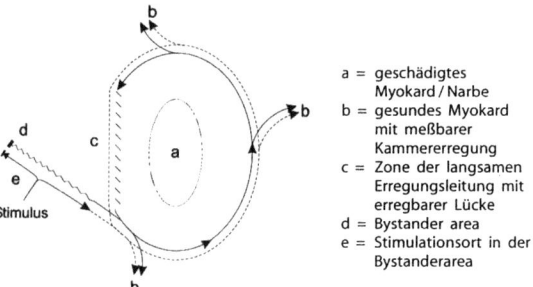

a = geschädigtes Myokard / Narbe
b = gesundes Myokard mit meßbarer Kammererregung
c = Zone der langsamen Erregungsleitung mit erregbarer Lücke
d = Bystander area
e = Stimulationsort in der Bystanderarea

chen Mechanismen zugrunde. Die Variablen, die über den Effekt der Stimulation bestimmen, sind das Ausmaß der Vorzeitigkeit und der Stimulationsort bzw. der Weg zwischen Katheter und Reentrykreis. Läßt man letzteren konstant, so ist die „Frühzeitigkeit" ausschlaggebend; dieses Zeitintervall, das sog. Ankopplungsintervall des PES an den QRS-Komplex der Tachykardie, kann in Millisekunden (ms) oder als prozentualer Teil der VT-Zykluslänge ausgedrückt werden. Bei weiterer Verkürzung des Kopplungsintervalls und Versetzen der VT ist oft auch die Terminierung möglich (Almendral et al. 1986; Camm 1991; Gottlieb et al. 1990; Wellens 1978). Almendral versucht durch die Versetzbarkeit Aussagen über die Terminierbarkeit zu machen und folgert, daß als entscheidender Faktor das Ausmaß der Vorzeitigkeit über Erfolg oder Mißerfolg entscheidet. Stevenson (1992) geht mit ihm darin konform, daß „späte" PES in der ZLE eine „concealed fusion" bewirken und „frühe" Stimuli unter QRS-Veränderung terminieren.

Diese Erkenntnisse sind im Hinblick auf die Technik der antitachykarden Stimulation (ATS) durch Schrittmacher und implantierbare Defibrillatoren bedeutsam. Das primäre Ziel ist hier die Terminierung der Rhythmusstörung. Neben der exakten Vorzeitigkeit muß auch das Problem der Entfernung des Stimulationsorts vom Ursprung der VT, meist unter Zuhilfenahme mehrerer Stimuli, gelöst werden. Die Abgabe mehrerer PES birgt allerdings durch Akzeleration und Degeneration ein erhöhtes Risiko für Kammerflimmern.

Schoels (1991) beschreibt den Akzelerationsmechanismus am Leading-circle-Modell. Die Tachykardie wird durch einen Stimulus aus der Sequenz erfolgreich terminiert, aber durch nachfolgende Impulse wieder initiiert. Neben der Reinduktion der gleichen VT kann sich auch der Pfad des Reentrys ändern und

3.3 Differential- und Stufendiagnostik

eine Tachykardie anderer Morphologie entstehen. Verkürzt sich die Strecke des Reentrys, so verringern sich auch Umlaufzeit und Zykluslänge, die Tachykardie akzeleriert. Ist der Rhythmus entsprechend schnell, so kann es durch ungleichmäßige Repolarisation der Reentryabschnitte zum Zerfall des Kreises in mehrere asynchrone Kreiserregungen kommen (Camm 1991; Schoels et al. 1991); der Rhythmus degeneriert zu Kammerflimmern. Man befindet sich also mit einem Katheter in einer für den Reentry existentiellen Zone der langsamen Erregungsleitung, wenn

- Reset/Entrainment und
- „concealed fusion" bei Stimulation möglich ist,
- das Stimulus-QRS-Intervall dem EGM-QRS-Abstand und
- der „return cycle" der VT-Zykluslänge entspricht sowie
- die Terminierung ohne folgenden QRS-Komplex erfolgt.

Nach Callans (1993) ist jedoch die einzig richtige Methode, um die Mechanismen und Charakteristika von Reentrykreisen zu bestimmen, die Anwendung von Einzelstimuli. Durch längere Folgen von Stimulationssequenzen (Entrainment) würden die elektrophysiologischen Eigenschaften des Reentrys verändert, so daß sich beispielsweise signifikante Unterschiede in der Länge des „return cycle" in Abhängigkeit vom Stimulationsmodus ergeben. Der „return cycle" hängt von vielen Variablen wie Zykluslänge, Anzahl der Extrastimuli, Ankopplungsintervall und Länge der erregbaren Lücke ab. Die dadurch entstehenden dynamischen Effekte bewirken eine Veränderung des „return cycle" unter Verwendung von Entrainment im Gegensatz zu Resetting bei gleicher Tachykardie. Auch nach Schoels (1991) kommt es nach Entrainment zu neuen Überleitungsverhalten und Refraktärzeiten, u. U. zur Entstehung neuer unidirektionaler Blöcke, was in der Gesamtheit ein neues Gleichgewicht zwischen Überleitung und Refraktärität zur Folge hat. Fisher (1983) beobachtete eine Abhängigkeit zwischen Refraktärzeit und Anzahl der Stimuli.

Die Spezifität und Sensitivität der Gesamtmethode ist nach Stevenson (1992) nicht genau abschätzbar und am Beispiel der DC-Katheterablation nach einer Studie von Morady (1991), bei Erfüllung der o. g. Kriterien, mit nur einer Erfolgsrate von 56 % behaftet. In der Praxis zeichnen sich also in der Beweisführung nach dieser Methode einige Probleme ab:

Die genaue Ausmessung des Stimulus-QRS-, des EGM-QRS-Abstandes und des „return cycle" gestaltet sich in der EKG-Aufzeichnung schwierig, da die Komplexe oft breit und fraktioniert sind und die Definition des Meßpunktes willkürlich erfolgen muß. Bei Verstärkung intrakardialer Ableitungen können zusätzlich Signale aus distalen Bereichen mitaufgefangen werden, die die Messung weiter komplizieren.

Borggrefe (1994) nennt als Voraussetzung, daß die Überleitungszeit im Reentry durch PES nicht verändert werden darf. Stevenson (1992) gibt zu bedenken, daß nicht nur eine Veränderung der Leitungsgeschwindigkeit, sondern sogar des Reentrypfades durch sehr frühzeitige Stimuli denkbar ist. Weiterhin kann das Ausmaß der Vorzeitigkeit im Zusammenhang mit Antiarrhythmika variieren, da das Reentryphänomen nicht nur von „geographischen", sondern gerade

58 KAPITEL 3 Ventrikuläre Tachykardien

auch von funktionellen Eigenarten bestimmt wird. Zur erfolgreichen Stimulation des pathologischen Myokards müssen oft hohe Stromstärken verwendet werden, wobei gleichzeitig aber das Areal der meßbaren Signale artefiziell vergrößert wird. Dieses Problem konnte Shenasa (1988) mit Hilfe unterschwelliger, ultraschneller Stimuli umgehen. Diese sequentiellen Stimuli mit Zykluslängen zwischen 20 und 80 ms bewirken aufgrund ihrer Unterschwelligkeit keine Erregung des Ventrikels, konnten aber reproduzierbar in 53% der Fälle die Tachykardie terminieren. Neben einer hohen Sicherheit, es wurde keine Akzeleration oder Degeneration beobachtet, konnte eine hohe Korrelation mit erfolgreicher RF-Ablation an diesen Stellen nachgewiesen werden, was auf eine neue zukunftsweisende Methodik deuten würde.

3.3.3
Grundlagen der Terminierung durch antitachykarde Stimulation

Bei der Bestimmung der Charakteristika von Reentrykreisen wurde u. a. auch die Terminierbarkeit als Kriterium herangezogen. Ist sie bei der elektrophysiologischen Untersuchung (EPU) nur ein Teilaspekt der Prozedur, so baut doch das Prinzip der antitachykarden Stimulation (ATS) vollkommen darauf auf.

Eine ventrikuläre Tachykardie kann dann terminiert werden, wenn der Stimulus über die Zone der langsamen Erregungsleitung in den Reentrykreis eindringt, die orthodrome Erregung auf refraktäres Myokard und der antidrome Stimulus auf die folgende VT-Wellenfront treffen und erlöschen.

Wie schon erwähnt, spielt das Ausmaß der Vorzeitigkeit die wichtigste Rolle. Erreicht der Stimulus den Reentry zu spät, so kollidieren zwar die Erregungen antidrom, aber in orthodromer Richtung ist das Gewebe nicht mehr refraktär und der Reentry wird durch den neuen Stimulus wieder aktiviert (Abb. 3-13).

Ist der Grad der Vorzeitigkeit zu hoch, so trifft der PES auf komplett refraktäres Gewebe in der ZLE und wird ausgelöscht, ohne die Kreiserregung zu beeinflussen (Abb. 3-14).

Für die erfolgreiche Terminierung bleibt also ein relativ kleiner zeitlicher Rahmen, in dem die Stimulation erfolgen muß. Gemäß der meisten Autoren wie Camm (1991), Gottlieb (1990), Josephson (1978) oder Wellens (1978) ist das Eindringen des Extrastimulus nur in der Zone der langsamen Erregungsleitung möglich, da hier die erregbare Lücke ein genügend langes Ausmaß erreicht.

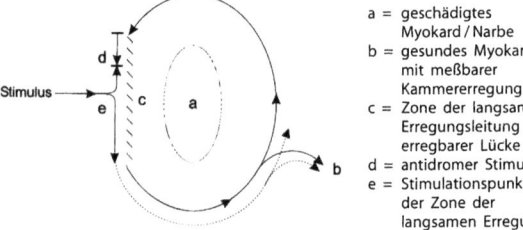

Abb. 3-13. Darstellung einer kreisenden Erregung mit Stimulation in der Zone der langsamen Erregungsleitung: Die Vorzeitigkeit des Stimulus ist nicht ausreichend und die Tachykardie kann nicht terminiert werden

a = geschädigtes Myokard / Narbe
b = gesundes Myokard mit meßbarer Kammererregung
c = Zone der langsamen Erregungsleitung mit erregbarer Lücke
d = antidromer Stimulus
e = Stimulationspunkt in der Zone der langsamen Erregung

3.3 Differential- und Stufendiagnostik

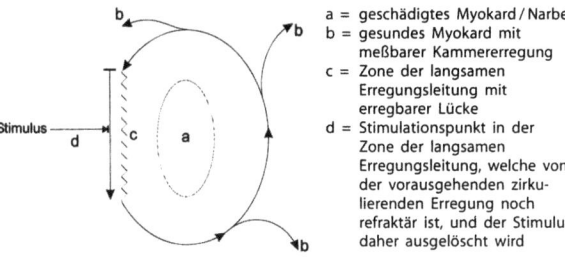

Abb. 3-14. Darstellung einer kreisenden Erregung mit Stimulation in der Zone der langsamen Erregungsleitung: Die Vorzeitigkeit des Stimulus ist zu hoch und die Tachykardie kann nicht terminiert werden

a = geschädigtes Myokard / Narbe
b = gesundes Myokard mit meßbarer Kammererregung
c = Zone der langsamen Erregungsleitung mit erregbarer Lücke
d = Stimulationspunkt in der Zone der langsamen Erregungsleitung, welche von der vorausgehenden zirkulierenden Erregung noch refraktär ist, und der Stimulus daher ausgelöscht wird

Klinisch gesehen ist aber die Positionierung einer entsprechenden Sonde von antitachykarden Schrittmachern oder implantierbaren Defibrillatoren exakt in der ZLE nicht realisierbar, da sich die Infarktnarbe meist im linken Herz befindet und die endovenösen Sonden rechtsventrikulär plaziert werden. Bei anderen Grundkrankheiten wie dilatativer Kardiomyopathie, rechtsventrikulärer Dysplasie oder der primär elektrischen Erkrankung kann oft kein lokalisiertes pathogenes Korrelat bestimmt werden. Experimentelle und klinische Befunde beweisen aber die erfolgreiche Behandlung ventrikulärer Tachykardien durch programmierte Extrastimuli.

Nach Den Dulk (1991) ist die erfolgreiche Überstimulation abhängig von:

- Ort der Stimulation in bezug auf die Lage des Reentrykreises,
- Überleitungsgeschwindigkeit, Refraktärzeit und Länge des Reentrys,
- Leitungsgeschwindigkeit, Refraktärzeit und Ausmaß des intermediären Myokards zwischen Stimulationsort und Reentry.

Bei der klinischen Anwendung ist also eines der Hauptprobleme, eine optimale Vorzeitigkeit trotz entfernter Elektrodenlage und intermediärem Myokard zu gewährleisten.

Bei günstiger Elektrodenposition ist es durchaus möglich, Tachykardien mit einzelnen Extrastimuli zu terminieren (Almendral et al. 1986; Fisher et al. 1983; Naccarelli et al. 1983; Ruffy et al. 1983). Das Ausmaß der Frühzeitigkeit kann durch die Wahl eines entsprechenden flexiblen Modus optimiert werden, bei dem kein fixes Ankopplungsintervall, sondern ein variabler, der VT-Zykluslänge angepaßter Wert programmiert wird. Das Ankopplungsintervall ist hierbei die Zeitdauer zwischen der letzten spontanen Erregung und dem ersten stimulierten Schlag. Durch die Verwendung mehrerer konsekutiver Stimuli kann eine Verkürzung der Refraktärzeit des intermediären Gewebes im Sinne einer „Bahnung" erreicht werden. Dadurch verringert sich die Überleitungszeit zwischen Stimulationsort und Reentry. Werden mehrere Stimuli benutzt, so muß der letzte PES auch die Tachykardie terminieren, sonst kann eine Reinitierung durch folgende Impulse oder eine Akzeleration bis hin zu Kammerflimmern auftreten (Camm 1991; Josephson et al. 1978). Das Risiko steigt mit zunehmender Anzahl der Stimuli und mit abnehmender Länge des Kopplungsintervalls (Roy et al. 1982; Ruffy et al. 1983). Die Geschwindigkeit der VT spielt ebenfalls eine Rolle. Die meisten Autoren (Den Dulk et al. 1991; Kantoch et al. 1993; Naccarelli et al. 1983; Roy et al. 1982) konnten eine positive Korrelation zwischen einer erfolgreichen Terminierung und einer größeren Zykluslänge (meist > 350 ms) feststellen. Hier scheint eine bestimmte Länge der erregbaren Lücke, abhängig von der VTCL, ausschlaggebend zu sein.

Die Schaffung von Prognosekriterien der erfolgreichen Überstimulation wurde von Aizawa (1994), Almendral (1986) und Gottlieb (1990) über das Resettingphänomen versucht. Hierbei wurden die Ankopplungsintervalle mit den Versetzungsintervallen korreliert als sog. „Reset-Response-Kurve". Konnte durch Verkürzung des Kopplungsintervalls eine kontinuierliche Überleitungsverzögerung im Reentry erreicht werden, so war die Terminierbarkeit mit 94 % signifikant höher als bei jenen Tachykardien, deren „return cycle" konstant blieb (50 %). Durch Versetzen einer VT in der elektrophysiologischen Untersuchung und Extrapolierung einer Geraden könnte im Vergleich zu standardisierten Werten eine Vorhersage über die erfolgreiche Behandlung dieser Rhythmusstörung mittels ATS gemacht werden. Inwieweit dieses Verfahren im klinischen Alltag praktikabel und zuverlässig ist, müßte durch Studien mit größeren Kollektiven geklärt werden.

3.3.4
Medikamentöse Einflüsse auf Reentrykreise und antitachykarde Stimulation

Maßgeblichen Einfluß auf das Leitungsverhalten der Reentrybahnen und auf ihre elektrophysiologischen Eigenschaften, somit auch auf die Überstimulierbarkeit, haben Antiarrhythmika. Pharmakologische Auswirkungen, speziell auf das ventrikuläre Myokard, liegen v. a. bei den Stoffen der Klasse I (Natriumkanalblocker) und den Kaliumkanalantagonisten der Klasse III vor.

Bei den Natriumblockern erhöht sich durch Hemmung des schnellen depolarisierenden Natriumeinstroms selektiv die Überleitungszeit, bei den Antagonisten der Klasse III wird durch Blockierung des repolarisierenden Kaliumauswärtsstroms die Refraktärzeit verlängert. Beide Mechanismen führen zu einer Verlangsamung der Erregungsfortleitung im Reentrykreis und somit zu einer Erhöhung der Zykluslänge, was durch Studien von Naccarelli (1983), Roy (1982) und Ruffy (1983) belegt wurde. Durch den Einsatz von Klasse-I- und -III-Antiarrhythmika konnte die VTCL signifikant um bis zu 90 ms erhöht werden. Wenn das geschädigte Myokard in der ZLE von dieser pharmakologischen Wirkung betroffen ist, verlängert sich die erregbare Lücke (Naccarelli et al. 1995). Das Eindringen programmierter Extrastimuli in den Reentry und die damit verbundene Terminierung werden erleichtert. Experimentelle Befunde belegen diese Annahme, bei Naccarelli konnte nach Applikation von Antiarrhythmika die Terminierung durch antitachykarde Stimulation von 51 % auf 84 % gesteigert werden (Naccarelli et al. 1983). Ruffy berichtet von einer Erhöhung der Effizienz von Einzelstimuli von 75 % auf 100 % nach Procainamidgabe (Ruffy et al. 1983). Den Dulk (1991) beobachtete neben einem Anstieg der Zykluslänge eine Verminderung der Akzelerationsrate bei gesenkter Rezidivquote der Arrhythmie nach Antiarrhythmika. Die Mehrzahl der Autoren (Naccarelli et al. 1983, 1995; Roy et al. 1982) berichten jedoch von einer erleichterten Terminierung durch Erhöhung der VT-Zykluslänge bei unveränderter Rezidivhäufigkeit und Akzelerationsrate.

Kann bei Patienten durch Antiarrhythmika keine Verlangsamung der Rhythmusstörung erreicht werden, so ist zur erfolgreichen Überstimulation eine aggressivere antitachykarde Stimulation notwendig als ohne Medikation (Naccarelli et al. 1983). In bis zu 20 % der Fälle (Singh 1991) können Antiarrhythmika durch sog. proarrhythmische Effekte selbst Tachykardien auslösen. Typisch für die Klasse III sind die sog. „Torsades de pointes" (Spitzenumkehrtachykardien), für die Klasse I die „incessant (unaufhörlichen) VT", relativ langsame, schwer terminierbare ventrikuläre Arrhythmien.

Als Mechanismen werden frühe Nachdepolarisationen bzw. abnorme Kalzium- und Natriumeinwärtsströme bei einer Kaliumkanalblockade diskutiert (Bayes de Luna et al. 1991). Generell begünstigt werden Proarrhythmien durch:

- gestörtes Elektrolytgleichgewicht,
- erhöhte Katecholaminspiegel,
- schlechte linksventrikuläre Funktion und
- Verlängerung der Überleitungszeit durch Antiarrhythmika.

Eine gemeinsame Nebenwirkung aller Antiarrhythmika, insbesonders aber bei Amiodaron, ist die Erhöhung der Defibrillationsschwelle, was eine Stabilisierung der multiplen Reentrykreise bei Kammerflimmern darzustellen scheint.

3.4
Therapie

Der Versuch, Herzrhythmusstörungen anhand der kardialen Grunderkrankung zu therapieren, ist wünschenswert, aber nicht immer möglich. Bei umschriebenen arrhythmogenen Arealen, wie bei akzessorischen Bahnen oder bei idiopathischen VT des rechtsventrikulären Ausflußtrakts, ist dies in hohem Maße realisierbar. Gezielte rhythmuschirurgische oder ablative Verfahren können hierbei durch die Beseitigung des arrhythmogenen Gewebes zum Therapieerfolg führen.

Anders ist die Situation bei ventrikulären Rhythmusstörungen durch die koronare Herzkrankheit oder bei dilatativer Kardiomyopathie, welche fast 80–90 % des Patientengutes ausmachen (Borggrefe et al. 1994). Falls in diesen Fällen überhaupt das arrhythmogene Substrat lokalisiert werden kann, bleiben die Therapieerfolge durch gezielte Interventionen weit hinter den Erwartungen zurück (Borggrefe et al. 1989, 1994). Hier ist eine Heilung z. Z. nicht möglich, Therapieziel ist daher die Verhinderung des plötzlichen Herztodes, speziell unter Verwendung des implantierbaren Cardioverter-Defibrillators (ICD).

3.4.1
Medikamentöse Therapie

Die medikamentöse Therapie mit Antiarrhythmika ist nicht nur die älteste Form der Arrhythmiebehandlung, sondern auch die häufigste Therapie, da sie weder an spezialisierte Zentren noch an Klinikaufenthalte gebunden ist.

Bereits 1920 wurde Chinidin als Antiarrhythmikum auf den Markt gebracht, aber schon kurze Zeit später wurden gravierende Nebenwirkungen wie Synkopen und sogar Todesfälle beobachtet (Bayes de Luna et al. 1991). Heute bedient man sich einer wesentlich größeren Auswahl an antiarrhythmisch wirksamen Substanzen, die nach Vaughan Williams in die Klassen I bis IV eingeteilt werden. Zugrundeliegend ist hierbei die pharmakologische Eigenschaft, verschiedene Ionenkanäle und Rezeptoren zu blockieren:

- Klasse I: Blockierung des schnellen Natriumkanals;
- Klasse II: Blockierung der adrenergen β-Rezeptoren;
- Klasse III: Blockierung des repolarisierenden Kaliumeinstroms;
- Klasse IV: Blockierung des langsamen Kalziumkanals.

Dadurch ergeben sich verschiedene Wirkungsmechanismen, die von einer Leitungsverzögerung über eine Senkung des Sympathikotonus bis hin zur Verlängerung des Aktionspotentiales oder der Repolarisationsphase reichen. Diese Eigenschaften liegen in unterschiedlichen Anteilen in den einzelnen Wirkstoffen vor, so daß selbst innerhalb einer Stoffklasse Unterschiede in Wirkungsweise, Mechanismus, Potenz und Nebenwirkungen zum Tragen kommen (Senges et al. 1988).

Als Therapieziel können 2 Punkte definiert werden:

- Eine Therapie kann bei symptomatischen ventrikulären Extrasystolen erfolgen, um eine Reduktion der Beschwerden anzustreben.
- Das Auftreten lebensbedrohlicher Arrhythmien soll verhindert werden, welche durch Akzeleration den plötzlichen Herztod zur Folge haben können.

Gemäß der Theorie des Pathomechanismus des plötzlichen Herztodes, hofft man an 2 Angriffspunkten mit Antiarrhythmika intervenieren zu können (Abb. 3-15).

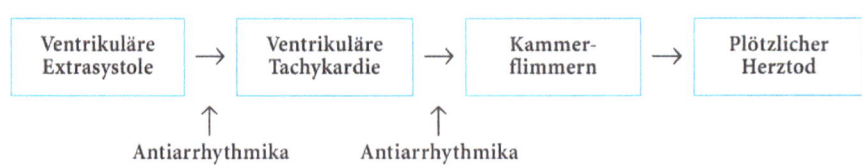

Abb. 3-15. Darstellung der Angriffspunkte von Antiarrhythmika zur Verhinderung des VES-induzierten plötzlichen Herztodes

Durch Unterdrückung dieser vorzeitigen Depolarisationen soll die Auslösung einer Rhythmusstörung durch Reduktion der VES erschwert und gegebenenfalls die Degeneration zum Kammerflimmern verhindert werden.

Die Effektivität der antiarrhythmischen Wirkung versucht man derzeit über die „elektrophysiologische Untersuchung" (EPU) zu Beginn der Therapie zu ermitteln. Unter Gabe verschiedener Antiarrhythmika wird die Induktion einer Rhythmusstörung versucht. Das Ausmaß der Induzierbarkeit ist jedoch als Prädiktor umstritten. Einerseits können über die Supprimierbarkeit ventrikulärer Tachykadien und Extrasystolen durch das Antiarrhythmikum definitiv Aussagen getroffen werden, andererseits bleibt aber umstritten, inwieweit die Unterdrückung der früh einfallenden Komplexe auch die Verhinderung des plötzlichen Herztodes impliziert (Bayes de Luna et al. 1991; Lüderitz 1991; Seipel et al. 1991; Singh 1991; Steinbeck 1991).

Weiterhin hängt die Wirksamkeit der Medikation von der Herzfunktion und vom Verlauf bzw. vom Vorhandensein einer kardialen Grunderkrankung ab. Verstärkung der Ischämie, Elektrolytstörungen durch Niereninsuffizienz/Diuretika und v. a. eine Verschlechterung der Pumpfunktion, gehen mit einem Wirksamkeitsverlust einher. Dies betrifft kaum Patienten mit „benignen" idiopathischen VT oder supraventrikulären Tachykardien, sondern v. a. diejenigen mit schweren Grundleiden wie KHK oder dilatativer Kardiomyopathie. Genau diese Patienten sind jedoch am stärksten gefährdet und benötigen deshalb den größtmöglichsten Schutz.

Von großem Interesse ist neben der Wirksamkeit des Medikaments die Gefährdung des Patienten durch proarrhythmische Effekte. Läßt man die Verschlechterung der Herzleistung durch negativinotrope Substanzen einmal außer acht, so besteht bei jedem Antiarrhythmikum die Möglichkeit, Arrhythmien zu induzieren oder zu aggravieren. Je nach Präparat wird die Häufigkeit mit bis zu 20% (Bayes de Luna et al. 1991) angegeben. Grundsätzlich können als proarrhythmische Effekte die Bradykardie, die „Torsades de pointes" (Spitzenumkehrtachykardie), die „unaufhörliche" VT und die Induktion poly- oder monomorpher Kammertachykardien auftreten. Durch Studien mit dem Holter-EKG wurde bewiesen, daß der plötzliche Tod am häufigsten durch ventrikuläre Tachykardien verursacht wird, die zu Kammerflimmern degenerieren. Je nach Untersucher schwanken die Zahlen zwischen 60% (Bayes de Luna 1989) und 80% (Singh 1991). Als pathophysiologische Ursachen kommen „indirekte" Faktoren, wie der Einfluß der Antiarrhythmika auf Wandspannung, Koronarperfusion, ionisches und metabolisches Gleichgewicht, sowie „direkte" Faktoren, zum Tragen. Zum einen kann die durch die Klasse I verursachte Leitungsverzögerung in Reentrykreisen zur Instabilität und Akzeleration führen. Weiterhin werden abnorme Kalzium- und Natriumeinwärtsströme durch Blockierung des Kaliumkanals diskutiert, die durch frühe Nachdepolarisationen Tachykardien induzieren können (Klasse III). Deletäre Bradykardien entstehen v. a. durch eine Leitungsverzögerung im sinuatrialen Bereich. Besonders betroffen sind Patienten mit manifester Herzkrankheit, eingeschränkter linksventrikulärer Funktion oder bekannter VT-Anamnese (Seipel et al. 1991; Steinbeck 1991).

Diese Fragestellungen wurden in einigen großen Studien genauer untersucht. Als prominentes Beispiel ist hier die CAST-Studie (Lüderitz 1991) aufzuführen, in der Antiarrhythmika der Klasse Ic gegenüber Placebo eingesetzt wurden. Einschlußkriterium war u.a. die Supprimierbarkeit von VES bei Patienten nach Myokardinfarkt. Der Abbruch dieser Studie erfolgte aufgrund der um 350% höheren Mortalität in der Antiarrhythmikagruppe gegenüber dem Kontrollkollektiv – dies war Anlaß für einige Autoren, die Hypothese der VES als Auslöser des plötzlichen Herztodes generell in Frage zu stellen (Bayes de Luna 1991; Singh 1991). Neben dieser Unklarheit ist die Supprimierbarkeit in der EPU von großen Schwankungen begleitet. Studien (Steinbeck 1991) konnten zeigen, daß beispielsweise bei Mexiletin und Phenytoin noch 80%, bei Lidocain und Chinidin noch bis zu 90% der Patienten ∅ VES auslösbar waren. Die besten Ergebnisse zeigten Antiarrhythmika der Klasse III, welche je nach Autor zwischen 50% (Steinbeck 1991) und 70% (Singh 1991) Suppression erreichten. Auch die Problematik der Proarrhythmie wurde vielfach untersucht. Prominentes Beispiel ist wiederum die CAST-Studie, in der offensichtlich durch Induktion von Proarrhythmien die Mortalität mit 7,7% gegenüber 3,0% bei Placebo signifikant höher lag. Die hier betroffenen Antiarrhythmika Encainid und Flecainid entstammen der Gruppe Ic. CAST stellt nicht nur die Effizienz der Klasse-Ic-Antiarrhythmika in Frage, sondern zeigt auch die immanente Gefahr des proarrhythmogenen Potentials auf (Lüderitz 1991), was sich in Untersuchungen an anderen Kollektiven bestätigte (Singh 1991). Lidocain (MacMahon et al. 1988) und Mexiletin (IMPACT Research Group 1984) zeigten im Zusammenhang mit dem Herzinfarkt eine Steigerung der Mortalität. Coplen (1989) konnte eine Mortalitätssteigerung um 350% gegenüber Placebo beim Einsatz von Chinidin in der Therapie des Vorhofflimmerns beobachten. Furberg (1983) schließt aus der Analyse vorhandener Daten auf keine bis ungünstige Effekte verschiedener Antiarrhythmika auf die Mortalität bei Patienten nach Herzinfarkt. Steinbeck (1991) konnte nachweisen, daß bei Patienten mit dilatativer Kardiomyopathie ein unverändert hohes VT-Rezidivrisiko besteht, unabhängig vom Ausmaß der Induzierbarkeit in der elektrophysiologischen Testung. Die neueren Pharmaka der Klasse III, wie Amiodaron oder Sotalol, scheinen günstigere Eigenschaften zu besitzen. Mit relativ geringem Proarrhythmierisiko, nach Singh (1991) ca. 2%, weisen sie VT-Suppressionsraten bis zu 80% auf, was als prognostisch günstiges Zeichen gedeutet wird. Begründet wird die hohe Effektivitäts- und geringe Nebenwirkungsrate durch den Wirkmechanismus. Einerseits wird durch Kaliumkanalblockade die Repolarisation verlängert, andererseits wird durch ß-Blockade der Sympathikotonus gesenkt.

Der Einfluß des autonomen Nervensystems auf die Myokardstabilität wurde von Lazzara (1991) beschrieben. Experimentellen Befunden zufolge erschwert eine niedrigere Herzfrequenz, auch durch β-Blocker bedingt, die Auslösung von Arrhythmien durch Stabilisierung des ischämischen Myokards (Singh 1991).

Diese komplexen Interaktionen und nicht nur die selektive Supprimierung früher ventrikulärer Komplexe oder Überleitungsverzögerungen scheinen den Erfolg der Klasse-III-Antiarrhythmika zu begründen. Limitierend auf den Einsatz der Klasse III wirken sich gravierende allgemeine Nebenwirkungen aus. Neben Corneaeinlagerungen, Schilddrüsenfunktionsstörungen, chronischer Lungenfibrose und gastrointestinalen Unverträglichkeitsreaktionen wurden auch hepatotoxische Wirkungen für Amiodaron beschrieben.

Die medikamentöse Therapie stellt jedoch einen Eckpfeiler der Arrhythmiebehandlung dar (Steinbeck 1991), auch wenn die Wirksamkeit nicht zuverlässig abzuschätzen ist. Akhtar (1993) spricht von 60 % Therapieversagern, und proarrhythmische Effekte führen oft zu einer Steigerung der Mortalität. Gerade bei Patienten mit schwerer kardialer Grunderkrankung und schlechter linksventrikulärer Funktion ist die Wirksamkeit weiter eingeschränkt und das Arrhythmierisiko hoch. Wie die CAST-Studie gezeigt hat, müssen sich schwere, antiarrhythmikainduzierte Rhythmusstörungen nicht zu Therapiebeginn manifestieren, sondern können auch nach längerem Verlauf in fataler Weise auftreten. Eine Risikoabschätzung durch die elektrophysiologische Untersuchung kann daher nicht in ausreichendem Maße Sicherheit geben. Die pharmakologisch-physiologischen Interaktionen sind komplex, und die Suppression von VES bzw. die Überleitungsverlängerung reichen als alleinige Mechanismen nicht aus. Die Stabilisierung des Myokards durch Senkung des Sympathikotonus und die Verlängerung der Refraktärzeit scheinen vielversprechende Ansätze darzustellen, die im wesentlichen durch Antiarrhythmika der Klasse III erzielt werden. Ein Einsatz muß aber aufgrund gravierender Nebenwirkungen streng abgewogen werden und sollte nicht routinemäßig erfolgen. Zum jetzigen Zeitpunkt gibt es keinen ausreichenden pharmakologischen Schutz gegen den plötzlichen Herztod.

3.4.2
Chirurgische Interventionen

Chirurgische Ansätze zur Therapie ventrikulärer Tachykardien wurden erstmals Ende der 50er Jahre praktiziert. Nachdem bereits 1909 ein Zusammenhang zwischen VT und Aneurysmen beschrieben wurde (Kaushik 1991), führten Bailey (1956) und Couch (1959) die ersten einfachen Aneurysmektomien durch. Trotz fehlender Kenntnisse über die pathophysiologischen Mechanismen der Reentrykreise und unbekannter Lokalisation der arrhythmogenen Areale konnten Patienten durch diese chirurgischen Maßnahmen von den Tachykardien geheilt werden. Grundsätzlich muß zwischen gezielten und ungezielten Verfahren unterschieden werden.

Ungezielte Methoden, wie beispielsweise der aortokoronare Venenbypass (ACVB), können durch Verbesserung der Koronarperfusion und der Herzleistung die Manifestation von neuen Arrhythmien vermindern. Tachykardien durch bestehende Myokardschäden können aber nicht zuverlässig verhindert werden (Borggrefe 1987).

Zur Durchführung gezielter rhythmuschirurgischer Eingriffe ist die genaue Lokalisation des pathogenen Areals unabdingbar. Verwandt werden dazu die oben beschriebenen Verfahren, die seit Mitte der 70er Jahre bekannt sind. Die beiden gängigsten Operationsverfahren sind derzeit die endomyokardiale Zirkumzision oder „encircling endocardial ventriculotomy" nach Giraudon (Gielchinsky 1991; Kaushik 1991; Ostermeyer et al. 1991) und die endokardiale Resektion nach Josephson (Horowitz et al. 1980).

Bei der endomyokardialen Zirkumzision wurde ursprünglich eine tiefe Inzision zwischen dem Narbengewebe und dem restlichen Myokard über die gesamte Zirkumferenz des betreffenden Ventrikels durchgeführt. Da hierbei aber auch wichtige physiologische Strukturen der Erregungsleitung und Blutversorgung zerstört wurden, kam es häufig zu einem deletären Funktionsverlust des Ventrikels. Die Folge waren Modifikationen dieser Methode, wie 1981 durch Ostermeyer (Ostermeyer et al. 1991): Bei der „partially encircling endocardial myotomy incision" wird versucht, nur das arrhythmogene Substrat durch Umschneiden elektrisch zu isolieren.

Als zweite chirurgische Methode ist die subendokardiale Resektion bekannt, bei welcher durch Abtragen einer 2–3 mm tiefen Endokardschicht die Entfernung der arrhythmogenen Strukturen beabsichtigt wird (Gielchinsky 1991). Die Voraussetzung beider Methoden ist die genaue Lokalisation des arrhythmogenen Areals. Bei Verwendung aufwendiger endo- und epikardialer Mappingverfahren muß auch hier die Stelle der frühesten Erregung ermittelt werden. Eine wesentliche Einschränkung stellt die fehlende Induzierbarkeit der Tachykardie dar; zwischen 15 % und 30 % (Gielchinsky 1991; Ostermeyer et al. 1991) der Patienten sind in der prä- bzw. intraoperativen EPU nicht induzierbar. Falls die Rhythmusstörung auslösbar ist, muß sie für die Dauer der Untersuchung hämodynamisch tolerabel sein, was nach Gielchinsky nur in etwa 60 % der Fälle möglich ist.

Ist ein erfolgreiches Mapping nicht möglich, so muß der Operateur ohne Wissen um die genaue Lokalisation vorgehen, wobei die Erfolgsrate signifikant abnimmt (Kaushik 1991). Schwierig, wenn nicht sogar unmöglich ist die chirurgische Therapie bei Krankheiten ohne lokalisierbares pathologisches Korrelat. Betroffen sind neben der primär elektrischen Erkrankung und den ventrikulären Dysplasien v. a. auch der Formenkreis der Kardiomyopathien und Patienten mit koronarer Herzerkrankung ohne Narbe oder Aneurysma.

Sind pathologische Korrelate nachweisbar, spielt die Lokalisation der Narbe eine wichtige Rolle. Befindet sie sich im Bereich des Septums, der Papillarmuskeln oder des Klappenapparates, ist ein chirurgischer Eingriff zu risikoreich. Hier behilft man sich mittels Kryo- oder Laserablation. Noch sind diese Verfahren nicht überall verfügbar, sehr aufwendig und erfordern spezielles Fachwissen. Bei beiden Methoden ist der technische Stand erst soweit gediehen, daß die Anwendung am geöffneten Herzen und nicht komplett über transvenöse Katheter möglich ist. Bei einem Großteil dieser Eingriffe und allen anderen chirurgischen Methoden ist eine direkte Erfolgskontrolle während der Prozedur nicht möglich, da sich das Herz in Kardioplegie befindet. Die vollständige Eradikation des pathologischen Myokards ist ungesichert, da immer die Möglichkeit mehrerer Reentrykreise bzw. verschiedener Reentrybahnen existiert. Nach einer Studie von Gielchinsky sind 15 % der Ursprungsorte nicht durch intensives intraoperatives Mapping auffindbar – teilweise entsprechen endokardiale Punkte nicht epikardialen Ergebnissen, andererseits kann das pathophysiologisch aktive Zentrum weit vom meßbaren Ausgang in das Myokard entfernt sein. Liegt der Ursprungsort intramural, transmural oder epikardial, so kann weder die endokardiale Resektion noch die endomyokardiale Zirkumzision die wichtigen Teile des Reentrys sicher erreichen und zerstören.

Die Erfolgsraten beider Optionen sind vergleichbar und liegen zwischen 53 % und 85 %. Bei zusätzlicher Verwendung der Kryo- oder Laserablation können bis zu 94 % der Patienten dauerhaft von Rezidiven befreit werden. Die perioperative Mortalität liegt im Mittel bei etwa 12 % (Borggrefe et al. 1987; Kaushik 1991) und rangiert, abhängig von der genauen Technik, zwischen 6,3 % und 16 %. Die 5-Jahres-Überlebensrate reicht bei den heute verwendeten Op.-Techniken von 79 % bis 95 %, betrug aber bei ursprünglichen Verfahren 33–68 % (Ostermeyer et al. 1991; Kaushik 1991).

Nach Kaushik ist ein Prädiktor für eine erhöhte Mortalität v. a. die Einschränkung der LV-Funktion. Weiterhin prädisponieren bereits durchgeführte Herzoperationen, notfallmäßige Eingriffe sowie eine bestehende Therapie mit Amiodaron für eine erhöhte Sterblichkeit. Bei zusätzlicher Verwendung der intraoperativen Ablation verlängert sich der Zeitraum der extrakorporalen Oxygenierung, was zu einer weiteren Erhöhung perioperativer Probleme führt. Nach Studien von McLellan (1990) und Borggrefe (1987) konnte nach Anwendung der Kryoablation eine erhöhte Inzidenz myokardialen Pumpversagens festgestellt werden – eine Verschlechterung durch direkte mechanische Effekte wird diskutiert.

Auch wenn die Erfolgsraten der chirurgischen Methoden zufriedenstellend erscheinen, ist diese Option nur einem hochselektionierten Patientengut vorbehalten: Patienten mit Vorderwandinfarkt, guter linksventrikulärer Pumpfunktion und stabilem Zustand. Weiterhin sind Fortschritte in Diagnostik und Operationstechnik erforderlich, um v. a. die hohe Mortalität zu senken und die Prognose weiter zu verbessern.

3.4.3
Katheterablation

Die Ablation arrhythmogener Areale mittels transvenöser Katheter wird seit Beginn der 90er Jahre eingesetzt (Hoffmann et al. 1993; Scheinman et al. 1982). Nachdem 1979 bei einer Routine-EPU durch externe Kardioversion ein AV-Block III. Grades aufgetreten war – durch Kontakt mit einer Defibrillationselektrode floß Strom durch einen im Bereich des His-Bündels liegenden Katheter – schlossen Vedel et al. (1979) auf die abladierende Wirkung des Gleichstroms. Das Spektrum der heute verwendeten Energiequellen ist beträchtlich angewachsen, geeignet sind:

- Radiofrequenzstrom,
- Gleichstrom (DC),
- Laser,
- Kryoenergie,
- Mikrowellen,
- Ultraschall,
- mechanische Techniken,
- chemische Verfahren.

Etablierte und experimentelle Verfahren müssen dabei unterschieden werden, wobei Gleich- und Radiofrequenzstrom eingesetzt werden. Die Gleichstromapplikation war die ursprüngliche Methode, Myokard gezielt zu koagulieren. Bei der DC-Ablation wird ein Gleichstromschock von bis zu 400 J über den Katheter abgegeben. Nach Saksena (1991) sind thermische Effekte, die direkte Wirkung des elektrischen Feldes und das Barotrauma durch Entwicklung einer Gasblase für die Schädigung verantwortlich. Der wesentliche Mechanismus scheint jedoch der Effekt des elektrischen Feldes auf Membranstrukturen der Zelle zu sein, was auch von anderen Autoren wie Kuck (1988) und Jones (1980) befürwortet wird. Die erstmalige Anwendung am Menschen erfolgte ab 1982 durch verschiedene Gruppen, wie die um Gallagher (1982) oder Borggrefe (1994), welche frühe Ergebnisse aber als „entmutigend" bezeichneten.

Eine Modifikation stellt die Verwendung der Radiofrequenzenergie (RF) dar, welche heute die gebräuchlichste Energiequelle für die Ablation ist. Der Energietransfer erfolgt über hochfrequenten Wechselstrom, welcher durch Erhitzung des Gewebes Proteine denaturiert und zu irreversiblen Nekrosen führt (Erwin 1983; Hoffmann et al. 1993). Vorausgehend ist wiederum die Lokalisierung des arrhythmogenen Areals durch Mapping nötig. Sind anatomisch fixierte Bahnen bei Präexzitationssyndromen relativ genau einzugrenzen, so ist dies bei Grundkrankheiten wie der dilatativen Kardiomyopathie oder der koronaren Herzkrankheit wesentlich schwieriger. Neben den bereits erwähnten unterschiedlichen Lokalisationen des Ursprungsortes im Verlauf der Ventrikelwand sind die akzessorischen Bahnen fest anatomisch definiert. Reentrykreise variieren in Verlauf und Länge, weiterhin sind mehrere Kreiserregungen in einem Herz möglich.

Bei den Kardiomyopathien ist durch eine strukturelle Gefügeveränderung der Erregungskreis nicht durch Makronekrosen im Sinne von Narben fixiert (Hindricks et al. 1994). Ist eine Infarktnarbe oder ein Aneurysma vorhanden, so ist jedoch das Ausmaß der benötigten Läsionsgröße, um den Reentry dauerhaft zu unterbrechen, unbekannt bzw. sehr variabel. Nach Fontaine (1991) sind die konventionellen Ablationskatheter für supraventrikuläre Tachykardien und nicht für Kammertachykardien geeignet, da die zu abladierende Fläche wesentlich größer als bei akzessorischen Bahnen ist. Saksena (1991) und Brugada (1991) bestätigen die Notwendigkeit großflächiger und tiefer Läsionen für eine erfolgreiche Therapie. Die Erfolgsraten der Katheterablation spiegeln diese Tatsache wider. Beachtenswert ist der Langzeiterfolg bei SVT und „idiopathischen VT": Borggrefe (1994): 94–100 %; Frank et al. (1991): 74–100 %; Hindricks et al. (1994): 90 %; Klein et al. (1994): 75–100 %.

Enttäuschend dagegen ist der Ausgang bei ventrikulären Tachykardien mit manifester Grunderkrankung: Stevenson (1992) konnte nach exaktem Mapping in 56 % der Patienten von dauerhaftem Erfolg berichten, Frank (1991) bei 48 % und Hindricks (1994) erreichte 60 %. Borggrefe berichtet in verschiedenen Arbeiten (1991, 1994) über eine hohe Sofort- und eine geringe Langzeitwirkung. Direkt nach Ablation sind 91 % bzw. 86 % und 75 % der Patienten nicht mehr induzierbar gewesen, nach 7–10 Tagen war die Tachykardie in nur noch 23 %, 47 % und 21 % nicht mehr auslösbar. Die Rezidivrate spontaner VT lag zwischen 17 und 58 %. Dieses Phänomen ist durch die unvollständige Zerstörung des arrhythmogenen Areals mit folgender Revitalisierung zu erklären. Erhöht man

3.4 Therapie

Energie, Zeitdauer oder Anzahl der Applikationen, steigt auch das Risiko potentiell lebensbedrohlicher Nebenwirkungen.

Grundsätzlich besteht bei Verwendung von Gleichstrom die Gefahr der Induktion von Tachyarrhythmien (Fontaine et al. 1991; Hindricks et al. 1994; Saksena et al. 1991), dies kann durch eine EKG-gesteuerte Energieabgabe minimiert werden, die RF-Ablation ist jedoch davon kaum tangiert. Ebenso scheint die Entstehung von Gasblasen als barotraumatischer Effekt v. a. die Gleichstromablation zu betreffen; ein signifikanter Blutdruckabfall und Rupturen können die Folge sein. Auch wurde im Tierversuch eine akute Verschlechterung der LV-Pumpfunktion dem Barotrauma zugeschrieben (Fontaine et al.1989, 1991). Frank (1991), Borggrefe (1989) und Fisher (1985) berichten über insgesamt 7 Fälle von Perforationsverletzungen durch Katheter, wobei es zu einer tödlichen Herzbeuteltamponade kam. Die Mortalität dieses Verfahrens liegt je nach Untersucher zwischen 5,7 und 7 %.

In rein experimentellen Stadien befinden sich Versuche mit Mikrowellen, Ultraschall und die mechanische Ablation durch Embolie mit Mikrosphären. Aufgrund mangelnder Daten können darüber noch keine definitiven Aussagen getroffen werden. Die Ablation mit Laserenergie oder starker Kühlung (Kryotechnik) ist zum jetzigen Zeitpunkt aufgrund begrenzter Kathetersysteme nur intraoperativ möglich. Spezielle Probleme wie Flexibilität und Sicherheit der Fiberglasoptik oder Überhitzung der Katheterspitze stehen bei der Weiterentwicklung der Systeme an erster Stelle und lassen diese Techniken zu vielversprechenden Ansätzen avancieren. Eine erste Anwendung am Menschen erfuhr dagegen die transvenöse chemische Ablation durch Brugada (1991). Durch selektive Katheterisierung wird das perfundierende Gefäß des arrhythmogenen Areals ermittelt, die sog. „VT related artery". Ist eine Terminierung der induzierten VT durch Perfusion gekühlter NaCl-Lösung über dieses Gefäß möglich, erfolgt die Sklerosierung durch hochprozentigen Alkohol. Trotz 93 % Sofort- und 80 % Langzeiterfolge bleibt diese Methode wegen schwieriger Katheterisierung und assoziierten Gefahren, wie Infarktinduktion und Myokardschäden, einem selektierten Patientengut vorbehalten und ist nach eigenen Angaben nicht die Therapie erster Wahl.

Zusammenfassend ist zu bemerken, daß als derzeitige Energiequellen für die Katheterablation Gleich- und Radiofrequenzstrom zur Verfügung stehen. Bei supraventrikulären Tachykardien ist die RF-Ablation das Mittel der Wahl (Hindricks et al. 1994; Saksena et al. 1991). Die Therapie ventrikulärer Rhythmusstörungen mittels Katheter „remains a major challenge" (Saksena et al. 1991). Schwierige und lange Mappingprozeduren mit limitierter Präzision aufgrund mannigfaltiger Lage des Entstehungsortes und das Auftreten variabler oder multipler VT-Morphologien erschweren die Lokalisation der essentiellen Reentryanteile. Bei polymorphen VT oder primärem Kammerflimmern ist mit der Ablation keine Therapie möglich (Frank et al. 1991). Ebenso ist das Ausmaß der „kritischen Myokardmasse" sehr unterschiedlich und nicht abschätzbar, aber auf jeden Fall umfassender als bei lokalisierten Bahnen. Daher sind mit konventionellen Kathetern die induzierten Läsionen zu klein. Es erfolgt oftmals eine Regeneration des arrhythmogenen Areals, was eine Erfolgskontrolle durch die EPU bei Ablationsende unsicher erscheinen läßt. Erhöht man die Energiemenge, die Anzahl der Energieabgaben oder die Zeitdauer, so steigt das Risiko letaler Komplikationen wie Arrhythmieinduktion, Perforation mit Herzbeuteltamponade, Embolie oder Thrombose. Eine weitere Verschlechterung der linksventrikulären Funktion ist ebenfalls möglich.

Aufgrund dessen liegen die Langzeiterfolge zwischen 20 und 60 %, die Mortalität im Schnitt bei etwa 6 %. Nach Borggrefe (1994) befindet sich die Ablation ventrikulärer Rhythmusstörungen noch im Entwicklungsstadium, für Saksena (1991) ist der derzeitige Standard die operative Technik mit dem Einsatz von Laser oder Kryoenergie. Hindricks (1994) hält die VT-Ablation nur dann für indiziert, wenn Patienten nicht medikamentös einstellbar sind und keine Indikation für Rhythmuschirurgie oder den ICD besteht.

3.4.4
Implantierbare Cardioverter/Defibrillatoren (ICD)

Die derzeitige therapeutische Option der Wahl bei Patienten mit hämodynamisch nichttolerierten ventrikulären Arrhythmien ist die Implantation eines Cardioverter/Defibrillators (ICD). Durch diese Therapiemöglichkeit kann die Wahrscheinlichkeit, am plötzlichen Herztod zu versterben, auf unter 3 % pro Jahr gesenkt werden (Borggrefe et al. 1994; Trappe et al. 1994), im Gegensatz zu 10–40 % bei Patienten mit alleiniger medikamentöser antiarrhythmischer Therapie (Akhtar et al. 1993; Bayes de Luna et al. 1991).

1970 wurde bereits über die Möglichkeit eines automatischen voll implantierbaren Systems zur Erkennung und Therapie von Kammerflimmern diskutiert, jedoch erst 1980 erfolgte durch Mirowski in Baltimore die Implantation des ersten Prototypen eines ICD (Lüderitz 1991; Timmis 1994). Die ursprüngliche Version war ausschließlich in der Lage, Kammerflimmern ab einer fixen Frequenz zu erkennen und mit einem Gleichstromschock über epikardiale Elektroden zu therapieren.

Die heute verwendete 3. Generation von Defibrillatoren verfügt nicht nur über mehrere Detektionszonen zur differenzierten Erkennung von ventrikulären Tachykardien und Kammerflimmern, auch sind neben Defibrillations- und Kardioversionsoptionen unterschiedlich Modi der antitachykarden Stimulation programmierbar. Die Erkennungsfunktion ist durch Anstiegs- und Stabilitätskriterien und ORS-Breitenmessung erheblich verbessert worden, die beste Analyse tachykarder Rhythmusstörungen wird durch ICD-Zweikammersysteme ermöglicht. Nicht nur die hochsensitive Differenzierung zu supraventrikulären Arrhythmien und physiologische AV-sequentielle Stimulation, sondern auch die therapeutische Intervention bei Vorhofrhythmusstörungen wird von diesen neuen Aggregaten angestrebt. Kleines Volumen (< 50 cm^3) und geringes Gewicht (ca. 95 g), lange Lebensdauer (bis zu 8 Jahren) und komplette Selbsttestungsalgorithmen sind weitere Kennzeichen dieser ICD. Weiterhin ist auch ist die pektorale Implantation mit endokardialen Sonden zum „golden standard" geworden. Durch diese Implantationstechnik, einer Schrittmacherimplantation vergleichbaren Prozedur ohne Thorakotomie, wurde vielerorts die Intubationsnarkose durch Lokalanästhesie und leichte Maskennarkose ersetzt. Somit konnten die perioperative Mortalität von 3–4,5 % auf unter 1 % gesenkt werden, der Implantationserfolg stieg gleichzeitig auf bis zu 98 % an (Böcker et al. 1994; Luceri et al. 1995; Saksena et al. 1994).

Durch große Multicenterstudien sind Bestrebungen im Gange, die Indikationsstellung zu erweitern. Die CAT-Studie (Cardiomyopathy Trial, Meesmann 1993), deren Pilotstudie im Juli 1991 begonnen wurde, schließt schwer herzinsuffiziente Patienten mit dilatativer Kardiomyopathie (DCM) und reduzierter LV-Pumpfunktion ein. Die Randomisierung erfolgt dabei in eine ICD-Gruppe vs. konventionelle Therapie, beide ohne antiarrhythmische Medikation. Die kurz vor Studienende befindliche SCD-HeFT-Studie (Sudden Cardiac Death in Heart Failure Trial) schließt sowohl Patienten mit DCM als auch mit koronarer Herzkrankheit als Grunderkrankung ein. Neben reduzierter LVEF (< 0,35) sind NYHA-Klasse II oder III, Therapie mit ACE-Hemmern und die Abwesenheit anhaltender Kammertachykardien oder Kammerflimmern Einschlußkriterien. Drei Therapiearme, wobei eine optimale Standardtherapie immer eingeschlossen ist, vergleichen Amiodaron vs. Placebo vs. ICD. Beide Studien werden zeigen, ob Patienten mit eingeschränkter LV-Pumpfunktion ohne symptomatische ventrikuläre Rhythmusstörungen von einem ICD hinsichtlich der Gesamtmortalität bzw. der Freiheit vom plötzlichen Herztod profitieren.

Einen vergleichbaren Ansatzpunkt stellt die vieldiskutierte These der „bridge to heart transplantation" dar (Weygand et al. 1994; Trappe et al. 1995). Ob die Überlebensrate von Patienten auf der Warteliste zur Herztransplantation durch den ICD entscheidend verbessert werden kann, muß durch große prospektive Studien geklärt werden.

Literatur

Aizawa M, Aizawa Y, Chinushi M, Takahashi K, Shibata A (1994) Conductive property of the zone of slow conduction of reentrant ventricular tachycardia and its relation to pacing induced terminability. PACE 17: 46-55
Akhtar M, Jazayeri M, Sra J et al. (1993) Implantable cardioverter defibrillator for prevention of sudden cardiac death in patients with ventricular tachycardia and ventricular fibrillation: ICD therapy in sudden cardiac death. PACE 16, Part II: 511-518
Alings M, Wilde A (1999) „Brugada" Syndrome, clinical data and suggested pathophysiological mechanism. Circulation 99: 666-673
Allessie MA, Bonke FIM, Schopman FJG (1973) Circus movement in rabbit atrial muscle as a mechanism of tachycardia. Circ Res 32: 54
Allessie MA, Bonke FIM, Schopman FJG (1976) Circus movement in rabbit atrial muscle as a mechanism of tachycardia II. The role of nonuniform recovery of excitability in the occurrence of unidirectional block as studied with multiple microelectrodes. Circ Res 39: 168
Allessie MA, Bonke FIM, Schopman FJG (1977) Circus movement in rabbit atrial muscle as a mechanism of tachycardia III. The „leading circle" concept: A new model of circus movement in cardiac tissue without the involvement of an anatomic obstacle. Circ Res 41: 9-18
Allessie MA, Lammers WJ, Bonke FIM (1985) Experimental evaluation of Moe's multiple wavelet hypothesis of atrial fibrillation. In: Zipes DP, Jalife J (eds) Cardiac electrophysiology and arrhythmias. Grune & Stratton, New York
Almendral JM, Grogan EW, Cassidy DM (1984) Timing of the rigth ventricular apical electrogram during sustained ventricular tachycardia: Relation to surface QRS morphology and potential clinical implications. Am J Cardiol 54: 1003-1009

Kapitel 3 Ventrikuläre Tachykardien

Almendral JM, Rosenthal ME, Stamato NJ et al. (1986) Analysis of the resetting phenomenon in sustained uniform ventricular tachycardia: Incidence and relation to termination. J Am Coll Cardiol 8: 294-300

Asfour B, Hammel D, Scheld H-H (1994) Endokardiale Elektrodensysteme – welche chirurgischen Probleme gibt es? HTG 8 [Suppl 1]: 49-51

Bayes de Luna A, Coumel P, Leclerq JF (1989) Ambulatory sudden cardiac death: Mechanisms of production on the basis of data from 157 cases. Am Heart J 117: 151

Bayes de Luna A, Guindo J, Madoery C, Brossa V, Elosua R (1991) Antiarrhythmic therapy in the genesis of sudden cardiac death. In: Lüderitz B, Saksena S (eds) Interventional electrophysiology. Futura Publishing, Mount Kisco/NY

Böcker D, Block M, Isbruch F, Wietholt D, Borggrefe M, Breithardt G (1994) Automatische implantierbare Defibrillatoren mit endokardialen Elektrodensystemen: Münsteraner Erfahrungen 1989-1992. HTG 8 [Suppl 1]: 37-40

Bonke FIM. Basic mechanisms in arrhythmogenesis. In: Lüderitz B, Saksena S (eds) Interventional electrophysiology. Futura Publishing, Mount Kisco/NY

Borggrefe M (1994) Katheterablation tachykarder Herzrhythmusstörungen mittels Hochfrequenzstrom: experimentelle und klinische Untersuchungen. Steinkopff, Darmstadt

Borggrefe M, Block M, Hindricks G, Haverkamp W, Kottkamp H, Breithardt G. (1994) Pathophysiologie und therapeutische Konsequenzen bei Patienten mit ventrikulären Tachykardien und Kammerflimmern. HTG 8 [Suppl 1]: 1-9

Borggrefe M, Breithardt G, Karbenn U, Hief C, Haverkamp W (1991) Optimal site for catheter ablation of ventricular tachycardia: The area of slow conduction. In: Lüderitz B, Saksena S (eds) Interventional electrophysiology. Futura Publishing, Mount Kisco/NY

Borggrefe M, Breithardt G, Podczeck A, Rohner D, Budde T, Martinez-Rubio A (1989) Catheter ablation of ventricular tachycardia using defibrillator pulses: Electrophysiological findings and long-term results. Eur Heart J 10: 591-601

Borggrefe M, Chen X, Hindricks G et al. (1994) Catheter ablation of ventricular tachycardia in patients with heart disease. In: Zipes DP (1994) Catheter ablation of arrhythmias. Futura, Armonk/NY

Borggrefe M, Podczeck A, Ostermeyer J, Breithardt M and the Surgical Ablation Registry (1987) Long-term results of electrophysiologically guided antitachycardia surgery in ventricular tachyarrhythmias: A collaborative report on 665 patients. In: Breithardt G, Borggrefe M, Zipes DP (eds). Nonpharmacological therapy of tachyarrhythmias. Futura Publishing, Mount Kisco/NY

Brugada P (1991) Transcoronary chemical ablation of tachyarrhythmias. In: Lüderitz B, Saksena S (eds) Interventional electrophysiology. Futura Publishing, Mount Kisco/NY

Brugada P, Brugada J (1992) Right bundle branch block, persistent ST segment elevation and sudden cardiac death: a distinct clinical and electrocardiographic syndrome. J Am Coll Cardiol. 20: 1391-1396

Bundesminister für Gesundheit (Hrsg) (1995) Daten des Gesundheitswesens. Nomos Verlagsgesellschaft, Baden-Baden

Callans DJ, Hook BG, Josephson ME (1993) Comparison of resetting and entrainment of uniform sustained ventricular tachycardia. Circulation 87: 1229-1238

Camm AJ (1991) Design of pacing algorithms for tachycardia termination or prevention. In: Lüderitz B, Saksena S (eds) Interventional electrophysiology. Futura Publishing, Mount Kisco/NY

Coplen SE, Antman EN, Berlin JA (1989) Prevention of recurrent atrial fibrillation by grinidine: A meta-analysis of randomized trials. Circulation 80 [Suppl IV]: 633

Downar E, Harris L, Mickleborough L (1988) Endocardial mapping of ventricular tachycardia in the intact human ventricle: Evidence for reentrant mechanisms. J Am Coll Cardiol 11: 783-97

Den Dulk K, Smeets J, Wellens JJ (1991) Selection and programming of optimal antitachycardia pacing modes. In: Lüderitz B, Saksena S (eds) Interventional electrophysiology. Futura Publishing, Mount Kisco/NY

Erwin DN (1983) An overview of the biological effects of radiofrequency radiation. Mil Med 148: 113-117

Fieguth HG, Wahlers T, Trappe H-J, Wenzlaff P, Borst HG (1994) ICD-Implantation in Kombination mit offener Herzchirurgie. HTG 8 [Suppl 1]: 25-27

Fisher JD, Kim SG, Matos JA, Waspe LE, Brodman R, Meray A (1985) Complications of catheter ablation of tachyarrhythmias: Occurence, protection and prevention. Clin Prog Electrophysiol Pacing 3: 292-298

Fisher JD, Ostrow E, Kim SG, Matos JA (1983) Ultrarapid single-capture train stimulation for termination of ventricular tachycardia. Am J Cardiol 51: 1334-1338

Fontaine G, Frank R, Rougier I et al. (1989) Electrode catheter ablation of resistant ventricular tachycardia in arrhythmogenic right ventricle dysplasia: Experience of 13 patients with a mean follow-up of 45 months. Eur Heart J 10 [Suppl D]: 74-81

Fontaine G, Stecyna V, Vincent JC, Courtois B, Iwa T Jr., Aldkar M, Thomas P (1991) Modification of the direct current ablative technique. In: Lüderitz B, Saksena S (eds) Interventional electrophysiology. Futura Publishing, Mount Kisco/NY

Frank R, Tonet J, Rougier I, Gallais Y, Fontaine G (1991) The role of endocardial fulguration in treatment of ventricular tachycardias: A report on 70 cases. In: Lüderitz B, Saksena S (eds) Interventional electrophysiology. Futura Publishing, Mount Kisco/NY

Furberg CD (1983) Effects of antiarrythmic drugs on mortality after myocardial infarction. Am J Cardiol 53: 32c

Gallagher JJ, Svenson RH, Kasell JH, German LD, Brady GH, Brouthon A, Critelli G (1982) Catheter technique for closed-chest ablation of the atrioventricular conduction system. N Engl J Med 306: 194-200

Gielchinsky I (1991) Endocardial resection for ventricular tachycardia and its limitations. In: Lüderitz B, Saksena S (eds) Interventional electrophysiology. Futura Publishing, Mount Kisco/NY

Gottlieb CD, Rosenthal M, Stamato MJ, Frame LH, Lesh MD, Miller JM, Josephson ME (1990) A quantitative evaluation of refractoriness within a reentrant circuit during ventricular tachycardia. Circulation 82: 1289-1295

Hindricks G, Rotman B, Chen X et al. (1994) Hochfrequenzstrom-Katheterablation zur nicht-pharmakologischen Behandlung ventrikulärer Tachykardien. HTG 8 [Suppl 1]: 11-18

Hoffmann E, Mattke S, Dorwarth U, Müller D, Haberl R, Steinbeck G (1993) Temperature-controlled radiofrequency ablation with a new electrode catheter: First clinical experience. Eur Heart J 14: 57-67

Horowitz LN, Harken AH, Kastor JA, Josephson ME (1980) Ventricular resection guided by epicardial and endocardial mapping for treatment of recurrent ventricular tachycardia. N Engl J Med 302: 589-593

Horowitz LN, Josephson ME, Harken AH (1980) Epicardial and endocardial activation during sustained ventricular tachycardia in man. Circulation 61: 395-404

IMPACT Research Group (1984) International mexiletine and placebo antiarrhythmic coronary trial. 1. Report on arrhythmias and other findings. J Am Coll Cardiol 4: 1148-1156

Janse MJ, de Bakker J, Wit AL (1991) Mechanisms of ventricular tachycardia and fibrillation in ischemic heart disease. In: Lüderitz B, Saksena S (eds) Interventional electrophysiology. Futura Publishing, Mount Kisco/NY

Jones JL, Proskauer CC, Paull WK, Lepeschkin E, Jones RE (1980) Ultrastructural injury to chick myocardial cells in vitro following „electric countershock". Circ Res 46: 387-394

Josephson ME, Horowitz LN, Farshidi A, Kastor JA (1978) Recurrent sustained ventricular tachycardia. Circulation 57: 431-440

Josephson ME, Waxman HL, Cain ME, Gardner MJ, Buxton AE (1982) Ventricular activation during ventricular endocardial pacing. II. Role of pace-mapping to localize origin of ventricular tachycardia. Am J Cardiol 50: 11-22

Kaiserliches Statistisches Amt (Hrsg) Statistisches Jahrbuch für das Deutsche Reich, Zweiter Jahrgang 1881. Puttkammer & Mühlbrecht, Berlin

Kantoch MJ, Green MS, Tang A (1993) Randomized cross-over evaluation of two adaptive pacing algorithms for the termination of ventricular tachycardia. PACE 16: 1664-1672

Kappenberger LJ, Del Bufalo A, Fromer MA (1991) Termination and acceleration of ventricular tachycardia during antitachycardia pacing. In: Lüderitz B, Saksena S (eds) Interventional electrophysiology. Futura Publishing, Mount Kisco/NY

Kaushik RR (1991) Risk factors in antiarrhythmic surgery. In: Lüderitz B, Saksena S (eds) Interventional electrophysiology. Futura Publishing, Mount Kisco/NY

Klein LS, Miles WM, Zipes DP (1994) Ablation of idiopathic ventricular tachycardia and bundle branch reentry. In: Zipes DP (1994) Catheter ablation of arrhythmias. Futura Publishing, Armonk/NY

Klein H, Trappe H-J, Fieguth HG, Nisam S (1993) Prospective studies evaluating prophylactic ICD therapy for high risk patients with coronary artery disease. PACE 16, part II: 564-570

74 KAPITEL 3 Ventrikuläre Tachykardien

Kuck K-H, Jackman WM, Pitha J, Kunze KP, Carmen L, Schröder S, Nienaber CA (1988) Percutaneous catheter ablation at the mitral annulus in canines using a bipolar epicardial-endocardial electrode configuration. PACE 11: 760-775

Lazzara R (1991) The autonomic nervous system and arrhythmias. In: Lüderitz B, Saksena S (eds) Interventional electrophysiology. Futura Publishing, Mount Kisco/NY

Lown B (1979) Sudden cardiac death: The major challenge confronting contemporary cardiology. Am J Cardiol 43: 313-328

Luceri RM, Zilo P, Weiss DN (1995) New developments in non-thoracotomy leads for implantable cardioverter defibrillators. In: Santini A (ed) Progress in clinical pacing. Futura Publishing, Armonk/NY

Lüderitz B (1991) Historical aspects of device therapy for cardiac arrhythmias. In: Lüderitz B, Saksena S (eds) Interventional electrophysiology. Futura Publishing, Mount Kisco/NY

Lüderitz B (1991) The cardiac arrhythmia suppression trial (CAST). In: Lüderitz B, Saksena S (eds) Interventional electrophysiology. Futura Publishing, Mount Kisco/NY

MacMahon S, Collins R, Peto R (1988) Effects of prophylactic lidocaine in suspected acute myocardial infarction. An overview of results from the randomized control trials. JAMA 260: 1910-18

Malik M, Camm AJ (1990) Termination of macro-reentrant tachycardia by a single extrastimulus delivered during the „effective" refractory period: A computer modeled „case report". PACE 13: 103-109

McLellan DG, Guiraudon G, Guiraudon C (1990) Extensive cryoablation of the left ventricular apex does not impair ventricular function. PACE 13: 497-506

Meesmann M (1993) Cardiomyopathy trial. PACE 16: 576

Morady F, Kadish A, Rosenheck S, Calkins H, Kou WH, DeBuitleir M, Sousa J (1991) Concealed entrainment as a guide for catheter ablation of ventricular tachycardia in patients with myocardial infarction. J Am Coll Cardiol 17: 678-689

Myerburg RJ (1986) Epidemiology of ventricular tachycardia/ventricular fibrillation and sudden cardiac death. PACE 9: 1334-1339

Myerburg RJ (1987) Sudden cardiac death: Epidemiology, causes, and mechanisms. Cardiology [Suppl] 74: 2-9

Myerburg RJ, Kessler KM, Castellanos A (1991) (II) Pathophysiology of sudden cardiac death. PACE 14: 935-943

Naccarelli GV, Dougherty AH, Wolbrette D, Jalal S, Shih HAT (1995) Antiarrhythmic drug-implantable cardioverter/defibrillator interactions. In: Santini A (ed) Progress in clinical pacing. Futura Publishing, Armonk/NY

Naccarelli GV, Zipes DP, Rahilly T, Heger JJ, Prystowsky EN (1983) Influence of tachycardia cycle length and antiarrhythmic drugs on pacing termination and acceleration of ventricular tachycardia. Am Heart J 105: 1

Ostermeyer J, Borggrefe M, Breithardt G, Bircks W (1991) Circumcisional techniques for ablation of arrhythmogenic tissues underlying malignant ischemic ventricular tachycardia. In: Lüderitz B, Saksena S (eds) Interventional electrophysiology. Futura Publishing, Mount Kisco/NY

Roy D, Waxman HL, Buxton AE, Marchlinski FE, Cain ME, Gardner MJ, Josephson ME (1982) Termination of ventricular tachycardia: Role of tachycardia cycle length. Am J Cardiol 50: 1346-1350

Ruffy R, Friday KJ, Southworth WF (1983) Termination of ventricular tachycardia by single extrastimulation during the ventricular effective refractory period. Circulation 67: 457-459

Saksena S, Krol RB, Kaushik RR (1994) Innovations in pulse generators and lead systems: Balancing complexity with clinical benefit and long-term results. Am Heart J 127: 1010-1021

Saksena S, Mehta D (1991) Catheter ablation of tachyarrhythmias: Selection of an optimal technique. In: Lüderitz B, Saksena S (eds) Interventional electrophysiology. Futura Publishing, Mount Kisco/NY

Scheinman MM, Morady F, Hess DS, Gonzales R (1982) Catheter induced ablation of the atrioventricular junction to control refractory supraventricular arrhythmias. JAMA 248: 851-855

Schoels W, ElSherif N (1991) Interactions of pacing interventions with ventricular and supraventricular tachycardias. In: Lüderitz B, Saksena S (eds): Interventional electrophysiology. Futura Publishing, Mount Kisco/NY

Seipel L, Jehle J (1992) Die koronare Herzkrankheit. In: Siegenthaler W, Kaufmann W, Hornbostel H, Waller H-D. (Hrsg) Lehrbuch der inneren Medizin. Thieme, Stuttgart New York
Seipel L, Kühlkamp V (1991) Clinical outcome of empirical and directed antiarrhythmic therapy. In: Lüderitz B, Saksena S (eds) Interventional electrophysiology. Futura Publishing, Mount Kisco/NY
Senges J, Lengfelder W (1988) Medikamentöse Therapie von Herzrhythmusstörungen. Richard Pflaum, München
Shenasa M, Cardinal R, Kus T, Savard P, Fromer M, Pagé P (1988) Termination of sustained ventricular tachycardia by ultrarapid subthreshold stimulation in humans. Circulation 78: 1135-1143
Singh BN (1991) Current and future trends in pharmacological therapy of ventricular arrhythmias: Evolving role of antifibrillatory drugs. In: Lüderitz B, Saksena S (eds) Interventional electrophysiology. Futura Publishing, Mount Kisco/NY
Steinbeck G (1991) Patient selection for pharmacological therapy of ventricular tachycardia. In: Lüderitz B, Saksena S (eds) Interventional electrophysiology. Futura Publishing, Mount Kisco/NY
Stevenson WG, Sager Ph, Nademanee K, Hassan H, Middlekauff HR, Saxon LA, Wiener I (1992) Identifying sites for catheter ablation of ventricular tachycardia. Herz 17, Nr. 3: 158-170
Timmis GC (1994) The development of implantable cardioversion defibrillation systems: The clinical chronicle of defibrillation leads. Am Heart J 127: 1003-1009
Trappe H-J, Klein H, Kielblock B (1994) Role of antitachycardia pacing in patients with third generation cardioverter defibrillators. PACE 17, part II: 506-513
Trappe HJ, Wenzlaff P (1995) Cardioverter defibrillator therapy as a bridge to heart transplantation. PACE 18, part II: 622
Vedel J, Frank R, Fontaine G, Grosgogeat Y (1979) Bloc auriculo-ventriculaire intra-Hisien definitif induit au cours d'une exploration endoventriculaire droite. Arch Mal Coeur 72: 107-112
Waxman HL, Josephson ME (1982) Ventricular activation during ventricular pacing: Electrocardiographic patterns related to the site of pacing. Am J Cardiol 50: 1-10
Wellens JJ (1978) Value and limitations of programmed electrical stimulation of the heart in the study and of tachycardias. Circulation 57: 845-853
Weygand M, Hammel D, Block M, Breithardt G, Scheld H-H (1994) Sollen auf Herztransplantation wartende Patienten einen ICD mit endokardialen Elektroden bekommen? HTG 8 [Suppl 1]: 75-78

Long-QT-Syndrom: molekulare Grundlagen und Klinik 4

S. KÄÄB

Eine gestörte Repolarisation mit verlängerter QT-Zeit im Oberflächen-EKG und verlängertem Aktionspotential auf zellulärer Ebene gilt als Ursache potentiell lebensbedrohlicher ventrikulärer Arrhythmien. Das angeborene Long-QT-Syndrom wurde in diesem Zusammenhang lange als Rarität angesehen und dient heute als molekulares Modell zum Verständnis der ventrikulären Arrhythmogenese.

Die Arbeiten von Beuckelmann u. Näbauer (Beuckelmann et al. 1993) gaben erste Hinweise, daß die gestörte Repolarisation auf Veränderungen myokardialer Ionenkanäle zurückzuführen ist. An isolierten Kardiomyozyten terminal herzinsuffizienter Patienten konnten sie gegenüber normalen Herzen deutlich verlängerte Aktionspotentiale messen und als eine mögliche Ursache eine deutliche Reduktion eines repolarisierenden K^+-Auswärtsstroms, des transienten Auswärtsstroms I_{to}, nachweisen.

Der Beweis, daß funktionelle Störungen myokardialer Ionenkanäle ein unmittelbares arrhythmogenes Substrat darstellen, gelang der Arbeitsgruppe um Keating durch molekulargenetische Analysen zum angeborenen Long-QT-Syndrom (Curran et al. 1995; Wang et al. 1995). Heute wird unter dem Begriff Long-QT-Syndrom eine Gruppe von angeborenen Herzrhythmusstörungen zusammengefaßt, die sich genetisch unterscheiden lassen und überwiegend auf Mutationen myokardialer Ionenkanäle zurückzuführen sind.

Die Ursachen eines langen QT-Intervalls sind vielseitig und müssen bei differentialdiagnostischen Überlegungen berücksichtigt werden (s. Übersicht 4-1).

Viele der exogenen Faktoren, die zu einem erworbenen Long-QT-Syndrom führen, wirken über eine Störung derselben Ionenkanäle, die beim angeborenen Long-QT-Syndrom betroffen sind. Im folgenden soll ein Überblick über die molekularen Aspekte des angeborenen Long-QT-Syndroms gegeben werden.

> **Übersicht 4-1.** Ursachen einer QT-Verlängerung
>
> *Angeboren*
> Romano-Ward-Syndrom
> Jervell- und Lange-Nielsen-Syndrom
>
> *Zerebrovaskuläre Erkrankungen*
> Subarachnoidale Blutungen und Ischämien
> Intrakraniale Raumforderungen
> Infektionen des Zentralnervensystems
>
> *Schwere Bradykardien*
> Sinusbradykardie oder Sinusarrest
> Höhergradige AV-Blockierungen
>
> *Strukturelle Herzerkrankungen*
> Ischämie oder Infarkte
> Myokarditis
> Kardiomyopathien
>
> *Metabolische Störungen*
> Hypokaliämie
> Hypomagnesiämie
> Hypokalzämie
> Hypothyreose
> Anorexia nervosa
> Proteindiät
> Hypothermie
>
> *Medikamente/Toxine*
> Anästhetika
> Antiarrhythmika
> Antibiotika/Antimykotika
> Antihistaminika
> Psychopharmaka

4.1
Einteilung

Aktuell werden grundsätzlich 2 angeborene Formen des Long-QT-Syndroms unterschieden: eine autosomal-rezessive Form beim Jervell-Lange-Nielsen-Syndrom und eine autosomal-dominante Form beim Romano-Ward-Syndrom (s. Übersicht).

Jervell u. Lange-Nielsen beschrieben 1957 eine Familie in Norwegen mit gehäuftem Auftreten eines verlängerten QT-Intervalls. Zusätzlich bestand bei diesen Kindern eine angeborene Taubheit, es war wiederholt zu Synkopen gekommen und 3 von 4 Kindern mit verlängertem QT-Intervall verstarben plötzlich (Jervell u. Lange-Nielsen 1957).

Vier Jahrzehnte nach der klinischen Erstbeschreibung sind Mutationen an einem myokardialen Kaliumkanal (KVLQT1 oder I_{Ks}) oder seiner regulatorischen Untereinheit (β-Untereinheit oder minK) als Ursache dieser sehr seltenen Form bekannt (ca. 1–6 pro 1 Mio. Individuen). Beide Eltern eines betroffenen Kindes sind obligat heterozygot und damit Merkmalsträger für ein Long-QT-Syndrom, welches autosomal-dominant vererbt wird.

Die autosomal-dominant vererbte Form des Long-QT-Syndroms wurde erstmals zu Beginn der 60er Jahre unabhängig von Romano (Romano et al. 1963) und Ward (Ward 1964) beschrieben. Beide beschrieben Familien mit verlängertem QT-Intervall, rezidivierenden Synkopen und plötzlichem Herztod. Die geschätzte Häufigkeit des Romano-Ward-Syndroms wird aktuell mit 1 pro 10 000 Individuen angegeben. Diese Form des angeborenen Long-QT-Syndroms umfaßt eine sehr heterogene Gruppe. Gegenwärtig können 4 verschiedene Gene

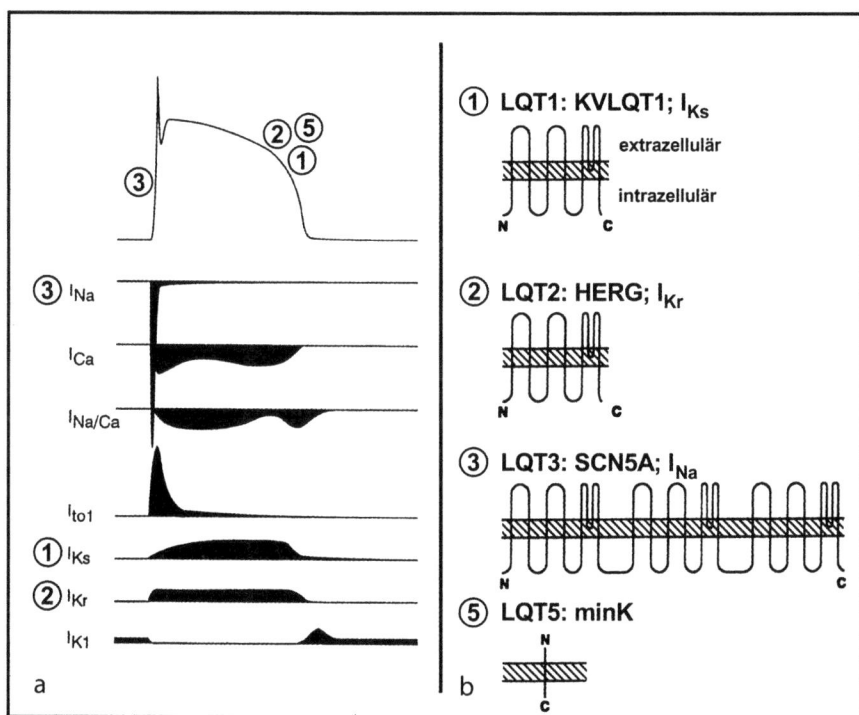

Abb. 4-1. a Schematische Darstellung eines zellulären myokardialen Aktionspotentials mit den zugrundeliegenden Ionenströmen. **b** Schematische Darstellung der α-Untereinheit der ionenkanalbildenden Membranproteine (1–3) und der regulierenden β-Untereinheit

als Ursache eines Romano-Ward-Syndroms identifiziert werden (LQT1, 2, 3 und 5). Für eine weitere Gruppe Betroffener ist es gelungen, durch Kopplungsanalysen einen Genort auf Chromosom 4 zu bestimmen (Chr.4q25-27), das verantwortliche Gen ist bislang unbekannt. Bei LQT1-3 handelt es sich um Mutationen myokardialer Ionenkanäle, welche den fein regulierten Ablauf des kardialen Aktionspotentials kontrollieren. LQT5 bezieht sich auf Mutationen einer regulatorischen Untereinheit der K^+-Kanäle KVLQT1 und HERG (Abb. 4-1). Einige Familien können auch weiterhin keiner dieser Gruppen zugeordnet werden, so daß diese Gruppe von einzelnen Autoren als LQT6 bezeichnet wird (Ackerman u. Clapham 1997).

Mittlerweile sind mehr als 50 verschiedene Mutationen an den bekannten 4 Genen beschrieben, echte Prädilektionsstellen für das Auftreten der Mutationen lassen sich bei genauer Analyse jedoch nicht erkennen, was die genetische Untersuchung und Routinediagnostik erschwert (s. Übersicht 4-2).

> **Übersicht 4-2.** Das angeborene Long-QT-Syndrom
>
> *Jervell- und Lange-Nielsen-Syndrom* (0,2–0,3 %)
> 1–6/1 Mio., autosomal-rezessiv, mit Taubheit
>
> | | | | | |
> |---|---|---|---|---|
> | JLN 1 | Chr. 11p15.5 | KVLQT1 | (I_{Ks}) | |
> | JLN 2 | Chr. 21q22.1-22.2 | KCNE1 | (Untereinheit I_{Ks}/I_{Kr}) | |
>
> *Romano-Ward-Syndrom* (60–70 %)
> 1/10 000, autosomaldominant, normales Gehör
>
> | | | | | |
> |---|---|---|---|---|
> | LQT 1 | Chr. 11p15.5 | KVLQT1 | (I_{Ks}) | (40–50 %) |
> | LQT 2 | Chr. 7q35-36 | HERG | (I_{Kr}) | (30–40 %) |
> | LQT 3 | Chr. 3p21-24 | SCNA5 | (I_{Na}) | (5–10 %) |
> | LQT 4 | Chr. 4q35-27 | Gen unbekannt | | |
> | LQT 5 | Chr. 21q22.1-22.2 | KCNE1 | (Untereinheit I_{Ks}/I_{Kr}) | |

4.2 Klinik

Phänotypisches Charakteristikum und Namensgeber des Long-QT-Syndroms (LQTS) ist ein verlängertes QT-Intervall im Oberflächen-EKG. Bei den meisten Patienten mit Long-QT-Syndrom beträgt die frequenzkorrigierte QT-Zeit (QTc nach Bazett) mehr als 460 ms (Bazett et al. 1920). Einige Betroffene weisen im Ruhe-EKG normale bis hochnormale QTc-Zeiten zwischen 410 und 450 ms auf (Vincent et al. 1992); etwa 5–10 % aller Genträger haben eine normale QTc-Zeit (Roden et al. 1996).

EKG-Veränderungen beim Long-QT-Syndrom beschränken sich nicht auf die einfache Verlängerung des QT-Intervalls. So ist z. B. die QT-Dispersion, bestimmt durch die Differenz zwischen dem längsten und dem kürzesten QT-Intervall in einem 12-Kanal-EKG, bei Patienten mit einem Long-QT-Syndrom erhöht (Priori et al. 1994). Zusätzlich zeigt die T-Welle häufig eine Einkerbung oder einen biphasischen Verlauf (Malfatto et al. 1994). Von einigen Autoren sind charakteristische T-Wellenmorphologien beschrieben worden, die mit dem Genotyp korrelieren (Moss et al. 1995), wobei andere die Zuverlässigkeit dieser Methode bezweifeln (Roden et al. 1997).

In der Zusammenschau sprechen die unterschiedlichen EKG-Veränderungen dafür, daß die Repolarisation beim Long-QT-Syndrom sowohl räumlich als auch zeitlich sehr heterogen verläuft.

Die unterschiedliche Ausprägung der QT-Verlängerung geht mit einer sehr variablen klinischen Manifestation einher und weist auf eine verminderte Penetranz einzelner Mutationen hin sowie auf die Möglichkeit modifizierender endogener (weitere Gene) und exogener Faktoren (z. B. Elektrolytstörungen).

Etwa 60 % der Betroffenen werden symptomatisch. Zu den typischen klinischen Symptomen gehören rezidivierende Synkopen (30 %) v. a. bei emotionalem oder physischem Streß. Oft sind die Synkopen von einem Krampfanfall begleitet, was zur Fehldiagnose eines Krampfleidens führt. Die Erstmanifestation eines Long-QT-Syndroms wird üblicherweise im jugendlichen Alter beobachtet (50–80 % mit erster Synkope vor dem 15. Lebensjahr). Weiterhin können charakteristische polymorphe ventrikuläre Tachykardien (Torsades de pointes), eine ausgeprägte Bradykardie, uncharakteristische Palpitationen und v. a. eine auffällige Familienanamnese für die Diagnose wegweisend sein.

Beachtenswert ist die Tatsache, daß etwa 10 % der Betroffenen einen plötzlichen Herztod als erstes und tragischerweise oft auch letztes Symptom ihrer Erkrankung erleiden (Ackermann 1998).

Um bei so variabler klinischer Ausprägung die Diagnose zu erleichtern und zu standardisieren, wurde ein Punktesystem entwickelt, welches EKG-Kriterien, Klinik und Familienanamnese berücksichtigt (Schwartz et al. 1993).

4.3
Ionenkanäle

Zwei grundsätzliche Überlegungen zum Pathomechanismus des Long-QT-Syndroms sind gebräuchlich. Die Hypothese von einem Ungleichgewicht des sympathischen Nervensystems steht der Hypothese einer strukturellen intrakardialen Störung gegenüber. Während die Rolle des sympathischen Nervensystems beim Long-QT-Syndrom im Detail noch weitgehend unklar ist, geben die molekulargenetischen Ergebnisse der letzten Jahre wesentliche Hinweise, daß die Arrhythmien des Long-QT-Syndroms auf Störungen myokardialer Ionenkanäle zurückzuführen sind. Beide Hypothesen sollten weiterhin gemeinsam betrachtet werden, da heute angenommen wird, daß die funktionelle Störung myokardialer Ionenkanäle das Substrat und die Imbalance des sympathischen Nervensystems den Trigger zur Arrhythmogenese beim Long-QT-Syndrom bilden (Roden et al. 1996).

Das kardiale Aktionspotential wird durch das feine Zusammenspiel zahlreicher transmembranärer Ionenflüsse reguliert (Abb. 4-1) Eine Verlängerung des Aktionspotentials kann grundsätzlich durch eine Zunahme depolarisierender Ströme oder durch eine Abnahme repolarisierender Ströme entstehen. Mit zunehmender Länge des Aktionspotentials und zunehmender räumlicher und zeitlicher Heterogenität der Repolarisation im ventrikulären Myokard nimmt auch die elektrische Instabilität zu und damit die Neigung zu Rhythmusstörungen. Frühe Nachdepolarisationen (EAD) haben eine zentrale Bedeutung für die Entstehung der für das Long-QT-Syndrom typischen Torsades de pointes-Arrhythmien.

Im folgenden soll die molekulare Grundlage von 4 verschiedenen Typen des Long-QT-Syndroms näher erläutert werden.

4.3.1
LQT1 – Chromosom 11p15.5 – KVLQT1 – I_{Ks}

Durch Kopplungsanalysen gelang es bereits 1991 den Genort für diesen Typ auf dem Chromosom 11 festzulegen (Keating et al. 1991). 5 Jahre später konnte das zuständige Gen isoliert (Wang et al. 1996) und der Klon mit einer Länge von 676 Aminosäuren funktionell exprimiert werden (Yang et al. 1997). Das Gen KVLQT1 kodiert den spannungsabhängigen K^+-Kanal I_{Ks} („slowly activating delayed rectifier potassium current"), der einen langsam aktivierenden K^+-Auswärtsstrom vermittelt. Dieser Kanal ist unempfindlich gegenüber E-4031 und Dofetilid, die typische Blocker des anderen delayed rectifier-Stromes I_{Kr} sind („rapidly activating delayed rectifier potassium current").

Die beiden Ströme I_{Ks} und I_{Kr} regulieren als repolarisierende K^+-Auswärtsströme das Gegengewicht zum depolarisierenden Ca^{2+}-Einwärtsstrom während der Phase 2 des Aktionspotentials und leiten in Phase 3 das Ende der Repolarisation ein.

Der K^+-Kanal I_{Ks} besteht aus einem Tetramer von 4 α-Untereinheiten und 4 regulatorischen β-Untereinheiten (Barhanin et al. 1996; Sanguinetti et al. 1996).

Bezüglich der bislang beschriebenen Mutationen in KVLQT1 findet sich eine große Heterogenität, nur wenige Mutationen sind bislang funktionell exprimiert (Übersicht in Ackermann, 1998). Einige Mutationen zeigen einen sog. dominant-negativen Effekt, was mit der tetrameren Struktur des Kanalproteins zu erklären ist. Bei autosomal-dominantem Erbgang müßte ein Erkrankter als heterozygoter Merkmalsträger 50% normale K^+-Kanäle und 50% defekte K^+-Kanäle besitzen. Führt eine Mutation nicht zum Abbruch der Transkription (Protein wird nicht synthetisiert), sondern zur Synthese eines defekten Bausteins, so ist ein Tetramer aus unterschiedlichen Anteilen defekter und voll funktionsfähiger α-Untereinheiten denkbar. Der Funktionsverlust für einen betroffenen K^+-Kanal kann über diesen Mechanismus viel größer als 50% sein. Der dominant-negative Effekt einiger Mutationen ist eine Erklärung für die unterschiedliche klinische Penetranz einzelner Mutationen innerhalb eines Gens.

LQT1 wird gegenwärtig als der häufigste Genotyp angesehen, der für 30–50% der autosomal-dominanten Formen des Long-QT-Syndroms verantwortlich ist.

Interessanterweise führen Mutationen in beiden KVLQT1-Allelen zur Ausprägung eines Jervell-Lange-Nielsen-Syndroms (Neyroud et al. 1997; Splawski et al. 1997). KVLQT1 wird bei Mäusen auch in der Stria vascularis des Innenohrs gefunden. Es wird vermutet, daß der K^+-Kanal hier die Homöostase der Endolymphe kontrolliert, was für eine normale Gehörfunktion essentiell ist (Neyroud et al. 1997).

4.3.2
LQT2 – Chromosom 7q35-36 – HERG – I_{Kr}

Mutationen in HERG („human ether-a-go-go related gene"), dem Gen eines myokardialen Ionenkanals, wurden erstmals 1995 als Ursache für ein Long-QT-Syndrom beschrieben (Curran et al. 1995). Mittlerweile sind Mutationen an mindestens 13 verschiedenen Stellen des Gens bekannt (Übersicht in Geelen et al. 1998), von denen viele funktionell exprimiert sind. HERG kodiert ein Protein (6 transmembranäre Segmente und einen Spannungssensor im Segment S4), welches nach funktioneller Expression dem I_{Kr}-Kanal zugeordnet werden kann (Trudeau et al. 1995). Wie bei LQT1 zeigen einige Mutationen einen dominant-negativen Effekt, was durch die tetramere Struktur des Kanalproteins zu erklären ist. Die Bedeutung der Bindungsstelle für zyklische Nukleotide im C-terminalen Ende von I_{Kr} ist noch nicht geklärt. Möglicherweise liegt hier eine Erklärung für den triggernden Einfluß eines adrenergen Stimulus bei einigen Formen des Long-QT-Syndroms vor.

LQT2 stellt mit 20–30 % die zweithäufigste Form der autosomal-dominanten Formen des Long-QT-Syndroms dar.

4.3.3
LQT3 – Chromosom 3p21-24 – SCN5A – I_{Na}

Neben einer Reduktion repolarisierender K$^+$-Ströme (Loss-of-function-Mutationen bei I_{Ks} und I_{Kr}) kann eine Verlängerung des Aktionspotentials auch durch eine Zunahme eines depolarisierenden Stroms entstehen (Gain-of-function-Mutation).

Tatsächlich konnte bei einigen Familien eine Mutation im myokardialen Na$^+$-Kanal als Ursache des Long-QT-Syndroms identifiziert werden (Wang et al. 1995). Die Mutation bewirkt eine nichtvollständige Inaktivierung des Na$^+$-Einwärtsstromes, was zur verlängerten Depolarisation und zur Aktionspotentialverlängerung führt (Bennett et al. 1995).

Nur etwa 5–10 % der autosomal-dominanten Formen des Long-QT-Syndroms werden dem LQT3-Typ zugeordnet.

4.3.4
LQT5 – Chromosom 21q22.1-22.2 – KCNE1 (minK) – K$^+$-Kanal-β-Untereinheit

Das Gen KCNE1 bildet eine K$^+$-Kanaluntereinheit, die als regulatorische Untereinheit von I_{Ks} fungiert (Splawski et al. 1997).

Patienten mit einer Mutation in beiden KCNE1-Allelen haben ein Jervell-Lange-Nielsen-Syndrom (Schulze-Bahr et al. 1997).

4.4
Therapie

Die Mortalität eines unbehandelten Patienten mit symptomatischem Long-QT-Syndrom überschreitet 20 % im ersten Jahr nach einer ersten Synkope und erreicht nach 10 Jahren 50 % (Schwartz et al. 1985). Mit adäquater Therapie kann die Mortalität auf 3–4 % in 5 Jahren reduziert werden. β-Blocker helfen rezidivierende Synkopen bei etwa 75 % der Patienten zu verhindern.

In Abhängigkeit von den klinischen Symptomen bieten sich neben der Basistherapie mit β-Blockern weitere therapeutische Optionen wie eine linksthorakale Sympathektomie, die Implantation eines Herzschrittmachers und in ausgewählten Fällen auch die Implantation eines automatischen intrakardialen Defibrillators an (Roden et al. 1996).

Nach neuesten Untersuchungen scheint der Genotyp eine Risikoabschätzung bezüglich des klinischen Verlaufs zu ermöglichen. Die Häufigkeit kardialer Ereignisse ist bei LQT1 und LQT2 erhöht gegenüber LQT3, wobei die kardialen Ereignisse bei LQT3 signifikant häufiger tödlich enden als bei LQT1 und LQT2 (Zareba et al. 1998).

Auch wenn eine spezifische Therapie, die den individuellen Genotyp berücksichtigt, bislang noch nicht etabliert ist, tragen die Erkenntnisse zum molekularen Mechanismus des Long-QT-Syndroms wesentlich zum Verständnis und zur Entwicklung neuer Therapiestrategien ventrikulärer Arrhythmien bei.

Literatur

Ackerman MJ (1998) The long QT syndrome: ion channel diseases of the heart. Mayo Clin Proc 73: 250-269

Ackerman MJ, Clapham DE (1997) Ion channels: basic science and clinical disease. N Engl J Med 336: 1575-1586

Barhanin J, Lesage F, Guillemare E, Fink M, Lazdunski M, Romey G (1996) KVLQT1 and IsK(minK) proteins associate to form the I_{Ks} cardiac potassium current. Nature 384: 78-80

Bazett HC (1920) An analysis of the time-relations of the electrocardiograms. Heart 7: 353-370

Bennett PB, Yazawa K, Makita N, George AL Jr. (1995) Molecular mechanisms for an inherited cardiac arrhythmia. Nature 376: 683-685

Beuckelmann DJ, Näbauer M, Ermann E (1993) Alterations of K^+ currents in isolated human ventricular myocytes from patients with terminal heart failure. Circ Res 73: 379-385

Curran ME, Splawski I, Timothy KW, Vincent GM, Green ED, Keating MT (1995) A molecular basis for cardiac arrhythmia: HERG mutations cause long-QT syndrome. Cell 80: 795-803

Geelen JL (1998) Molecular genetics of inherited long QT syndroms. Eur Heart J 19: 1427-1433

Jervell A, Lange-Nielsen F (1957) Congenital deaf-mutism, functional heart disease with prolongation of the QT-interval and sudden death. Am Heart J 54: 59-68

Keating MT, Atkinson D, Dunn C, Timothy K, Vincent GM, Lepper M (1991) Linkage of a cardiac arrhythmia, the long QT syndrome, and the Harvey ras-1 gene. Science 252: 704-706

Malfatto G, Beria G, Sala S, Bonazzi O, Schwartz PJ (1994) Quantitative analysis of T-wave abnormalities and their prognostic implications in the idiopathic long QT syndrome. J Am Coll Cardiol 23: 296-301

Moss AJ, Zareba W, Benhorin J et al. (1995) ECG-T-wave patterns in genetically distinct forms of the hereditary long QT syndrome. Circulation 92: 2929-2934

Neyroud N, Tesson F, Denjoy I, Leibovici M, Donger C, Barhanin J et al. (1997) A novel mutation in the potassium channel gene KVLQT1 causes the Jervell and Lange-Nielsen cardioauditory syndrome. Nat Genet 1997; 15: 186-189

Priori SG, Napolitano C, Diehl L, Schwartz PJ (1994) Dispersion of the QT interval. A marker of therapeutic efficacy in the idiopathic long QT syndrome. Circulation 89: 1681

Roden DM, Lazzara R, Rosen M, Schwartz PJ, Towbin J, Vincent M (1996) Multiple mechanisms in the long-QT syndrome. Current knowledge, gaps, and future directions. The SADS Foundation Task Force on LQTS. Circulation 94: 1996-2012

Roden DM, George AL (1997) Structure and function of cardiac sodium and potassium channels. Am J Physiol 273: H511-H525
Romano C, Gemme G, Pongiglione R (1963) Aritmie cardiache rare dell'eta'pediarica. II Accessi sincopali per fibrillazione ventricolare parossistica. Clin Pediatr 45: 656-661
Sanguinetti MC, Curran ME, Zou A, Shen J, Spector PS, Atkinson DL et al. (1996) Coassembly of KVLQT1 and minK(Isk) proteins to form cardiac I_{Ks} potassium channel. Nature 384: 78-80
Schulze-Bahr E, Wang Q, Weddekind H, Haverkamp W, Chen Q, Sun Y et al. (1997) KNCE1 mutations cause Jervell and Lange-Nielsen syndrome. Nat Genet 17: 267-268
Schwartz PJ (1985) Idiopathic long QT syndrome: progress and questions. Am Heart J 111: 399-411
Schwartz PJ, Moss AJ, Vincent GM, Crampton RS (1993) Diagnostic criteria for the long QT-syndrome: an update. Circulation 88: 782-784
Splawski I, Tristani-Firouzi M, Lehmann MH, Sanguuinetti MC, Keating MT (1997) Mutations in the hmink gene cause long QT syndrome and suppress I_{Ks} function. Nat Genet 17: 338-340
Trudeau MC, Warmke JW, Ganetzky B, Robertson GA (1995) HERG, a human inward rectifier in the voltage-gated potassium channel family. Science 269: 92-95
Vincent GM, Timothy KW, Leppert M, Keating M (1992) The spectrum of symptoms and QT intervals in carriers of the gene for the long-QT-syndrome. N Engl J Med 327: 846-852
Wang Q, Shen J, Splawski I, Atkinson D, Li Z, Robinson JL et al. (1995) SCN5A mutations associated with an inherited cardiac arrhythmia long QT syndrome. Cell 80: 805-811
Wang Q, Curran ME, Splawski I et al. (1996) Positional cloning of a novel potassium channel gene: KVLQT1 mutations cause cardiac arrhythmias. Nat Genet 12: 17-23
Ward OC (1964) New familial cardiac syndrome in children. J Ir Med Assoc 54: 103-106
Yang T, Snyders DJ, Roden DM (1997) Rapid inactivation determines the rectification and $[K^+]$ o dependence of the rapid component of the delayed rectifier K^+ current in cardiac cells. Circ Res 80: 782-789
Zareba W, Moss AJ, Schwartz PJ et al. (1998) Influence of the genotype on the clinical course of the long-QT syndrome. N Engl J Med 339: 960-965

Biophysikalische Grundlagen der Radiofrequenzkatheterablation

E. HOFFMANN

5.1
Radiofrequenter Wechselstrom

Der Begriff Radiofrequenz bezieht sich auf einen Wechselstrombereich zwischen 30 kHz und 300 MHz (DIN-Norm 40 015; Reidenbach 1983). Prinzipiell kann Wechselstrom auf 3 verschiedene Arten auf Gewebe wirken: faradisch, elektrolytisch und thermisch. Beim faradischen Effekt ist die elektrische Erregbarkeit von Zellen, z. B. kardialer oder neuronaler Zellen, entscheidend. Der elektrolytische Effekt beruht auf der Ausrichtung der Ionen, entsprechend ihrer Ladung im Gleichstromfeld. Beide Effekte spielen bei Wechselstromfrequenzen oberhalb von 300 kHz keine Rolle, insbesondere fehlt die depolarisierende Wirkung der Wechselströme (Reth 1986). Damit kommt es nicht zu schmerzhaften Muskelkontraktionen und eine Allgemeinnarkose ist im Vergleich zur Gleichstromanwendung nicht notwendig. Die entscheidende Wirkung von Radiofrequenzstrom im Bereich von 350 bis 750 kHz, wie er für die Ablation kardialer Arrhythmien eingesetzt wird, beruht auf dem thermischen Effekt (Reidenbach 1983). Das Prinzip der Wärmeentstehung bei der Anwendung von hochfrequentem Strom auf Gewebe kommt in der Chirurgie seit mehr als 30 Jahren in Form des Elektrokauterns zum Einsatz. Weiterhin findet dieses Therapieprinzip in der Neurochirurgie bei stereotaktischen Eingriffen und in der Urologie zur transurethralen Prostataresektion Anwendung (Zervas u. Kuwayama 1972). Für die Katheterablation kardialer Arrhythmien wird ein unmodulierter sinusförmiger Strom verwendet, während bei den elektrochirurgischen Systemen zum elektrischen Schneiden und Koagulieren Systeme mit sehr viel höheren Spannungen, modulierten Strömen und kurzer intermittierender Impulsabgabe eingesetzt werden.

Im Rahmen der Anwendung zur Katheterablation erfolgt die Energieabgabe i. allg. zunächst ausschließlich leistungsgesteuert, d. h. eine empirisch vorgewählte konstante Leistung etwa zwischen 5 und 50 W am Generator wurde appliziert und die Effizienz der Energieabgabe anhand elektrokardiographischer Kriterien beurteilt. Die wesentlichen Vorteile der Wechselstromapplikation gegenüber der Verwendung von Gleichstrom liegen insbesondere in der besseren Dosierbarkeit der applizierten Energie und damit einer Reduktion von Komplikationen (Huang et al. 1991). Die Applikationsdauer liegt bei Gleichstrom zwischen 2 und 10 ms, bei Radiofrequenzstrom im Bereich zwischen 10 und 90 s, wodurch sich die bessere Steuerbarkeit der Energieabgabe erklärt. Die wesentlich niedrigere Spannung bei der Radiofrequenzstromanwendung von 30–120 V im Vergleich zu 2000–3000 V bei Gleichstrom tragen ebenfalls wesentlich zur Reduktion unerwünschter Effekte bei (Bardy et al. 1986). Zur Optimierung der Überwachung der Energieabgaben ist eine Messung verschiedener biophysikalischer Parameter, wie der Impedanz, oder auch eine Bestimmung der Temperatur wünschenswert.

5.1.1
Pathomechanismus der Nekrosebildung durch Radiofrequenzstrom

Der Mechanismus der thermischen myokardialen Läsionsbildung durch Radiofrequenzenergie beruht darauf, daß durch Erhitzung den Myokardzellen Wasser entzogen wird, was zur Desikkation und Koagulationsnekrose führt (Organ 1976; Pecson 1969). Diese Wirkungen treten bei Temperaturen von ungefähr 46–48 °C auf (Haines u. Verow 1990). Wie in Abb. 5-1 schematisch dargestellt ist, fließt während der Katheterablation Strom von der Spitze des Elektrodenkatheters zum Gewebe und führt zu einer Beschleunigung der Schwingungen der im Myo-

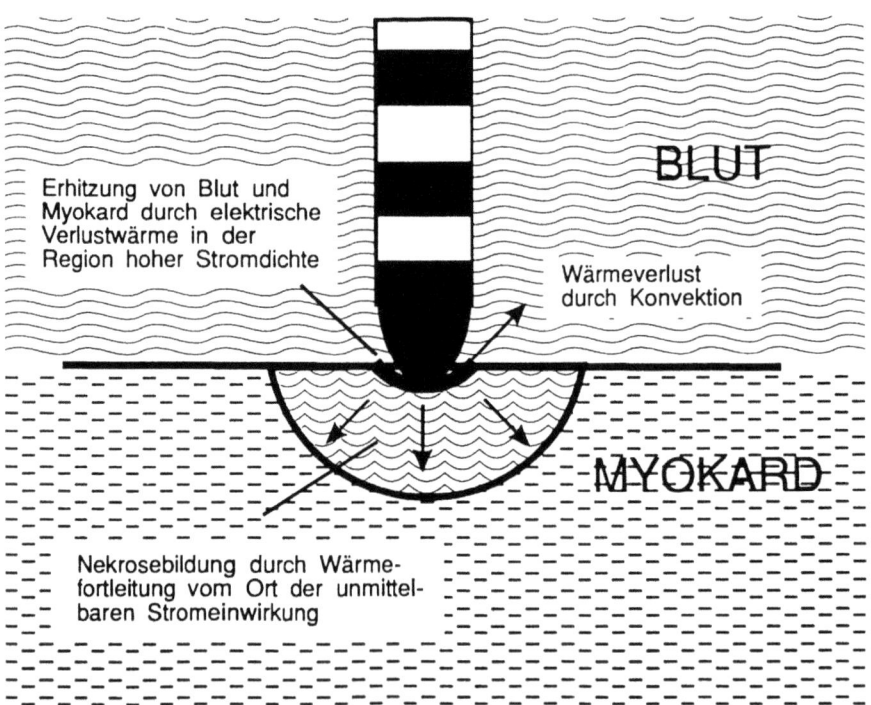

Abb. 5-1. Schematische Darstellung der Abgabe von Radiofrequenzstrom über die Spitzenelektrode eines vierpoligen Elektrodenkatheters und der Effekte auf das anliegende Myokard. Der schmale Gewebesaum um die Elektrodenspitze ist die Zone der Erwärmung durch unmittelbare Stromeinwirkung. Der größere Anteil der Nekrose entsteht durch Wärmefortleitung von dieser Zone

kard befindlichen gelösten Ionen (Kalbfleisch u. Langberg 1992). Nach dem Jouleschen Gesetz entspricht die erzeugte Wärmemenge dem Quadrat der Stromstärke (Reth et al. 1986). Da die Stromdichte, die Stromstärke pro Fläche, mit der 4. Potenz der Entfernung von der Elektrode abfällt, wird nur ein schmaler Saum des Gewebes unmittelbar um die Katheterspitze direkt durch den Strom erwärmt (Haines u. Watson 1989). Der größte Teil der thermischen Gewebeschädigung entsteht durch Fortleitung der Wärme von der Kontaktfläche der Elektrode mit dem Myokard. Wesentliche Determinanten des Nekroseausmaßes sind damit der Elektrodendurchmesser und die entstehende Temperatur (Haines u. Verow 1989; Langberg et al. 1990).

5.1.2
Bestimmung der Temperatur und der Impedanz während der Radiofrequenzkatheterablation

Einer der wesentlichen Risikofaktoren der zunächst klinisch eingesetzten ausschließlich leistungsgesteuerten Katheterablation mit Radiofrequenzstrom ohne Messung der Temperatur oder der Impedanz ist das häufige Auftreten von Temperaturen über 100 °C (Haines 1989; Verow 1989). Diese Temperaturen können zur Karbonisierung der Ablationselektrode am Myokard führen und zum Ausgangspunkt von Komplikationen wie Thrombenbildungen und Perforationen werden (Harvey et al. 1992). Solche Veränderungen gehen mit einem plötzlichen sprunghaften Anstieg der online während der Energieabgabe gemessenen Impedanz einher. Bei fortgesetzter Leistungsabgabe nach dem Impedanzanstieg kann es zum Funkenschlag mit Explosion und Desintegration des Myokards kommen. Neben diesen unerwünschten Effekten wird durch den Impedanzanstieg eine weitere Vergrößerung der Nekrose verhindert. Eine zu kleine Nekrose wiederum schränkt die Effizienz der Methode ein.

Da bei der Methode der ausschließlich leistungsgesteuerten Katheterablation mit Radiofrequenzstrom keine Aussage über die Erwärmung des Gewebes und damit über die Läsionsbildung getroffen werden kann, ist das optimale morphologische Ziel der Ablation, eine ausreichend große und tiefe Läsion zur selektiven Zerstörung des arrhythmogen Substrats zu induzieren, nicht kalkulierbar. Es wurde keine Korrelation zwischen Läsionsgröße und abgegebener Energie bei rechtsventrikulärer Ablation in vivo beim Hund gefunden (Hindricks et al. 1989). Dadurch, daß der Wandkontakt des Elektrodenkatheters nicht sicher bestimmbar ist und der Wärmeverlust über das Blut durch Konvektion variiert, können bei gleicher Leistungsvorgabe unterschiedliche Temperaturen und insbesondere auch unterschiedliche Effekte am Myokard erzielt werden. Die Überwachung der Online-Impedanz kann, wie im folgenden dargelegt ist, hilfreich zur Einschätzung der Wirkung der Radiofrequenzenergie am Myokard sein.

5.2
Biophysikalische Grundlagen der Anwendung von Radiofrequenzstrom

Eine wesentliche Voraussetzung für die effiziente und sichere Anwendung der Katheterablation mit Radiofrequenzstrom ist die genaue Messung und Analyse der biophysikalischen Parameter. Während der Energieabgabe erfolgt die kontinuierliche Messung von Effektivstrom (I_{Eff}) und Effektivspannung (U_{Eff}). Daraus werden die Ausgangsleistung (P_{Ausg}) und die Impedanz Z (Widerstand im Wechselstromkreis) berechnet:

$$P_{Ausg} = U_{Eff} \cdot I_{Eff} \tag{1}$$
$$Z = U_{Eff}/I_{Eff} \tag{2}$$

Strom, Spannung, Ausgangsleistung, Impedanz und Temperatur wurden über einen AD-Wandler digitalisiert und mit Hilfe eines speziell entwickelten Grafikprogramms auf einem Bildschirm online als Kurven dargestellt.

5.2.1
Impedanz

Die Impedanz gibt den Wechselstromwiderstand wieder und setzt sich aus dem frequenzunabhängigen Ohmschen Widerstand R (Myokard, Blut), dem kapazitiven Widerstand (Elektrodenkatheter, Myokard) und dem induktiven Widerstand, der bei der vorliegenden Anwendung keine Bedeutung hat, zusammen:

$$Z = R + 1/j\omega C + j\omega L \tag{3}$$

($1/j\omega C$ = kapazitiver Widerstand, $j\omega L$ = induktiver Widerstand, C = Kapazität, L = Induktivität, $\omega = 2\pi f$, f = Frequenz).

Der wesentliche Anteil der Impedanz entspricht bei ungehindertem Stromfluß (kein Koagel an der Elektrode) dem Ohmschen Widerstand. Der Anteil der frequenzabhängigen Widerstände wird durch den Phasenwinkel φ zwischen dem Sinus von Strom und Spannung bestimmt:

$$R = Z \cdot \cos \varphi \tag{4}$$

5.2.2
Effektivleistung und Impedanz in Abhängigkeit vom Phasenwinkel

Der wesentliche Regelparameter des Generators ist die Ausgangsleistung (P_{Ausg} = Scheinleistung), die zwischen 0 und 70 W gewählt werden kann. Die Ausgangsleistung entspricht der Summe der tatsächlich am Myokard wirksamen Leistung, der Effektivleistung P_{Eff} und dem Leistungsverlust entlang des Energieübertragungsweges (Generator, Elektrodenkatheter), der sogenannten Blindleistung P_{Blind}.

$$P_{Ausg} = P_{Eff} + P_{Blind} \tag{5}$$

5.2 Biophysikalische Grundlagen der Anwendung von Radiofrequenzstrom

Damit läßt die bisher ausschließlich mögliche Angabe der Ausgangsleistung keine Aussage über die tatsächlich wirksame Leistung, die Effektivleistung, zu, die das Ausmaß der myokardialen Läsion bestimmt. Die folgenden Messungen und Beobachtungen zum Phasenwinkel zwischen U und I sollten zur Einschätzung des Verhältnisses von Ausgangs- und Effektivleistung während der Koagulation beitragen. Die Höhe des Blindleistungsanteils an der Ausgangsleistung wird im Wechselstromkreis durch den Phasenwinkel bestimmt. Dieser grundsätzliche Zusammenhang und seine Bedeutung für die Katheterablation wurde erstmals von Hoffmann et al. untersucht (Hoffmann et al. 1987, 1992). In Abb. 5-2 ist die oszillographische Messung von U und I im Verlauf einer Radiofrequenzenergieabgabe im Schweineblut dargestellt. Zur Berechnung von P_{Eff} wurde U mit einem Oszillographen unter Zwischenschaltung eines Spannungsteilers kontinuierlich registriert. Die Stromstärke wurde mit dem gleichen Oszillographen als Spannungsabfall an einem niederohmigen Widerstand gemessen. Ist der Anteil der kapazitiven und induktiven Widerstände an der Impedanz im Verhältnis zum Ohmschen Widerstand klein, dann verlaufen die Sinusschwingungen von Strom und Spannung in Phase, d. h. beide Schwingungen erreichen zum gleichen Zeitpunkt ihre Scheitelwerte, was zu Koagulationsbeginn der Fall ist. Der Phasenwinkel φ zwischen U und I beträgt dann 0°.

Da für die Effektivleistung im Wechselstromkreis gilt (Reth et al. 1986):

$$P_{Eff} = U_{Eff} \cdot I_{Eff} \cdot \cos \varphi \qquad (6)$$
$$\varphi = \text{Phasenwinkel}, \cos 0° = 1,$$

folgt:

$$P_{Eff} = U_{Eff} + I_{Eff} \cdot 1 = P_{Ausg}$$

Hieraus ergibt sich, daß die Effektiv- und Ausgangsleistung bei geringer Phasenverschiebung annähernd gleich sind.

Bei fortgesetzter Energieabgabe kann es durch die entstehende Wärme zur langsamen Koagelbildung an der Elektrode und dadurch zur zunehmenden Phasenverschiebung kommen. Bei Karbonisierung und Verbacken der Elektrode tritt ein maximaler Impedanzanstieg mit einer Phasenverschiebung von 90° auf. Der Scheitelwert von I trifft dann mit dem Nulldurchgang der Sinusschwingung der Spannung zeitlich zusammen. Der effektive Stromfluß nimmt ab, die Spannung nimmt zu.

Da cos 90° = 0 beträgt, folgt:

$$P_{Eff} = U_{eff} \cdot I_{eff} \cdot 0 - 0$$

Da der Effektivleistungsanteil gegen Null geht, besteht die in ihrem Zahlenwert unveränderte Ausgangsleistung überwiegend aus der nicht wirksamen Blindleistung. Bei fortgesetzter Leistungsabgabe würde es hierdurch zur Erwärmung des gesamten Elektrodenkatheters kommen und durch hohe Spannungen zum Funkenschlag an der Elektrodenspitze. Die kontinuierliche Phasenwinkelmessung wäre die Voraussetzung dafür, zu jedem Zeitpunkt die Effektivleistung zu kennen. Die beschriebenen Phänomene lassen jedoch folgende, für die Analyse und

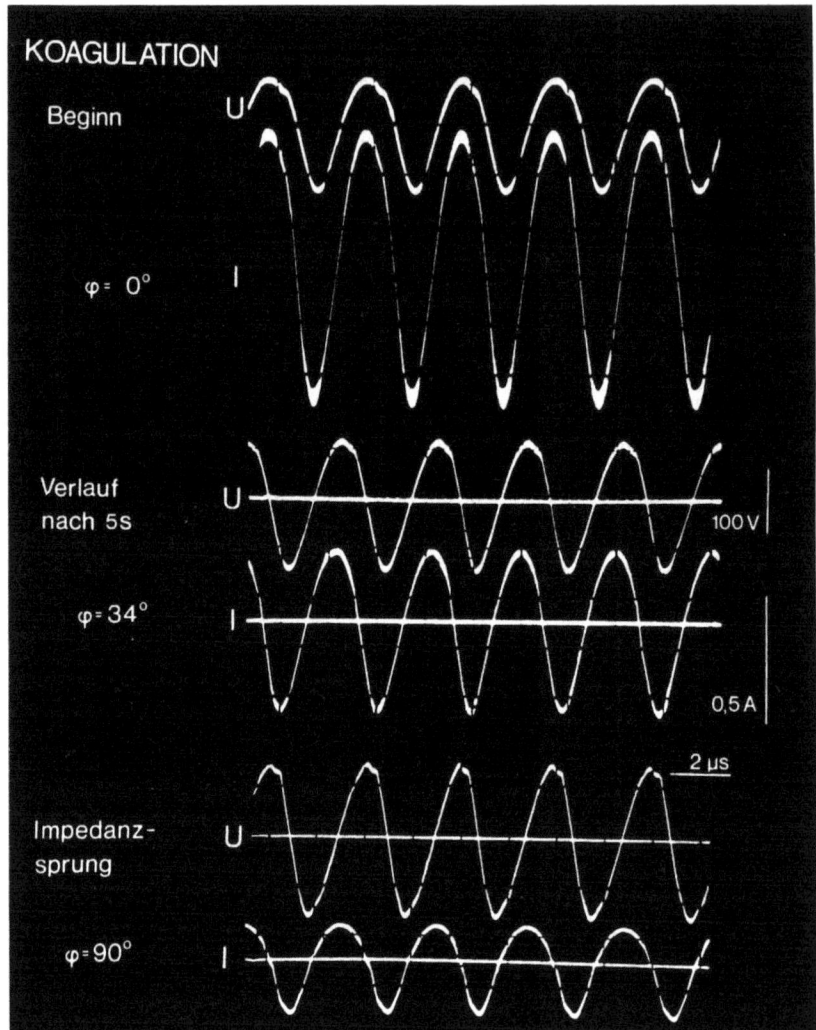

Abb. 5-2. Dargestellt sind die charakteristischen Änderungen des Phasenwinkels φ während einer Radiofrequenzenergieabgabe. Die Sinusschwingungen der Spannung U und des Stroms I wurden mit einem Oszillographen gemessen. Zu Beginn der Koagulation verlaufen U und I in Phase (φ = 0°). Bei fortgeführter Koagulation kam es im Verlauf zu einer zunehmenden Phasenverschiebung (φ = 34°). Beim Impedanzanstieg erreichte der Phasenwinkel einen maximalen Wert von φ = 90°

Bewertung der biophysikalischen Parameter wesentlichen Schlüsse zu (Hoffmann et al. 1992):

1) Bei niedriger Impedanz und hohem Stromfluß ist die Phasenverschiebung gering. In diesem Stadium der Radiofrequenzenergieabgabe entspricht die Effektivleistung in etwa der Ausgangsleistung.
2) Bei Impedanzanstieg nimmt der Effektivleistungsanteil an der Ausgangsleistung ab, der Blindleistungsanteil zu. Bei Impedanzanstieg lassen die Ausgangsleistungswerte daher keinen Rückschluß auf den Effekt am Myokard zu.

5.2.3
Prinzip der Wärmeentstehung

Der angelegte elektrische Strom versetzt die im Blut und Herzmuskel sowohl intra- als auch extrazellulär befindlichen gelösten Salzionen in eine verstärkte Schwingung. Bei Zusammenstößen der Ionen wird diese kinetische Energie in die elektrische Verlustwärme umgewandelt, die zur Temperaturerhöhung des Gewebes führt. Die entstehende Wärmemenge Q ist nach dem Jouleschen Gesetz gleich der Stromstärke I zum Quadrat, dem Widerstand R des Mediums und der Zeitdauer t des Stromflusses (Reth 1986):

$$Q = I^2 \cdot R \cdot t$$

Bei einer vollständigen Umwandlung der elektrischen Energie in Wärmeenergie würde die Temperaturerhöhung einer Masse m mit der spezifischen Wärme cp der Zunahme der Wärmemenge entsprechen:

$$\Delta T = \Delta Q/m \cdot cp$$

Entscheidend für die Menge der entstehenden Wärme ist neben der Stromstärke I der Querschnitt des Leiters A, der sich umgekehrt proportional zur Stromdichte J verhält:

$$J = I/A$$

Die entstehende Wärmemenge Q verhät sich proportional zur Stromdichte zum Quadrat und damit umgekehrt proportional zu A (Reidenbach 1983):

$$Q \approx J^2$$

Damit entsteht dort die größte Wärmemenge und Temperatur, wo der Leiterquerschnitt A klein (Elektrode), der Widerstand R (Gewebe) hoch ist. Das umgekehrt proportionale Verhältnis von Stromdichte J und Leiterquerschnitt A ist für die Verwendung verschieden großer Ablationselektroden beim bipolar asymmetrischen Thermokatheter von Bedeutung und dort beschrieben.

5.3
Methodische Grundlagen eigener Untersuchungen

5.3.1
Entwicklung des Radiofrequenzgenerators

Als Energiequelle bei allen im folgenden vorgestellten eigenen experimentellen und klinischen Untersuchungen der Radiofrequenzkatheterablation wurde ein 500-kHz-Radiofrequenzgenerator eingesetzt. Dieser Generator wurde von uns in Zusammenarbeit mit der Fa. Stockert, Freiburg, auf der Grundlage eines in der Neurochirurgie eingesetzten Generators (Neuro N50) für die speziell Anwendung in der Kardiologie entwickelt (Cardio C70 bzw. EP Shuttle, Fa. Cordis Webster). Es handelt sich um einen Wechselstromgenerator, der über eine 70-W-Endstufe verfügt und einen unmodulierten sinusförmigen Strom mit einer Frequenz von 500 kHz erzeugt. Eine der wesentlichen Änderungen des Gerätes war die notwendige Erhöhung der Maximalleistung von 50 auf 70 W z. B. für die Durchführung von AV-Ablationen.

Das System verfügt über 2 Betriebsarten: den leistungsgesteuerten Modus und den temperaturkontrollierten Modus. Im leistungsgesteuerten Modus kann die Ausgangsleistung stufenlos zwischen 0 und 70 W vorgewählt und auch während der Ablation reguliert werden. Bei der Verwendung von Elektrodenkathetern mit integriertem Thermoelement kann während der leistungsgesteuerten Energieabgabe zusätzlich die Temperatur gemessen werden. Demgegenüber wird bei der zweiten Betriebsart, der temperaturkontrollierten Koagulation, eine Koagulationstemperatur von 42–120 °C vorgewählt und für die Applikationsdauer von 1–120 s konstant gehalten. Die hierzu notwendige Anpassung der Leistung erfolgt automatisch. In der vorliegenden Arbeit betrugen die vorgewählten Koagulationstemperaturen 70, 80 und 90 °C. Die Ist-Temperatur wird 100mal pro s gemessen und mit der vorgewählten Soll-Temperatur verglichen. Dementsprechend wird die Ausgangsleistung mit einer variierbaren Frequenz von 1mal pro 4 s bis zu 100mal pro s bei Temperaturabfall hoch geregelt bzw. bei Temperaturanstieg vermindert. Damit soll ein möglichst konstantes Temperaturniveau ohne größere Schwankungen erzielt werden. Neben der Regelfrequenz kann auch die Verstärkung der Thermospannungssignale auf einer relativen Skala zwischen 0,1 und 9 variiert werden. Je höher die Verstärkung gewählt wird, desto größer sind die Änderungen der Leistungsabgabe als Reaktion auf einen Abfall der Temperatur unter die vorgewählte Soll-Temperatur. Beide Parameter zusammen bestimmen das Regelverhalten des Generators im temperaturkontrollierten Modus.

5.3.2
Ablationskatheter

Die leistungsgesteuerten Ablationen in vitro und bei Patienten wurden mit Standardablationskathetern (Fa. Boston Scientific International, Watertown, USA, bzw. Fa. Cordis-Webster, Baldwin Park, USA) durchgeführt. Der Durchmesser des Katheters beträgt i. allg. 7 French (2,25 mm) mit einer Spitzenelektrode von 4 mm Länge. Die 3 weiteren Ringelektroden (Länge 2 mm) sind im Abstand von 2 oder 5 mm zueinander angeordnet. Bei der Verwendung dieser Katheter wurde immer der „monopolare" Ablationsmodus gewählt: in vitro wurde die Energie über die Elektrodenspitze gegen eine $3 \cdot 4$ cm große, unter dem Schweinemyokard befindliche Neutralelektrode abgegeben; bei den Patienten wurde die Standardneutralelektrode der Fa. Vallylab Inc., Boulder, USA, unterhalb des linken Schulterblatts positioniert. Die Besonderheit der verwendeten Katheter ist die Steuerbarkeit, d. h. 3–7 cm der Katheterspitze sind 180° beugbar. Die Steuerung erfolgt mit einem Handstück am Katheterende über einen im Katheter integrierten Drahtzug.

Bei den In-vitro-Versuchen mit Temperaturmessung wurden Elektrodenkatheter mit integriertem NiCr-Ni-Thermoelement eingesetzt. Die Elektrodenkonfiguration entsprach der eines Standardablationskatheters. Bei den In-vivo-Versuchen und der klinischen Pilotstudie zur temperaturkontrollierten AV-Ablationen bei Patienten wurde der in Abb. 5-3 dargestellte bipolar asymmetrische Thermoelektrodenkatheter mit integriertem NiCr-Ni-Thermoelement verwendet. Dieser Thermokatheter, wie auch der für die In-vitro-Versuche eingesetzte Katheter, wurde von uns in Zusammenarbeit mit der Fa. K. Leibinger GmbH, Freiburg, entwickelt und als Patent beim Deutschen Patentamt angemeldet.

Da sich die Stromdichte J gemäß der Formel $J = I/A$ umgekehrt proportional zur Elektrodenoberfläche A verhält, entsteht an der 25 % kleineren distalen Elektrodenoberfläche des Katheters eine höhere Stromdichte als am proximalen Ring, der in der Regel nicht dem Gewebe anliegt. Über eine Steuerung verfügten die in diesen Pilotstudien verwendeten Thermokatheter noch nicht.

Da es sich um eine Gewebeerhitzung durch elektrische Verlustwärme am Widerstand Gewebe/Blut handelt und die verwendete Gold-Silber-Legierung über eine hohe Wärmeleitfähigkeit (360 kcal/m · grd) bei geringer spezifischer Wärmekapazität (0,0513 kcal/kg · grd) verfügt, wird die Elektrode nicht primär erwärmt, sondern es wird sekundär die Erwärmung am Elektroden-Gewebe-

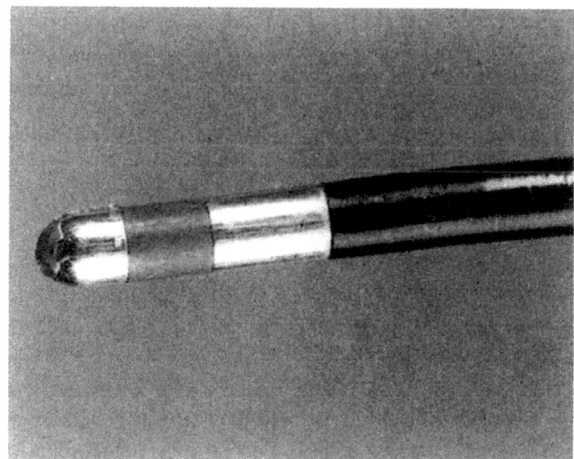

Abb. 5-3. Photographie der Spitze des Thermoelektrodenkatheters für die Katheterablation mit temperaturkontrolliertem Radiofrequenzstrom

Übergang gemessen. Die Temperaturmessung erfolgt über eine kontinuierliche Messung der Thermospannung, wobei einer Spannungsänderung von 0,041 mV eine Änderung der Temperatur von 1 °C entsprach.

5.3.3
Versuchsaufbau der In-vitro-Experimente

Zur Untersuchung der Bedeutung der Impedanz- und Temperaturmessung für die Beurteilung der Läsionsbildung wurden In-vitro-Experimente am isolierten Schweinemyokard in einem Superfusionsbad mit zirkulierendem (5 l/min, Rollerpumpe, Fa. Weishaar Elektronik, München) antikoaguliertem Schweineblut (1000 IE Heparin/l) vorgenommen. Die Superfusion wurde gewählt, um den physiologischen Bedingungen in vivo und beim Patienten möglichst nahe zu kommen. Die Radiofrequenzenergie wurde auf das linksventrikuläre Myokard frisch exzidierter Schweineherzen vom Schlachthof appliziert. Die Schweineherzen wurden in physiologischer Kochsalzlösung transportiert. Die Bluttemperatur während der Versuche wurde mit Hilfe eines Heizröhrensystems in einem wassergefüllten Außenbecken bei 37 ± 1,5 °C gehalten. Ein unterschiedlicher Andruck des Elektrodenkatheters wurde mit Hilfe einer Haltevorrichtung und aufgelegten Gewichten von 20, 60 oder 100 g erzielt. Das Myokard war auf dem Koagulationstisch fixiert. Für die leistungsgesteuerte Ablation wurden über die verwendeten Standardablationskatheter oder den Thermokatheter unterschiedliche Leistungen mit verschiedener Dauer auf das Myokard appliziert. Die temperaturkontrollierten Ablationen wurden z. B. bei Temperaturen von 70, 80 und 90 °C und Applikationszeiten von 30, 60 und 90 s durchgeführt.

Myokard und Ablationskatheter wurden nach jeder Koagulation auf Thrombenauflagerung und Karbonisierung hin untersucht. Die morphologische Untersuchung der Nekrosen zeigte an der Gewebeoberfläche und im horizontalen Querschnitt eine ellipsoide Form der Nekrosen, die sich als abgeblaßtes Areal gegenüber dem umgebenden Myokard abgrenzen ließen. Die Nekrosegröße wurde aus der maximalen Tiefe im Vertikalschnitt und der Ellipsenfläche $A = 1/4 \, \pi \cdot$ Länge $\cdot$ Breite bzw. dem Volumen $V = 1/6 \cdot \pi \cdot$ Länge $\cdot$ Breite $\cdot$ Tiefe berechnet. Die Genauigkeit der makroskopischen Messung mit Hilfe einer Präzisionsschublehre betrug ± 0,1 mm im Vergleich zu den mikroskopischen Abmessungen.

5.3.4
Zusammenhang zwischen Leistung und Temperatur

Bei der Anwendung von Radiofrequenzenergie entwickelt sich innerhalb des Stromkreises ein Temperaturanstieg im Bereich des geringsten Stromflusses und höchsten Widerstandes, d. h. es entsteht Widerstandswärme (Reidenbach 1983). Um die Frage nach dem Zusammenhang zwischen vorgewählter Leistung und der am Elektroden-Gewebe-Übergang entstehenden Temperatur zu beantworten, wurden 45 Ablationen mit dem Thermokatheter im leistungsgesteuerten

5.3 Methodische Grundlagen eigener Untersuchungen

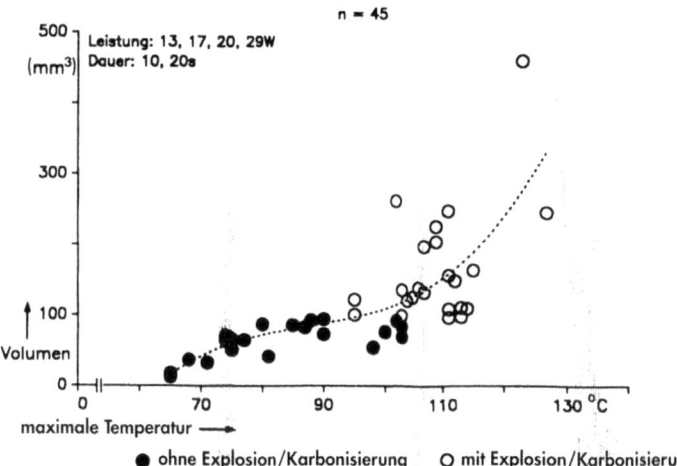

Abb. 5-4. Abhängigkeit des Nekrosevolumens von der Maximaltemperatur als Funktion 2. Ordnung

Koagulationsmodus am isolierten Schweineherzen durchgeführt. Über das integrierte Thermoelement wurde die Temperatur bei konstanten, empirisch gewählten Leistungsabgaben von 13, 17, 20 und 29 W und Applikationszeiten von 10 und 20 s kontinuierlich gemessen.

Bei diesen Leistungen und Koagulationszeiten lagen die an der Elektrodenspitze gemessenen Temperaturen zwischen 60 und 128 °C (Abb. 5-4). Oberhalb von 65 °C fanden sich die ersten makroskopisch faßbaren Nekrosen. Bei Temperaturen zwischen 70 und 90 °C lag das Volumen der Nekrosen bei 70 ± 20 mm^3, d.h. die Streuung war in diesem Bereich gering. Damit war die Größe der Nekrose zwischen 70 und 90 °C gut vorhersehbar. Die maximal erreichte Koagulationstemperatur korreliert eng mit den Nekrosevolumina und hat einen besseren Vorhersagewert als die Höhe der Leistungs- oder Energieabgabe ($r = 0,77$; $p < 0,001$). In keinem Fall kam es zu einem plötzlichen Impedanzanstieg; Explosionen oder Karbonisierungen wurden nicht beobachtet.

Bei Temperaturen über 95 °C traten unerwünschte Effekte im Sinne von Explosionen und Karbonisierungen, die durch einen plötzlichen Impedanzanstieg angezeigt wurden, bei 85 % der Energieabgaben auf. Dementsprechend kam es zu einer deutlichen Streuung der Nekrosevolumina mit 140 ± 70 mm^3. Damit ist die Größe der Nekrose bei Temperaturen oberhalb von 95 °C nicht mehr kalkulierbar. Diese Ergebnisse lassen die entscheidende Bedeutung der Temperatur für die Größe der Nekrose und der Temperaturkontrolle für die Sicherheit der Methode erkennen.

Die Bedeutung der Temperaturmessung im Vergleich zur Leistungsvorgabe ist in Abb. 5-5 dargestellt. Es wurde 2mal Energie mit konstanter Leistung (10 W) abgegeben und die Temperatur gemessen. Bei leichtem Myokardkontakt (20 g Auflagegewicht) des Katheters kam es bei einer Leistung von 10 W über 73 s zu einer maximalen Temperatur von 70 °C. Demgegenüber führte ein starker

98 Kapitel 5 Biophysikalische Grundlagen der Radiofrequenzkatheterablation

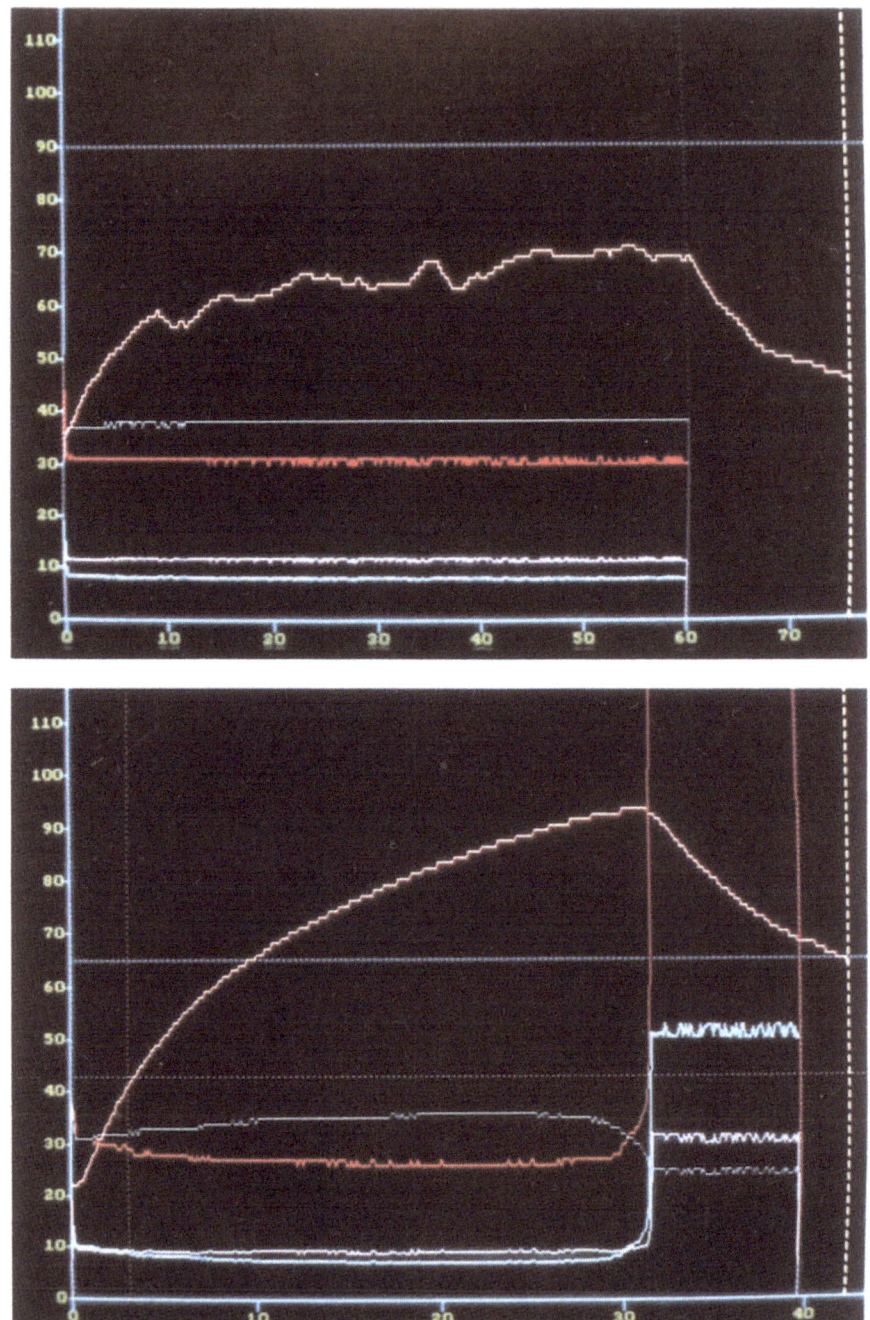

Abb. 5-5. Zusammenhang zwischen konstanter Leistung und der entstehenden Temperatur bei unterschiedlichem Myokardkontakt des Elektrodenkatheters (*hellrot* = Temperatur, *blau* = Stromstärke, *rot* = Spannung, *lila* = Leistung, *hellblau* = Impedanz). Bei leichtem Myokardkontakt wurde im oberen Beispiel bei einer Leistung von 10 W nach 73 s lediglich eine Temperatur von 70 °C erreicht. Demgegenüber führte die gleiche Leistung bei starkem Andruck bereits nach 30 s zu einer Temperatur von 93 °C und zu einem plötzlichen Impedanzanstieg

Andruck des Katheters (100 g Auflagegewicht) bei der gleichen Leistung von 10 W bereits nach 30 s zu einer Temperatur von 93 °C mit Explosionen und Karbonisierungen und einem plötzlichen Impedanzanstieg.

Die vorgewählte Leistung läßt damit bedingt Rückschlüsse auf Wirkungen (Temperatur) und unerwünschte Effekte (Karbonisierung) zu, da der Andruck des Katheters ans Myokard unberücksichtigt bleibt.

5.4
Temperaturkontrollierte Katheterablation

5.4.1
Temperaturkontrollierte Ablation in vitro

Mit Hilfe der Temperaturmessung an der Katheterspitze, jedoch ohne Temperaturkontrolle, konnten Haines u. Watson 1989 in einer In-vitro-Studie die Läsionsgröße vorhersagen. Im folgenden sollte untersucht werden, ob mit dem neuen methodischen Prinzip der temperaturkontrollierten Katheterablation nebenwirkungsfrei ausreichende Läsionen induziert werden können. Darüber hinaus sollte eine Dosis-Wirkungs-Beziehung für die temperaturkontrollierte Ablation aufgestellt werden. Hierzu wurde zunächst die Wirkung unterschiedlicher Temperaturen auf die Größe der Nekrose in vitro am isolierten Schweinemyokard untersucht. Mit konstanten Temperaturen von 70, 80 und 90 °C und einer Koagulationsdauer von 30, 60 und 90 s wurden insgesamt 72 temperaturkontrollierte Energieabgaben vorgenommen und Nekrosefläche und -tiefe vermessen. Makroskopisch stellten sich die Läsionen als scharf gegen das vitale Myokard abgrenzbare weißliche homogene Koagulationsnekrosen dar. Die Ergebnisse sind in Abb. 5-6 zusammengefaßt.

Eine Verlängerung der Koagulationsdauer von 30 auf 60 und auf 90 s führte bei 70, 80 und 90 °C zu keiner Flächenzunahme. Demgegenüber fand sich bei einer Erhöhung der Temperatur von 70 oder 80 °C auf 90 °C bei 30 und 90 s eine signifikante Zunahme der Fläche ($p < 0{,}05$). Bei 60 s nahm die Fläche nur der Tendenz nach zu. Bei der langen Koagulationsdauer von 90 s ergab sich auch bei der Temperaturerhöhung von 70 auf 80 °C eine signifikante Zunahme der Fläche. Bei der Untersuchung der Tiefe der Nekrosen zeigte sich mit zunehmender Koagulationdauer eine geringe Zunahme. Die Erhöhung der Temperatur von 70 auf 80 und 90 °C ergab bei Applikationszeiten von 30 und 60 s keine unterschiedlichen Tiefen. Nur bei der sehr langen Koagulationsdauer von 90 s führte die Erhöhung der Temperatur von 70 auf 80 und 90 °C zu signi-

100 KAPITEL 5 Biophysikalische Grundlagen der Radiofrequenzkatheterablation

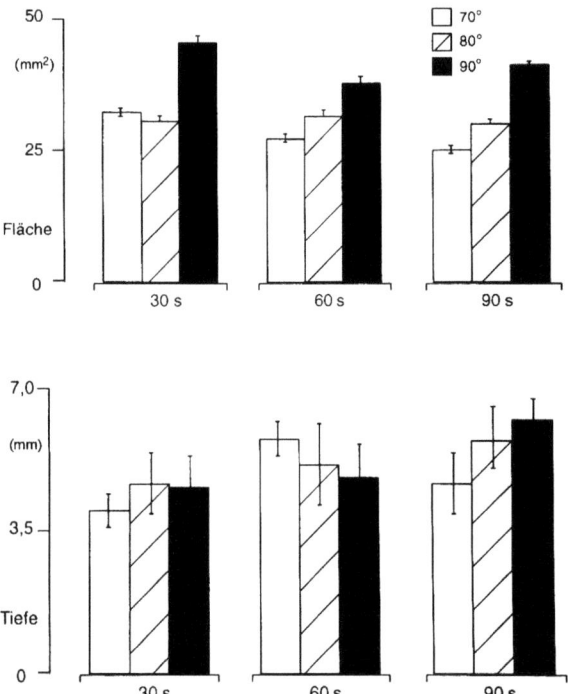

Abb. 5-6. Temperaturkontrollierte Radiofrequenzenergie (n = 72) auf isoliertes Schweinemyokard. Einfluß der vorgewählten Temperatur (70, 80, 90 °C) und Koagulationsdauer (30, 60, 90 s) auf die Nekrosefläche und -tiefe

fikant tieferen Nekrosen. Insgesamt war die Streuung sowohl der Flächen als der Tiefen gering. Damit waren die Nekrosegrößen bei temperaturkontrollierter Koagulation von 70–90 °C bei Applikationszeiten von 30–90 s gut reproduzierbar. Die Ausdehnung der Läsionen bei temperaturkontrollierter und leistungsgesteuerter Ablation waren vergleichbar. Unerwünschte Effekte im Sinne von Gasblasenbildungen, Thrombenauflagerungen oder Karbonisierungen wurden bei keiner der temperaturkontrollierten Energieabgaben beobachtet.

Eine typische, durch temperaturkontrollierten Radiofrequenzstrom induzierte Nekrose und die dazugehörige Online-Registrierung der biophysikalischen Meßwerte zeigt Abb. 5-7. Bei den in vitro durchgeführten temperaturkontrollierten Koagulationen wurde die vorgewählte Temperatur in allen Fällen innerhalb von 5 s durch automatische Hochregelung der Leistung erreicht. Die Temperatur wurde daraufhin für die vorgewählte Dauer automatisch konstant gehalten, wozu in der Regel etwa 1/6 der initialen Maximalleistung ausreichte. Die Analyse der biophysikalischen Meßwerte der 72 Online-Registrierungen ergab, daß zum Erreichen von 90 °C signifikant höhere maximale Leistungen notwendig waren als für Temperaturen von 80 und 70 °C (62 ± 9 W vs. 55 ± 10 W vs. 44 ± 7 W; $p < 0{,}05$). Die online gemessene Impedanz lag als Ausdruck der stärkeren

5.4 Temperaturkontrollierte Katheterablation 101

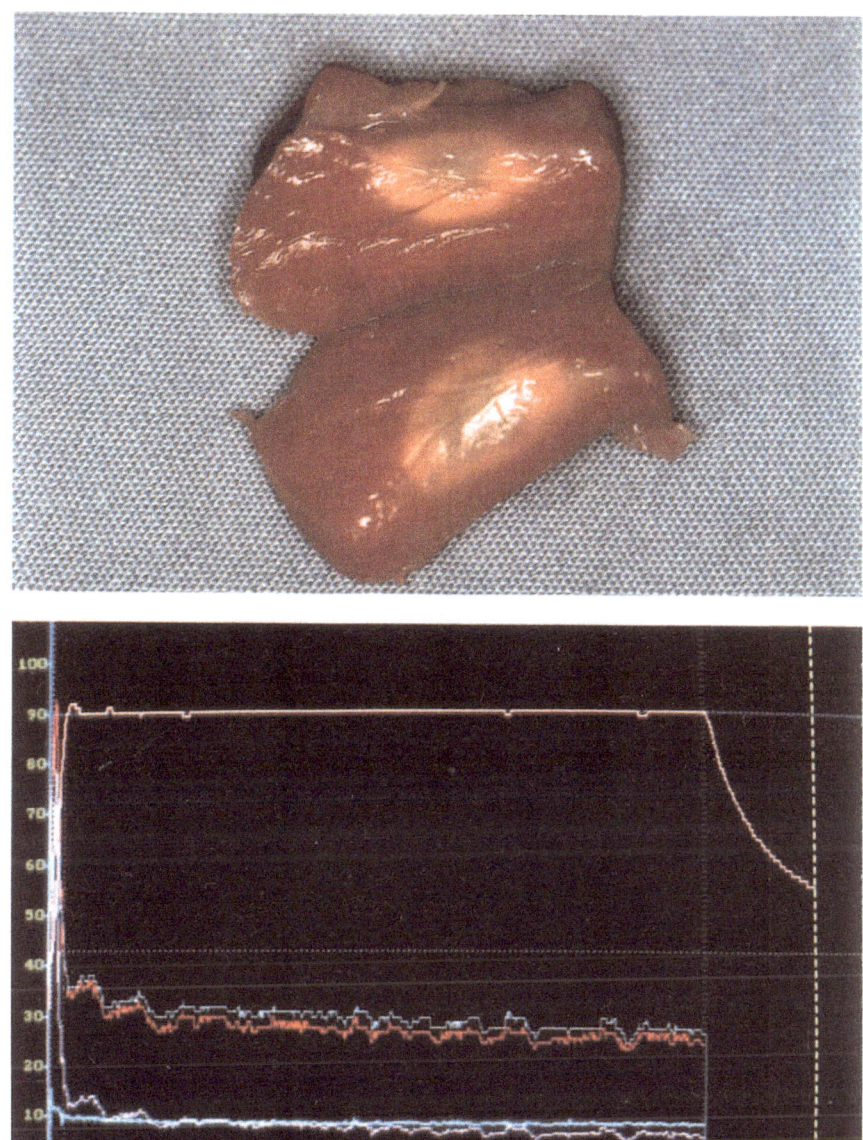

Abb. 5-7. Myokardnekrose nach Abgabe von temperaturkontrolliertem Radiofrequenzstrom mit 80 °C über 30 s auf isoliertes Schweinemyokard und die dazugehörige Registrierung der online gemessenen biophysikalischen Meßwerte (*hellrot* Temperatur, *blau* Stromstärke, *rot* Spannung, *hellblau* Impedanz, *lila* Leistung)

Gewebeerwärmung mit 90 ± 4 Ω bei 90 °C signifikant tiefer als bei 80 °C (95 ± 7 Ω) und 70 °C (104 ± 9 Ω).

Beim Vergleich von leistungsgesteuerter und temperaturkontrollierter Koagulation lagen die Nekroseflächen im gleichen Größenordnungsbereich. Die nebenwirkungsfrei erreichte maximale Tiefe war jedoch bei der temperaturkontrollierten Methode größer.

5.4.2
Vergleich zwischen mono- und bipolarer Ablation

Inwieweit sich der unterschiedliche Stromfluß bei den beschriebenen mono- und bipolaren Koagulationsverfahren auch auf die myokardiale Nekroseausdehnung auswirkt, konnten wir durch 72 temperaturkontrollierte Koagulationen auf

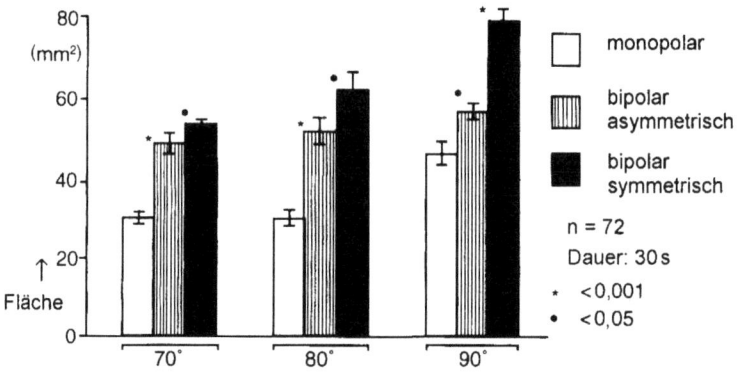

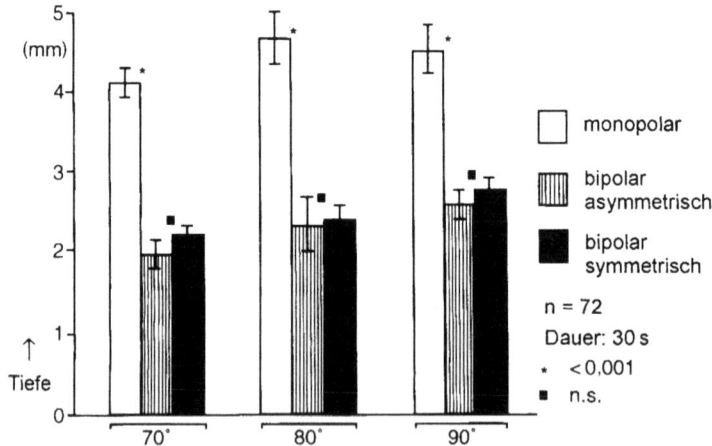

Abb. 5-8. Abhängigkeit der Nekrosefläche (*oben*) und der Nekrosetiefe (*unten*) von Koagulationsmodus und -temperatur

Schweinemyokard im Zirkulationsbad überprüfen (Dorwarth et al. 1993). Die vorgewählte Koagulationsdauer betrug 30 s, die Temperatur 70, 80 bzw. 90 °C.

In Abb. 5-8 sind die Nekroseflächen und -tiefen der bipolar asymmetrisch und symmetrisch induzierten Nekrosen den monopolaren Nekrosen gegenübergestellt:

Die bipolaren Nekrosen waren bei allen Temperaturstufen signifikant großflächiger als die monopolaren, wobei die symmetrische Elektrodenanordnung die größten Flächen induzierte.

Bei der Tiefe zeigte sich ein umgekehrtes Bild für die monopolaren Nekrosen. Sie waren hochsignifikant am tiefsten, bipolar asymmetrische und symmetrische Läsionen unterschieden sich in der Tiefe jedoch nicht.

Durch die gezielte Auswahl eines der beschriebenen Kathetersysteme lassen sich somit Läsionen mit primär flächiger oder primär tiefreichender Ausdehnung induzieren.

5.4.3
Temperaturkontrollierte Katheterablation in vivo beim Schwein

Die Katheterablation mit temperaturkontrolliertem Radiofrequenzstrom wurde bei insgesamt 17 Schweinen durchgeführt. Die Narkose erfolgte nach i.v.-Gabe von Ketamin und Flunitrazepam mit Stickstoff-Sauerstoff-Gemisch (70:30) unter Beimischung von 0,8 Vol.-% Enfluran und kontinuierlicher i.v.-Gabe von Piritramid und Droperidol. Während der Gefäßpräparation wurden die Tiere mit Pancuronium 0,02 mg/kg KG/h relaxiert.

Bei allen Tieren wurden die rechte und linke A. und V. femoralis und die rechte und linke V. jugularis interna präpariert und über Seldinger-Technik mit 8-French-Schleusen versorgt. Über die linke A. femoralis erfolgte mit Hilfe eines Druckwandlers (Statham Transducer, Fa. Statham Instruments, USA) die kontinuierliche Überwachung des arteriellen Drucks. Ein zentralvenöser Zugang wurde über die linke V. femoralis gelegt. Über die rechtsseitigen Femoralgefäße erfolgte die Positionierung der Ablationskatheters im rechten bzw. linken Herzen.

Über die linke V. jugularis interna wurde ein 7-French-Swan-Ganz-Katheter (Fa. Gould, Inc., Oxnard/CA, USA) in die A. pulmonalis eingeschwemmt, der als Orientierung zur Positionierung der Ablationskatheter unter Röntgendurchleuchtung diente. Über diesen Katheter wurden zusätzlich der pulmonalarterielle Druck gemessen und die zentrale Körpertemperatur überwacht. Über die rechte V. jugularis interna wurde bedarfsweise eine passagere Schrittmachersonde (USCI, 6 F) in der Spitze des rechten Ventrikels plaziert.

Die Extremitätenableitungen wurden bei allen Tieren über subkutane Elektroden registriert. Eine Oberflächen-EKG-Ableitung und der arterielle und pulmonalarterielle Druck wurden simultan auf einem Monitor (Videoskop 6-5b, Fa. Hellige, Freiburg) dargestellt und mit einem 6-Kanal-Tintenstrahlschreiber (Fa. Hellige, Freiburg) registriert. Nach Beendigung der Präparation wurden die Tiere mit einem Bolus von 250 IE Heparin/kg KG i.v. und fortlaufend mit 125 IE/kg KG/h über einen Perfusor antikoaguliert. Bei mehrstündigen Versuchen wurde die Körpertemperatur der Tiere durch eine Wärmedecke und durch Rotlichtbestrahlung aufrechterhalten. Die Volumensubstitution erfolgte mit Ringer-Lösung und 5%iger Glukoselösung im Wechsel.

Die Thermoablationskatheter wurden unter Röntgendurchleuchtungs- und EKG-Kontrolle im Bereich des rechten Vorhofs, der AV-Ebene oder des rechten bzw. linken Ventrikels positioniert. Bei 9 Schweinen wurde der Versuch unternommen, ein His-Bündelpotential zu registrieren und durch Ablation in diesem Bereich einen AV-Block III° zu induzieren. Konnte kein His-Bündelpotential registriert werden, wurde die Energieabgabe an der Stelle vorgenommen, an der Vorhof- und Kammerpotential etwa gleich hohe Amplituden aufwiesen. Eine Anzahl von 4 Energieabgaben auf AV-Ebene bei einem Tier wurde nicht überschritten. Insgesamt wurden bei den 9 Schweinen 21 Energieabgaben vorgenommen. Es wurde eine temperaturkontrollierte Radiofrequenzenergie mit einer Temperaturvorwahl von 70 °C bei 2 und 80 °C bei 19 Energieabgaben für die Dauer von 39 ± 12 s (Vorwahl 60 s) appliziert. Konnte ein AV-Block III° erzielt werden oder hatten die 4 Energieabgaben stattgefunden, wurden die Tiere in Vollnakrose weiter beobachtet und die Persistenz der Blockierung halbstündig elektrokardiographisch dokumentiert. Nach einer maximalen Nachbeobachtung von 20 h wurden die Tiere, ohne aus der Narkose wieder erwacht zu sein, durch Injektion einer gesättigten Kaliumchloridlösung getötet.

Bei 3 Schweinen wurden Ablationen auf AV- und myokardialer Ebene durchgeführt. Bei insgesamt 11 der 17 Schweine wurden 17 temperaturkontrollierte Energieabgaben auf der Vorhofebene vorgenommen. Die mittlere Applikationsdauer betrug 36 ± 14 s (Vorwahl 60 s), die Temperatur 80 °C bei 12 und 90 °C bei 5 Energieabgaben. Auf der Kammerebene betrug die mittlere Dauer einer Energieabgabe 29 ± 8 s (Vorwahl 40 s). Der Unterschied zwischen vorgewählter und tatsächlicher mittlerer Koagulationsdauer entstand dadurch, daß die Energieabgabe bei Dislozierung des Katheters oder Auftreten von Arrhythmien vorzeitig abgebrochen wurde.

Nach jeder Energieabgabe wurde der Elektrodenkatheter auf Koagel bzw. Oberflächenveränderungen hin untersucht.

Nach Versuchsende wurden die Herzen explantiert, von außen auf Veränderungen hin inspiziert und eröffnet. Die AV-Ebene, die Vorhöfe und Kammern wurden dargestellt und die Läsionen den entsprechenden Energieabgaben unter Berücksichtigung des intrakardialen EKG und der dokumentierten Katheterposition zugeordnet. Danach wurden die Myokardläsionen einzeln exzidiert und die maximale Länge, Breite und Tiefe mit der Präzisionsschublehre vermessen. Anschließend wurden die Nekrosen in Formalin fixiert, histologisch aufgearbeitet und nach van Gieson (AV-Ebene) bzw. Masson-Goldner und Hämatoxylin-Eosin-Färbung (atriale und ventrikuläre Nekrosen) gefärbt.

Erfahrungen anderer Autoren zur Applikation von temperaturkontrolliertem Radiofrequenzstrom in vivo lagen bislang nicht vor, lediglich Daten zu einer Temperaturüberwachung an der Katheterspitze während experimenteller leistungsgesteuerter Ablation in vivo beim Hund. Hierbei ließ sich eine Korrelation zwischen dem Integral der Temperaturkurve und der Läsionsgröße nachweisen. Alle anderen bisher vorliegenden Studien bezogen sich ausschließlich auf die Applikation von leistungsgesteuertem Radiofrequenzstrom auf Vorhof-, AV- und Kammerebene in vivo beim Hund. Nach Energieabgaben im rechten und linken

Ventrikel bei 14 Hunden fanden Franklin et al. 1989 kleine umschriebene Nekrosen mit einem mittleren Volumen von 0,31 ± 0,47 cm^3. In einer anderen Untersuchung waren 44 Energieabgaben bei 12 Hunden durchgeführt worden, die zu Läsionen zwischen 0 und 273 mm^3 führten (Hindricks et al. 1989). In 3 Fällen zeigte sich das Myokard rupturiert und karbonisiert. Da über den Wandkontakt des Katheters und die am Myokard entstehende Temperatur keine Informationen vorliegen, konnte bisher bei In-vivo-Studien keine enge Korrelation zwischen Energieabgabe und Nekrosegröße festgestellt werden.

Die Praktikabilität und Sicherheit der neuen Methode der temperaturkontrollierten Katheterablation wurde von unserer Arbeitsgruppe in einer Studie bei insgesamt 17 Schweinen in vivo überprüft. Hierzu wurde temperaturkontrollierter Radiofrequenzstrom auf das atriale bzw. ventrikuläre Myokard unter Verwendung des bipolar asymmetrischen Thermokatheters bei 11 Schweinen insgesamt 42mal appliziert, davon lagen 17 Ablationen im Bereich des rechten Vorhofs und 25 im rechten (n = 14) bzw. linken (n = 11) Ventrikel. Es wurden Temperaturen von 80 oder 90 °C und eine Koagulationsdauer von 30 s vorgewählt.

5.4.4
Makroskopische und histologische Untersuchung der Läsionen

Die bisher vorliegenden Untersuchungen zur Morphologie der Nekrosen nach leistungsgesteuerter Radiofrequenzstromapplikation zeigten, daß es sich um scharf demarkierte Koagulationsnekrosen handelte (Bharati 1987; Chin et al. 1991). Histologische Studien zur Nekrosebildung nach Applikation von temperaturkontrolliertem Radiofrequenzstrom liegen bisher nicht vor, ebensowenig wie Untersuchungen über die Nekroseentwicklung in den ersten Stunden nach der Ablation.

Durch die histologische Untersuchung aller Nekrosen konnte in der vorliegenden Studie erstmals die Nekroseausbildung in den ersten 20 h semiquantitativ beschrieben werden.

Jeder Energieabgabe konnte nach Versuchsende eine myokardiale Läsion zugeordnet werden. Makroskopisch hatten die Nekrosen in der Aufsicht eine ellipsoide und im Querschnitt eine hemisphärische Form. Das Myokard war abgeblaßt und von einem hämorrhagischen Randsaum umgeben. Der Einfluß der temperaturkontrollierten Radiofrequenzenergie auf die Fläche und Tiefe der Nekrosen ist in Abb. 5-9 dargestellt. Bei den atrialen Nekrosen ergaben sich für 80 und 90 °C keine unterschiedlichen Nekroseflächen und -tiefen. Die Flächen der Nekrosen lagen zwischen 12 und 68 mm^2, und 12 der 17 Läsionen waren transmural.

Die Nekrosen auf Kammerebene wiesen bei einer Temperatur von 90 °C signifikant ($p < 0,05$) größere Flächen auf als bei einer Ablationstemperatur von 80 °C. Bei 90 °C waren die Nekrosen geringfügig tiefer. Mit 10–60 mm^2 lagen die Flächen größenmäßig im gleichen Bereich wie bei den atrialen Läsionen. Die Tiefen lagen zwischen 1 und 7 mm und waren von der Tendenz her tiefer als bei den Vorhofnekrosen, bedingt durch die größere Myokarddicke der Ventrikel. Keine der 42 temperaturkontrollierten Energieabgaben führte zu einer Myokardperfora-

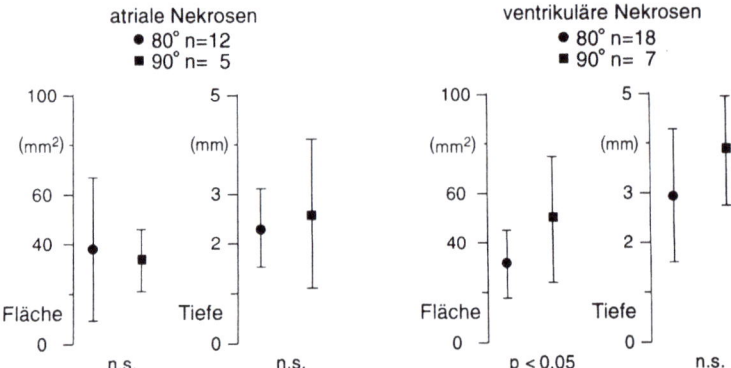

Abb. 5-9. Temperaturkontrollierter Radiofrequenzstrom wurde insgesamt 42mal auf Vorhof- und Kammerebene in vivo bei 11 Schweinen appliziert. Dargestellt ist die mittlere Fläche und Tiefe der atrialen und ventrikulären Nekrosen, unterschieden nach der vorgewählten Ablationstemperatur von 80 und 90 °C

Abb. 5-10. Typische Läsion nach temperaturkontrollierter Ablation im Bereich des linken Ventrikels 6 h nach der Energieabgabe. Zu erkennen ist eine homogene Koagulationsnekrose mit endokardial leichtem Eindruck durch den Katheter und der die Nekrose umgebende hämorrhagische Randsaum

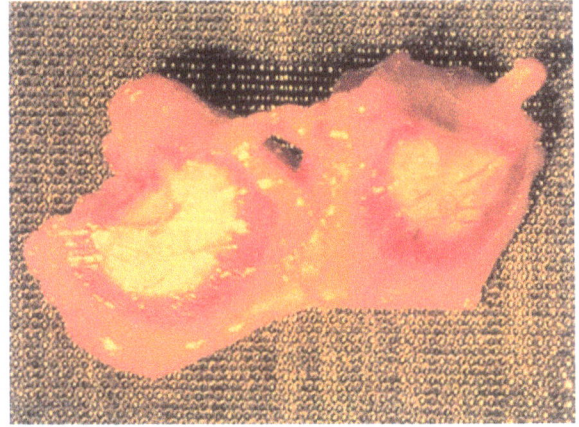

tion, Thrombusbildung, Verletzung der Koronararterien oder Herzklappen. Abbildung 5-10 zeigt makroskopisch eine typische Läsion des linken Ventrikels, die in diesem Fall 6 h nach der Energieabgabe untersucht wurde.

Die abgegebenen Leistungen auf Vorhof- und Kammerebene (25 ± 14 W vs. 24 ± 18 W; n.s.) waren ebenso wie die Gesamtenergie (993 ± 755 J vs. 650 ± 434 J; n.s.) vergleichbar. Eine Korrelation zwischen den biophysikalischen Meßwerten und der Nekrosegröße bestand nicht.

Bei der histologischen Aufarbeitung der Läsionen zeigte sich in allen Fällen das typische Bild einer Koagulationsnekrose. Die Querstreifung der Muskelfasern war aufgehoben, das Zytoplasma eosinophil und die Zellkerne pyknotisch. Zwischen den Zellverbänden kam es zu Spaltenbildungen.

Um die Entwicklung der Nekrosen in ihrem zeitlichen Ablauf beurteilen zu können, wurden die Läsionen nach ihrem Alter (Zeitraum zwischen Energie-

Tabelle 5-1. Histologische Charakteristika temperaturkontrollierter Läsionen auf der Vorhof- und Kammerebene beim Schwein in Abhängigkeit vom Nekrosealter

Alter der Nekrose [h]	Hämorrhagische Demarkierung [%]			Ödem [%] deutlich	Granulozytäre Infiltration [%]			n
	keine	partiell	scharf		keine	leicht	ausgeprägt	
< 3	33	47	20	20	87	7	6	15
3–5	7	43	50	37	31	56	13	15
6–16	0	17	83	50	10	10	80	12

Endokardauflagerung: thrombozytär 19%, fibrinös 34%, beides 5%; Perforationen: 0%

abgabe und Exzision des Herzens) in 3 Gruppen eingeteilt: Nekrosen, die weniger als 3 h, zwischen 3 und 5 h und 6–16 h alt waren. Semiquantitativ wurde die Ausbildung eines hämorrhagischen Randsaums, eines Ödems und einer granulozytären Infiltration der Nekrosen beurteilt. Die Ergebnisse der Untersuchung sind in Tabelle 5-1 zusammengefaßt.

Danach kam es im Verlauf der Nekroseentwicklung zunächst zur Ausbildung eines hämorrhagischen Randsaums um die Nekrose bei geringem Ödem und geringer granulozytärer Infiltration. Zwischen 3 und 6 h entwickelte sich v. a. ein zunehmendes Ödem und in den nachfolgenden Stunden eine granulozytäre Infiltration. Nekrosen mit einem Alter zwischen 6 und 16 h waren in 83% der Fälle scharf hämorrhagisch demarkiert, in 50% der Fälle ödematös und in 80% granulozytär infiltriert. Mikroskopisch bestand bei 8 Nekrosen eine dünne Auflagerung thrombotischen Materials. Eine dünne Fibrinauflage fand sich bei 14 Nekrosen. Bei 2 Nekrosen bestand sowohl eine thrombotische als auch eine fibrinöse Auflagerung.

5.4.5
Präablationsimpedanzmessung vor temperaturkontrollierter Ablation in vivo

In Analogie zu den in vitro durchgeführten Impedanzmessungen vor der Katheterablation mit leistungsgesteuertem Radiofrequenzstrom sollte der Wert des Parameters für die Bestimmung des Myokardkontakts des Katheters in vivo beim Schwein auch vor der temperaturkontrollierten Ablation überprüft werden. Vor und nach jeder der 42 Energieabgaben auf Vorhof- und Kammerebene wurde daher die Impedanz sowohl mono- als auch bipolar gemessen. Außerdem wurden 28 Messungen im Blut ohne Wandkontakt durchgeführt, bei denen der Katheter im rechten Vorhof oder Ventrikel plaziert war (mono- und bipolar, vor und nach Energieabgabe). Die Ergebnisse sind in Abb. 5-11 zusammengefaßt. Danach war die Impedanz beim Myokardkontakt im Vergleich zum Kontakt mit Blut alleine signifikant höher ($p < 0{,}001$). Dies galt sowohl für die „monopolaren" Messungen zwischen der Spitzenelektrode des Katheters und der Rückenelektrode als auch für die bipolaren Messungen zwischen den beiden distalen Elektroden des Katheters. Bei den Messungen nach Ablation war der Unterschied nicht mehr so deutlich, da die Impedanz des Myokards durch die Erwärmung des Gewebes abnahm.

108 KAPITEL 5 Biophysikalische Grundlagen der Radiofrequenzkatheterablation

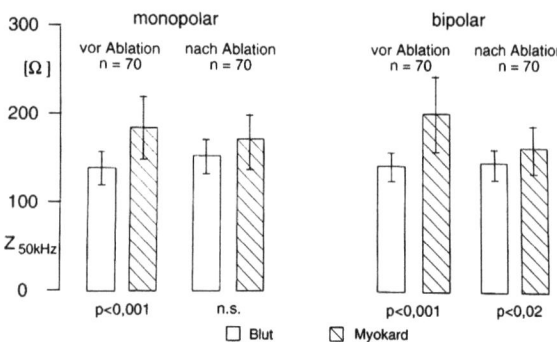

Abb. 5-11. Ergebnisse der Impedanzmessung vor und nach Abgabe von temperaturkontrolliertem Radiofrequenzstrom auf Myokard und im Blut. Vor der Ablation war die Impedanz sowohl bei mono- als auch bei bipolarer Messung bei Myokardkontakt signifikant höher

Für einen Wert von 166 Ω ergab sich für die Erkennung des Myokardkontakts eine Sensitivität von 76 %, eine Spezifität von 100 %, ein positiver prädiktiver Wert von 100 % und ein negativer prädiktiver Wert von 76 %.

5.4.6
Temperaturkontrollierte Ablation auf AV-Ebene in vivo

Nachdem wir festgestellt hatten, daß temperaturkontrolliert ausreichende Nekrosen ohne unerwünschte Wirkungen in vivo auf Vorhof- und Kammerebene induziert werden können, stellte sich die Frage, ob diese neue Methode auch zur Ablation der AV-Überleitung in vivo geeignet wäre. Hierzu lagen bislang keine Untersuchungen vor.

Aus diesem Grund haben wir eine His-Bündelelektrokardiographie beim Schwein durchgeführt. Unter Röntgenkontrolle und fortlaufender Registrierung des intrakardialen EKG wurde bei 9 Schweinen mit Hilfe des bipolar asymmetrischen Thermokatheters versucht, das His-Bündel zu lokalisieren und damit den Ablationsort zu bestimmen. Unter kontinuierlicher Kontrolle des mittleren arteriellen und rechtsventrikulären Drucks wurde insgesamt 21mal temperaturkontrollierte Energie im Bereich der AV-Ebene abgegeben (2,3 ± 1,2 Energieabgaben pro Schwein). Bei den ersten beiden Energieabgaben betrug die Ablationstemperatur 70 °C. Alle weiteren Energieabgaben wurden mit 80 °C über jeweils 30 s vorgenommen. Bei 7 der 9 Schweine wurde ein AV-Block III°, bei einem Tier ein AV-Block I° und bei einem weiteren keine Wirkung erzielt. Die Blockierungen traten im Mittel 11 ± 6 s nach Einschalten der Energie auf. Hinsichtlich der biophysikalischen Parameter fand sich kein Unterschied zwischen erfolgreichen und erfolglosen Energieabgaben.

5.4.7
Zusammenhang zwischen den elektrophysiologischen Parametern und dem Ablationserfolg

Von entscheidender Bedeutung für den Erfolg einer Energieabgabe war der Nachweis eines His-Potentials im intrakardialen EKG. Abbildung 5-12 zeigt das intra-

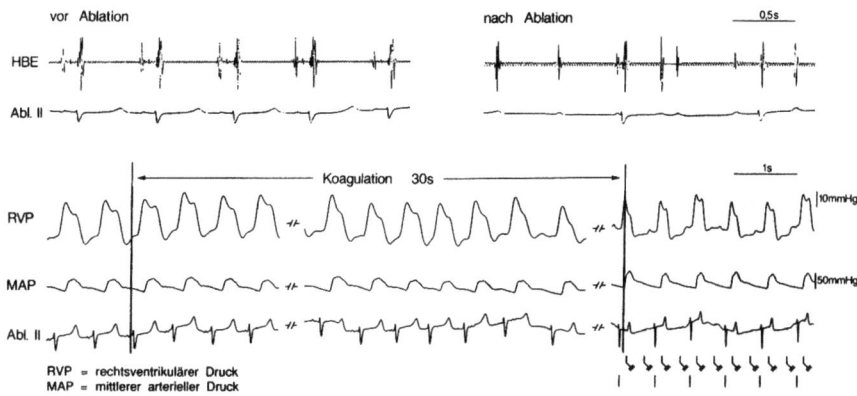

Abb. 5-12. His-Bündelelektrogramm (*HBE*) und eine Oberflächenableitung (*Abl. II*) vor und nach temperaturkontrollierter AV-Ablation in vivo. Darunter sind die Druckregistrierungen und die Ableitung II während der Energieabgabe, die bei Schwein 5 einen AV-Block III° induzierte, dargestellt

kardiale EKG mit einem His-Potential vor Ablation und einem AV-Block III° nach Ablation sowie die Druckregistrierungen und eine Oberflächenableitung während der Ablation bei Schwein 5. Bei 10 der 21 Energieabgaben gelang es, vor der Ablation ein His-Bündelpotential abzuleiten. Temperaturkontrollierte Radiofrequenzenergie wurde in 11 Fällen auf der AV-Ebene ohne den Nachweis eines His-Potentials abgegeben.

Nur eine der 11 Koagulationen (9 %) ohne His-Potential führte zu einem AV-Block I°, während 7 der 10 Energieabgaben mit His-Potential einen AV-Block III° induzierten. Der positive prädiktive Wert des His-Potentials für den Erfolg einer Energieabgabe betrug demnach 70 %.

Um zu untersuchen, ob neben dem His-Potential noch weitere Parameter des intrakardialen EKG Vorhersagewert für den Erfolg einer Energieabgabe haben, wurden die Vorhof (A)-His (H)- und die H-Ventrikel (V)-Intervalle gemessen. Außerdem wurden die Amplituden der A-, H- und V-Potentiale der 10 Energieabgaben mit vorausgehendem His-Potential im EKG im Hinblick auf Erfolg (n = 7) und Mißerfolg (n = 3) der Energieabgaben verglichen. In Abb. 5-13 ist zu erkennen, daß die erfolgreichen Energieabgaben im Mittel ein kürzeres AH- und längeres HV-Intervall aufwiesen und die Vorhof- und His-Amplituden im Vergleich zur Amplitude des Ventrikelpotentials relativ hoch waren. Daraus läßt sich eine vorhofnähere Position des Elektrodenkatheters für die erfolgreichen Ablationen ableiten.

Alle Energieabgaben - nicht nur die 10 mit His-Potential - wurden auf hierdurch verursachte Rhythmusstörungen analysiert. Schwerwiegende hämodynamisch bedeutsame Arrhythmien traten bei 76 % dieser Energieabgaben nicht auf. Bei 5 von 21 Energieabgaben (24 %) kam es jedoch während der Energieabgabe zu Kammerflimmern, welches in 4 Fällen durch externe Defibrillation erfolgreich terminiert werden konnte. Bei einem Schwein mit vorbestehender maligner Hyperthermie war dies nicht möglich. In der Nachbeobachtungsphase

110 KAPITEL 5 Biophysikalische Grundlagen der Radiofrequenzkatheterablation

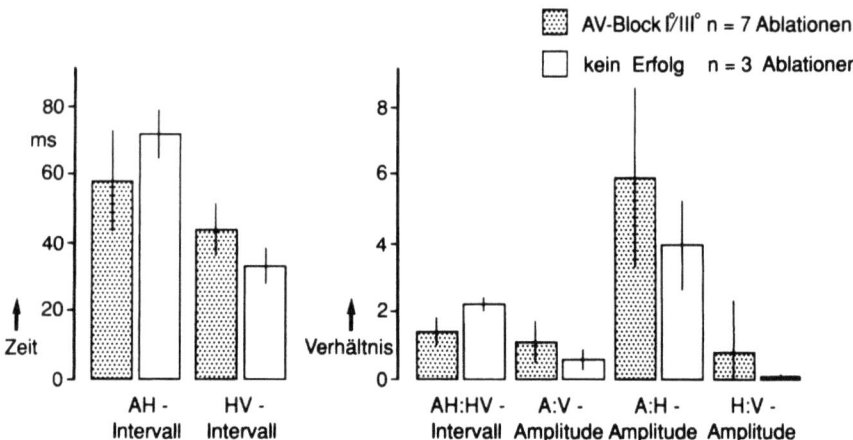

Abb. 5-13. Analyse der Parameter des intrakardialen EKG von 10 Registrierungen mit einem His-Potential beim Schwein. Vermessen wurden die Vorhof (A)-His (H)- und H-Kammer (V)-Intervalle sowie die Amplituden von A, H und V. Die Amplitudenverhältnisse wurden berechnet und die Energieabgaben mit und ohne konsekutiver AV-Blockierung verglichen. Im Vergleich zu den erfolglosen Energieabgaben wiesen die erfolgreichen kürzere AH- und längere HV-Intervalle sowie im Vergleich zum V-Potential größere A- und H-Amplituden auf

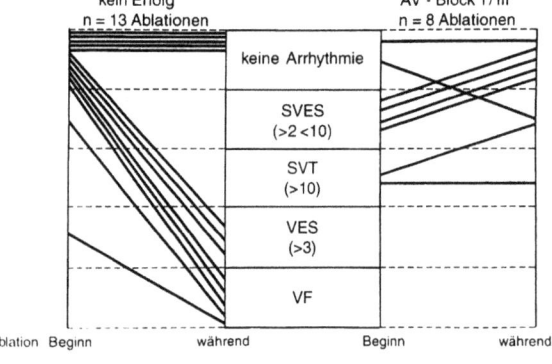

Abb. 5-14. Auftreten von Arrhythmien in Abhängigkeit vom Erfolg der insgesamt 21 Energieabgaben. Aufgetragen sind supraventrikuläre Extrasystolen (*SVES*), supraventrikuläre Tachykardien (*SVT*), ventrikuläre Extrasystolen (*VES*) und Kammerflimmern (*VF*). Bei erfolgreichen Energieabgaben kam es in keinem Fall zu ventrikulären Arrhythmien

von maximal 20 h traten keine weiteren Rhythmusstörungen auf. In Abb. 5-14 werden die Arrhythmien von erfolgreichen (n = 8) und erfolglosen (n = 13) Energieabgaben verglichen. Wesentliche Befunde sind das Fehlen ventrikulärer Arrhythmien bei den erfolgreichen Energieabgaben. Umgekehrt ergaben sich die 5 Fälle von Kammerflimmern bei den erfolglosen Energieabgaben als Hinweis auf eine zu nahe am Ventrikel gelegene Position des Katheters. Diese Befunde wie auch die Analyse der Zeitintervalle und Amplituden lassen auf eine vorhofnähere Position des Elektrodenkatheters bei einer erfolgreichen Ablation schließen. Erfolgreiche Energieabgaben waren in 6 von 8 Fällen mit supraventrikulären Arrhythmien assoziiert. Bei erfolglosen Energieabgaben traten supraventrikuläre

Arrhythmien nur in einem von 13 Fällen auf. Das entspricht einem positiven prädiktiven Wert der supraventrikulären Arrhythmien für den Erfolg einer Energieabgabe von 86%.

Damit konnten beim Schwein, welches als elektrophysiologisches Tiermodell nicht etabliert ist, invasive elektrophysiologische Untersuchungen der dargestellten Art erfolgreich durchgeführt werden. Die erhöhte Neigung der Schweine zu Kammerflimmern wurde von verschiedenen Untersuchern bei experimentellen Studien anderer Art ebenfalls beobachtet und stellt eine Einschränkung des Tiermodells dar (Hughes 1986; Swindle et al. 1986). Demgegenüber ist die Ähnlichkeit der Anatomie und Verteilung der Koronararterien mit dem menschlichen Herzen eher vorteilhaft (Weaver et al. 1986).

5.4.8
Makroskopische und histologische Untersuchung der Nekrosen

Anhand der nachfolgend dargestellten Untersuchungen wurde erstmals die Entwicklung der Nekrosen innerhalb der ersten 20 h untersucht. Den 21 Energieabgaben auf AV-Ebene wurden 21 Läsionen an den 9 exzidierten Herzen nach Versuchsende zugeordnet. Es handelte sich um ellipsoide Koagulationsnekrosen, die gegenüber dem umgebenden vitalen Myokard abgeblaßt waren und von einem hämorrhagischen Randsaum umgeben wurden.

Im Querschnitt stellten sich die Nekrosen hemisphärisch dar. In keinem Fall fanden sich aufgelagerte Thromben, Karbonisierungen oder Verletzungen von Myokard und Trikuspidalklappe. Die Flächen der Nekrosen betrugen im Mittel 56 ± 46 mm^2 und die Tiefen 3,8 ± 2,6 mm. Zwischen den Nekroseflächen und -tiefen bestand bei erfolgreichen und erfolglosen Energieabgaben kein Unterschied.

Die histologischen Untersuchungen ergaben die typischen Zeichen einer Koagulationsnekrose: die Querstreifung der Myozyten war aufgehoben, die Zellkerne waren pyknotisch und zwischen den Zellverbänden bestand eine Spaltenbildung mit einem unterschiedlich stark ausgeprägten interstitiellen Ödem (Abb. 5-15). Entsprechend ihrem Alter (Dauer zwischen Energieabgabe und Versuchsende) wurden die Nekrosen in 3 Gruppen eingeteilt: Nekrosen, die weniger als 2 h, zwischen 2 und 5 h und 5–20 h alt waren. Die Ergebnisse sind in Tabelle 5-2 zusammengefaßt.

Wir erkannten, daß sich im zeitlichen Verlauf zunächst ein Ödem ausbildete. Nach 2–5 h kam es zu einer zunehmenden hämorrhagischen Demarkierung der Nekrosen und einer leichten granulozytären Infiltration, die zwischen 5 und 20 h nach Ablation deutlich zunahm. Der wesentliche Unterschied zu den myokardialen Nekrosen auf Vorhof- und Kammerebene war das auf AV-Ebene wesentlich früher und stärker auftretende Ödem.

Damit konnten in vivo beim Schwein mit temperaturkontrolliertem Radiofrequenzstrom auf Vorhof-, Kammer- und AV-Ebene nebenwirkungsfrei ausreichende Läsionen induziert und in ihrer pathohistologischen Entwicklung charakterisiert werden.

112 KAPITEL 5 Biophysikalische Grundlagen der Radiofrequenzkatheterablation

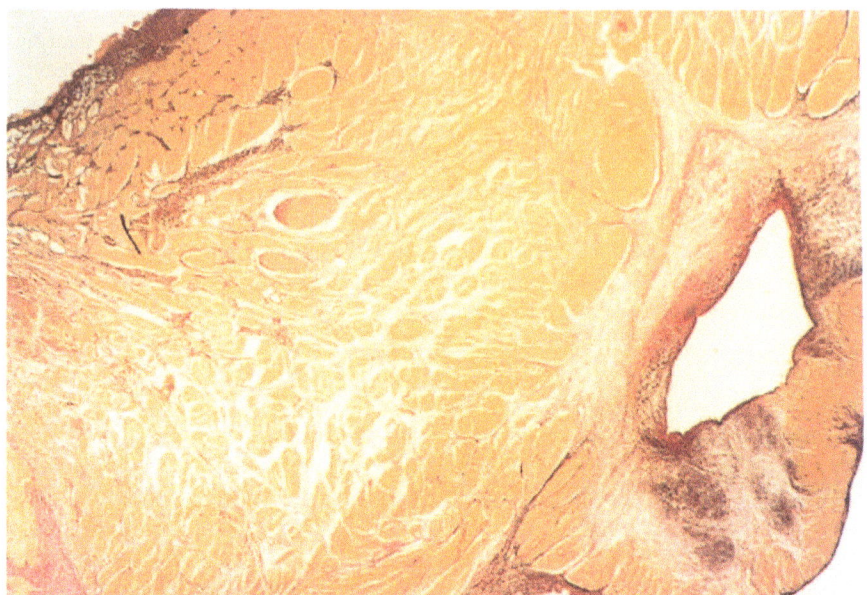

Abb. 5-15. Darstellung eines Querschnitts durch die AV-Ebene nach temperaturkontrollierter Ablation und histologischer Aufarbeitung mit einer Elastika-van-Gieson-Färbung. Der AV-Knoten zeichnete sich durch ein deutlich aufgelockertes Interstitium aus. Am Vorhofseptum ist ein Venenast mit ödematöser Verquellung der Adventitia zu erkennen

Tabelle 5-2. Histologische Charakteristika temperaturkontrollierter Läsionen auf der AV-Ebene beim Schwein in Abhängigkeit vom Nekrosealter

Alter der Nekrose [h]	Hämorrhagische Demarkierung [%]			Ödem [%]	Granulozytäre Infiltration [%]			n
	keine	partiell	scharf	deutlich	keine	leicht	ausgeprägt	
< 2	75	25	0	75	100	0	0	4
2–5	0	57	43	86	43	57	0	7
5–20	0	0	100	90	0	50	50	10

Endokardauflagerung: thrombozytär 19%, fibrinös 34%, beides 5%; Perforationen: 0%

5.4.9
Klinischer Einsatz: Temperaturkontrollierte His-Ablation und AV-Modifikation

Ein erster Bericht zur Modifikation der AV-Überleitung mit Induktion von AV-Blockierungen unter Verwendung der leistungsgesteuerten Radiofrequenzenergie wurde von Goy et al. (1990) vorgelegt. Mit dieser Methode konnte in einer Studie durch eine signifikante Verlängerung der Vorhof-His-Intervalle bei 4 von 8 Patienten mit AV-Knoten-Reentrytachykardien Rezidivfreiheit erzielt werden.

Auf die gleiche Weise konnten Lee et al. 1991 32 von 39 Patienten mit AV-Knoten-Reentrytachykardien erfolgreich behandeln. Bei der gleichen Rhythmusstörung gelang in einer weiteren Untersuchung eine AV-Modifikation mit 2facher Verlängerung der Vorhof-His-Intervalle bei 42 von 44 Patienten, entsprechend einer Ablation der schnellen Bahn des AV-Reentrys (Calkins et al. 1991). Bei Patienten mit medikamentös therapierefraktären supraventrikulären Tachykardien induzierten Jackman et al. 1991 bei 16 von 17 Patienten einen AV-Block III°. Klinische Untersuchungen zur temperaturkontrollierten Ablation lagen bisher nicht vor.

Wie wir experimentell festgestellt hatten, waren die wesentlichen Nachteile der bisherigen Methode der Katheterablation mit leistungsgesteuertem Radiofrequenzstrom auf Temperaturen über 95 °C zurückzuführen. Da diese Nachteile durch Temperaturkontrolle vermieden werden konnten, sollte die Effizienz und Sicherheit dieses neuen Prinzips der temperaturkontrollierten AV-Ablation bzw. Modifikation beim Patienten untersucht werden.

Die temperaturkontrollierte AV-Ablation bzw. -Modifikation wurde bei insgesamt 12 Patienten mit medikamentös therapierefraktären supraventrikulären Tachykardien durchgeführt. Alle Patienten hatten symptomatische Tachykardien, die bei 6 Patienten zu Präsynkopen, bei 3 Patienten zu Synkopen und bei 3 weiteren Patienten zu einer Reanimationssituation geführt hatten.

Der bipolare Koagulationsmodus wurde aufgrund der Annahme gewählt, daß die kürzere Meßstrecke zwischen den beiden distalen Elektroden durch weniger Variablen beeinflußt wird als die monopolare Koagulation zwischen der Spitzenelektrode und einer großen Rückenelektrode. Die Reproduzierbarkeit der empirisch bestimmten Leistungsbereiche und ihrer Effekte wird bei der monopolaren Koagulation z. B. durch die unterschiedliche Körpergröße und -masse sowie durch die von Patient zu Patient völlig verschiedenen Übergangswiderstände an der Haut beeinträchtigt. Diese Unwägbarkeiten fallen beim bipolaren Koagulationsmodus weg.

Mit Hilfe des bipolar asymmetrischen Thermokatheters wurde bei 6 Patienten mit Vorhofflimmern/-flattern versucht, die physiologische AV-Überleitung zu unterbrechen und einen AV-Block III° zu induzieren. Bei 6 Patienten mit AV-Knoten-Reentrytachykardien sollte eine gezielte Ablation der schnellen Leitung des Reentrys mit Induktion eines AV-Blockes I° erfolgen. Es wurde eine konstante Ablationstemperatur von 80 °C vorgewählt und für 60 s die temperaturkontrollierte Radiofrequenzenergie appliziert.

Bei den 12 Patienten wurden insgesamt 97 Energieabgaben vorgenommen, im Mittel 8 ± 5 (zwischen einer und 14 Energieabgaben) pro Patient. Die Ergebnisse der temperaturkontrollierten Katheterablation unmittelbar nach Ende der Ablationssitzung und die biophysikalischen Parameter bei jedem Patienten sind in Tabelle 5-3 zusammengefaßt. Eine anhaltende AV-Blockierung konnte bei 8 der 12 Patienten im Mittel mit 5 ± 3 Energieabgaben erzielt werden. Die verbleibenden 4 Patienten erhielten jeweils 14 Energieabgaben.

Das primäre Ziel der Ablation bei 6 Patienten mit Vorhofflimmern/-flattern – ein AV-Block III° – wurde in 3 Fällen erreicht. Abbildung 5-16 zeigt die Elektrokardiogramme vor, während und nach temperaturkontrollierter AV-Ablation bei einer 47jährigen Patientin mit medikamentös therapierefraktärem intermittierendem Vorhofflattern, bei der ein AV-Block III° induziert werden konnte. Ein AV-Block I° wurde bei 2 Patienten erzielt, wobei die AH-Intervalle von 75 ± 7 ms

Kapitel 5 Biophysikalische Grundlagen der Radiofrequenzkatheterablation

Tabelle 5-3. Ergebnisse unmittelbar nach temperaturkontrollierter Katheterablation und Darstellung der biophysikalischen Parameter im einzelnen

Patient Nr.	Ablations-ergebnis	tc RF Energieabgaben (n)	Spannung (V)	Strom (mA)	Leistung (W)	Impedanz (Ohm)	Energie (J)	CKmax (U/l)
1	AVB I	3	87 ± 19	490 ± 150	45 ± 23	180 ± 33	1436 ± 433	51
2	kein AVB	14	80 ± 12	640 ± 110	52 ± 16	126 ± 4	2519 ± 653	26
3	AVB I	8	69 ± 9	470 ± 100	33 ± 11	148 ± 16	1023 ± 388	80
4	kein AVB	14	61 ± 19	530 ± 160	35 ± 22	115 ± 5	1918 ± 954	92
5	AVB III	1	105	760	79	139	2568	53
6	AVB I	3	93 ± 31	640 ± 140	62 ± 33	143 ± 16	1672 ± 532	26
7	kein AVB	14	75 ± 26	530 ± 200	45 ± 29	140 ± 11	1770 ± 1140	83
8	AVB I	4	46 ± 10	290 ± 70	14 ± 6	160 ± 5	792 ± 447	82
9	AVB III	6	56 ± 24	490 ± 240	32 ± 28	118 ± 15	1747 ± 1515	110
10	AVB III	4	105 ± 18	770 ± 50	80 ± 10	139 ± 30	2716 ± 938	45
11	AVB I	12	66 ± 22	540 ± 160	37 ± 22	126 ± 49	1004 ± 510	24
12	kein AVB	14	71 ± 18	600 ± 130	44 ± 21	118 ± 8	1501 ± 1088	70
Mittel ± SD		8 ± 5	71 ± 23	550 ± 170	42 ± 24	132 ± 27	1612 ± 1000	62 ± 29

tc RF = temperaturkontrollierter Radiofrequenzstrom;
AVB I und III = AV-Block ersten und dritten Grades;
kein AVB = kein AV-Block (unveränderte PQ-Zeit);
CKmax = maximaler Wert der Kreatinkinase.

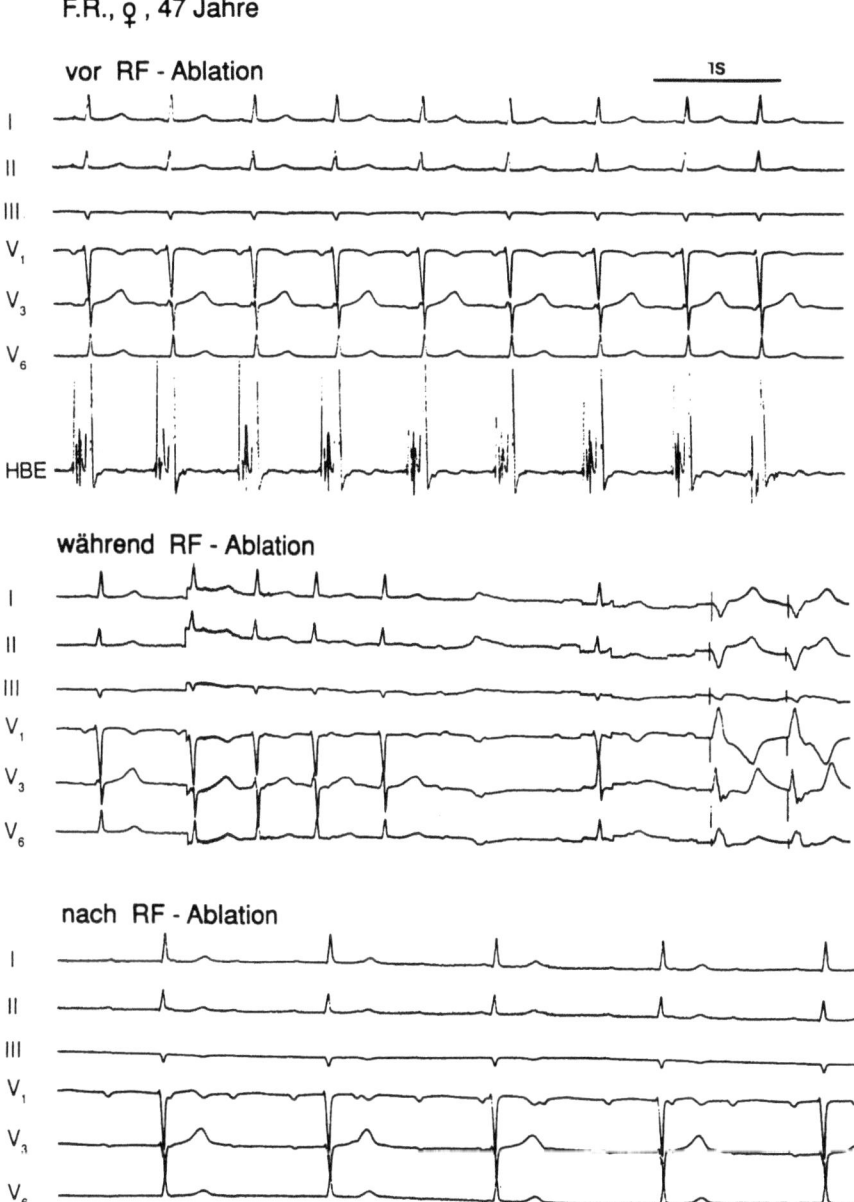

Abb. 5-16. EKG-Registrierung (I, II, III, V_1, V_3, V_6 und HBE-(His-Bündel-)Elektrogramm) vor, während und nach temperaturkontrollierter Katheterablation der AV-Überleitung bei einer 47jährigen Patientin mit medikamentös therapierefraktärem Vorhofflattern. Vor der Ablation war im HBE ein großes vorhofnahes His-Potential erkennbar. Während der Ablation kam es zu akzelerierten junktionalen Schlägen und nach insgesamt 10 s zum Auftreten eines AV-Blocks III°. Nach der Ablation war ein AV-Block III° erkennbar

vor auf 170 ± 22 ms nach Ablation zunahmen, während die HV-Intervalle unverändert blieben (50 ± 3 ms vor und 49 ± 3 ms nach Ablation). Bei dem verbleibenden Patienten mit Vorhofflattern (Nr. 12) kam es zu keiner AV-Blockierung.

Bei 3 der 6 Patienten mit AV-Knoten-Reentrytachykardien wurde das primäre Ziel der Ablation, eine Modifikation der AV-Überleitung mit Unterbrechung der schnellen Leitung mit Induktion eines AV-Blocks I°, erreicht. Tachykardien waren bei diesen 3 Patienten nicht mehr induzierbar. Es ließ sich eine signifikante Zunahme der AH-Intervalle von 70 ± 10 ms vor auf 173 ± 7 ms nach Ablation feststellen. Die HV-Intervalle blieben unverändert (49 ± 11 ms vor und 52 ± 11 ms nach Ablation). Bei den anderen 3 Patienten blieb die AV-Überleitung unverändert.

Die Energieabgaben waren in keinem Fall mit Beschwerden verbunden. Eine Analgesierung oder Allgemeinanästhesie waren nicht notwendig.

Die Kreatininphosphokinase (CK) stieg nach Ablation von 31 ± 18 U/l signifikant ($p < 0,02$) auf 62 ± 29 U/l an, blieb jedoch im Normbereich (< 100 U/l) und die CK-MB war in jedem Fall negativ. Es wurden keine höhergradigen Arrhythmien beobachtet, und ein Perikarderguß, Thrombenbildungen oder strukturelle Klappen- oder Myokardschäden konnten durch transösophageale Echokardiographie bei jedem Patienten ausgeschlossen werden (Hoffmann et al. 1993).

5.4.9.1
Analyse des Temperaturkurvenverlaufs

Der Vergleich erfolgreicher und erfolgloser Energieabgaben hinsichtlich der biophysikalischen Parameter ergab keine signifikanten Unterschiede. Ein vielversprechender Befund ergab sich jedoch aus der visuellen Analyse der Temperaturkurven während der Energieabgaben. Die Onlineregistrierungen der biophysikalischen Parameter von 2 Ablationen und der Einfluß, den der Myokardkontakt des Elektrodenkatheters hatte, sind in Abb. 5-17 dargestellt. Ein instabiler Myokardkontakt des Elektrodenkatheters während der Ablation zeigte sich durch eine höheramplitudige Leistungsregelung. Diese Beobachtung läßt unter Berücksichtigung der experimentellen Befunde (Hoffmann et al. 1990, 1993) die Annahme zu, daß diese Phänomene durch einen verstärkten Wärmeverlust über den Blutstrom (Konvektion) bedingt sind. Über eine automatische Spannungsregelung wird versucht, die vorgewählte Temperatur konstant zu halten und somit den konvektiven Wärmeverlust zu kompensieren. Wenn der Katheter einen stabilen Wandkontakt hatte, wurde die vorgewählte Temperatur von 80 °C

Abb. 5-17. Kontinuierliche Registrierung der physikalischen Meßwerte (*hellrot* Temperatur, *rot* Spannung, *grau* Stromstärke, *lila* Leistung, *hellblau* Impedanz) bei temperaturkontrollierter Katheterablation mit weniger gutem Wandkontakt des Katheters (*oben*) mit entsprechend höheramplitudiger Leistungsregelung und gutem Wandkontakt (*unten*) mit niedriger Leistung zur Konstanthaltung der Temperatur

5.4 Temperaturkontrollierte Katheterablation

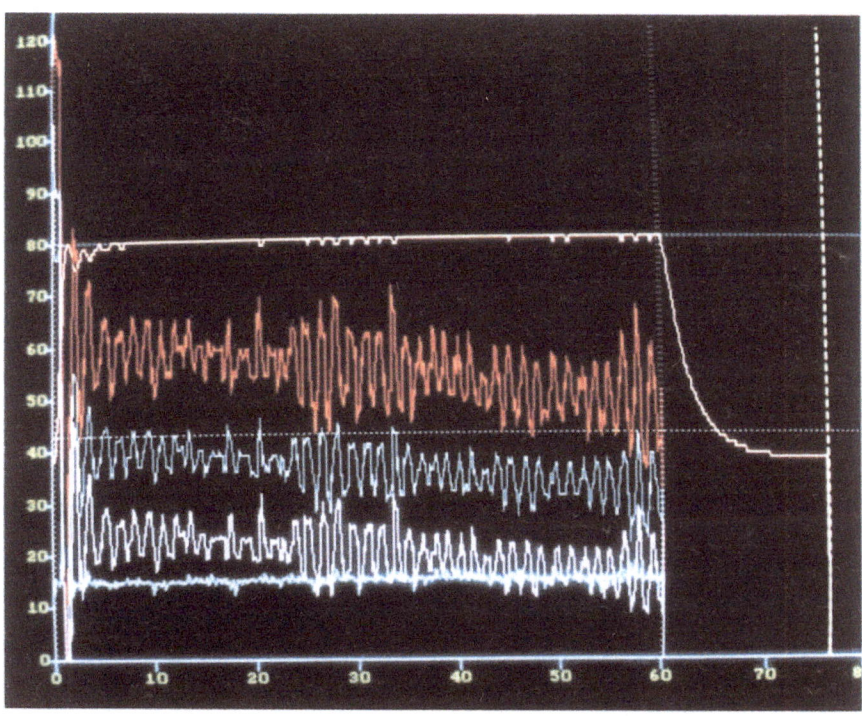

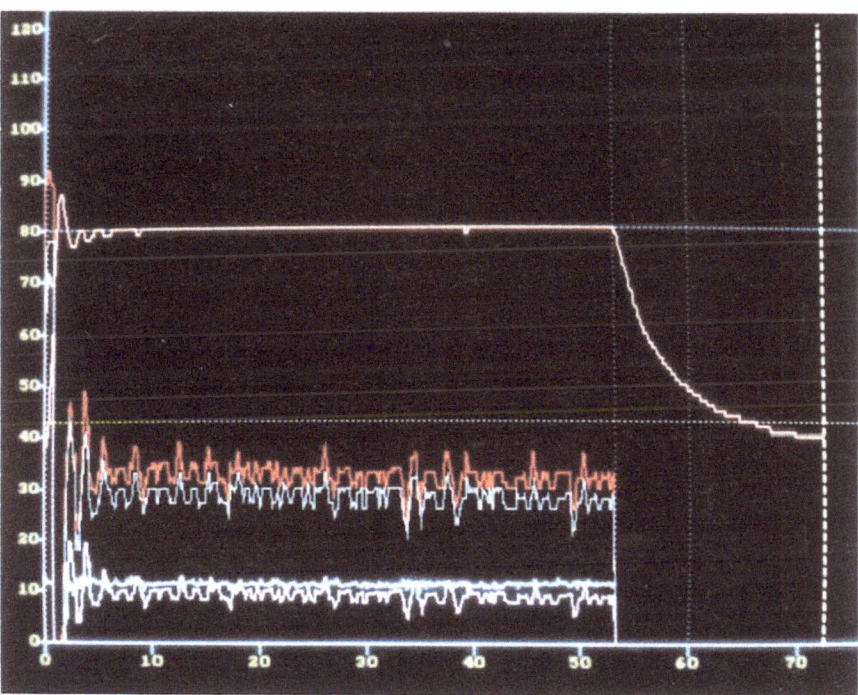

innerhalb von höchstens 5 s erreicht und mit geringer Leistung und minimaler Regelung konstant gehalten.

Bei 20 der 97 Energieabgaben wurde ein schlechter Wandkontakt wegen eines langsamen Temperaturanstiegs mit wiederholten hochamplitudigen Leistungsregelungen und wiederholten Temperaturabfällen angenommnen. Keine dieser 20 Energieabgaben hatte einen Einfluß auf die AV-Überleitung. Daraufhin wurden 15 Energieabgaben vorzeitig beendet, nachdem die Temperatur von 80 °C nicht innerhalb von 10 s erreicht wurde. Fünf weitere Energieabgaben wurden vorzeitig beendet, nachdem es innerhalb der ersten 15-25 s zu hochamplitudigen Leistungsregelungen oder wiederholten Temperaturabfällen kam. Die Beobachtung der Temperaturkurve liefert bei temperaturkontrollierter Katheterablation während der Energieabgabe eine Information über den Wandkontakt des Katheters und trägt damit zur Reduktion ineffizienter Stromabgaben bei.

5.4.10
Bedeutung der Online-Impedanz bei temperaturkontrollierter Ablation

Ein wichtiges Ergebnis der klinischen Untersuchung mit der temperaturkontrollierten Methode ist das vollständige Ausbleiben von Impedanzanstiegen bei insgesamt 97 Energieabgaben durch Kontrolle und Konstanthalten der Temperatur. In der Literatur wird über Impedanzanstiege bei 10-50 % der leistungsgesteuerten Energieabgaben berichtet. In einer Studie mußten 46 von 97 Energieabgaben wegen plötzlicher Impedanzanstiege unterbrochen werden (Langberg et al. 1989). Ein plötzlicher Impedanzanstieg entsteht durch Verkleben der Spitzenelektrode mit Myokard und Blut wegen zu hoher Temperaturen (Ring et al. 1989). Diese Verbrennungen können Komplikationen wie Perforationen oder Thrombenbildungen verursachen. Die Temperaturkontrolle stellt damit einen Beitrag zur Sicherheit der Ablation dar, die mit einer breiteren Anwendung der Katheterablationstechnik weiter an Bedeutung gewinnen wird. Nach jedem Impedanzanstieg muß der Katheter vom Ablationsort entfernt und gesäubert werden (Packer et al. 1991). Das Ziehen und die zeitaufwendige Repositionierung des Katheters wird durch Temperaturkontrolle vermieden. Dies kann zu einer Verkürzung der Untersuchungsdauer beitragen. Die Bedeutung dieses Faktors wird bei der Anwendung der Methode bei Patienten mit WPW-Syndrom oder ventrikulären Tachykardien, bei denen die Lokalisation des zu abladierenden Myokards schwieriger ist als bei der AV-Ablation, an Bedeutung gewinnen.

Damit stellt das neue Konzept der Radiofrequenzkatheterablation mit Temperaturkontrolle ein gut dosier- und kontrollierbares Verfahren dar, das Vorteile gegenüber der leistungsgesteuerten Ablation zu haben scheint. Die Effizienz und Sicherheit der Methode muß allerdings erst bei einer größeren Zahl von Patienten mit unterschiedlichen Tachykardieformen überprüft werden. Außerdem steht ein Vergleich mit der impedanzkontrollierten (Präablationsimpedanz/Online-Impedanz) leistungsgesteuerten Ablation aus, die durch eine größere Meßgenauigkeit der temperaturkontrollierten Technik überlegen sein könnte.

5.4.11
Klinischer Verlauf nach temperaturkontrollierter Ablation bzw. Modulation der AV-Überleitung

Die Wirkung der temperaturkontrollierten Radiofrequenzenergie auf die AV-Überleitung bei 11 Patienten (ein Patient wurde nach erfolgloser Radiofrequenzablation wegen der Schwere der klinischen Symptomatik in der gleichen Sitzung mit einem Gleichstromschock abladiert) wurde über einen Zeitraum von 4–13 Monaten (Median 6 Monate) nachbeobachtet (Abb. 5-18). Veränderungen im Grad der AV-Blockierung im Vergleich zum Ergebnis unmittelbar nach der Ablation wurden nur innerhalb der ersten Woche beobachtet. Zwei Patienten mit AV-Block I° hatten vorübergehend einen AV-Block III° und ein Patient ohne Blockierung am Tag 3 nach Ablation einen AV-Block I°. Bei einem Patienten mit AV-Block III° kam es am Tag nach Ablation kurzfristig (für einen Tag) zu einem Rückgang der Blockierung auf einen AV-Block I°. Im Langzeitverlauf entsprach jedoch der Grad der Blockierung dem Block unmittelbar am Ende der Ablationssitzung. Veränderungen der Blockierungen im Langzeitverlauf wurden nicht beobachtet.

Drei der 6 Patienten mit Vorhofflattern/-flimmern und AV-Block III° hatten keine weiteren Tachyarrhythmien. Von den 2 Patienten mit AV-Block I° hatte ein Patient im weiteren Verlauf deutlich weniger Tachyarrhythmien. Bei der anderen Patientin wurde im Intervall eine His-Bündelablation vom linken Ventrikel aus durchgeführt. Der verbleibende Patient (Nr. 12) mit Vorhofflattern ohne Blockierung hatte kein weiteres Rezidiv.

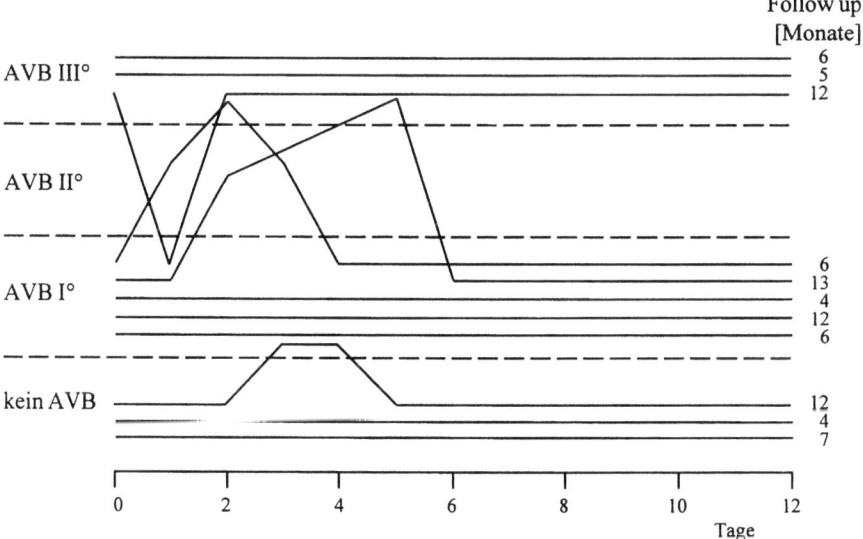

Abb. 5-18. Verlauf der AV-Blockierungen innerhalb der ersten 2 Wochen und im Langzeitverlauf nach temperaturkontrollierter Katheterablation der AV-Überleitung bei 11 Patienten (jede Linie enspricht einem Patienten). Danach kam es innerhalb der ersten 7 Tage bei 36 % der Patienten zu einer vorübergehenden Zu- oder Abnahme der AV-Blockierung. Weitere Veränderungen im Langzeitverlauf wurden nicht beobachtet

Von den 6 Patienten mit AV-Knoten-Reentrytachykardie hatten die 3 Patienten mit AV-Block I° nach temperaturkontrollierter Ablation keine weiteren Tachykardien. Von den anderen 3 Patienten waren 2 unter zuvor unwirksamen Antiarrhythmika klinisch deutlich gebessert. Eine Patientin wurde in gleicher Sitzung trotz der vorbeschriebenen Nachteile der Methode – als Ultima ratio – mit Gleichstrom erfolgreich abladiert.

Insgesamt gelang es mit Hilfe der temperaturkontrollierten Radiofrequenzenergie bei 8 der 12 Patienten persistierende Veränderungen der AV-Überleitung zu induzieren. Der aufgrund der experimentellen Voruntersuchungen gewählte Koagulationsmodus von 80 °C und 60 s erwies sich damit als effizient und sicher.

Die erfolgreiche Durchführung der bipolaren Koagulation auf AV-Ebene, über die in der vorgelegten Untersuchung erstmals berichtet wurde, war durch die neue Technik der asymmetrischen Elektrodenkonfiguration möglich. Da sich die Stromdichte umgekehrt proportional zum Leiterquerschnitt verhält, wurde die Spitzenelektrode (3 mm) im Vergleich zur proximalen Elektrode (4 mm) kleiner gewählt, um dadurch eine höhere Stromdichte an der Spitze zu erzielen (Hoffmann et al. 1989).

Weitere Untersuchungen werden zeigen, ob mit einer Ablationstemperatur von 90 °C auf AV-Ebene und längeren Koagulationszeiten von 60–90 s die Effizienz der temperaturkontrollierten Katheterablation weiter verbessert werden kann.

Eine Besonderheit der temperaturkontrollierten im Vergleich zur leistungsgesteuerten Katheterablation auf AV-Ebene ist das häufigere Auftreten vorübergehender Veränderungen im Grad der AV-Blockierung innerhalb der ersten Woche nach Ablation. Nach leistungsgesteuerter Ablation wurde über die Rückbildung eines AV-Blocks III° nach 4 Wochen und die Progression zu einem kompletten AV-Block 18 h nach Ablation bei jeweils einem Patienten berichtet (Jackman et al. 1991). In einer weiteren Untersuchung hatten 5 Patienten (11%) Rezidive ihrer AV-Knoten-Reentrytachykardien (Calkins et al. 1991).

In der vorliegenden Untersuchung zeigten sich innerhalb der ersten 7 Tage bei 36% der Patienten und damit sehr viel häufiger vorübergehende Veränderungen der AV-Blockierungen. Der Grad der Blockierung im Langzeitverlauf entsprach jedoch demjenigen unmittelbar am Ende der Ablationssitzung. Nur bei einer Patientin kam es trotz fortbestehendem AV-Block I° im Langzeitverlauf zu Tachykardierezidiven. Veränderungen der AV-Blockierungen im Langzeitverlauf wurden nicht beobachtet. Aufgrund unserer experimentellen Untersuchungen beim Schwein wissen wir, daß es nach temperaturkontrollierter Ablation auf AV-Ebene in den ersten 20 h entsprechend den histologischen Befunden zu einem ausgeprägten Ödem kommt. Wir nehmen daher an, daß vorübergehende Änderungen im Grad der AV-Blockierung auf ein zunächst zunehmendes, dann wieder rückläufiges interstitielles Ödem zurückzuführen sind (Hoffmann et al. 1990). Da es im Gegensatz zur leistungsgesteuerten Ablation nicht zur Verbrennung, sondern eher zu einer „Verkochung" von Gewebe kommt, ist dieses Phänomen bei temperaturkontrollierter Ablation von größerer Bedeutung als bei leistungsgesteuerter Ablation.

Insgesamt lag die Effizienz der leistungsgesteuerten Katheterablation zur Modifikation der AV-Überleitung mit Induktion von AV-Blockierungen in den meisten Studien höher als die ersten Daten mit der neuen temperaturkontrollierten Methode, was wohl darauf zurückzuführen ist, daß für diese Untersuchungen in der Regel steuerbare Standardkatheter zur Anwendung kamen. Zum Zeitpunkt der Durchführung dieser Pilotstudie waren steuerbare Katheter mit Thermoelement noch nicht verfügbar. In der Zwischenzeit sind derartige Katheter jedoch ohne Einschränkungen verfügbar und werden routinemäßig mit gutem Erfolg klinisch eingesetzt.

5.4.12
Limitierung der Temperaturmessung während Radiofrequenzkatheterablation

Die Temperaturmessung und die Konstanthaltung der Temperatur bei der Anwendung der Katheterablation mit Radiofrequenzstrom sind, wie gezeigt werden konnte, von wesentlicher Bedeutung für die Sicherheit der Methode. Einschränkend ist jedoch zu berücksichtigen, daß die Temperaturmessung an der Katheterspitze die Temperatur im Gewebe z. T. nur unzureichend widerspiegelt, da es insbesondere bei unzureichendem Wandkontakt durch den Blutfluß zu einem starken konvektiven Wärmeverlust mit falsch-niedriger Temperaturmessung kommen kann (Langberg 1992). Dies dürfte auch erklären, warum es auch bei temperaturkontrollierter Radiofrequenzablation immer noch in bis zu 11 % der Energieabgaben zu Impedanzanstiegen kommt (Willems 1996). Eine alternative bzw. eine ergänzende Methode zur Beurteilung des Wandkontaktes vor und während der Energieabgabe und zur Vermeidung unerwünschter Impedanzanstiege stellt hier möglicherweise die Impedanzmessung, zum einen das Monitoring der Onlineimpedanz und insbesondere auch die Bestimmung der Präablationsimpedanz, dar.

5.5
Leistungsgesteuerte Katheterablation

5.5.1
Einfluß von Leistung und Applikationsdauer auf die Nekrosegröße in vitro

Auch die Wirkung von leistungsgesteuerter Radiofrequenzstromapplikation auf myokardiales Gewebe sollte durch Ablationen mit unterschiedlicher Leistung und Dauer festgestellt werden. Die Flächen und Tiefen der Nekrosen wurden vermessen und im Hinblick auf unerwünschte Effekte untersucht. Über den Mansfield-Katheter wurde insgesamt 88mal Energie auf exzidiertes Schweinemyokard abgegeben. Bei einer Leistung von 8 W traten die ersten makroskopisch faßbaren Läsionen auf. Leistungen über 17 W führten selbst bei kurzer Applikationsdauer zu unerwünschten Auswirkungen. Neben diesen Grenzwerten des empirisch bestimmten Leistungsbereichs wurde für die Experimente der dazwischen liegende Wert von 12 W gewählt. Die Effekte der konstanten Leistungen von 8, 12 und 17 W bei einer Applikationsdauer von 10, 20 und 30 s sind in Tabelle 5-4 zusammengefaßt. Bei Leistungen von 12 und 17 W kam es bei gleicher Applikationsdauer zu signifikant größeren Nekroseflächen und -tiefen als bei 8 W.

Tabelle 5-4. Einfluß von Ausgangsleistung und Applikationsdauer auf die Nekrosefläche und -tiefe bei Katheterablation mit leistungsgesteuertem Radiofrequenzstrom am exzidierten Schweinemyokard

Applikationsdauer [s]	Nekrosefläche [mm^2]			Nekrosetiefe [mm]		
	Ausgangsleistung			Ausgangsleistung		
	8 W	12 W	17 W	8 W	12 W	17 W
10	23 ± 3	32 ± 4	37 ± 6	2,2 ± 0,6	4,0 ± 0,9	4,6 ± 1,4
20	22 ± 3	42 ± 6	52 ± 15	2,5 ± 0,7	4,2 ± 0,4	5,6 ± 0,6
30	24 ± 4	42 ± 5		2,5 ± 0,3	4,5 ± 0,8	
	*	n.s.		*	n.s.	

* = signifikanter Unterschied ($p < 0{,}05$);
n.s. = nicht signifikant.

Zwischen 12 und 17 W vergrößerte sich die Nekrose nicht signifikant. Die Verlängerung der Koagulationsdauer von 10 auf 30 s bei den 3 Leistungsstufen führte zu keiner signifikanten Änderung von Fläche und Tiefe.

Längere Applikationszeiten konnten bei 12 und 17 W (hier bereits bei 30 s) wegen zu häufiger Explosionen und Karbonisierungen nicht durchgeführt werden. Die Leistung von 8 W wurde zusätzlich für 40, 60 und 80 s auf das Myokard appliziert. Die Fläche der Nekrose vergrößerte sich jedoch hierdurch nicht:

40 s: 33 ± 6 mm^2; 60 s: 35 ± 7 mm^2; 80 s: 32 ± 5 mm2 (n.s.)

Demgegenüber kam es bei längeren Applikationszeiten zu einer weiteren Vertiefung der Nekrose:

40 s: 3,7 ± 0,9 mm; 60 s: 4,3 ± 0,4 mm; 80 s: 6 ± 0,8 mm ($p < 0{,}05$)

Zwischen applizierter Energie (Leistung · Applikationsdauer) und Nekrosevolumen bestand eine signifikante Korrelation ($r = 0{,}72$; $p < 0{,}001$).

Die Ergebnisse zeigen, daß die Erhöhung der Ausgangsleistung bei leistungsgesteuerter Ablation eine größere Wirkung auf die Nekrosegröße hatte als eine Verlängerung der Applikationsdauer. Unter standardisierten Versuchsbedingungen – im „stehenden Medium" und mit Kochsalzlösung – wurde von anderen Autoren eine signifikante Korrelation ($r = 0{,}87$) zwischen applizierter Energie (Leistung · Applikationsdauer) und Nekrosegröße mitgeteilt (Haverkamp et al. 1989). Ziel des Versuchsaufbaus in dieser Studie war, durch Verwendung von Blut als zirkulierendes Medium die In-vivo-Situation möglichst genau nachzustellen. Die Korrelation zwischen applizierter Energie und Nekrosevolumen war daher unter diesen Bedingungen etwas niedriger, aber immer noch signifikant ($r = 0{,}72$).

5.5.2
Unerwünschte Effekte

Makroskopisch zeigte sich bei 78 von 88 Läsionen eine homogene Koagulationsnekrose mit erhaltenem Endokard. Der Elektrodenkatheter war nach diesen 78 Energieabgaben nicht karbonisiert. Energieabgaben ohne Nebenwirkungen mit dem Mansfield-Katheter waren bei 8 W auf 60 s, bei 12 W auf 20 s und bei 17 W auf 10 s Applikationsdauer begrenzt.

Bei 10 Koagulationen kam es durch zu hohe Leistung oder zu lange Applikationsdauer zu Gasblasenbildungen mit hörbaren Explosionen und Karbonisierungen von Myokard und Elektrodenkatheter. Diese unerwünschten Wirkungen von leistungsgesteuertem Radiofrequenzstrom zeigt beispielhaft Abb. 5-19a. Gasblasen und Karbonisierungen an der Elektrode führten in 9 von 10 Fällen zu einem sprunghaften Anstieg der online registrierten Impedanz von $71 \pm 6\ \Omega$ auf $279 \pm 10\ \Omega$. Der Impedanzanstieg, wie in Abb. 5-19b gezeigt, lieferte damit einen biophysikalischen Meßwert für das Auftreten von unerwünschten Wirkungen. Obwohl der Generator infolge des Impedanzanstiegs automatisch die Spannung und die Leistung hochregelte, kam es zum Rückgang des Stromflusses. Dies war auf die im methodischen Teil beschriebene Phasenverschiebung zwischen Strom und Spannung zurückzuführen.

Mit der Impedanz stieg die am Generator angezeigte Leistung (Scheinleistung) ebenfalls an, bestand jedoch dann zum größeren Teil aus Blindleistung und zum kleineren Teil aus der am Myokard wirksamen Effektivleistung.

Für die leistungsgesteuerte Radiofrequenzenergie mußte daher empirisch für jede Leistung die optimale Applikationsdauer bestimmt werden, bei der die Nekrose möglichst groß war und unerwünschte Wirkungen mit Impedanzanstieg ausblieben. Bei den durchgeführten Experimenten hatten Änderungen der Leistung eine größere Wirkung als Änderungen der Applikationsdauer.

124　Kapitel 5　Biophysikalische Grundlagen der Radiofrequenzkatheterablation

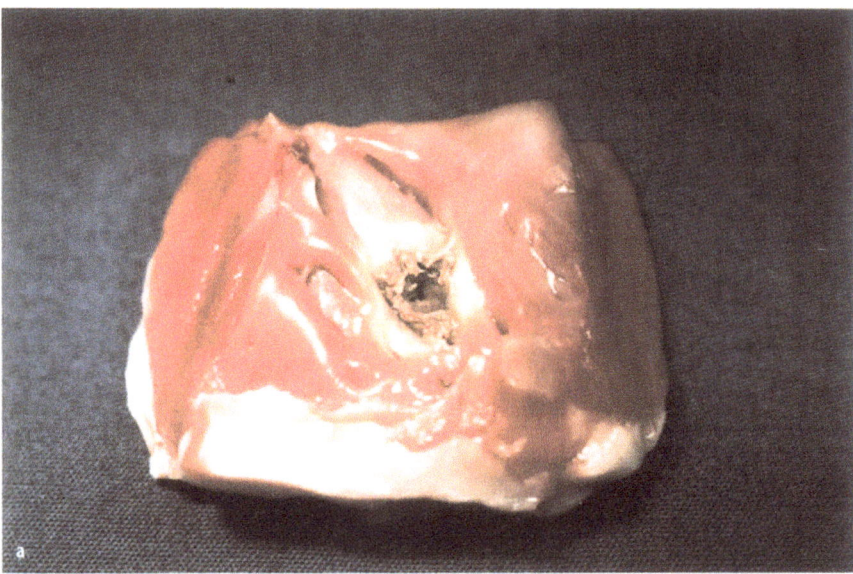

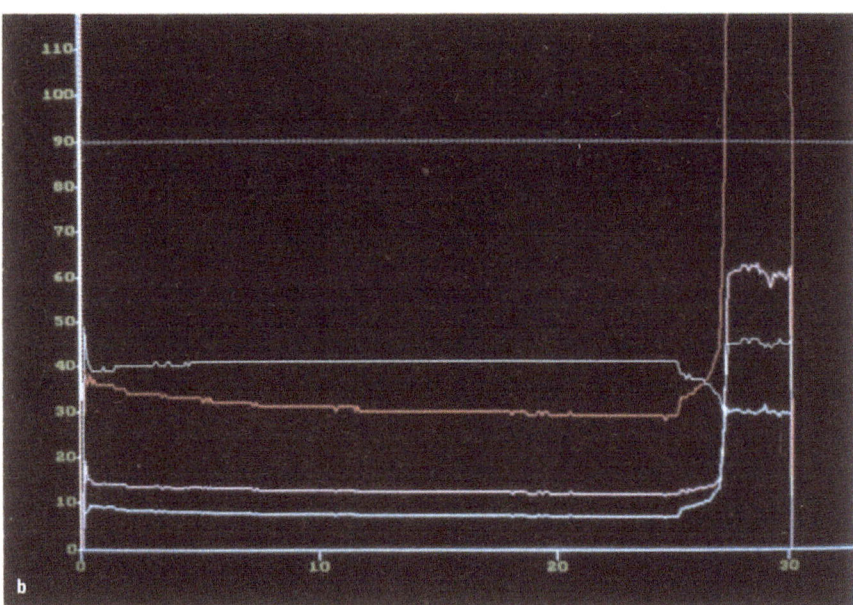

Abb. 5-19. a Myokardnekrose am isolierten Schweinemyokard in der Aufsicht nach Applikation von leistungsgesteuertem Radiofrequenzstrom mit Gasblasenbildung und Karbonisierung. **b** Online-Registrierung der physikalischen Meßwerte mit sprunghaftem Anstieg der Impedanz (*hellblaue Kurve*) bei Auftreten der in **a** abgebildeten unerwünschten Wirkungen am Myokard. Die Spannung ist *rot*, die Stromstärke *grau* und die Leistung *lila* dargestellt

5.6
Präablationsimpedanz und Online-Impedanz

5.6.1
Präablationsimpedanz: Bestimmung der 50-kHz-Impedanz vor Ablation

Für die reproduzierbare intrakardiale Läsionsbildung ist es wichtig zu wissen, ob der Elektrodenkatheter Kontakt zum Myokard oder nur zum Blut hat. Zur Klärung dieser Frage wurden mit dem im Generator integrierten meßtechnischen Prinzip der praktisch leistungslosen Impedanzbestimmung Messungen vor der Energieabgabe durchgeführt. Praktisch leistungslos bedeutet, daß der Meßstrom von 2 µA so gering ist, daß er keine Wirkung auf das Myokard hat. Die Meßfrequenz beträgt 50 kHz.

Die Hypothese der Untersuchungen basiert auf dem physikalischen Prinzip, daß biologisches Gewebe oder Flüssigkeiten unterschiedlich und in charakteristischer Weise den elektrischen Strom leiten. Bei der Anwendung von Radiofrequenzstrom entspricht der spezifische Widerstand des Gewebes dem Kehrwert der Leitfähigkeit. Experimentelle Untersuchungen ergaben bei verschiedenen Tierarten höhere spezifische Widerstände für den Herzmuskel als für das Blut (Geddes u. Baker 1967). Der spezifische Widerstand von Blut sank mit zunehmender Temperatur und höherer Fließgeschwindigkeit.

5.6.2
Präablationsimpedanz in vitro

Für die Nekrosebildung und das Auftreten unerwünschter Wirkungen ist neben der Leistung und Applikationsdauer der Kontakt der Elektrode zum Myokard von Bedeutung. Da sich Gewebe und Flüssigkeiten hinsichtlich ihrer Impedanz unterscheiden, untersuchten wir, ob mit Hilfe der praktisch leistungslosen Impedanzmessung (Meßfrequenz 50 kHz, Meßstrom 2 µA) vor der Energieabgabe der Kontakt der Elektrode zum Myokard festgestellt werden kann. Bei Myokardkontakt wurde der Elektrodenkatheter mit Gewichten von 20, 60 oder 100 g beschwert. Die Ergebnisse von insgesamt 152 Impedanzmessungen sind in Abb. 5-20 zusammengefaßt. Wie zu sehen ist, waren die Impedanzen bei Myokardkontakt der Elektrode, auch bei dem geringsten Auflagegewicht von 20 g, signifikant höher als bei ausschließlichem Blutkontakt. Größere Gewichte führten zu höheren Impedanzen, wobei die bipolare Messung größere Unterschiede ergab als die monopolare und damit dieser überlegen ist.

Abb. 5-20. Messung der praktisch leistungslosen Impedanz (Meßfrequenz 50 kHz, Meßstrom 2 µA) vor der Abgabe von leistungsgesteuertem Radiofrequenzstrom in vitro. Es wurde mit dem Mansfield-Katheter zwischen der distalen Ablationselektrode und einer Neutralelektrode unter dem Myokard gemessen („monopolar") und zwischen der Ablationselektrode und der Ringelektrode (bipolar). Es wurden jeweils 19 Messungen bei Kontakt der Elektrode mit ausschließlich Blut und mit Myokardkontakt bei Auflagegewichten von 20, 60 und 100 g auf dem Elektrodenkatheter durchgeführt

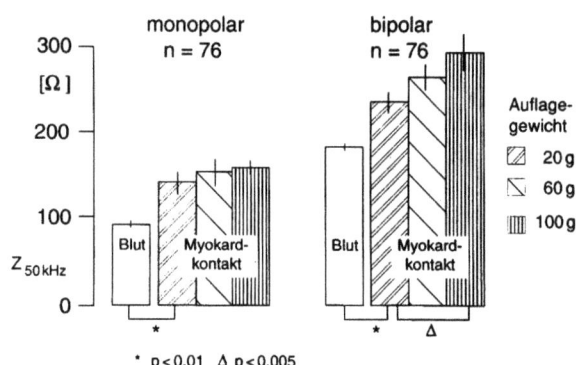

5.6.3
Klinische Untersuchung der Präablationsimpedanz

Bei den experimentellen Untersuchungen mit leistungsgesteuertem Radiofrequenzstrom hatten zu hohe Leistungen oder Applikationszeiten zu Gasblasenbildungen – zum Teil mit Explosionen – und Myokardverletzungen geführt. 90 % der unerwünschten Wirkungen gingen mit einem Anstieg der Impedanz während der Energieabgabe einher, und der Elektrodenkatheter war karbonisiert. Auch beim Patienten traten, wie im nächsten Abschnitt beschrieben, solche Impedanzanstiege auf, die in einigen Fällen auch mit hörbaren Explosionen verbunden waren. Es ist anzunehmen, daß bei diesen Impedanzanstiegen am Myokard des Patienten die gleichen Veränderungen auftreten wie bei den experimentellen Untersuchungen und diese prinzipiell auch zu Komplikationen führen können.

Die Impedanzanstiege sind bisher nicht vorhersehbar, da keine Information über den Andruck der Elektrode am Myokard vorliegt. Bei gleicher am Generator vorgewählter Leistung – im üblichen Leistungsbereich von 20–50 W – kann bei starkem Andruck eine erheblich größere Wirkung entstehen als bei leichtem Andruck.

Die ersten Ergebnisse der klinischen Anwendung der praktisch leistungslosen Impedanzmessung (50 kHz Meßfrequenz, 2 µA Meßstrom) vor der Ablation sind im folgenden beschrieben (Hoffmann et al. 1993). In vitro zeigten sich signifikant höhere Impedanzen, wenn der Katheter Kontakt mit dem Myokard hatte im Vergleich zum Kontakt mit Blut allein. Mit zunehmendem Auflagegewicht auf den Katheter stieg die Impedanz weiter an. Es stellte sich die Frage, ob diese vor Ablation gemessene Impedanz auch beim Patienten Hinweise auf den Wandkon-

5.6 Präablationsimpedanz und Online-Impedanz

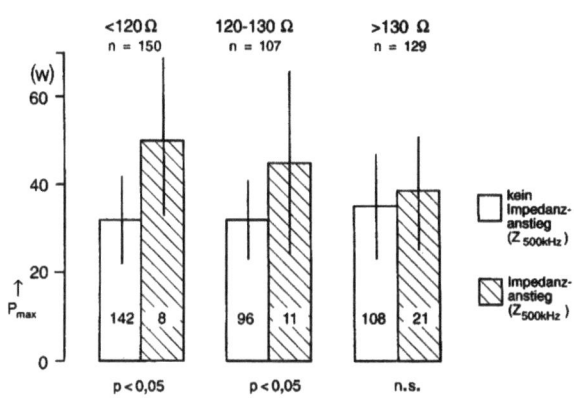

Abb. 5-21. Ergebnisse der praktisch leistungslosen Impedanzmessung vor 828 Energieabgaben bei 81 Patienten. Die Meßwerte wurden der Größe nach in 3 Gruppen unterteilt. Es wurde zwischen Energieabgaben mit und ohne Impedanzanstieg unterschieden und ihre Anzahl in jeder Säule angegeben. Auf der Ordinate ist die maximale Leistung (P_{max}) aufgetragen. Die Angabe des Signifikanzniveaus bezieht sich auf den Vergleich der mittleren P_{max}-Werte zwischen Energieabgaben mit und ohne Impedanzanstieg innerhalb der jeweiligen Impedanzgruppe

takt der Elektrode geben würde. Damit könnten plötzliche Impedanzanstiege vermieden und die Sicherheit der leistungsgesteuerten Ablation verbessert werden.

In einer Studie bei 31 konsekutiven Patienten, die sich der Katheterablation unterzogen, wurde daher vor jeder Energieabgabe (n = 386) die Präablationsimpedanz gemessen. Die Schwankungsbreite der Werte lag zwischen 96 und 160 Ω. Entsprechend der Höhe der Impedanz wurden 3 Gruppen gebildet: eine Gruppe mit Werten unter 120 Ω (n = 150), eine mittlere Gruppe mit Werten zwischen 120 und 130 Ω (n = 107) und eine dritte Gruppe mit Werten über 130 Ω (n = 107). Die Ergebnisse sind in Abb. 5-21 zusammengefaßt. Insgesamt traten bei 40 der 386 Messungen (10 %) während der Energieabgabe sprunghafte Impedanzanstiege auf. Die Inzidenz war mit 5 % (n = 8) bei den Werten unter 120 Ω von der Tendenz her niedriger als in der mittleren Gruppe (120–130 Ω) mit 10 % (n = 11) und signifikant niedriger (p < 0,05) als in der Gruppe mit einer Impedanz vor Ablation von über 130 Ω mit 16 % Impedanzanstiegen (n = 21). Damit zeigte sich eine Beziehung zwischen einer hohen Impedanz vor Ablation und dem Auftreten eines plötzlichen Impedanzanstiegs während der Ablation (Hoffmann et al. 1993).

Diese höhere Anzahl plötzlicher Impedanzanstiege in der dritten Gruppe mit den Werten von über 130 Ω vor der Ablation hätte durch höhere Leistungen bedingt sein können. Es wurde daher für jede der 3 Gruppen – unterschieden nach Auftreten und Fehlen von Impedanzanstiegen – die mittlere maximale Leistung berechnet. Danach war das Auftreten von Impedanzanstiegen in der Gruppe mit den niedrigen Impedanzen (< 120 Ω) mit einer signifikant höheren Leistung assoziiert als Energieabgaben der gleichen Gruppe, bei denen keine Impedanzanstiege auftraten. Das gleiche Ergebnis ergab der Vergleich in der mittleren Gruppe mit Werten zwischen 120 und 130 Ω: Die Leistung bei Energieabgaben mit Impedanzanstieg war wiederum signifikant höher als bei Energieabgaben ohne Impedanzanstieg. Demgegenüber war die Leistung in der dritten

Gruppe mit den meisten Impedanzanstiegen und einer Impedanz vor Ablation von über 130 Ω im Mittel niedriger als in den beiden anderen Gruppen und unterschied sich nicht von den Energieabgaben ohne Impedanzanstieg. Als Ursache für die häufigeren sprunghaften Impedanzanstiege während der Ablation – unter Berücksichtigung der experimentellen Befunde – ist daher ein höherer Andruck des Katheters ans Myokard anzunehmen. Hierdurch ist die höhere Impedanz vor Ablation bedingt.

Damit ist bei einer Impedanz von über 130 Ω vor Ablation mit einem gehäuften Auftreten von plötzlichen Impedanzanstiegen während der Energieabgaben zu rechnen. Bei solchen Werten sollte daher entweder die Leistung niedrig gehalten oder der Andruck des Elektrodenkatheters verringert werden.

5.6.4
Klinische Untersuchung der Online-Impedanz

Während der Katheterablation mit leistungsgesteuertem Radiofrequenzstrom wird die Impedanz online mit der Meßfrequenz des Ablationsstroms von 500 kHz gemessen. Die dem Impedanzverlauf während der Ablation zugrundeliegenden Mechanismen und ihre Konsequenzen für die leistungsgesteuerte Radiofrequenzablation wurden in der vorliegenden Studie erstmals durch die Untersuchungen des Phasenwinkels geklärt (Hoffmann et al. 1992). Durch Messungen des Sinus von Strom und Spannung sowie des Phasenwinkels zwischen beiden Kurven mit Hilfe eines Oszillographen konnte gezeigt werden, daß der Phasenwinkel die entscheidende Determinante für die Effektivleistung, d. h. die tatsächlich am Myokard wirksame Leistung ist und seinerseits durch die Impedanz bestimmt wird. Die Untersuchungen ergaben, daß zu Beginn einer Koagulation die Impedanz mit Werten um 100 Ω niedrig war und Strom und Spannung annähernd in Phase verliefen. Das bedeutet, daß die am Generator eingestellte Leistung zu diesem Zeitpunkt fast ausschließlich Effektivleistung darstellt. Trat ein plötzlicher Impedanzanstieg auf, konnte es zu einer Phasenverschiebung zwischen Strom und Spannung von bis zu 90° kommen. Das bedeutet, daß die am Generator eingestellte Leistung fast ausschließlich aus Blindleistung bestand und keine Effektivleistung mehr am Myokard wirksam war (Hoffmann et al. 1992). Bei Fortführung der Energieapplikation können durch hohe Spannungen an der karbonisierten Elektrodenspitze, die sich dann selbst wie ein Kondensator verhält, Bogenbildungen entstehen. Daher muß bei einem plötzlichen Impedanzanstieg immer sofort die Leistungsabgabe unterbrochen werden. Erste Karbonisierungen und Gasblasen haben jedoch auch bei sofortiger Unterbrechung der Energieabgabe bereits stattgefunden.

Die klinische Relevanz der Befunde wird deutlich, wenn über Impedanzanstiege bei 47% der Energieabgaben berichtet wird (Langberg et al. 1989). In einer anderen kürzlich publizierten Studie traten bei 20 untersuchten Patienten mit WPW-Syndrom, die sich einer Ablation unterzogen, Impedanzanstiege bei 25% der Energieabgaben auf (Harvey et al. 1992).

Wir haben bei einer größeren Anzahl von Patienten Spannung, Strom, Leistung und Impedanz gemessen und analysiert (Hoffmann et al. 1993; Remp et

Abb. 5-22. Ergebnisse der kontinuierlichen Impedanzmessung bei 81 konsekutiven Patienten während 828 Energieabgaben. Es wurde zwischen Energieabgaben ohne und mit Impedanzanstieg unterschieden und auf der Ordinate die mittlere Anfangs- (Z_{Anfang}) und Endimpedanz (Z_{Ende}) sowie die minimale Impedanz ($Z_{Minimum}$) aufgetragen

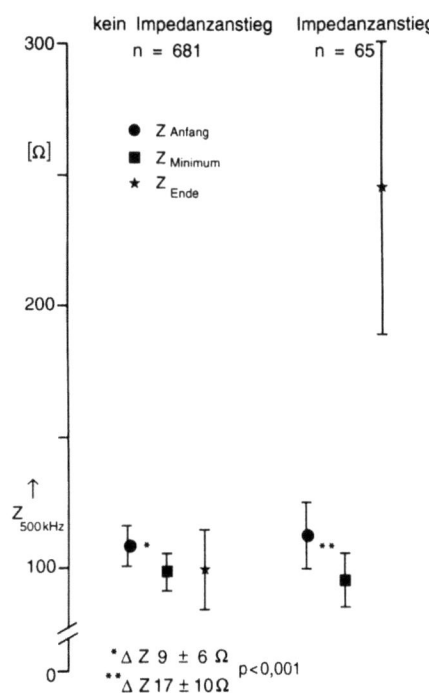

al. 1994). Die Analyse der kontinuierlich gemessenen Impedanz sollte die Definition eines Parameters erlauben, mit dem sich ein Impedanzanstieg vorhersagen ließe. Damit wäre man in der Lage, durch entsprechende Veränderungen bei der Leistungsabgabe plötzliche Impedanzanstiege und mögliche Komplikationen zu vermeiden.

Aus diesem Grund wurde in einer Studie bei 63 konsekutiven Patienten während 746 Energieabgaben die Impedanz gemessen und analysiert. Zu einem plötzlichen Impedanzanstieg kam es bei 65 der 746 Energieabgaben (9 %). Nach jeder Energieabgabe mit Impedanzanstieg wurde der Katheter vom Ablationsort entfernt und inspiziert. In allen Fällen zeigte sich die Elektrodenspitze als Zeichen einer Myokard- und Blutverbrennung karbonisiert.

Die Analyse des Impedanzverlaufs während der Ablation ist in Abb. 5-22 dargestellt. Es wurden die Energieabgaben mit und ohne Impedanzanstieg verglichen und für jede Impedanzkurve die Anfangs- und Endimpedanz sowie die minimale Impedanz bestimmt. Bei allen Energieabgaben kam es zu einem langsamen und geringen Abfall der Impedanz mit zunehmender Dauer der Energieabgabe. Dieser Impedanzabfall war bei Energieabgaben mit plötzlichem Impedanzanstieg (n = 65) signifikant stärker ausgeprägt als bei Energieabgaben ohne Impedanzanstieg (n = 681) (17 ± 10 vs. 9 ± 6 Ω Impedanzabfall; p < 0,001). Bei Energieabgaben mit plötzlichem Impedanzanstieg im Vergleich zu solchen ohne Impedanzanstieg war die Endimpedanz höher (245 ± 56 vs. 99 ± 15 Ω; p < 0,001). Es zeigte sich, daß sich bei den Energieabgaben mit nachfolgendem Impedanzanstieg eine höhere Ausgangsimpedanz (112 ± 13 vs. 108 ± 8 Ω; p < 0,02) und eine niedrigere minimale Impedanz (95 ± 10 vs. 98 ± 7 Ω; 0,02) fanden als bei Energieabgaben ohne Impedanzanstieg.

Als Parameter mit Vorhersagewert für die am Myokard entstehende Wärme und damit auch für einen plötzlichen Impedanzanstieg kann damit der vorausgehende Impedanzabfall definiert werden, der bei den Energieabgaben mit Impedanzanstieg ausgeprägter war. Dieses Phänomen erklärt sich biophysikalisch wie folgt: Aufgrund der Wärmeabhängigkeit der Impedanz des Myokards, das sich bei Erhitzung wie ein Elektrolyt verhält, kommt es zunächst mit zunehmender Erwärmung zum Impedanzabfall, bei Temperaturen > 100 °C durch Verdampfen zum plötzlichen Impedanzanstieg. Für einen Impedanzabfall von mehr als 15 Ω betrug die Sensitivität und Spezifität im Hinblick auf einen plötzlichen Impedanzanstieg 71 % bzw. 85 %, der positive und negative prädiktive Wert 34 % und 97 %.

Damit kam es bei einer Energieabgabe mit einem Impedanzabfall von weniger als 15 Ω mit großer Wahrscheinlichkeit zu keinem plötzlichen Impedanzanstieg und damit zu keinen potentiellen Komplikationen. Bei einem Abfall der Impedanz von mehr als 15 Ω sollte daher die Energieabgabe beendet werden.

Aufgrund dieser Ergebnisse ist es sinnvoll Programme zu entwickeln, die eine Online-Analyse der Impedanz ermöglichen und den kritischen Impedanzabfall während der Energieabgabe anzeigen.

5.6.5
Klinische Bedeutung der Impedanzmessung

Unter Berücksichtigung der Präablationsimpedanz und kontinuierlicher Überwachung der Online-Impedanz läßt sich eine leistungsgesteuerte Radiofrequenzkatheterablation sicher und effizient durchführen. Im eigenen Zentrum konnte dieses Verfahren bislang an über 1000 Patienten, die sich einer Radiofrequenzkatheterablation aufgrund medikamentös therapierefraktärer supraventrikulärer Tachykardien unterzogen, eingesetzt werden. Aufgrund der hohen Zuverlässigkeit und einer Inzidenz unerwünschter plötzlicher Impedanzanstiege deutlich unter 1 % der Energieabgaben konnte auf eine Temperaturmessung oder eine Temperaturkontrolle verzichtet werden. Die Bedeutung dieser Technik dürfte mit der Entwicklung neuer Ablationsmethoden zur Behandlung komplexer Arrhythmien, wie atrialen Inzisionstachykardien oder Vorhofflimmern in Zukunft noch zunehmen.

Literatur

Bharati S, Scheinman MM, Morady F, Hess DS, Lev M (1985) Sudden death after catheter-induced atrioventricular junctional ablation. Chest 88: 883-889

Calkins H, Sousa J, El-Atassi R et al. (1991) Diagnosis and cure of the Wolff-Parkinson-White syndrome or paroxysmal supraventricular tachycardias during a single electrophysiologic test. N Engl J Med 324: 1612-1618

Chin MC, Schuenemeyer T, Finkebeiner WE, Stern RA, Scheinman MM, Langberg JJ (1991) Histopathology of monopolar transcatheter radiofrequency ablation at the mitral annulus. PACE 14: 1956-1960

Dorwarth U, Mattke S, Müller D, Hoffmann E, Steinbeck G (1993) Temperatur-kontrollierte radiofrequenz-katheterablation: Vergleich mono- und bipolarer Nekrosebildung. Z Kardiol 82 [Suppl 1]: 12

Franklin JO, Langberg JJ, Oeff M, Finkbeiner WE, Herre JM, Griffin JC, Scheinman MM (1989) Catheter ablation of canine myocardium with radiofrequency energy. PACE 12/II: 170-176

Geddes LA, Baker LE (1967) The specific resistance of biological material – a compendium of data for the biomedical engineer and physiologist. Med Biol Eng Comput 5: 271-293

Goy JJ, Fromer M, Schlaepfer J, Kappenberger L (1990) Clinical efficacy of radiofrequency current in the treatment of patients with atrioventricular node reentrant tachycardia. J Am Coll Cardiol 16: 418-423

Haines DE, Verow AF (1989) Determinants of lesion size during radiofrequency catheter ablation: Effect of electrode size, contact pressure and duration of energy delivery. PACE 12: 674 (Abstract)

Haines DE, Verow AF (1990) Observations on electrode-tissue interface temperature and effect on electrical impedance during radiofrequency ablation of ventricular myocardium. Circulation 82: 1034-1038

Haines DE, Verow AF (1989) The impedance rise during radiofrequency ablation in vivo is prevented by maintaining an electrode tip temperature below the boiling point. Circulation 80 [Suppl II]: II-42 (Abstract)

Haines DE, Watson DD, Verow AF (1990) Electrode radius predicts lesion radius during radiofrequency energy heating. Circ Res 67: 124-129

Haines DE, Watson DD (1989) Tissue heating during radiofrequency catheter ablation: a thermodynamic model and observations in isolated perfused and superfused canine right ventricular free wall. PACE 12: 962-976

Harvey M, Kim Y-N, Sousa J, El-Atassi R, Morady F, Calkins H, Langberg JJ (1992) Impedance monitoring during radiofrequency catheter ablations in humans. PACE 15: 22-27

Haverkamp W, Hindricks G, Gülker H, Rissel U, Pfennings W, Borggrefe M, Breithardt G (1989) Coagulation of ventricular myocardium using radiofrequency alternating current: Biophysical aspects and experimental findings. PACE 12/II: 187-195

Hindricks G, Haverkamp W, Gülker U, Budde T, Richter KD, Borggrefe M, Breithardt G (1989) Radiofrequency coagulation of ventricular myocardium: Improved prediction of lesion size by monitoring catheter tip temperature. Eur Heart J 10: 972-984

Hoffmann E, Dorwarth U, Pulter R, Gokel M, Steinbeck G (1992) Bedeutung physikalischer Parameter für die Effektivität der Radiofrequenz-Katheterablation. Biomed Tech (Berlin) 37: 62-68

Hoffmann E, Haberl R, Pulter R, Dainat C (1987) Phase displacement between voltage and current during radiofrequency catheter ablation. Circulation 76 [Suppl IV]: 278 (Abstract)

Hoffmann E, Haberl R, Pulter R, Gokel M, Steinbeck G (1992) Biophysical parameters of radiofrequency catheter ablation. Int J Cardiol 37: 213-222

Hoffmann E, Mattke S, Dorwarth U et al. (1989) Temperature-controlled impedance-guided radiofrequency catheter ablation in swine. Circulation 80 [Suppl II]: 4 (Abstract)

Hoffmann E, Mattke S, Dorwarth U, Müller D, Haberl R, Steinbeck G (1993) Temperature-controlled radiofrequency ablation with a new electrode catheter: First clinical experience. Eur Heart J 14: 57-64

Hoffmann E, Mattke S, Knecht M et al. (1990) Predictors of successful temperature-controlled radiofrequency AV ablation. Eur Heart J 11: 155 (Abstract)

Hoffmann E, Müller D, Gerth A, Remp T, Steinbeck G (1992) Bedeutung des Impedanz-Monitoring während Radiofrequenz-Katheterablation. Z Kardiol 81 [Suppl 1]: 142 (Abstract)

Hoffmann E, Remp T, Gerth A, Mattke S, Steinbeck G (1993) Does preablation impedance measurement improve the safety of radiofrequency catheter ablation? Eur Heart J 14 [Suppl]: 34

Hoffmann E, Remp T, Gerth A, Mattke S, Steinbeck G (1993) Does impedance monitoring during radiofrequency catheter ablation reduce the risk of impedance rise? Circulation 88: I-165

Hoffmann E, Remp T, Gerth A, Mattke S, Steinbeck G (1993) Preablation 50 kHz impedance: a new parameter for assessing myocardial wall contact before radiofrequency catheter ablation. J Am Coll Cardiol 21: 49 A (Abstract)

Hughes HC (1986) Swine in cardiovascular research. Lab Anim Sci 36: 348-350

Jackman WM, Wang X, Friday KJ et al. (1991) Catheter ablation of atrioventricular junction using radiofrequency current in 17 patients. Comparison of standard and large-tip electrodes. Circulation 83: 1562-1576

Kalbfleisch SJ, Langberg JJ (1992) Catheter ablation with radiofrequency energy: Biophysical aspects and clinical applications. J Cardiovasc Electrophysiol 3: 173-186

Langberg JJ, Chin MC, Rosenquist M, Dullet N, Van Hare G, Griffin JC, Scheinmann MM (1989) Catheter ablation of the atrioventricular junction with radiofrequency energy. Circulation 80: 1527-1535.

Langberg JJ, Calkins H, El-Atassi R, Borganelli M, Leon A, Kalbfleisch SJ, Morady F (1992) Temperature monitoring during radiofrequency catheter ablation of accessory pathways. Circulation 86: 1469-1474

Lee MA, Morady F, Kadish A et al. (1991) Catheter modification of the atrioventricular junction with radiofrequency energy for control of atrioventricular nodal reentry tachycardia. Circulation 83: 827-835

Organ LW (1976) Electrophysiologic principles of radiofrequency lesion making. Appl Neurophysiol 39: 69-76

Packer DL, Kappler JH, Hammill SC, Stanton MS, Khandheria BK, Seward JB (1991) Characterization of the pathophysiologic sequelae of the impedance rise during radiofrequency ablation of accessory pathways. Circulation 84 [Suppl II]: II-709 (Abstract)

Pecson RD, Roth DA, Mark VH (1969) Experimental temperature control of radiofrequency brain lesion size. J Neurosurg 30: 703-707

Reidenbach HD (1983) Hochfrequenz- und Lasertechnik in der Medizin. Springer, Berlin Heidelberg New York

Remp T, Hoffmann E, Gerth A, Mattke S, Ebeling F, Steinbeck G (1994) Bedeutung des Impedanzabfalles während Radiofrequenz-Katheterablation. Z Kardiol 83 [Suppl]: 118

Remp T, Hoffmann E, Gerth A, Mattke S, Ebeling F, Steinbeck G (1994) Drop in impedance and safety during catheter ablation: Validation of a predictive marker for impedance rise. Eur Heart J 15 [Suppl]: 286

Reth J, Kruschwitz H, Müllenborn D (1986) Grundlagen der Elektrotechnik. Vieweg & Sohn, Braunschweig Wiesbaden

Ring ME, Huang SKS, Gorman G, Graham AR (1989) Determinants of impedance rise during catheter ablation of bovine myocardium with radiofrequency energy. PACE 12: 1502-1513

Swindle MM, Horneffer PJ, Garner TJ et al. (1986) Anatomic and anesthetic considerations in experimantal cardiopulmonary surgery in swine. Lab Anim Sci 36: 357-361

Weaver ME, Pantley GA, Bristow JD, Ladley HD (1986) A quantitative study of the anatomy and distribution of coronary arteries in swine in comparison with other animals and man. J Cardiovasc Res M 20: 907-917

Willems S, Chen X, Hindricks G, Haverkamp W, Rotman B, Shenasa M, Breithardt G, Borggrefe M (1996) Temperature controlled catheter ablation of manifest accessory pathways. Eur Heart J 17 (3): 445-452

Zervas NT, Kuwayama A (1972) Pathological characteristics of experimental thermal lesions. Comparison of induction heating and radiofrequency electrocoagulation. J Neurosurg 37: 418-422

Teil II
Interventionelle Therapie bei supraventrikulären Tachykardien

KAPITEL 6

Katheterablation der AV-Knoten-Reentrytachykardie 6

E. HOFFMANN

Bei medikamentös-therapierefraktären AV-Knoten-Reentrytachykardien war bis Ende der 80er Jahre das Therapieziel der Katheterablation mit Gleichstrom die Induktion eines AV-Blocks III° mit nachfolgender Schrittmacherimplantation (Evans et al. 1991). Nach Einführung der Radiofrequenzenergie und damit der Möglichkeit, umschriebene Läsionen zu induzieren, gelang es Lee et al. 1991, durch Modifikation der AV-Überleitung AV-Knoten-Reentrytachykardien unter Erhaltung der physiologischen Überleitung zu eliminieren. Die Radiofrequenzablationen im rechten Vorhof wurden als Ablation der schnellen Bahn („fast pathway") verstanden. In der Studie von Lee et al. wurden 32 von 39 Patienten (82 %) erfolgreich behandelt. Als Komplikation entwickelten 3 Patienten (8 %) einen AV-Block III° (Lee et al. 1991). Calkins et al. berichteten 1991 über einen Erfolg der Ablation der schnellen Bahn bei 42 von 44 Patienten mit Auftreten eines AV-Blockes III° in einem Fall (Calkins et al. 1991). Roman et al. veröffentlichten 1990 eine vorläufige Mitteilung über eine selektive Katheterablation des langsamen Leitungsweges („slow pathway") bei 12 Patienten (Roman et al. 1990). Die Erfolgsrate in dieser Untersuchung betrug 100 %, es trat kein AV-Block III° auf. Die Effektivität und Sicherheit der Slow-pathway-Ablation wurde danach in mehreren Studien bestätigt (Jazayeri et al. 1992; Kay et al. 1992; Haissaguerre et al. 1992, Jackman et al. 1992). In diesen Studien wurde über eine Erfolgsrate von mehr als 95 % und eine Rate eines AV-Blockes III° von weniger als 1 % berichtet. Seither ist die Slow-pathway-Ablation als Therapie der Wahl bei medikamentös-therapierefraktärer AV-Knoten-Reentrytachykardie etabliert.

In unserem Patientenkollektiv wurde inzwischen seit 1990 bei 470 Patienten eine Katheterablation bei AV-Knoten-Reentrytachykardie mit einer Erfolgsrate von über 95 % durchgeführt.

Die mittlere Untersuchungsdauer (in einer Serie von 97 konsekutiven Patienten) betrug 2 ± 1,5 h und die mittlere Röntgendurchleuchtungszeit 25 ± 20 min.

Bei der typischen AV-Knoten-Reentrytachykardie handelt es sich um die Slow-fast-Form mit antegrader Leitung über den „slow pathway" und retrograder Leitung über den „fast pathway" (Abb. 6-1).

Vorhofmyokard und AV-Knoten sind obligate Bestandteile des Reentrykreises. Daher ist eine AV-Blockierung auf die Kammern möglich, wenn auch relativ selten. Ob es auch AV-Knoten-Reentrytachykardien mit (retrograder) ventrikuloatrialer Blockierung auf die Vorhöfe gibt, ist umstritten.

136 KAPITEL 6 Katheterablation der AV-Knoten-Reentrytachykardie

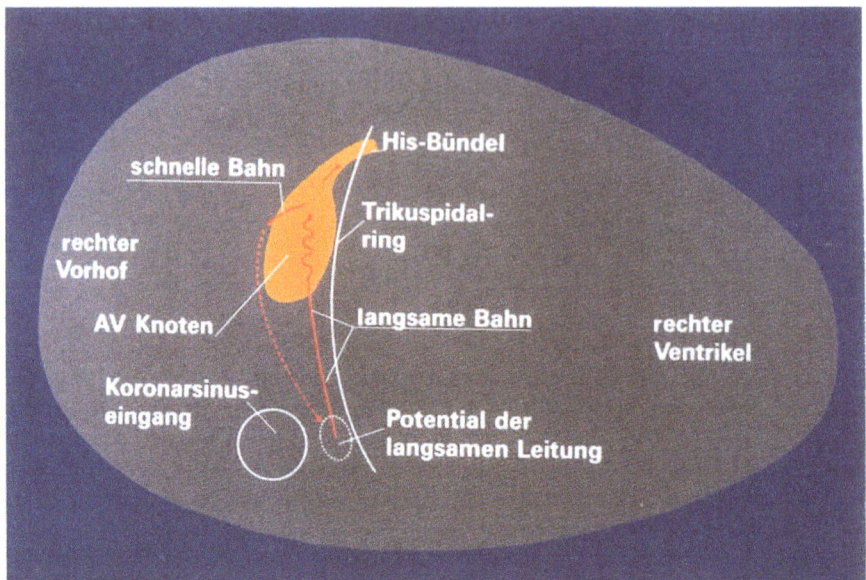

Abb. 6-1. Schema der AV-Knoten-Reentrytachykardie. Bei der typischen (Slow-fast-)Form handelt es sich um eine antegrade Leitung über den „slow pathway" und eine retrograde Leitung über den „fast pathway". AV-Knoten und Vorhofmyokard sind obligate Bestandteile des Reentrykreises. Im Bereich des posterioren Trikuspidalanulus kann in enger Nachbarschaft zum Koronarsinusostium ein Potential der langsamen Bahn abgeleitet werden

Klinisch bedeutsam sind vegetative (adrenerge oder vagale) Einflüsse auf den AV-Knoten, die die Induktion einer AV-Knoten-Reentrytachykardie erleichtern oder erschweren können. Die Induktion einer AV-Knoten-Reentrytachykardie erfolgt in der Regel durch vorzeitige atriale Stimulation. Charakteristisch ist ein signifikanter H_1-H_2-Sprung von $\geq$ 40 ms bei atrialer Stimulation mit zunehmender Verkürzung des Kopplungsintervalls um je 10 ms mit Induktion der Tachykardie. Nicht selten läßt sich eine anhaltende AV-Knoten-Reentrytachykardie erst unter Katecholaminstimulation (z. B. Infusion von Isoprenalin) auslösen.

Bei der elektrophysiologischen Untersuchung werden Elektrodenkatheter in der Regel im hohen rechten Vorhof, am His-Bündel, im proximalen Koronarsinus und im rechtsventrikulären Apex positioniert. Während einer typischen AV-Knoten-Reentrytachykardie findet sich die früheste retrograde Vorhoferregung in der His-Bündelableitung. Der proximale Koronarsinus wird vor dem hohen rechten Vorhof erregt. Das HA-Intervall während der Tachykardie beträgt mindestens 50 ms, in der Regel ca. 65 bis 85 ms (Jackman et al. 1995).

Abbildung 6-2 zeigt die simultane Registrierung des Oberflächen-EKG und der intrakardialen Ableitungen während einer typischen AV-Knoten-Reentrytachykardie. Auf Sonderformen einer AV-Knoten-Reentrytachykardie wird im folgenden Abschnitt ausführlich eingegangen.

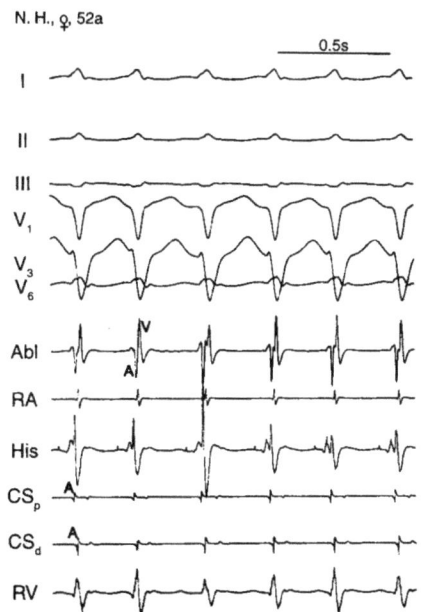

Abb. 6-2. Elektrokardiogramme während einer AV-Knoten-Reentrytachykardie mit Linksschenkelblock. Darstellung der Oberflächen-EKG-Ableitungen I, II, III, V_1, V_3, V_6 und der intrakardialen Ableitungen von Kathetern in Ablationsposition (*Abl*), im rechten Vorhof (*RA*), in His-Position (*His*), im Koronarsinus distal (CS_d) und proximal (CS_p) sowie im rechten Ventrikel (*RV*). Typisch ist die im Oberflächen-EKG verborgene retrograde Vorhoferregung (*A*), die in den intrakardialen Ableitungen noch vor dem Ventrikelpotential (*V*) auftritt, wie besonders gut in der Ablationsableitung zu erkennen ist

6.1
Ablation der schnellen Bahn

Eine Fast-pathway-Ablation bei einer AV-Knoten-Reentrytachykardie wird heute nur noch selten durchgeführt. Die typische Position des Katheters zur Lokalisation und Ablation der schnellen Bahn unter Röntgendurchleuchtung ist in Abb. 6-3 dargestellt.

Hierzu wird der Katheter zunächst in His-Position plaziert und dann soweit unter Drehung im Uhrzeigersinn zurückgezogen, bis ein möglichst kurzes Vorhof-His-Intervall registriert werden kann und das Vorhofsignal größer als das Ventrikelsignal ist, wie es die Ablationsableitung in Abb. 6-4 (vor Ablation) zeigt.

Die retrograde Vorhoferregung während der Tachykardie ist in dieser Position am frühesten.

Charakteristisch für die erfolgreiche Ablation der schnellen Bahn ist das Auftreten eines AV-Blockes I° oder die deutliche Verlängerung der PQ-Zeit durch eine Verlängerung des AH-Intervalles (Abb. 6-4). Die AH-Intervalle verlängerten sich (in einer Studie an 10 Patienten) von 70 ± 8 ms auf 123 ± 14 ms nach Ablation, die HV-Intervalle blieben unverändert bei 53 ± 5 ms gegenüber 65 ± 9 ms nach Ablation.

Eine Indikation zur Fast-pathway-Ablation ergibt sich nur noch in sehr seltenen Fällen bei Vorbestehen eines AV-Blockes I° bei Sinusrhythmus und Fehlen einer dualen AV-Knotenphysiologie (s. folgenden Abschnitt).

138 KAPITEL 6 Katheterablation der AV-Knoten-Reentrytachykardie

Abb. 6-3. Röntgenaufnahmen der Katheterpositonen bei Ablation der schnellen Bahn eines AV-Reentrys in einer rechten vorderen Schrägprojektion (RAO, *oben*) und linken vorderen Schrägprojektion (LAO, *unten*). Die intrakardialen Katheter sind im Bereich des hohen rechten Vorhofs (*HRA*), des posterioren Trikuspidalanulus (*TA*), im Koronarinus (*CS*) und im rechten Ventrikel (*RV*) positioniert. Der Ablationskatheter (*Abl*) liegt am Ablationsort der schnellen Bahn im Bereich des rechtsatrialen Vorhofseptums

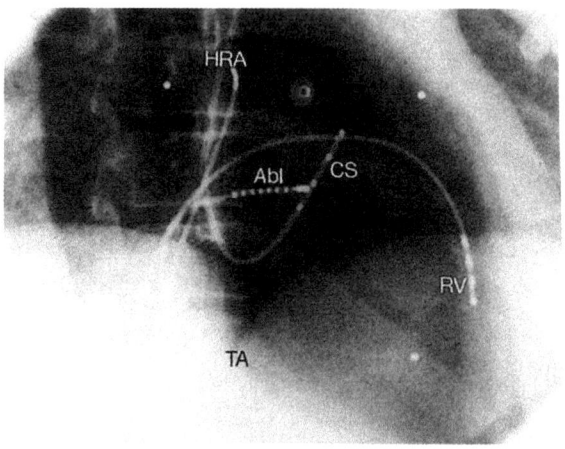

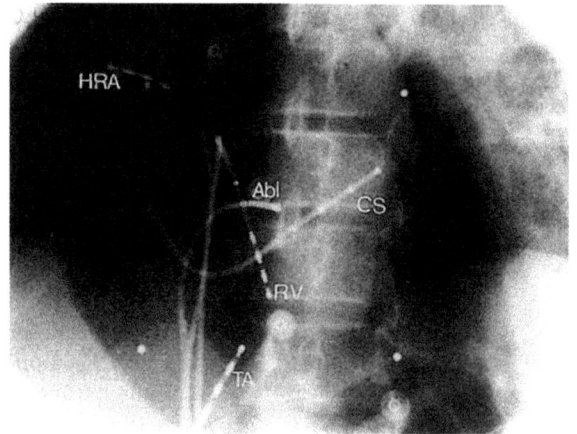

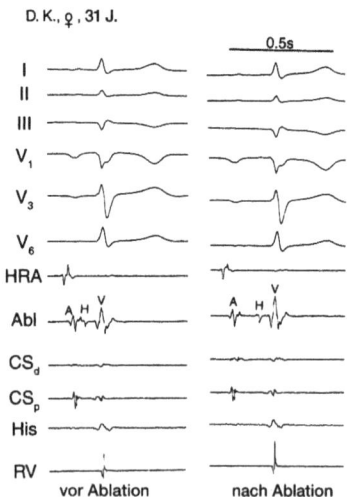

Abb. 6-4. Registrierung der Elektrogramme vor und nach erfolgreicher Ablation der schnellen Bahn eines AV-Reentrys. Dargestellt – von oben nach unten – sind die Oberflächen-EKG-Ableitungen (I, II, III, V_1, V_3, V_6) und die intrakardialen Ableitungen vom hohen rechten Vorhof (*HRA*), vom Ablationsort (*Abl*), vom distalen und proximalen Koronarsinus (CS_d und CS_p) sowie vom His-Bündel (*His*) und vom rechten Ventrikel (*RV*). Gezeigt ist ein Sinusschlag mit dem für die Lokalisation der schnellen Bahn typischen kurzen Vorhof(*A*)-His(*H*)-Intervall in der Ablationsableitung vor der erfolgreichen Energieabgabe. Das His-Ventrikel(*V*)-Intervall war vergleichsweise lang. Nach Ablation kommt es zum Auftreten eines AV-Blocks I°, der durch die Verlängerung des AH-Intervalls bedingt war

6.2
Ablation der langsamen Bahn

Über die Slow-pathway-Ablation wurde erstmals 1992 in größeren Studien berichtet (Jazayeri et al. 1992; Haissaguerre et al. 1992). Die Untersucher konnten selektiv die langsame Bahn des Reentrys ohne Veränderung der normalen Überleitung, deutlich entfernt vom His-Bündel, im posterioren Bereich des Trikuspidalrings in der Nähe des Koronarsinuseingangs, abladieren (posterior und inferior). Auf diese Weise wurden in den beiden Studien 78 von 80 bzw. 30 von 34 Patienten erfolgreich therapiert. Ein AV-Block III° wurde in einem Fall und ein AV-Block II° in einem weiteren Fall induziert.

Die Slow-pathway-Ablation ist heute aufgrund ihrer hohen Effektivität und Sicherheit gegenüber der Fast-pathway-Ablation die Therapie der Wahl bei medikamentös-therapierefraktärer AV-Knoten-Reentrytachykardie. In der Regel wird ein kombiniertes anatomisches und elektrographisches Mapping durchgeführt.

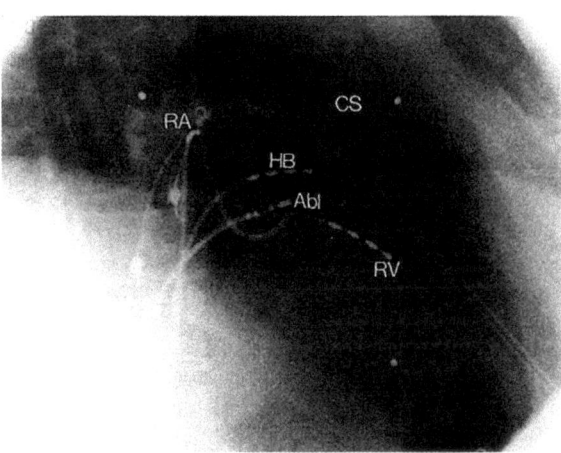

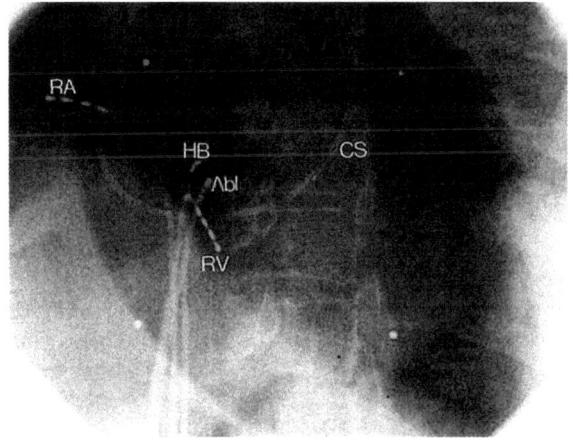

Abb. 6-5. Röntgenaufnahmen der Katheterpositionen bei Ablation der langsamen Bahn eines AV-Reentrys in der Ansicht von schräg vorne rechts (RAO, „right anterior oblique", *oben*) und von schräg vorne links (LAO, „left anterior oblique", *unten*). Die intrakardialen Katheter sind im Bereich des rechten Vorhofs (*RA*), im Koronarsinus (*CS*), in der Region des His-Bündels (*HBE*) und im rechten Ventrikel (*RV*) plaziert. Der Ablationskatheter (*Abl*) wurde zwischen His-Ableitung und Koronarsinuseingang unmittelbar oberhalb des Trikuspidalrings positioniert, einer typischen Ablationsposition der langsamen Bahn

Abb. 6-6. Registrierung der Elektrogramme vor und nach der erfolgreichen Ablation der langsamen Bahn eines AV-Reentry. Dargestellt sind die Oberflächen-EKG-Ableitungen (I, II, III, V_1, V_3, V_6) und die intrakardialen Ableitungen vom Ablationsort (*Abl*), vom rechten Vorhof (*RA*), vom His-Bündel (*His*), vom distalen und proximalen Koronarsinus (CS_d und CS_p) sowie vom rechten Ventrikel (*RV*). Vor Ablation ist ein Sinusschlag mit dem Potentialkomplex Vorhof (*A*)/Potential der langsamen Bahn (*SP*) (Breite 75 ms) in der Registrierung vom Ablationskatheter zu erkennen. Der Nachweis dieses Potentialkomplexes war entscheidendes Kriterium für die Bestimmung des Ablationsortes. Nach der erfolgreichen Energieabgabe (2. Sinusschlag) an diesem Ort verringerte sich die Breite des Komplexes A/SP geringfügig auf 45 ms, blieb im wesentlichen jedoch trotz Eliminierung der AV-Knoten-Reentrytachykardie unverändert

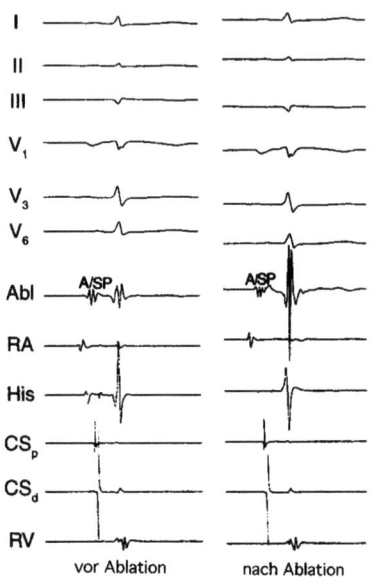

Die typische Position des Elektrodenkatheters zur Lokalisation und Ablation der langsamen Bahn unter Röntgendurchleuchtung ist in Abb. 6-5 dargestellt.

Im Bereich des posteroseptalen Vorhofs, unmittelbar oberhalb des Trikuspidalrings, läßt sich ein niederamplitudiges Potential unmittelbar im Anschluß an das Vorhofpotential sowie später als das Vorhofpotential in der His-Bündelableitung registrieren. Der Quotient des A/V-Potentials ist ≤ 0,5. Das niederamplitudige Vorhofpotential wird als Potential der langsamen Bahn interpretiert.

Abbildung 6-6 zeigt die Registrierungen des Oberflächen-EKG und des intrakardialen EKG bei einer 52jährigen Patientin vor und nach erfolgreicher Ablation des „slow pathway". Hier kam es nach der Ablation nur zu einer geringfügigen Veränderung des Komplexes „Vorhofpotential/Potential" der langsamen Bahn.

In einer Serie von 87 Patienten mit Slow-pathway-Katheterablation wurden 8 ± 5 Energieabgaben verabreicht. Die Erfolgsrate betrug 98 %, d. h. AV-Knoten-Reentrytachykardien waren bei diesen Patienten nicht mehr induzierbar. Lediglich einzelne AV-Knotenechos ließen sich noch bei 3 der 87 Patienten auslösen. In keinem Fall kam es nach der erfolgreichen Energieabgabe zu einem völligen Verschwinden des

6.2 Ablation der langsamen Bahn

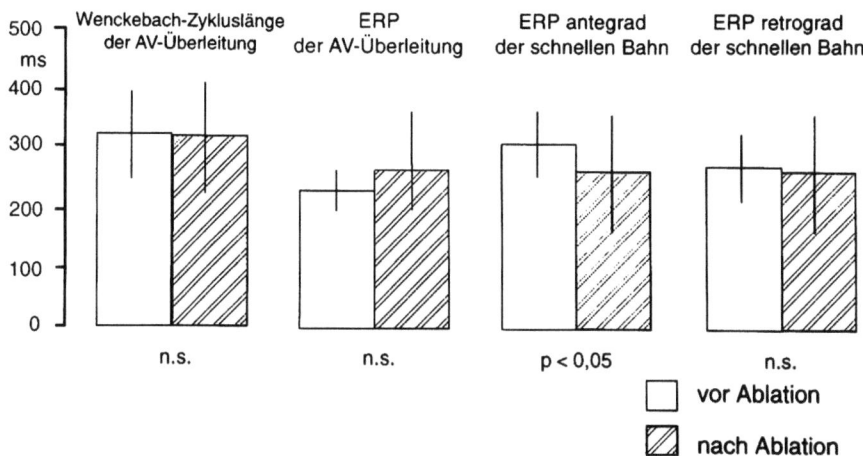

Abb. 6-7. Darstellung der elektrophysiologischen Eigenschaften der AV-Überleitung sowie der schnellen Bahn des AV-Reentrys vor und nach Ablation der langsamen Bahn bei schneller atrialer (Wenckebach-Zykluslänge) und vorzeitiger atrialer Stimulation (*ERP* effektive Refraktärzeit) bei n = 15 Patienten. Der Tendenz nach kam es zu einer Verlängerung der ERP der AV-Überleitung nach Ablation der langsamen Bahn. Unbeeinflußt blieb die Wenckebach-Zykluslänge. Die ERP der schnell leitenden Bahn antegrad verkürzte sich signifikant und blieb retrograd unverändert

Potentials der langsamen Bahn. Häufig wurden jedoch geringe Verkleinerungen der Amplitude und Verringerungen der Potentialbreite beobachtet.

Bei erfolgreicher Ablation der langsamen Bahn waren die Registrierung des Oberflächen-EKG und der übrigen intrakardialen Ableitungen unverändert geblieben. Die His-Vorhof- und His-Kammerintervalle waren als Ausdruck der unversehrten physiologischen AV-Überleitung bei allen Patienten außer einem Patienten mit AV-Block III° nicht signifikant verändert. Den Vergleich der elektrophysiologischen Eigenschaften der AV-Überleitung bei Vorhofstimulation vor und nach Ablation bei 15 Patienten zeigt Abb. 6-7.

Demnach kam es durch die Ablation der langsamen Bahn weder zu einer signifikanten Veränderung der Wenckebach-Zykluslänge (1:1-Überleitung über den AV-Knoten) noch der effektiven Refraktärzeit der AV-Überleitung noch der retrograden Leitung der schnell leitenden Bahn. Die effektive Refraktärzeit der schnellen Bahn antegrad verkürzte sich signifikant nach Ablation der langsamen Bahn (p < 0,05). Bei einzelnen Patienten findet sich aber nach Slow-pathway-Ablation eine deutliche Zunahme der effektiven Refraktärzeit des AV-Knotens und der Wenckebach-Zykluslänge des AV-Knotens.

Als Endpunkt der Katheterablation wird übereinstimmend die Nichtinduzierbarkeit einer AV-Knoten-Reentrytachykardie 30 min nach Katheterablation ohne und mit Isoprenalin angesehen. Das Auftreten eines AV-Knotenechos bei der Kontrollstimulation wird nicht als Prädiktor für das Auftreten eines Rezidivs der AV-Knoten-Reentrytachykardie angesehen.

6.3
Verlauf nach Ablation der schnellen und langsamen Bahn

97 konsekutive Patienten mit AV-Knoten-Reentrytachykardien wurden über einen Zeitraum von 17 ± 12 Monaten nachbeobachtet. Der Primärerfolg betrug 97%. Der Vergleich zwischen erfolgreichen und erfolglosen Ablationen hinsichtlich der biophysikalischen Parameter ergab keinen Unterschied. Es war eine mittlere Leistung von 20 ± 7 W über 54 ± 22 s abgegeben worden, die mittlere Stromstärke betrug 438 ± 87 mA, die Spannung 45 ± 9 V und die 500-kHz-Impedanz 101 ± 7 Ω.

Die PQ-Zeit im Oberflächen-EKG als Ausdruck der normalen Überleitung blieb im Follow-up nach Ablation der langsamen Bahn bei allen bis auf eine Patientin, bei der ein AV-Block III° induziert wurde, unverändert. Die Verlängerung der PQ-Zeit bei Patienten mit AV-Block I° nach Fast-pathway-Ablation blieb im Verlauf ebenfalls gleich. Weitere unerwünschte Effekte oder Komplikationen wurden in keinem Fall beobachtet. Einen Tag nach der Ablation war bei allen Patienten eine transösophageale Echokardiographie durchgeführt worden. Auf diese Weise wurden intrakardiale Thromben, strukturelle Veränderungen im Ablationsgebiet oder ein Perikarderguß in allen Fällen ausgeschlossen.

Die Slow-pathway-Ablation stellt heute das Routineverfahren zur Katheterablation bei AV-Knoten-Reentrytachykardien dar. Bei 470 Patienten, die sich in unserer Klinik zur Katheterablation bei AV-Knoten-Reentrytachykardien vorstellten, trat bei 4 Patienten ein schrittmacherpflichtiger AV-Block III° auf. Die Primärerfolgsrate kann heute mit 99% angegeben werden. Die Rezidivrate liegt zwischen 5 und 10%, wenn ein vorsichtiges Vorgehen gewählt wird. Außer dem sehr seltenen Vorkommen eines AV-Blockes III° wurden bei unseren Patienten keine anderen schwerwiegenden Komplikationen beobachtet.

Die Katheterablation bei AV-Knoten-Reentrytachykardie stellt somit ein sehr risikoarmes Verfahren dar, mit der in der Regel eine Heilung von dieser oft sehr beschwerlichen Herzrhythmusstörung erreicht wird.

Literatur

Calkins H, Sousa J, El-Atassi R et al. (1991) Diagnosis and cure of the Wolff-Parkinson-White syndrome or paroxysmal supraventricular tachycardias during a single electrophysiologic test. N Engl J Med 324: 1612-1618

Evans GT, Scheinman MM, Bardy G et al. (1991) Predictors of inhospital mortality after DC catheter ablation of the atrioventricular junction. Results of a prospective, international, multicenter study. Circulation 84: 1924-1937

Haissaguerre M, Gaita F, Fischer B et al. (1992) Elimination of atrioventricular nodal reentrant tachycardia using discrete slow potential to guide application of radiofrequency energy. Circulation 85: 2162-2175

Jackman WM, Beckman KJ, McClelland JH et al. (1992) Treatment of supraventricular tachycardia due to atrioventricular nodal reentry by radiofrequency catheter ablation of slow pathway. N Engl J Med 327: 313-318

Jackman WM, Nakagawa H, Heidbüchel H, Beckman K, McClelland J, Lazzara R (1995) Three forms of atrioventricular nodal (junctional) reentrant tachycardia: differential diagnosis, electrophysiological characteristics and implications for anatomy of the reentrant circuit. In: Zipes DP, Jalife J (eds) Cardiac electrophysiology – from cell to bedside. Saunders, Philadelphia, pp 620-637

Jazayeri MR, Hempe SL, Sra JS et al. (1992) Selective transcatheter ablation of the fast and slow pathways using radiofrequency energy in patients with atrioventricular nodal reentrant tachycardia. Circulation 85: 1318-1328

Kay GN, Epstein AE, Dailey SM, Plumb VJ (1992) Selective radiofrequency ablation of the slow pathway for the treatment of atrioventricular nodal reentrant tachycardia: Evidence for involvement of perinodal myocardium, within the reentrant circuit. Circulation 85: 1675-1688

Lee MA, Morady F, Kadish A et al. (1991) Catheter modification of the atrioventricular junction with radiofrequency energy for control of atrioventricular nodal reentry tachycardia. Circulation 83: 827-835

Roman CA, Wang X, Friday KJ et al. (1990) Catheter technique for selective ablation of slow pathway in AV nodal reentrant tachycardia (abstract). PACE 13: 498

KAPITEL 7

Katheterablation bei ungewöhnlichen Formen von AV-Knoten-Reentrytachykardien

C. REITHMANN

7.1
Ablation bei Patienten mit typischer AV-Knoten-Reentrytachykardie und AV-Block I. Grades bei Sinusrhythmus

Bei der typischen AV-Knoten-Reentrytachykardie liegt eine antegrade Leitung über den „slow pathway" und eine retrograde Leitung über den „fast pathway" vor. Obwohl grundsätzlich sowohl die gezielte Katheterablation des „fast pathway" als auch des „slow pathway" möglich ist, hat sich die Slow-pathway-Ablation als sicherer in der Vermeidung eines AV-Blockes II. oder III. Grades erwiesen (Jazayeri et al. 1992; Jackman et al. 1992; Mitrani et al. 1993; Kay et al. 1992; Akhtar et al. 1993). Für die Katheterablation bei Patienten mit AV-Knoten-Reentrytachykardien und vorbestehendem AV-Blockes I. Grades bei Sinusrhythmus liegen keine größeren Erfahrungen vor. In einer kleinen Gruppe von 7 jungen Patienten mit typischer oder atypischer AV-Knoten-Reentrytachykardie und AV-Block I. Grades bei Sinusrhythmus (mittleres Alter 31 ± 15 Jahre) konnten Sra et al. (1994) eine Slow-pathway-Katheterablation ohne Auftreten eines zweit- oder drittgradigen AV-Blocks durchführen. Im Gegensatz dazu berichteten Ridgen et al. (1995) über eine hohe Inzidenz eines kompletten AV-Blocks (2 von 7 Patienten) in einer Gruppe von älteren Patienten (mittleres Alter 70 ± 8 Jahre) mit AV-Knoten-Reentrytachykardien und einem AV-Block I. Grades bei Sinusrhythmus. Kürzlich wurde ein Fall einer erfolgreichen Fast-pathway-Ablation ohne Auftreten eines höhergradigen AV-Blocks bei einem 73jährigen Patienten mit typischer AV-Knoten-Reentrytachykardie und einer verlängerten PQ-Zeit bei Sinusrhythmus berichtet (Varotto et al. 1996).

Unter 470 konsekutiven Patienten, die sich in unserer Klinik einer Katheterablation bei AV-Knoten-Reentrytachykardie unterzogen, hatten 16 Patienten (3,4 %) eine verlängerte PQ Zeit bei Sinusrhythmus. Damit war die AV-Knoten-Reentrytachykardie mit AV-Block I. Grades bei Sinusrhythmus die häufigste Sonderform von AV-Knoten-Reentrytachykardien. In 11 Fällen war eine duale AV-Knotenphysiologie nachweisbar, und eine Slow-pathway-Ablation konnte erfolgreich und ohne Verlängerung der PQ-Zeit durchgeführt werden.

Auf 5 Fälle mit typischer AV-Knoten-Reentrytachykardie, verlängerter PQ-Zeit bei Sinusrhythmus und ohne signifikanten AH-Sprung wird im folgenden näher eingegangen (Reithmann et al. 1998). In diesen Fällen wurde eine gezielte Ablation des retrograden „fast pathway" durchgeführt. Das PQ-Intervall war auch nach Absetzen aller Antiarrhythmika bei allen Patienten verlängert. Es handelte sich um 5 weibliche Patienten mit einem mittleren Alter von 54 ± 17 Jahren (Bereich 32 bis 77 Jahre). Rezidivierende Episoden von paroxysmalen supraventrikulären Tachykardien bestanden seit 13 ± 10 Jahren, und 3 ± 1 Antiarrhythmika waren ohne Erfolg eingenommen worden. Drei Patientinnen (Patientin 1, 2 und 4) hatten sich früher bereits einer Fast-pathway-Ablation bei typischer AV-Knoten-Reentrytachykardie in unserer oder in einer anderen Klinik unterzogen. 6 ± 3 Wochen nach der früheren Ablation waren die typischen Symptome wieder aufgetreten. Drei Patientinnen wurden mit nahezu unaufhörlicher AV-Knoten-Reentrytachykardie überwiesen. Eine strukturelle Herzerkrankung wurde bei allen Patientinnen ausgeschlossen.

Die Katheterablation erfolgte mit einem Standardablationskatheter mit 4-mm-Spitzenelektrode (Cordis Webster). Es wurde mit einer Leitung von 5–10 W begonnen, die alle 10–15 s um 5 W erhöht wurde, wenn keine junktionale Ektopie oder Verlängerung des AH-Intervalls beobachtet wurde. Die Stromabgabe wurde durch Impedanzmessung kontrolliert und sofort gestoppt, sobald der Katheter dislozierte oder ein Impedanzanstieg drohte.

Bei allen Patienten konnte vor Ablation eine typische AV-Knoten-Reentrytachykardie (Zykluslänge 412 ± 101 ms) durch vorzeitige atriale Stimulation induziert werden oder sie begann spontan. Eine duale AV-Knotenphysiologie konnte bei keinem Patienten demonstriert werden. Bei Sinusrhythmus hatten alle Patienten ein verlängertes PQ-Intervall (254 ± 53 ms) und ein verlängertes AH-Intervall (172 ± 46 ms). Alle Patienten hatten bei rechtsventrikulärer Stimulation vor der Katheterablation eine intakte ventrikuloatriale Leitung. Das His-Vorhof-(HA)-Intervall während der AV-Knoten-Reentrytachykardie betrug 79 ± 34 ms (Bereich 40 bis 130 ms).

Die exakte Stelle der retrograden Fast-pathway-Leitung innerhalb des Koch-Dreiecks wurde durch Mapping der frühesten retrograden atrialen Aktivierung während der AV-Knoten-Reentrytachykardie und rechtsventrikulärer Stimulation bestimmt. Bei allen 5 Patienten wurden ähnliche Positionen gefunden. Bei 4 Patienten war die früheste retrograde atriale Aktivierung (in Bezug zu einem Referenzsignal im proximalen Koronarsinus) in einer anterioren Position mit einem großen His-Bündelpotential lokalisiert. Während Sinusrhythmus wurde der Katheter unter Drehung im Uhrzeigersinn zurückgezogen, bis das atriale Elektrogramm das ventrikuläre Elektrogramm an Größe übertraf und das His-Bündelpotential minimal war (Abb. 7-1). Bei einem Patienten (Patient 3) wurde die früheste retrograde atriale Aktivierung in einer mittseptalen Position gefunden; an dieser Stelle war kein His-Bündelpotential zu sehen.

Die Abgabe von Radiofrequenzstrom wurde gesteuert durch 1) eine erkennbare Verlängerung des AH-Intervalles, 2) eine Entwicklung eines akzelerierten junktionalen Rhythmus oder 3) eine maximale Dauer der Energieabgabe von 80 s. Als Endpunkt einer erfolgreichen Ablationsprozedur diente die Elimination der retrograden ventrikuloatrialen Leitung über den „fast pathway" bei rechtsventrikulärer Stimulation (Abb. 7-1). Im Mittel wurden 5,8 ± 3,7 Energieabgaben (Mittel 30 ± 6 W, Bereich 20–40 W, Dauer 15–80 s) verabreicht.

Unmittelbar nach der Ablationsprozedur war die retrograde ventrikuloatriale Leitung bei allen Patienten eliminiert. Bei Patientin 2 erholte sich unter Isopre-

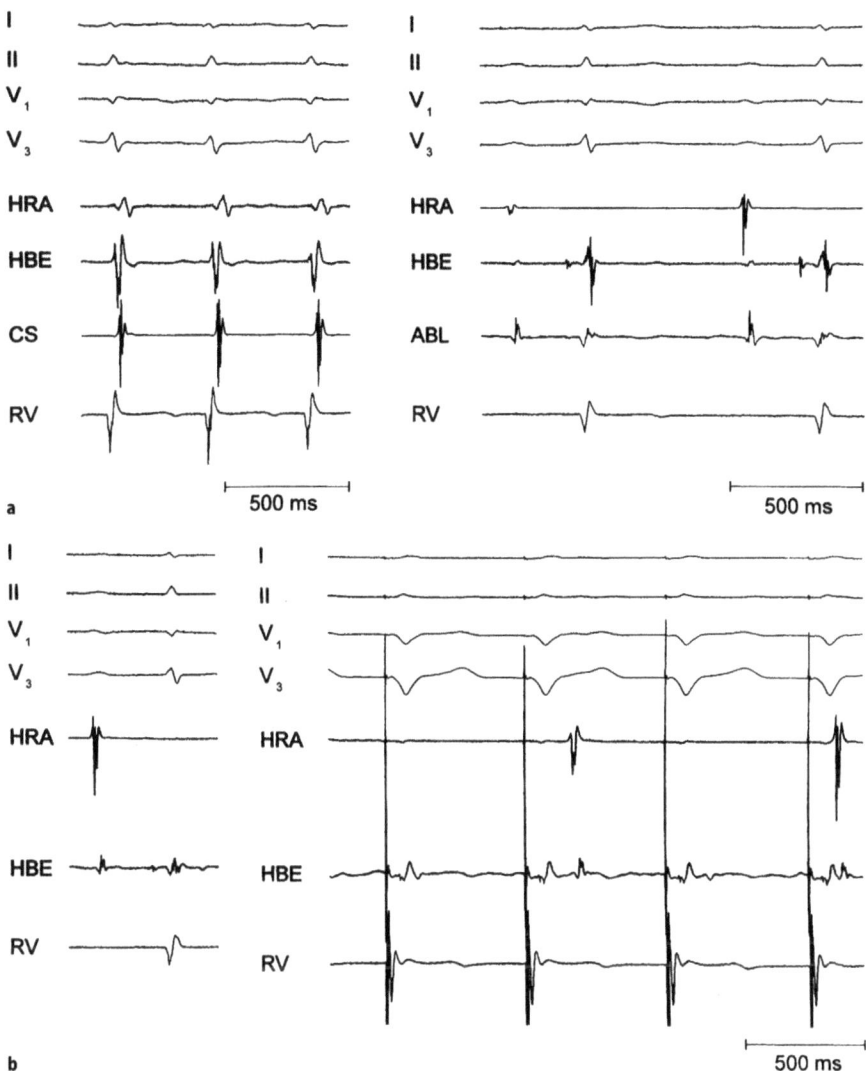

Abb. 7-1a,b. Fast-pathway-Ablation bei einer typischen AV-Knoten-Reentrytachykardie bei einem Patienten (Patient 4) mit AV-Block I. Grades. Elektrogramme der elektrophysiologischen Untersuchung. **a** Unaufhörliche typische AV-Knoten-Reentrytachykardie mit einer Zykluslänge von 430 ms (*links*). Bei Sinusrhythmus verlängertes PQ-Intervall (240 ms) vor Katheterablation. Der Ablationskatheter wurde von der His-Bündelposition unter Drehung des Katheters im Uhrzeigersinn zurückgezogen, bis die Amplitude des atrialen Elektrogramms die des ventrikulären Elektrogramms übertraf und das His-Bündelelektrogramm minimal war (*ABL; rechts*). **b** Nach (retrograder) Fast-pathway-Ablation war das AH-Intervall unverändert oder allenfalls gering verlängert (*links*). Während der rechtsventrikulären Stimulation bestand ein kompletter ventrikuloatrialer Block, der eine erfolgreiche Fast-pathway-Ablation anzeigte (*rechts*). Während einer Nachbeobachtungszeit von 19 Monaten trat keine supraventrikuläre Tachykardie auf. Gezeigt sind die Oberflächenableitungen I, II, V_1, V_3 sowie die intrakardialen Ableitungen vom hohen rechten Vorhof (*HRA*), His-Bündel (*HBE*), Koronarsinus (*CS*), rechtsventrikulärem Apex (*RV*) und die erfolgreiche Ablationsposition (*ABL*)

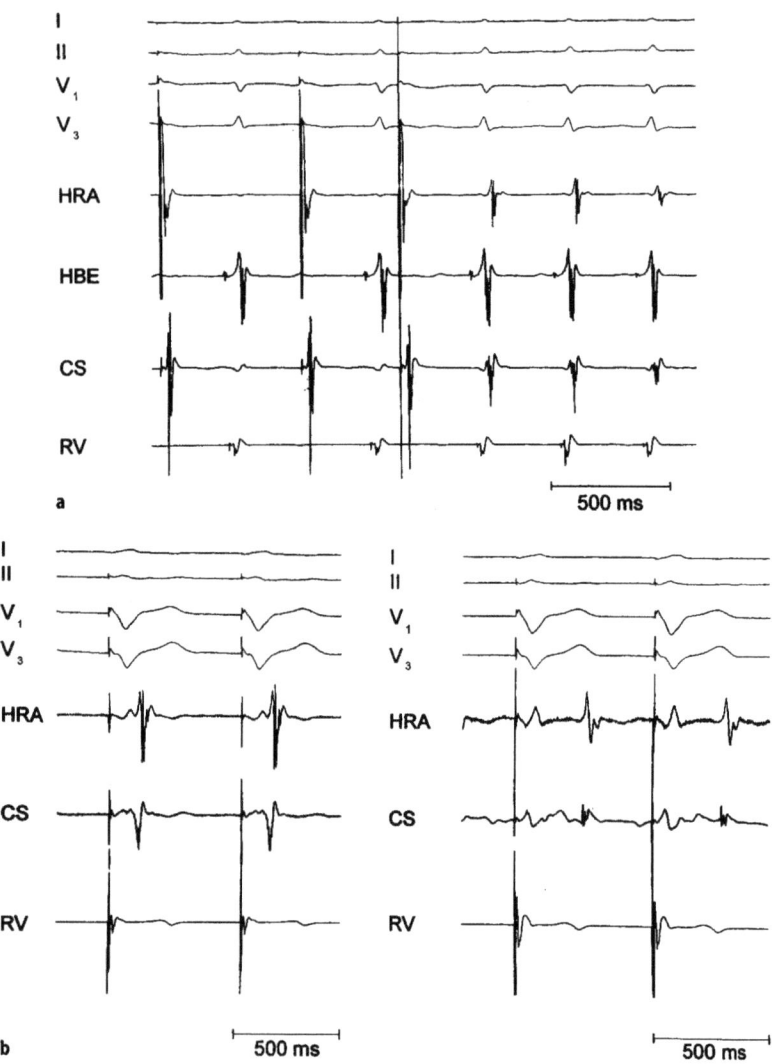

Abb. 7-2a,b. Fast-pathway-Ablation einer typischen AV-Knoten-Reetrytachykardie bei einem Patienten mit AV-Block I. Grades. Elektrogramme der elektrophysiologischen Untersuchung. **a** Induktion einer typischen AV-Knoten-Reentrytachykardie durch vorzeitige atriale Stimulation (A1-A1: 600 ms, A1-A2: 420 ms). Bei Sinusrhythmus betrug das AH-Intervall vor Ablation 170 ms (nicht gezeigt). **b** Rechtsventrikuläre Stimulation mit einem kurzen ventrikuloatrialen Intervall vor Ablation (*links*). Nach Katheterablation bestand eine 1:1-ventrikuloatriale Leitung mit einem verlängerten ventrikuloatrialen Intervall (unter 2 μg/min Isoprenalin; *rechts*). Ohne Isoprenalin bestand ein kompletter ventrikuloatrialer Block (nicht gezeigt). Das AH-Invervall nahm nach Ablation von 170 ms auf 210 ms zu (nicht gezeigt). Während einer Nachbeobachtung von 7 Monaten trat keine supraventrikuläre Tachykardie auf. Gezeigt sind die Oberflächenableitungen I, II, V$_1$ und V$_3$ sowie die intrakardialen Ableitungen aus dem hohen rechten Vorhof (*HRA*), der His-Bündelposition (*HBE*), dem Koronarsinus (*CS*) und dem rechtsventrikulären Apex (*RV*)

nalininfusion (2 µg/min) die VA-Leitung bei rechtsventrikulärer Stimulation (Zykluslänge 600 ms) mit einer deutlichen Verlängerung des ventrikuloatrialen Intervalls (um 80 ms; Abb. 7-2). Ein kompletter ventrikuloatrialer Block mit und ohne Isoprenalin persistierte bei den übrigen 4 Patienten auch nach 30 min Wartezeit.

Nach der Fast-pathway-Ablation konnte eine typische AV-Knoten-Reentrytachykardie als anhaltende Tachykardie oder als einzelne Echoschläge bei keinem der 5 Patienten mehr induziert werden. Unter Isoprenalininfusion (2 µg/min) war bei Patient 2 noch eine atypische AV-Knoten-Reentrytachykardie (Slow-slow-Überleitung) induzierbar. Das PQ-Intervall nahm nach Radiofrequenzkatheterablation signifikant von 254 ± 53 auf 276 ± 48 ms und das AH-Intervall von 172 ± 46 auf 192 ± 45 ms zu ($p < 0,05$). Die effektive Refraktärzeit des AV-Knotens und die Wenckebach-Zykluslänge des AV-Knotens konnten vor der Katheterablation nur bei 2 Patienten bestimmt werden (Tabelle 7-1).

Während einer Nachbeobachtungsphase von 19 ± 20 Monaten (Bereich 7 bis 53 Monate) trat bei keinem Patienten ein Rezidiv einer AV-Knoten-Reentrytachykardie auf; ein AV-Block II. oder III. Grades wurde ebenfalls nicht beobachtet.

Gegenwärtig liegen nur sehr begrenzte Erfahrungen über die Sicherheit einer Slow-pathway-Katheterablation bei Patienten mit typischer AV-Knoten-Reentrytachykardie und AV-Block I. Grades vor. In dieser Untersuchung waren unter den 5 Patienten mit AV-Knoten-Reentrytachykardie und AV-Block I. Grades 3 Patienten mit früher durchgeführter Fast-pathway-Ablation. Goldberger et al. (1992) hatten über eine Serie von 6 Patienten berichtet, die nach früherer Fast-pathway-Ablation verschiedene Formen einer atypischen AV-Knoten-Reentrytachykardie aufwiesen. Bei allen diesen Patienten war als retrograder Schenkel der atypischen AV-Knoten-Reentrytachykardie ein posterior gelegener „slow pathway" nachgewiesen worden. Eine anterior durchgeführte Ablation hatte bei 1 der 6 Patienten zu einem kompletten AV-Block geführt. Unter den 7 Patienten mit AV-Knoten-Reentrytachykardie und verlängertem PQ-Intervall bei Sinusrhythmus, über die von Sra et al. (1994) berichtet wurde, war bei 2 Patienten, die sich mit einer atypischen AV-Knoten-Reentrytachykardie vorstellten, früher eine Fast-pathway-Ablation durchgeführt worden. Die Autoren nahmen an, daß das Auftreten einer atypischen AV-Knoten-Reentrytachykardie nach vorheriger Fast-pathway-Ablation anzeige, daß der retrograde Schenkel der typischen AV-Knoten-Reentrytachykardie (retrograder „fast pathway") effektiv beseitigt sei. Bei diesen Patienten sei nach dem Bericht von Sra et al. der posteriore Zugang daher der Ablationszugang der Wahl, um die atypische AV-Knoten-Reentrytachykardie zu behandeln.

Im Gegensatz dazu hatten alle 5 Patienten, über die hier berichtet wird, eine typische AV-Knoten-Reentrytachykardie mit einem AH-Intervall, das länger als das HA-Intervall war und eine anterior gelegene früheste retrograde atriale Aktivierung während der Tachykardie. Das Auftreten einer typischen AV-Knoten-Reentrytachykardie mit verlängertem PQ-Intervall nach früherer Fast-pathway-Ablation läßt annehmen, daß es sich um eine unidirektionale antegrade Leitungsverzögerung oder gar um einen kompletten antegraden Fast-pathway-Block trotz erhaltener schneller retrograder Leitung über den „fast pathway" handelt. Dies trifft wahrscheinlich auch für die 2 anderen Patienten mit typischer AV-

Kapitel 7 Katheterablation bei ungewöhnlichen Formen

Tabelle 7.1. Elektrophysiologische Daten bei Patienten mit typischer AV-Knoten-Reentrytachykardie und AV-Block I. Grades bei Sinusrhythmus

Patient	Alter	Vor Ablation								Nach Ablation				
		PQ (ms)	AH (ms)	1:1 AV (ms)	ERZ AV (ms)	ERZ VA (ms)	AVNRT ZI (ms)	HA AVNRT (ms)		PR (ms)	AH (ms)	1:1 AV (ms)	ERZ AV (ms)	VA-Block
1	32	220	130	320	< 190	< 220	340	40		220	130	270	220	+
2	46	210	170	220	< 390	< 220	310	60		250	210	270	230	–
3	77	290	190	490	350	n.b.	570	130		310	200	580	430	+
4	60	330	240	n.b.	n.b.	n.b.	430	75		340	250	n.b.	300	+
5	53	220	130	n.b.	n.b.	n.b.	410	90		260	170	380	290	+

AH Atrio-His-Intervall; *1:1 AV* kürzeste Vorhofzykluslänge mit 1:1-Überleitung auf die Kammern; *ERZ AV* effektive Refraktärzeit des AV-Knotens; *ERZ VA* effektive Refraktärzeit der VA-Leitung; *AVNRT ZI* Zykluslänge der AV-Knoten-Reentrytachykardie; *HA AVNRT* His-Atriointervall während AV-Knoten-Reentrytachykardie; *VA-Block* kompletter ventrikuloatrialer Block bei rechtsventrikulärer Stimulation; *n.b.* nicht bestimmt.

Knoten-Reentrytachykardie, fehlender dualer AV-Knotenphysiologie und AV-Block I. Grades ohne vorherige Fast-pathway-Ablation zu.

Bereits in anderen Arbeiten wurde vermutet, daß bei einigen Patienten der antegrade „fast pathway" nicht an identischer Stelle wie der retrograde „fast pathway" lokalisiert ist. Dies mag erklären, warum bei einigen Patienten eine Ablation der retrograden Fast-pathway-Leitung ohne Beeinträchtigung des antegraden „fast pathway" möglich ist (Chen et al. 1993; Goldberger et al. 1992; Wu et al. 1992). Die Verlängerung des PQ-Intervalls bei Patienten mit typischer AV-Knoten-Reentrytachykardie zeigt an, daß der antegrade „fast pathway" bei diesen Patienten geschädigt oder gar beseitigt ist. Da bei Patienten mit typischer AV-Knoten-Reentrytachykardie, AV-Block I. Grades bei Sinussrhythmus und ohne duale AV-Knotenphysiologie eine komplette antegrade Fast-pathway-Blockade nicht ausgeschlossen werden kann, ist möglicherweise bei diesen Patienten eine (retrograde) Fast-pathway-Ablation vorzuziehen. Bei den 5 Patienten, die in dieser Studie beschrieben sind, konnte eine erfolgreiche Behandlung der AV-Knoten-Reentrytachykardie durch (retrograde) Fast-pathway-Ablation sicher durchgeführt werden

Dieses Vorgehen wurde auch von anderen Autoren bestätigt. Chen et al. (1998) schlagen bei AV-Knoten-Reentrytachykardie mit AV-Block I. Grades bei Sinusrhythmus eine Slow-pathway-Ablation vor, wenn eine duale AV-Knotenphysiologie nachweisbar ist, halten aber ebenfalls eine retrograde Fast-pathway-Ablation bei Fehlen einer dualen AV-Knotenphysiologie für indiziert.

7.2
AV-Block II. Grades während AV-Knoten-Reentrytachykardie

Differentialdiagnostische Schwierigkeiten in der Abgrenzung zur atrialen Tachykardie können sich beim Auftreten eines zweitgradigen AV-Blocks während einer AV-Knoten-Reentrytachykardie ergeben. Wellens et al. (1976) hatten über 10 Patienten mit zweitgradigem AV-Block während einer AV-Knoten-Reentrytachykardie berichtet. In der Studie von Wellens et al. hatten 9 Patienten einen zweitgradigen atrioventrikulären Block, davon in 3 Fällen proximal des His-Bündels und in 6 Fällen im oder distal des His-Bündels. In einem Falle wurde von Wellens et al. über einen ventrikuloatrialen Block (zwischen AV-Knoten und Vorhof) während der Tachykardie berichtet. In kürzlich publizierten Studien wurden Resultate der Katheterablation in Slow-pathway-Position bei Patienten mit AV-Block II. Grades während einer typischen AV-Knoten-Reentrytachykardie vorgestellt (Man et al. 1996; Lee et al. 1997). Miles et al. (1994) haben auch über eine AV-Knoten-Reentrytachykardie mit retrogradem 2:1-(ventrikuloatrialem) Block berichtet. Ob es sich bei schmalkomplexigen Tachykardien mit retrogradem Block auf die Vorhöfe tatsächlich um AV-Knoten-Reentrytachykardien handelt, ist nicht unumstritten, da nach Ansicht der meisten Autoren Vorhofmuskulatur und AV-Knoten obligate Bestandteile des Reentrykreises bei AV-Knoten-Reentrytachykardie sind (Jackman et al. 1995). Abbildung 7-3 zeigt ein Beispiel einer schmalkomplexigen regelmäßigen Tachykardie, welche wechselnd eine retrograde Vorhofaktivierung (mit frühester atrialer Aktivierung in der His-Bündelableitung; Abb. 7-3a) bzw. einen kompletten ventrikuloatrialen Block (mit frühester

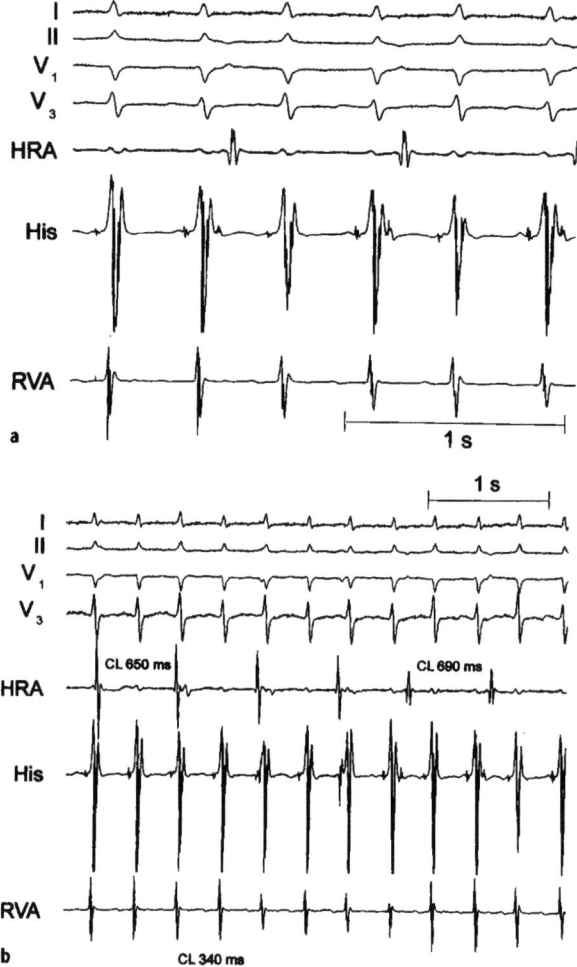

Abb. 7-3a,b. Ektope AV-junktionale Tachykardie bei einem 17jährigen Patienten. Registrierung während der elektrophysiologischen Untersuchung. **a** Ektope AV-junktionale Tachykardie mit (wahrscheinlich) retrograder 2:1-Überleitung auf die Vorhöfe. Das Mapping im rechten Vorhof zeigte die früheste retrograde atriale Vorhofaktivierung in mittseptaler His-Bündel-naher Position. **b** Ektope AV-junktionale Tachykardie mit kompletter ventrikuloatrialer Dissoziation. Die früheste atriale Aktivierung zeigte sich im Sinusknotenbereich. Gezeigt sind die Oberflächen-EKG-Ableitungen I, II, V_1 und V_3 sowie intrakardiale Registrierungen aus dem hohen rechten Vorhof (*HRA*), der His-Bündelposition (*HBE*) und dem rechtsventrikulären Apex (*RV*)

Vorhofaktivierung im Sinusknotenbereich; Abb. 7-3b) aufwies. Es handelte sich um eine ektope AV-junktionale Tachykardie.

In unserem Patientenkollektiv konnte unter 470 Patienten mit AV-Knoten-Reentrytachykardie in 8 Fällen (1,7 %) eine AV-Blockierung während der Tachy-

7.2 AV-Block II. Grades während AV-Knoten-Reentrytachykardie

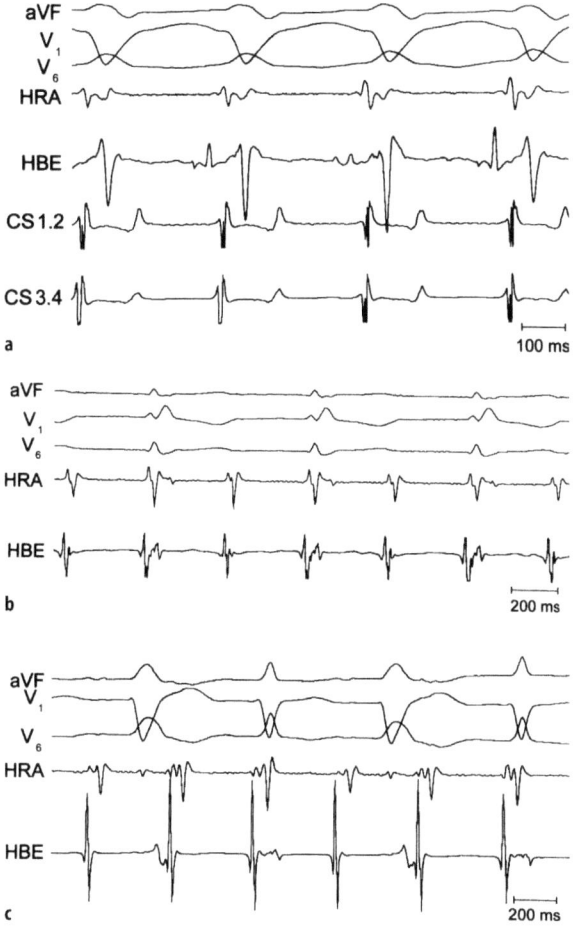

Abb. 7-4a-c. Intermittierender AV-Block II. Grades während einer typischen AV-Knoten-Reentrytachykardie bei einer 67jährigen Patientin. Registrierung während der elektrophysiologischen Untersuchung. **a** AV-Knoten-Reentrytachykardie mit 1:1-Überleitung auf die Kammern. Das His-A-Intervall während der Tachykardie beträgt 40 ms, das His-V-Intervall beträgt 80 ms. **b** AV-Block II. Grades mit 2:1-Überleitung während der AV-Knoten-Reentrytachykardie. Es besteht ein kompletter Rechtsschenkelblock. **c** AV-Block II. Grades mit unregelmäßiger Überleitung während der AV-Knoten-Reentrytachykardie. Es besteht ein intermittierender Linksschenkelblock. Während allen Tachykardieformen wurde die früheste retrograde Vorhofaktivierung in His-Bündelposition nachgewiesen. Die AV-Knoten-Reentrytachykardie konnte in Slow-pathway-Position erfolgreich abladiert werden. Gezeigt sind die Oberflächen-EKG-Ableitungen aVF, V_1, V_6 sowie intrakardiale Registrierungen aus dem hohen rechten Vorhof (*HRA*), der His-Bündelposition (*HBE*) und dem Koronarsinus (*CS*)

kardie dokumentiert werden. In allen Fällen war intermittierend auch eine 1:1-Überleitung auf die Kammern vorhanden. Die früheste retrograde Vorhofaktivierung war in allen Fällen in der His-Bündelableitung zu finden. In Abb. 7-4 wird der Fall einer 67jährigen Patientin mit AV-Knoten-Reentrytachykardie gezeigt, bei der neben einer 1:1- und 2:1-Überleitung auf die Kammern auch eine unregelmäßige Überleitung auf die Kammern (Abb. 7-4c) dokumentiert wurde.

Beweisend für das Vorliegen einer typischen AV-Knoten-Reentrytachykardie ist in diesen Fällen die erfolgreiche Ablation in Slow-pathway-Position bei Nachweis der frühesten retrograden atrialen Aktivierung in der His-Bündelableitung bzw. Fast-pathway-Position. Dies konnte in allen Fällen von zweitgradigem AV-Block bei einer AV-Knoten-Reentrytachykardie demonstriert werden.

Prädiktoren eines AV-Blocks II° während einer AV-Knoten-Reentrytachykardie sind nach unseren Daten eine vorbestehende HV-Verlängerung bei Sinusrhythmus, eine strukturelle Herzerkrankung sowie die (seltene) fast-intermediate Sonderform einer atypischen AV-Knoten-Reentrytachykardie (Taniguchi et al. 1997).

7.3
AV-Knoten-Reentrytachykardie mit multiplen Bahnen und Fast-slow-Sonderform

Bei ca. 5 % der Patienten mit AV-Knoten-Reentrytachykardien lassen sich 2 oder mehr Diskontinuitäten (signifikanter H 1/H 2-Sprung > 40 ms bei Verkürzung des A1/A2-Intervalls um 10 ms) der anterograden AV-Knotenüberleitungskurve nachweisen (Chen et al. 1998; Tai et al. 1996; Yeh et al. 1994). Bei Patienten mit multiplen H1-H2-Sprüngen finden sich auch häufiger multiple Leitungsbahnen einer AV-Knoten-Reentrytachykardie. Ob multiple anterograde AV-nodale Bahnen auch mit einem jeweils unterschiedlichen anatomischen Input in den AV-Knoten einhergehen, wird kontrovers diskutiert (Chen et al. 1998). Von praktischer Relevanz ist das Vorliegen einer retrograden intermediären Überleitung (zusätzlich zum Vorliegen eines „fast pathway" und „slow pathway"). Diese retrograde intermediäre Überleitung ist charakterisiert durch dekrementelle Leitungseigenschaften und eine früheste retrograde atriale Aktivierung im Bereich des Koronarsinusostiums. Als Sonderformen einer AV-Knoten-Reentrytachykardie kommen in diesen Fällen eine slow-intermediate oder fast-intermediate Form der AV-Knoten-Reentrytachykardie vor. Chen et al. (1998) berichteten, daß in 41 % der Fälle durch Energieabgabe an jeweils einer einzigen Position sowohl der „slow pathway" als auch der „intermediate pathway" abladiert werden konnten, während in den anderen Fällen die Ablation von „slow" und „intermediate pathway" an unterschiedlichen Stellen (Ablation des „slow pathway" mehr posterior) erzielt wurde.

Abbildung 7-5 zeigt ein Beispiel einer slow-intermediate Form einer AV-Knoten-Reentrytachykardie. Durch Energieabgabe im Bereich des Koronarsinusostiums konnte sowohl der „slow pathway" als auch der „intermediate pathway" eliminiert werden und die AV-Knoten-Reentrytachykardie erfolgreich abladiert werden. In einem anderen Fall einer Patientin mit slow-intermediate und fast-intermediate Form einer AV-Knoten-Reentrytachykardie traten nach Slow-pathway-Ablation weiterhin fast-intermediate AV-Knoten-Reentrytachykardien auf, und die Arrhythmie konnte erst nach Ablation des „intermediate pathway" (im Bereich des Koronarsinusostiums) beseitigt werden.

Im allgemeinen wird die Fast-slow-Form der AV-Knoten-Reentrytachykardie als atypische AV-Knoten-Reentrytachykardie bezeichnet. Sie ist charakterisiert

7.3 AV-Knoten-Reentrytachykardie mit multiplen Bahnen und Fast-slow-Sonderform

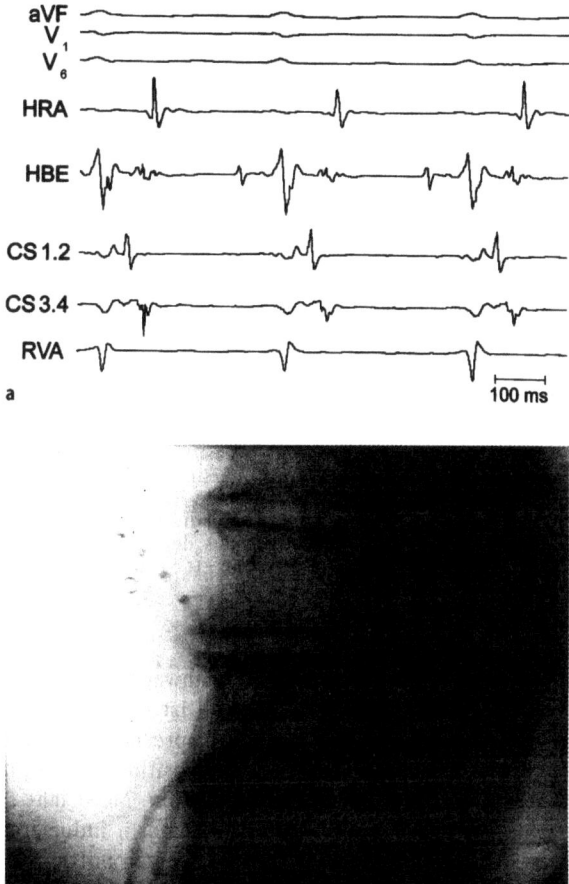

Abb. 7-5a,b. Atypische AV-Knoten-Reentrytachykardie vom slow-intermediate Typ bei einem 59jährigen Patienten. Registrierung während elektrophysiologischer Untersuchung. **a** Die früheste retrograde atriale Aktivierung zeigte sich am Koronarsinuseingang. Die retrograde Leitung über den „intermediate pathway" zeigte (mäßiggradig) dekrementelle Leitungseigenschaften. Durch Katheterablation am Koronarsinusostium (erfolgreiche Ablationsstelle CS 1.2) konnte die Tachykardie beseitigt werden. Gezeigt sind die Oberflächen-EKG Ableitungen aVF, V_1 und V_6 sowie intrakardiale Ableitungen aus dem hohen rechten Vorhof (*HRA*), der His-Bündelposition (*HBE*), dem Koronarsinuseingang (*CS*) und dem rechten Ventrikel (*RV*). **b** Röntgenprojektion in PA-Projektion. Die Elektrodenkatheter sind im hohen rechten Vorhof, in His-Bündelposition, am Koronarsinuseingang und im rechten Ventrikel positioniert

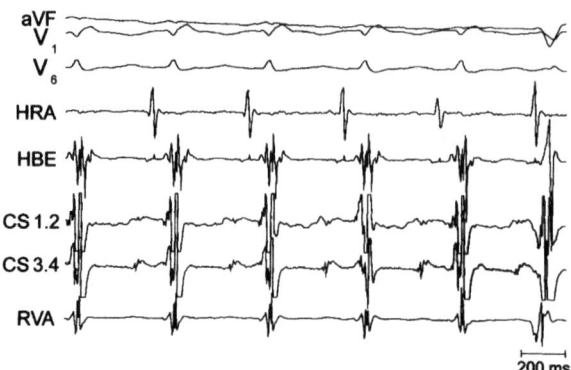

Abb. 7-6. Atypische AV-Knoten-Reentrytachykardie vom Fast-slow-Typ bei einer 59jährigen Patientin. In der gleichen Sitzung wurde auch eine typische Slow-fast-Form der AV-Knoten-Reentrytachykardie gefunden. Während der Fast-slow-Form fand sich die früheste retrograde Vorhofaktivierung am Dach des Koronarsinuseinganges (CS 3.4) in typischer Slow-pathway-Position. An dieser Stelle konnten beide Formen der AV-Knoten-Reentrytachykardie erfolgreich abladiert werden. Gezeigt sind die Oberflächenableitungen aVF, V₁ und V₆ sowie die intrakardialen Registrierungen aus dem hohen rechten Vorhof (*HRA*), die His-Bündelposition (*HBE*), dem Koronarsinus (*CS*) und dem rechtsventrikulären Apex (*RV*)

durch eine antegrade Leitung über den „fast pathway" und eine retrograde Leitung über den „slow pathway". Das RP-Intervall ist größer als das PR-Intervall, die früheste atriale Aktivierung findet sich entsprechend der Lokalisation des „slow pathway" in posteriorer und inferiorer Position. Die Induktion erfolgt meist durch vorzeitige rechtsventrikuläre Stimulation. Meist läßt sich bei diesen Patienten auch eine typische Slow-fast-Tachykardieform induzieren. In unserem Patientenkollektiv konnten wir in 8 Fällen von Patienten mit AV-Knoten-Reentrytachykardie eine Fast-slow-Form dokumentieren. Ein Beispiel ist in Abb. 7-6 gezeigt. Die Therapie der Wahl ist die Slow-pathway-Ablation (Yeh et al. 1990; Strickberger et al. 1993).

Literatur

Akhtar M, Jazayeri MR, Sra J, Blanck Z, Deshpande S, Dhala A (1993) Atriventricular nodal reentry-clinical, electrophysiological and therapeutic considerations. Circulation 88: 282-295

Chen SA, Chiang CE, Tsang WP et al. (1993) Selective radiofrequency catheter ablation of fast and slow pathways in 100 patients with atrioventricular nodal reentrant tachycardia. Am Heart J 125: 1-10

Chen SA, Ching TT, Shih-Huang L, Mau-Song C (1998) AV nodal reentrant tachycardia with unusual characteristics: lessons from radiofrequency catheter ablation. J Cardiovasc Electrophysiol 9: 321-333

Goldberger J, Brooks R, Kadish A (1992) Physiology of „atypical" atrioventricular junctional reentrant tachycardia occurring following radiofrquency catheter modification of the atriocentricular node. PACE 15: 2270-2282

Jackman WM, Beckman KJ, McCleland JH et al. (1992) Treatment of supraventricular tachycardia due to atrioventricular nodal reentry by radiofrequency catheter ablation of slow pathway conduction. N Engl J Med 327: 313-328

Jackman WM, Nakagawa H, Heidbuchel H et al. (1995) Three forms of atrioventricular nodal (junctional) reentrant tachycardia: Differential diagnosis, electrophysiological characteristics, and implications for anatomy of the reentrant circuit. In: Zipes DP, Jalife J (eds) Cardiac electrophysiology – from cell to bedside. Saunders, Philadelphia, pp 620-637

Jazayeri MR, Hempe SL, Sra JS et al. (1992) Selective transcatheter ablation of the fast and slow pathways using radiofrequency energy in patients with atrioventricular nodal reentrant tachycardia. Circulation 85: 1318-1328

Kay GN, Epstein AE, Dailey SM, Plumb VJ (1992) Selective radiofrquency ablation of the slow pathway for the treatment of atrioventricular nodal reentrant tachycardia. Evidence for involvement of perinodal myocardium within the reentrant circuit. Circulation 85: 1675-1688

Lee SH, Chen SA, Tai CT et al. (1997) Electrophysiologic characteristics and radiofrequency catheter ablation in atrioventricular node reentrant tachycardia with second-degree atrioventricular block. J Cardiovasc Electrophysiol 8: 502-511

Man KC, Brinkman K, Bogun F et al. (1996) 2:1 atrioventricular block during atrioventricular node reentrant tachycardia. J Am Coll Cardiol 28: 1770-1774

Miles WM, Hubbard JE, Zipes DP et al. (1994) Elimination of AV nodal reentrant tachycardia with 2:1 VA block by posteroseptal ablation. J Cardiovasc Electrophysiol 5: 510-516

Mitrani RD, Klein LS, Hackett FK, Zipes DP, Miles WM (1993) Radiofrequency ablation for atrioventricular node reentrant tachycardia: comparison beetween fast (anterior) and slow (posterior) pathway ablation. J Am Coll Cardiol 21: 432-441

Reithmann C, Hoffmann E, Grünewald A et al. (1998) Fast pathway ablation in patients with common atrioventricular nodal reentrant tachycardia and prolonged PR interval during sinus rhythm. Eur Heart J 19: 929-935

Rigden LB, Klein LS, Mitrani RD, Zipes DP, Miles WM (1995) Increased risk of heart block following slow pathway ablation for AV nodal reentrant tachycardia in patients with marked PR interval prolongation during sinus rhythm. PACE 18: II-918 (NASPE abstract)

Sra JS, Jazayeri MR, Blanck Z, Deshpande S, Dhala AA, Akhtar M (1994) Slow pathway ablation in patients with atrioventricular node reentrant tachycardia and a prolonged PR interval. J Am Coll Cardiol 24: 1064-1068

Strickberger SA, Kalbfleisch SJ, Williamson B et al. (1993) Radiofrequency catheter ablation of atypical atrioventricular nodal reentrant tachycardia. J Cardiovasc Electrophysiol 4: 526-532

Tai CT, Chen SA, Chian CE et al. (1996) Electrophysiologic characteristics and radiofrequency catheter ablation in patients with multiple atrioventricular nodal reentry tachycardias. Am J Cardiol 77: 52-58

Taniguchi Y, Yeh SJ, Wen MS, Wang CC, Wu D (1997) Atypical atrioventricular nodal reentry tachycardia with atrioventricular nodal block mimicking atrial tachycardia: Electrophysiologic properties and radiofrequency ablation therapy. J Cardiovasc Electrophysiol 8: 1302-1308

Varotto L, Storti C, Salerna-Uriarte JA (1996) Fast pathway ablation in a patient with iterative atrioventricular nodal reentrant tachycardia and prolonged PR interval. Int J Cardiol 56: 263-267

Wellens HJ, Wesdorp JC, Düren KR, Lie KI (1976) Second degree block during reciprocal antrioventricular nodal tachycardia. Circulation 53: 595-599

Wu D, Yeh SJ, Wang CC, Wen MS, Chang HJ, Lin FC (1992) Nature of dual atrioventricular node pathways and the tachycardia circuit as defined by radiofrequency ablation technique. J Am Coll Cardiol 20: 884-495

Yeh SJ, Wang CC, Wen MS et al. (1994) Radiofrequency ablation therapy in atypical or multiple atrioventricular node reentry tachycardia. Am Heart J 128: 742-758

Yeh SJ, Yamamoto T, Lin FC et al. (1990) Atrioventricular block in the atypical form of junctional reciprocating tachycardia: Evidence supporting the atrioventricular node as the site of reentry. J Am Coll Cardiol 15: 385-392

KAPITEL 8

Katheterablation akzessorischer Bahnen beim WPW-Syndrom

8

E. HOFFMANN

Jackman et al. hatten als erste 1991 bei 166 Patienten 98% der akzessorischen Bahnen erfolgreich unterbrechen können. Bei 9% der Patienten war eine zweite Sitzung zur dauerhaften Durchtrennung der Bahn erforderlich. Weitere Rezidive traten im Laufe von 8 ± 4,5 Monaten nicht auf. Die Lokalisation der Bahnen verteilte sich wie folgt: 60% fanden sich im Bereich der linken freien Wand, 9% im Bereich der rechten freien Wand und 31% im Bereich des Septums (Jackman et al. 1991). Kuck et al. berichteten 1991 gleichzeitig über ihre ersten Erfahrungen bei 105 Patienten, von denen insgesamt 93% erfolgreich abladiert werden konnten, 86% in einer einzigen Sitzung (Kuck et al. 1991). Calkins et al. (1991) berichteten ebenfalls 1991 über eine Erfolgsrate von 93% bei 53 Patienten mit WPW-Syndrom.

In unserer Klinik wurden bisher 480 Katheterablationen akzessorischer Leitungsbahnen bei Patienten mit WPW-Syndrom durchgeführt. Akzessorische Bahnen können an jeder Stelle der AV-Klappenebene lokalisiert sein und durch Radiofrequenzkatheterablation erfolgreich unterbrochen werden. Die Erfolgsrate bei Katheterablation akzessorischer Bahnen wird heute mit ca. 90-95% angegeben.

Im Rahmen einer Studie führten wir eine Katheterablation akzessorischer Bahnen mit leistungsgesteuertem Radiofrequenzstrom bei insgesamt 196 Patienten durch. Es handelte sich um 62 Frauen und 134 Männer in einem mittleren Alter von 42 ± 14 Jahren (Schwankungsbreite 12 bis 74 Jahre). Fast alle Patienten litten unter Palpitationen durch paroxysmale supraventrikuläre Tachykardien; daneben war es bei 45 Patienten zu Präsynkopen oder Synkopen gekommen. Die meisten Patienten waren organisch herzgesund. Wesentliche Begleiterkrankungen waren koronare Herzerkrankung (9), hypertrophe obstruktive Kardiomyopathie (3), Mitralklappenprolaps (13), M. Ebstein (4) und eine Myokarditis. In dieser Untersuchung wurden insgesamt 210 akzessorische Bahnen bei den 196 Patienten identifiziert. Die topographische Einteilung wird von verschiedenen Untersuchern unterschiedlich gehandhabt (Davis et al. 1991; Davis et al. 1992; Xie et al. 1994). Die Lokalisation der Bahnen nach dem von uns gewählten Einteilungsschema ist im einzelnen in Abb. 8-1 dargestellt.

Von den 210 akzessorischen Bahnen lagen 123 (59%) im Bereich der linken freien Herzwand (links anterolateral bis posterolateral), nur 9 (4%) in der anteroseptalen Region (rechts anteroseptal), 58 (28%) in der posteroseptalen Region und 12 Bahnen (6%) im Bereich der rechten freien Herzwand (rechts anterolateral

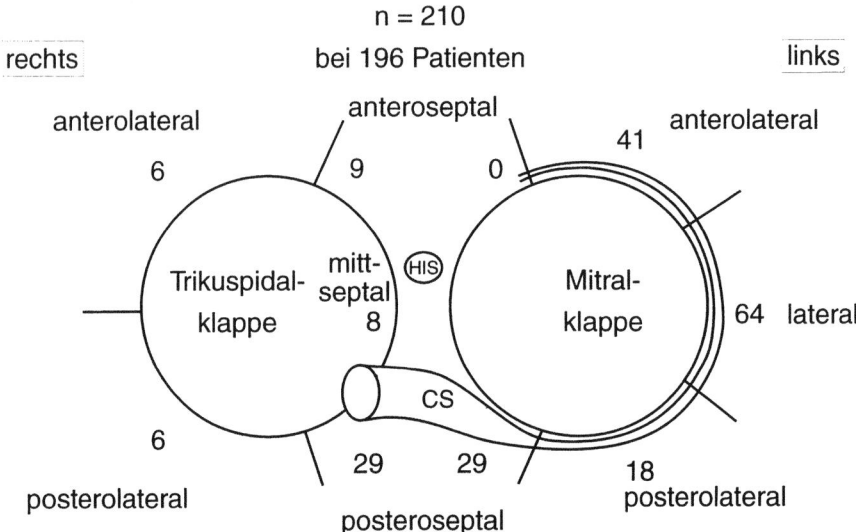

Abb. 8-1. Schematische Darstellung der Lokalisation von 210 akzessorischen Bahnen mit Zahlenangaben für jede Region. Die Mehrzahl der Bahnen war im Bereich der linken freien Herzwand (59%) und posteroseptal (28%) gelegen

bis posterolateral); mittseptal wurden 8 Bahnen (4%) gefunden. Röntgenaufnahmen mit den typischen Katheterpositionen in den Standardprojektionen RAO, PA und LAO zur Lokalisation und Ablation akzessorischer Bahnen zeigt Abb. 8-2.

Die Katheterablation der akzessorischen Leitungsbahnen konnte bei 177 Patienten (90%) erfolgreich durchgeführt werden. Bahnen im Bereich der linken Herzwand wurden bei 103 von 123 Patienten erfolgreich von einer subvalvulären Katheterposition aus (unter der Mitralklappe), dem Standardvorgehen, abladiert. Die für diese Technik typischen Elektrogramme vor und während der erfolgreichen Ablation einer linkslateralen Bahn sind in Abb. 8-3 dargestellt.

Charakteristisch für die Position des Katheters unterhalb der Mitralklappe war das im Verhältnis zum Vorhof große Kammerpotential. Bei 20 der 123 Patienten wurde die im nächsten Abschnitt beschriebene supravalvuläre Ablation durchgeführt. Rechtsseitige Bahnen wurden außer in einem Fall immer oberhalb der Trikuspidalklappe abladiert. In den meisten Fällen war nur eine einzige Ablationssitzung erforderlich. Bei 13 Patienten wurden die akzessorischen Bahnen in zwei Sitzungen unterbrochen. Die Ablationsprozedur wurde im Mittel nach 12 ± 7 Energieabgaben erfolgreich beendet. Im günstigsten Fall war die Leitungsbahn nach einer einzigen Energieabgabe dauerhaft unterbrochen. Im ungünstigsten Fall waren 36 Energieabgaben notwendig.

Pro Energieabgabe wurden im Mittel 23 ± 10 W (maximal 60 W) über 10–80 s abgegeben. Die Stromstärke betrug im Mittel 477 ± 53 mA, die Spannung 55 ± 10 V und die online gemessene Impedanz (Z 500 kHz) 102 ± 10 Ω.

Eine Narkose während der Stromabgabe war nicht notwendig; die Patienten empfanden in der Regel keinen Schmerz. Bei Bedarf wurde eine Sedierung mit

Katheterablation akzessorischer Bahnen beim WPW-Syndrom   161

Abb. 8-2. Röntgenaufnahmen in den Standardprojektionen 30° RAO, PA, 30–40° LAO mit den typischen Katheterprojektionen zur Lokalisation und Ablation akzessorischer Bahnen entsprechend der schematischen Einteilung in Abb. 8-1. Bezeichnung für die Position der Elektrodenkatheter: *RA* rechter Vorhof, *RV* rechter Ventrikel, *Abl* Ablationsposition, *CS* Koronarsinus, *His* His-Bündelposition

links anterolateral
M.M., m. 47 Jahre

RAO
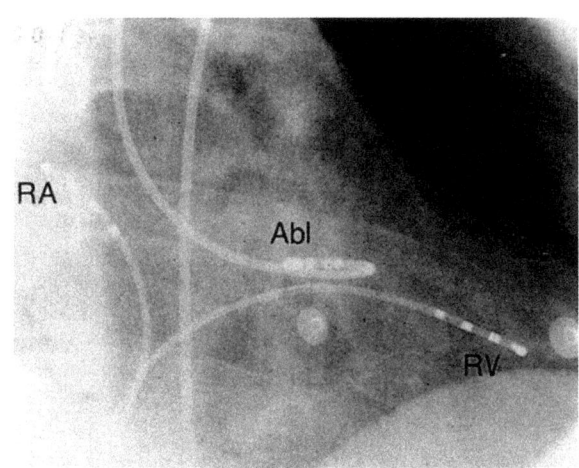

PA
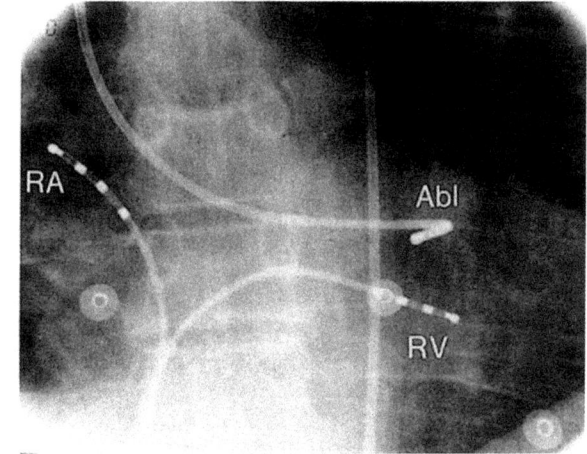

LAO
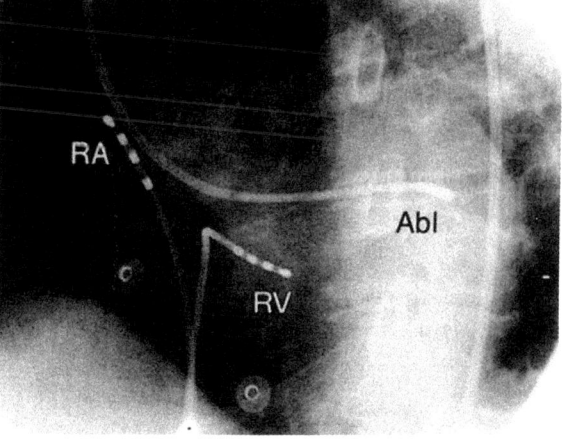

Abb. 8-2. Fortsetzung links lateral H.H., f., 47 Jahre

RAO

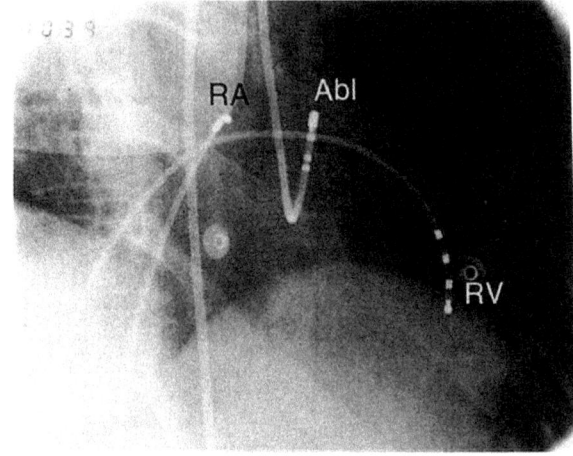

PA

LAO

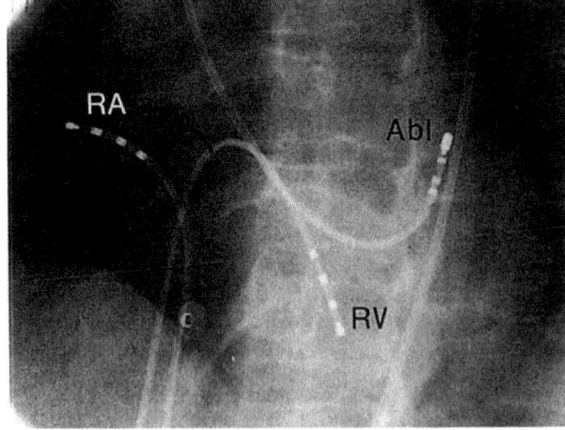

Katheterablation akzessorischer Bahnen beim WPW-Syndrom 163

Abb. 8-2. Fortsetzung
links posterolateral
L.M., f., 60 Jahre

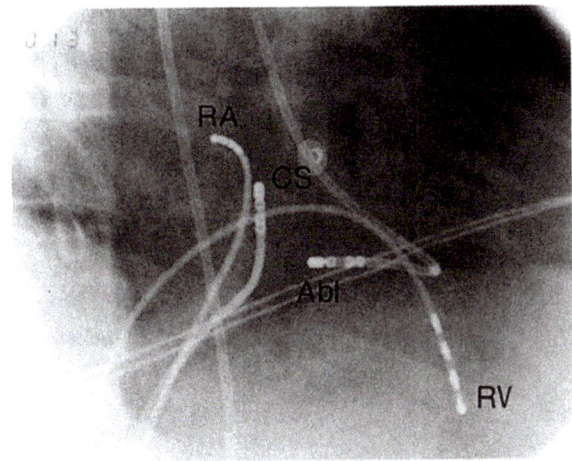

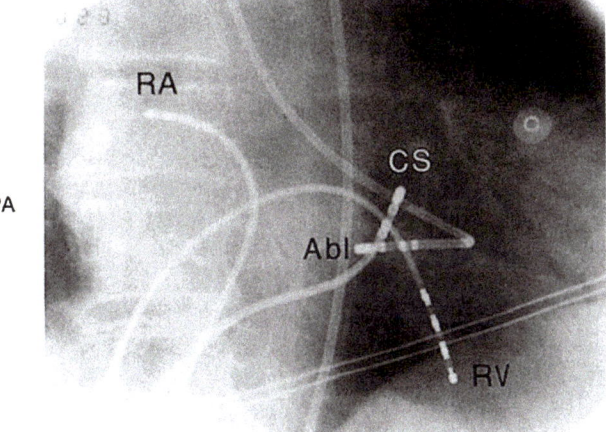

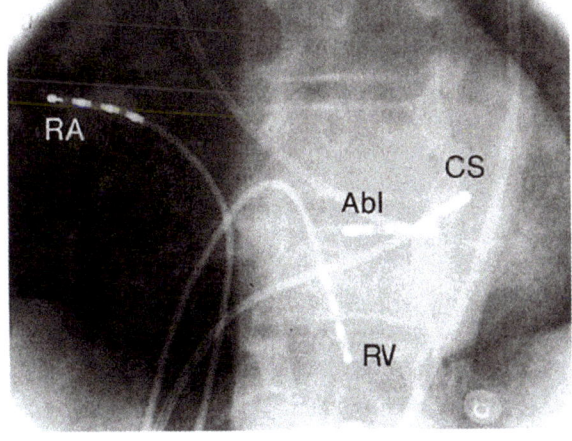

164 KAPITEL 8 Katheterablation akzessorischer Bahnen beim WPW-Syndrom

Abb. 8-2. Fortsetzung
links posteroseptal
S.G., m., 45 Jahre

RAO

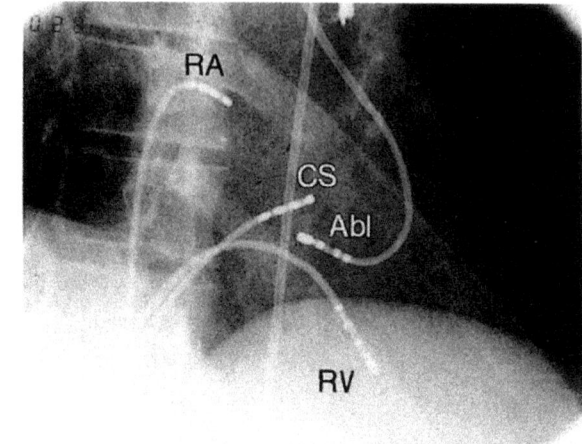

PA

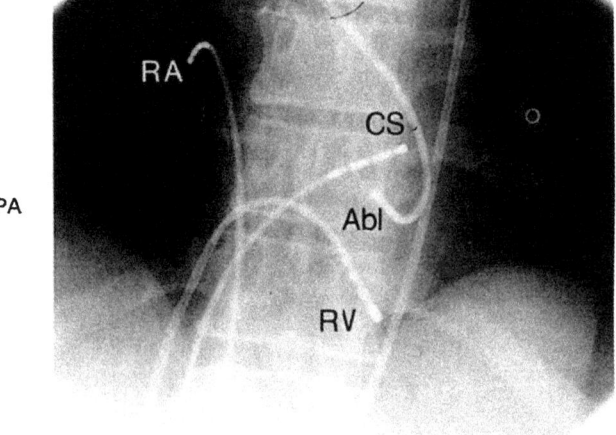

LAO

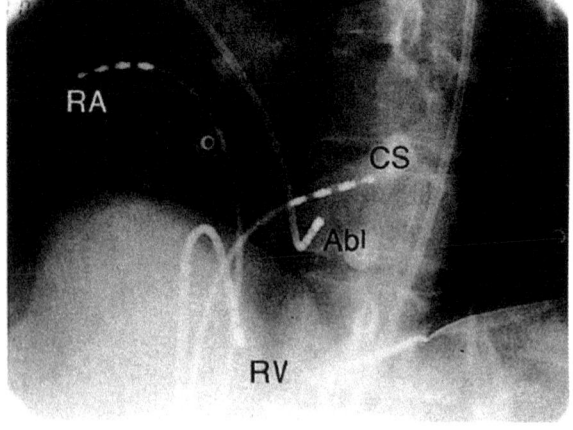

Abb. 8-2. Fortsetzung rechts anterolateral P.I., f., 21 Jahre

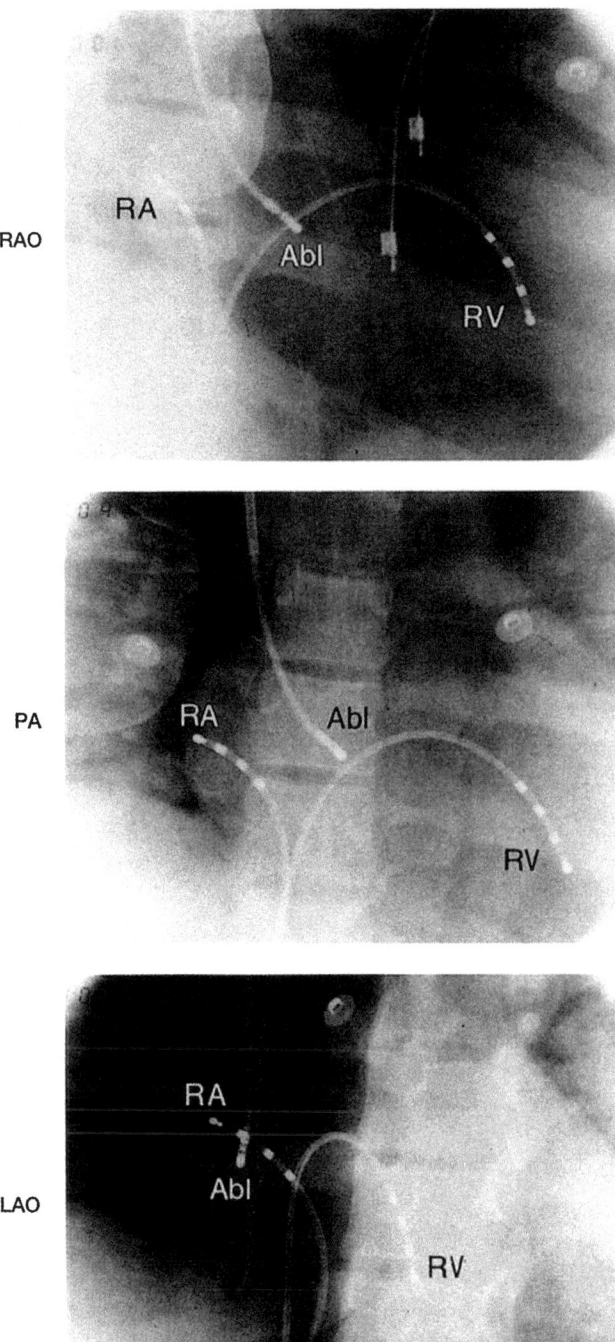

166　KAPITEL 8　**Katheterablation akzessorischer Bahnen beim WPW-Syndrom**

Abb. 8-2. Fortsetzung
rechts anteroseptal
M.B., f., 28 Jahre

RAO

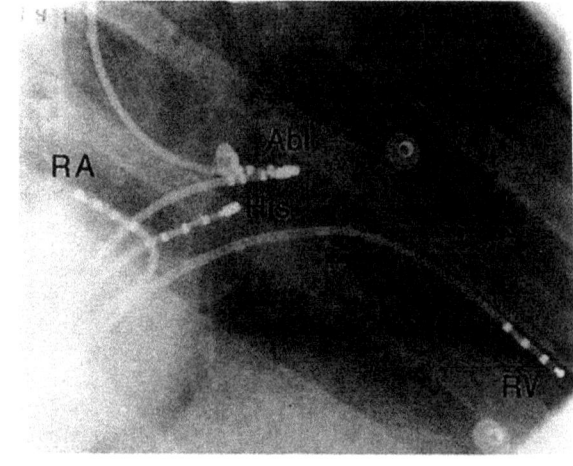

PA

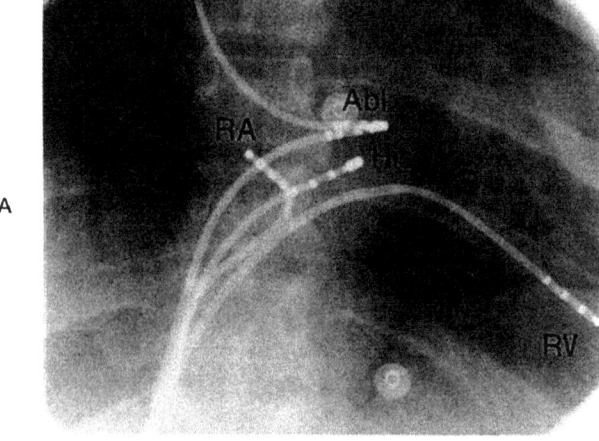

LAO

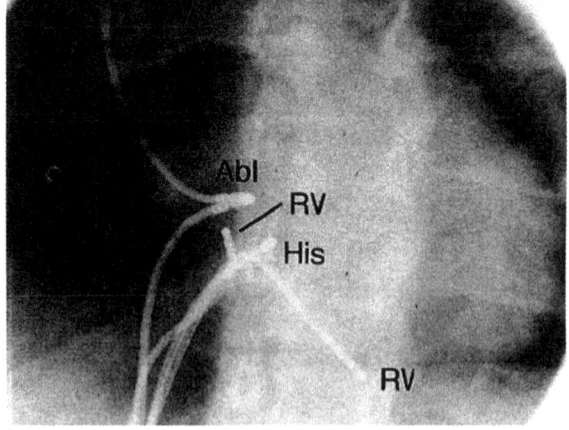

Abb. 8-2. Fortsetzung rechts posterolateral R.S., m., 26 Jahre

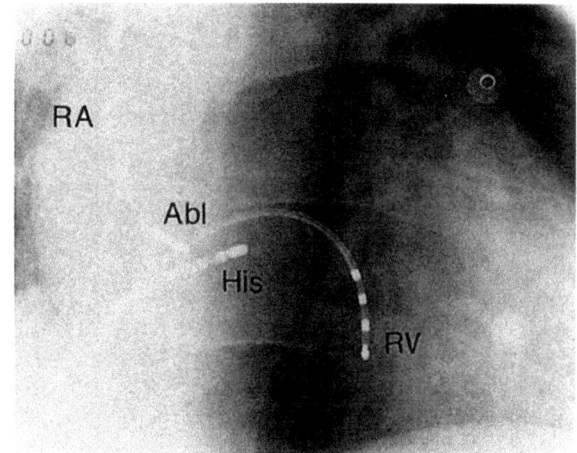

RAO

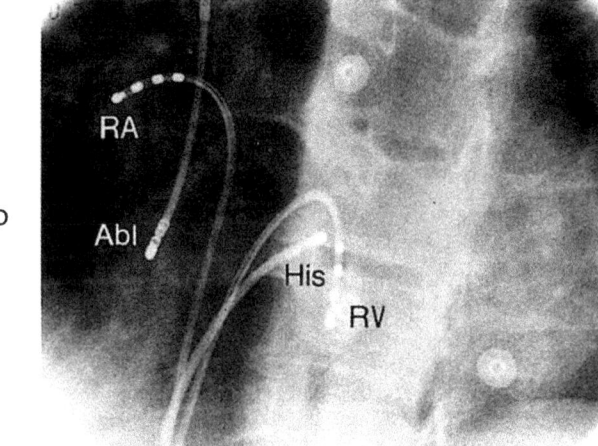

LAO

Abb. 8-2. Fortsetzung
rechts posteroseptal
S.J., m., 39 Jahre

RAO

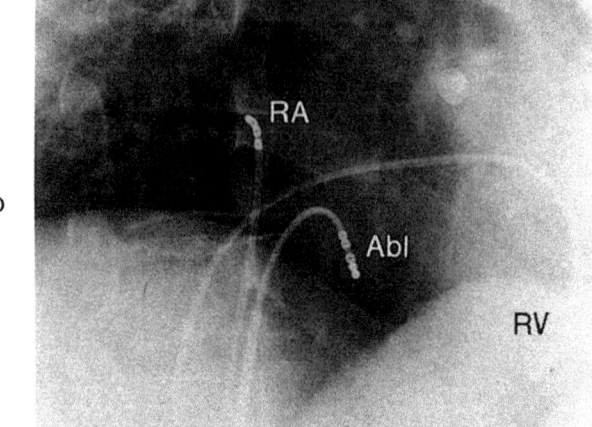

PA

LAO

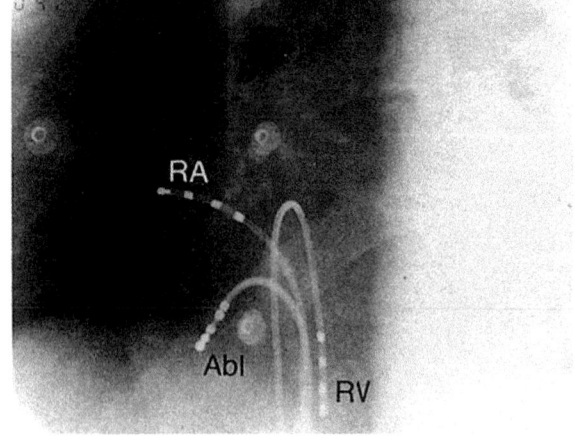

Abb. 8-2. Fortsetzung
rechts mittseptal
N.D., m., 19 Jahre

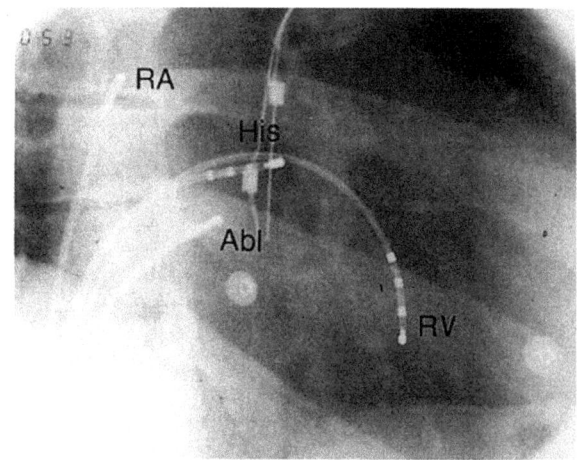

RAO

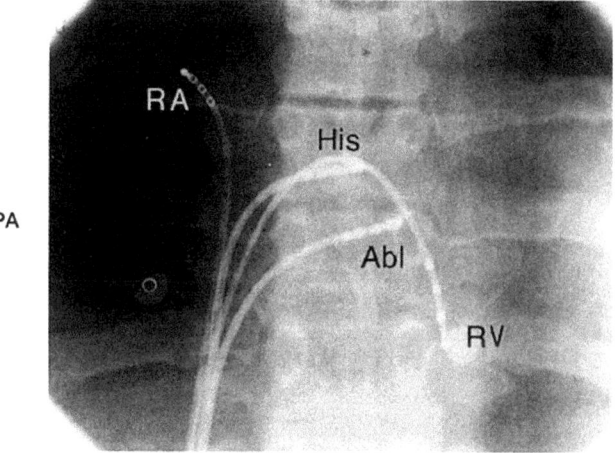

PA

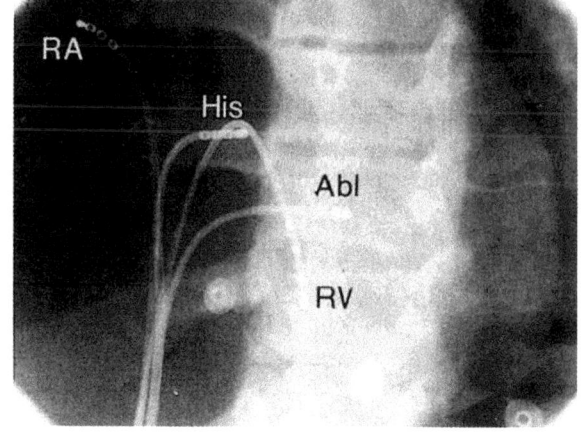

LAO

Kapitel 8 Katheterablation akzessorischer Bahnen beim WPW-Syndrom

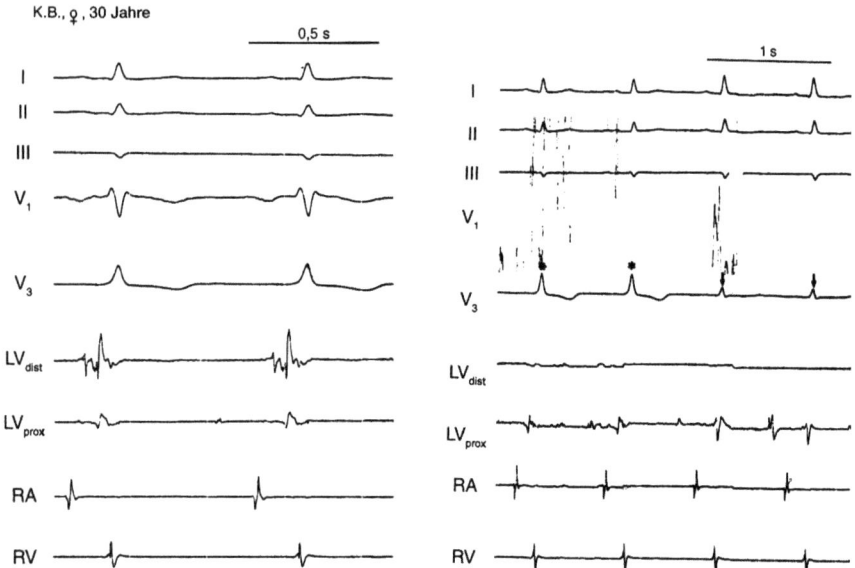

Abb 8-3. Die Oberflächenelektrogramme (I, II, III, V_1, V_3) und die intrakardialen Ableitungen von den beiden distalen und proximalen Elektroden des Ablationskatheters (LV_{dist}, LV_{prox}) vom rechten Vorhof (RA) und rechten Ventrikel (RV) einer 30jährigen Patientin vor und während der erfolgreichen Energieabgabe. Bei der Untersuchung wurde der Ablationskatheter im Bereich des linken Ventrikels lateral am Mitralklappenring positioniert. In der LV_{dist}-Registrierung vor Ablation ist das für die geeignete Ablationsposition typische kurze Vorhof (A)-Kammer (V)-Intervall (30 ms) zu erkennen. Für die subvalvuläre Position des Katheters ist die relativ hohe Amplitude des Kammerpotentials typisch. Während der Ablation bleib die ventrikuläre Präexzitation noch für 2 Schläge (*) bestehen, bevor die physiologische Kammeraktivierung mit normalem QRS-Komplex (↓) als Folge der Zerstörung des akzessorischen Bündels zu erkennen war

5-10 mg Diazepam sowie mit dem Analgetikum Dipidolor durchgeführt. Die elektrophysiologische Untersuchung wurde bei allen Patienten unmittelbar vor der Katheterablation in der gleichen Sitzung durchgeführt.

Die mittlere Dauer der elektrophysiologischen Untersuchung und Ablation lag bei 2,9 ± 2,5 h, wobei die kürzeste Sitzung nach 30 min abgeschlossen werden konnte. Die längste Sitzung dauerte 10,5 h. Die Röntgendurchleuchtungszeit betrug durchschnittlich 58 ± 22 min pro Sitzung, minimal 6 und maximal 193 min. Eine transösophageale Echokardiographie wurde bei allen Patienten innerhalb von 72 h durchgeführt. Intrakardiale Thromben und strukturelle Veränderungen der Herzklappen wurden auf diese Weise bei allen Patienten ausgeschlossen. Bei einer Patienten kam es während der Untersuchung zu einem punktionspflichtigen Perikarderguß, der jedoch keine weiteren Folgen hatte.

In der Studie von Jackman et al. (1991) wurden an Komplikationen (3,6 %) 3 rechtsatriale Thrombusbildungen, 1 AV-Block 3. Grades, 1 Herzbeuteltamponade, 1 Perikarditis, 2mal ein Pseudoaneurysma der A. femoralis und 1 tranfusionspflichtiges Hämatom beobachtet. Kuck berichtete im gleichen Jahr über einen thrombotischen Verschluß der A. femoralis, eine AV-Fistel an der Punktionsstelle und eine Ventrikelruptur mit Perikardtamponade infolge Gleichstromschockapplikation nach erfolgloser Radiofrequenzablation. Goli et al. (1991) fanden bei 2 von 95 Patienten nach Katheterablation einen muralen Thrombus. Minich et al. (1992) teilten mit, daß 4 von 30 Patienten nach Ablation eine leichte Mitralinsuffizienz und 9 Patienten eine leichte Aorteninsuffizienz aufwiesen. Als Ursache dieser Befunde wurden eine direkte Verletzung oder eine funktionelle Beeinträchtigung der Klappen durch eine prolongierte Positionierung des Katheters über die Aortenklappe diskutiert. Seifert et al. (1991) berichteten über den Fall einer Aortenklappenperforation bei einer 15jährigen Patientin mit nachfolgender mittelgradiger Aorteninsuffizienz.

Bis 1993 wurden 2222 Patienten in einem zentralen Register (MERFS) erfaßt, bei denen in 68 europäischen Institutionen mit Radiofrequenzstrom eine akzessorische Bahn unterbrochen wurde (Hindricks et al. 1993). Die Inzidenz von Komplikationen lag bei 4,4 %, wobei es zu 3 Todesfällen kam. Ein Patient verstarb an einem schweren Apoplex 8 Tage nach Ablation, ein Patient entwickelte eine letal endende Herzbeuteltamponade 3 Tage nach der Untersuchung und ein weiterer Patient verstarb 24 Tage nach der Ablation plötzlich. Aus den dargestellten Befunden läßt sich schließen, daß die Katheterablation akzessorischer Bahnen gelegentlich langwierig und nicht frei von Komplikationen ist, auch nicht bei erfahrenen Untersuchern. Wir beschränken die Indikation zur Ablation daher immer noch (mit wenigen Ausnahmen) auf symptomatische Patienten.

In unserer bisherigen gesamten Serie von Katheterablationen akzessorischer Bahnen an 480 Patienten bis November 1998 kam es in 2 Fällen zu einem punktionspflichtigen Perikarderguß ohne weitere Folgen; weitere schwerwiegende Komplikationen oder gar Todesfälle traten nicht auf.

Welche möglichen Spätfolgen sich für Patienten und Untersucher durch die relativ langen, wenn auch mit zunehmender Erfahrung kürzer werdenen Durchleuchtungszeiten ergeben könnten, müssen weitere Studien klären. Erste Berichte hierzu von Calkins et al. (1991) und Lindsay et al. (1992) geben pro Stunde Durchleuchtungszeit für den Patienten eine Erhöhung des spontanen Risikos, ein Malignom zu entwickeln, von 1 % und ein Risiko von 2 genetischen Defekten auf 100 000 Geburten an. Den Untersuchern wurde empfohlen, nicht mehr als 15 Katheterablationen pro Monat durchzuführen.

In den letzten Jahren konnte der Strahlenschutz bei Katheterablationen deutlich verbessert werden, so daß die Strahlenbelastung für Patient und Arzt bei der Katheterablation derzeit die Strahlenbelastung im Rahmen anderer interventioneller Eingriffe in der Kardiologie nicht übersteigt.

8.1
Ablation linksseitiger akzessorischer Bahnen oberhalb der Mitralklappe
(supravalvuläre Ablation)

Daß die Ablation vom linken Vorhof aus prinzipiell erfolgreich sein kann, zeigte ein erster Bericht von Natale et al. (1992), die hierzu bei 31 Patienten einen transseptalen Zugang wählten, d. h. der Katheter wurde vom rechten Vorhof aus durch Punktion des interatrialen Septums in den linken Vorhof geführt.

KAPITEL 8 Katheterablation akzessorischer Bahnen beim WPW-Syndrom

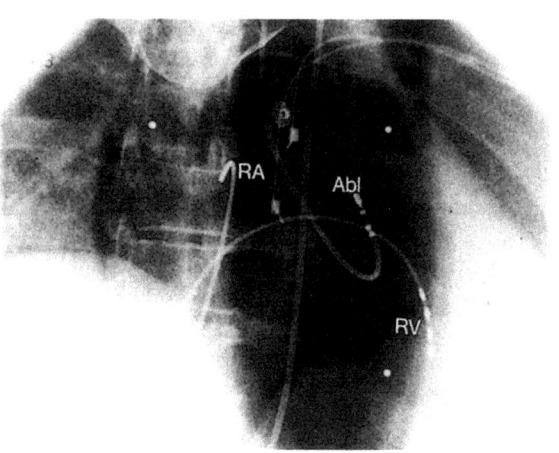

Abb. 8-4. Röntgenbild (30° RAO) der Katetherposition für die vom linken Vorhof aus oberhalb der Mitralklappe (supravalvulär) durchgeführte Ablation einer linkslateralen akzessorischen Bahn. Neben dem Ablationskatheter (*Abl*) oberhalb des Mitralrings befindet sich ein zweiter Katheter im rechten Vorhof (*RA*) und ein dritter im rechten Ventrikel (*RV*)

Bei allen 31 Patienten wurde auf diese Weise die akzessorische Bahn zerstört. Auch von anderen amerikanischen Untersuchern wird der transseptale Zugang als primäre Ablationstechnik mit Erfolg eingesetzt. Auch diese Technik ist offensichtlich nicht komplikationsfrei, wie aus einem Bericht von Lesh et al. (1992) über den Fall einer Luftembolie in eine Koronararterie nach transseptaler Punktion hervorgeht. In Europa einschließlich Deutschland wird jedoch die retrograde Ablationstechnik von allen Untersuchern bevorzugt. Wir führen eine supravalvuläre Ablation ebenfalls nur dann durch, wenn in einer subvalvulären Position kein Erfolg zu erzielen war.

Bei 20 der 123 Patienten mit akzessorischen Bahnen im Bereich der freien linken Herzwand konnte die akzessorische Bahn durch die retrograde subvalvuläre Technik nicht unterbrochen werden. In diesen Fällen gelang es am ehesten aufgrund der anatomischen Gegebenheiten nicht, den Ablationskatheter hoch genug am Mitralring unterhalb der Mitralklappe im Bereich der akzessorischen Bahn zu positionieren. In diesen Fällen wurde daraufhin der Katheter durch Deflektion und Drehung in posteriorer und septaler Richtung vom linken Ventrikel aus über die Mitralklappe in den linken Vorhof geführt. Oberhalb des Mitralrings wurde der Katheter unter Berücksichtigung der intrakardialen Registrierungen in den Bereich der akzessorischen Bahn gebracht.

Eine für diese Ablationstechnik typische Katheterposition im Röntgenbild zeigt Abb. 8-4. Die charakteristischen Elektrogramme für die supravalvuläre Ablation sind in Abb. 8-5 dargestellt.

Auf diese Weise konnte die akzessorische Bahn bei 16 der 20 Patienten erfolgreich abladiert werden. Bei 2 Patienten war ein transseptales Vorgehen erfolgreich. Im Mittel waren 10 ± 8 Energieabgaben notwendig. Die mittlere Leistung betrug 27 ± 8 W, die Spannung 54 ± 8 V und die Stromstärke 585 ± 37 mA. Der Vergleich der biophysikalischen Parameter mit den subvalvulären Ablationen ergab keine signifikanten Unterschiede.

Den einzigen signifikanten Unterschied zeigte das Vorhof-Kammer-Amplitudenverhältnis, das entsprechend der supravalulären Position signifikant größer

8.1 Ablation linksseitiger akzessorischer Bahnen oberhalb der Mitralklappe 173

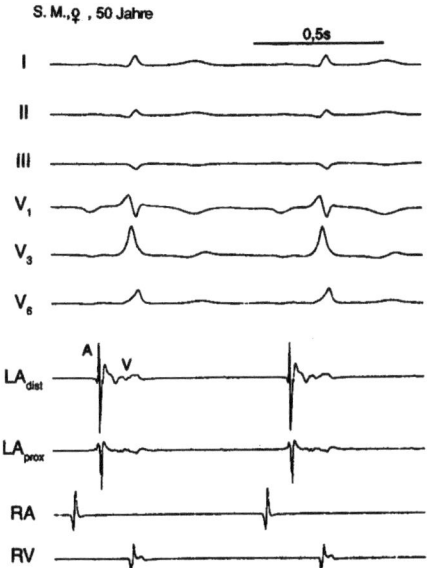

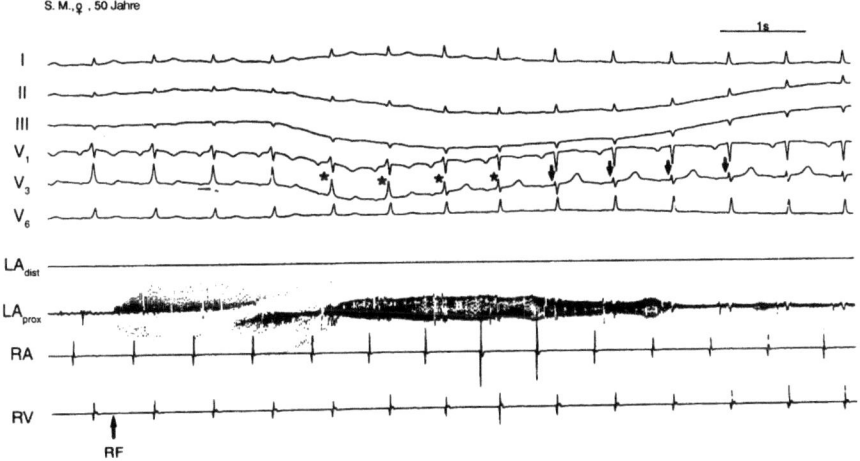

Abb. 8-5. Ablation einer linkslateralen akzessorischen Bahn vom linken Vorhof aus (supravalvulär) bei einer 50jährigen Patientin vor und während der erfolgreichen Energieabgabe. Oberflächenelektrogramme und intrakardiale Registrierungen sind in der vorbeschriebenen Weise dargestellt. Charakteristisch für die supravalvuläre Position des Katheters war das große Vorhof- (A) und kleine Kammerpotential (V) in der Registrierung des Ablationskatheters (LA_{dist}); 4 s nach Einschalten des Radiofrequenzstroms ($RF\uparrow$) verschwand die Präexzitation (*) und der physiologische QRS-Komplex war zu erkennen

Abb. 8-6. Gezeigt ist die Röntgenaufnahme der Katheterpositionen bei Ablation einer linkslateral gelegenen akzessorischen Bahn transseptal durch ein offenes Foramen ovale. Bei diesem 24jährigen Patienten wurden neben dem Ablationskatheter (*Abl*) im linken Vorhof oberhalb des Mitralrings jeweils ein weiterer Katheter im rechten Vorhof (*RA*) und im rechten Ventrikel (*RV*) positioniert. *Darunter* ist die Katheterposition bei transseptalem Zugang durch ein offenes Foramen ovale und supravalvuläre Positionierung an einem Herzpräparat dargestellt

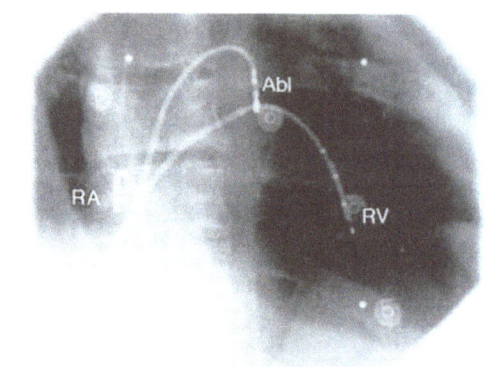

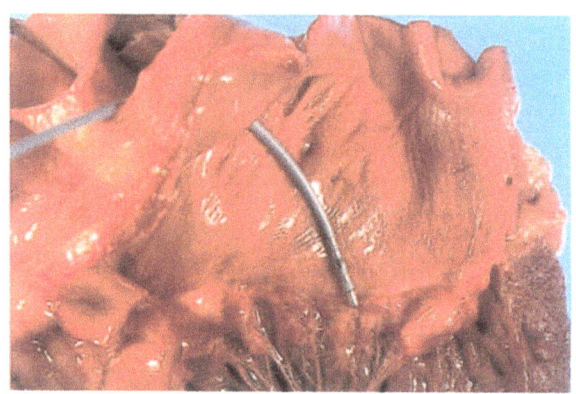

Abb. 8-7. Die Elektrokardiogramme vor transseptaler linksatrialer Ablation der linksposterior gelegenen akzessorischen Bahn des 24jährigen Patienten (s. Abb. 8-6). Darstellung der Brustwandableitungen (V_1–V_6), des Oberflächen-EKG sowie der intrakardialen Ableitungen vom Ablationskatheter im linken Vorhof distal und proximal (LA_d, LA_p), vom hohen rechten Vorhof (*HRA*) und rechten Ventrikel (*RV*). Charakteristisch für die supravalvuläre Position unmittelbar am Mitralring ist das deutlich größere Vorhof (A)-Potential und das kleinere Kammer (V)-Potential, die unmittelbar ineinander übergehen (LA_d)

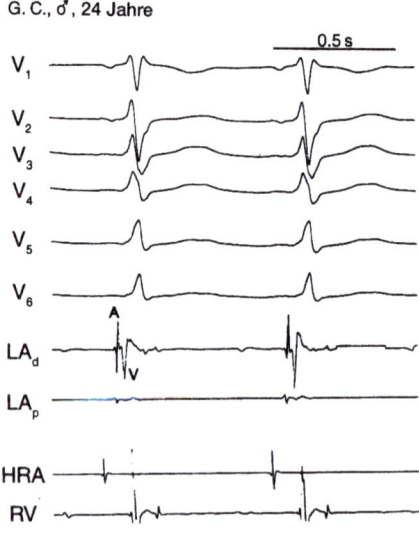

war (p < 0,03). Bei einem Patienten mit einer linkslateralen akzessorischen Bahn gelang es nach frustranen linksseitigen sub- und supravalvulären Positionierungsversuchen, den Ablationskatheter vom rechten Vorhof durch ein offenes Foramen ovale in den linken Vorhof zu führen. Von hier aus wurde der Katheter in eine laterale linksatriale supravalvuläre Position gebracht. Die Röntgenaufnahme dieser Katheterposition und eine Darstellung am Herzpräparat sind in Abb. 8-6 dargestellt.

Die optimale Position war dann erreicht, wenn Vorhof- und Kammerpotential gleich groß waren und kontinuierlich ineinander übergingen (Abb. 8-7). Die 6. Energieabgabe führte zur Unterbrechung der akzessorischen Bahn (Abb. 8-8). Damit stellen die Techniken der supravalvulären Ablation eine Alternative zur Ablation unter der Mitralklappe dar.

8.2
Elektrophysiologische Charakteristika der akzessorischen Bahnen

Die für das WPW-Syndrom typische orthodrome Tachykardie, die die retrograde Leitung über die akzessorische Bahn benutzt, ist in Abb. 8-8a dargestellt. Tachyarrhythmisches Vorhofflimmern mit schneller antegrader Leitung über die gleiche akzessorische Bahn ist in Abb. 8-8b zu sehen. Eine anhaltende orthodrome Reentrytachykardie war bei 91 % der Patienten und Vorhofflimmern bei 36 % der Patienten induzierbar.

Sowohl eine antegrade als auch eine retrograde Leitung über die akzessorische Bahn ließ sich bei 80 % der Patienten feststellen, bei den verbleibenden Patienten lag eine ausschließlich retrograd leitende Bahn (verborgenes WPW-Syndrom) vor. Abbildung 8-9 zeigt die retrograde Leitung, bei der die Aktivierung der Kammer einem rechtsventrikulären Stimulus folgte und die Erregung rückwärts über das Kent-Bündel auf den Vorhof geleitet wurde.

Die antegrade Leitung über die Bahn war beim nächsten Sinusschlag erkennbar. Gesucht wird nach der kürzesten antegraden (A-V) und retrograden (V-A) Leitung. Das für eine erfolgreiche Ablationsposition wichtigste Kriterium ist das Potential der akzessorischen Bahn. Es handelte sich in allen Fällen um ein niederamplitudiges hochfrequentes Potential zwischen Vorhof- und Kammerpotential. Abbildung 8-10 zeigt ein Beispiel mit Verschwinden der Präexzitation nach 2 s (s. auch Abb. 8-11).

Die elektrophysiologischen Parameter von 86 Patienten mit akzessorischen Bahnen sind im Detail in Tabelle 8-1 zusammengefaßt.

Die Testung auf Normalverteilung mit Hilfe des Kolmogorov-Smirnow-Tests ergab bei den elektrophysiologischen Parametern, die sich ausschließlich auf die physiologischen Strukturen bezogen, eine Normalverteilung: effektive Refraktärzeit des AV-Knotens und das kürzeste Vorhofstimulationsintervall, bei dem noch eine 1:1-Überleitung über den AV-Knoten erfolgte. Alle anderen elektrophysiologischen Parameter involvierten die pathologische Struktur – die akzessorische Bahn – und waren nicht normalverteilt.

176 KAPITEL 8 Katheterablation akzessorischer Bahnen beim WPW-Syndrom

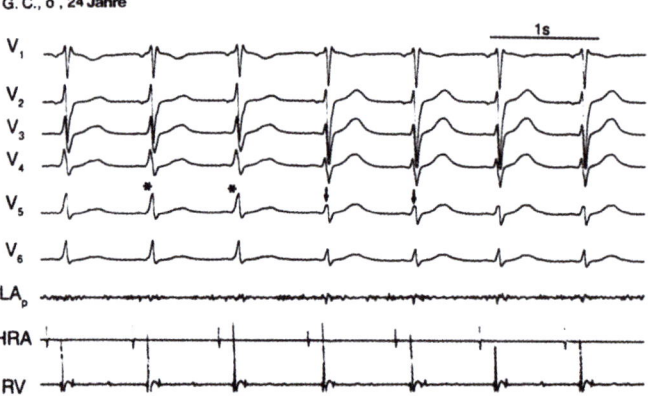

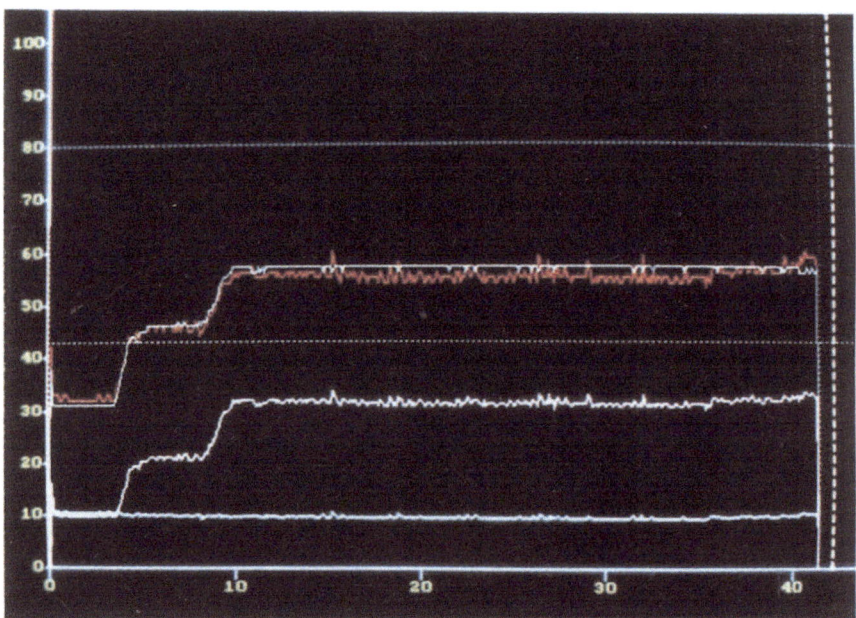

Abb. 8-8. Darstellung der Elektrogramme des gleichen Patienten wie in Abb. 8-6 während der erfolgreichen Energieabgabe (*oben*). Nach 3 Sinusschlägen mit Präexzitation (*) traten physiologische QRS-Komplexe (↓) als Ausdruck der unterbrochenen akzessorischen Bahn auf. Die dazugehörige Onlineregistrierung der biophysikalischen Parameter der leistungsgesteuerten Energieabgabe ist darunter abgebildet (*hellblau* Impedanz, *lila* Leistung, *grau* Stromstärke, *rot* Spannung). Die Leistungsabgabe wurde innerhalb von 10 s auf 30 W gesteigert und für 42 s fortgesetzt

8.2 Elektrophysiologische Charakteristika der akzessorischen Bahnen

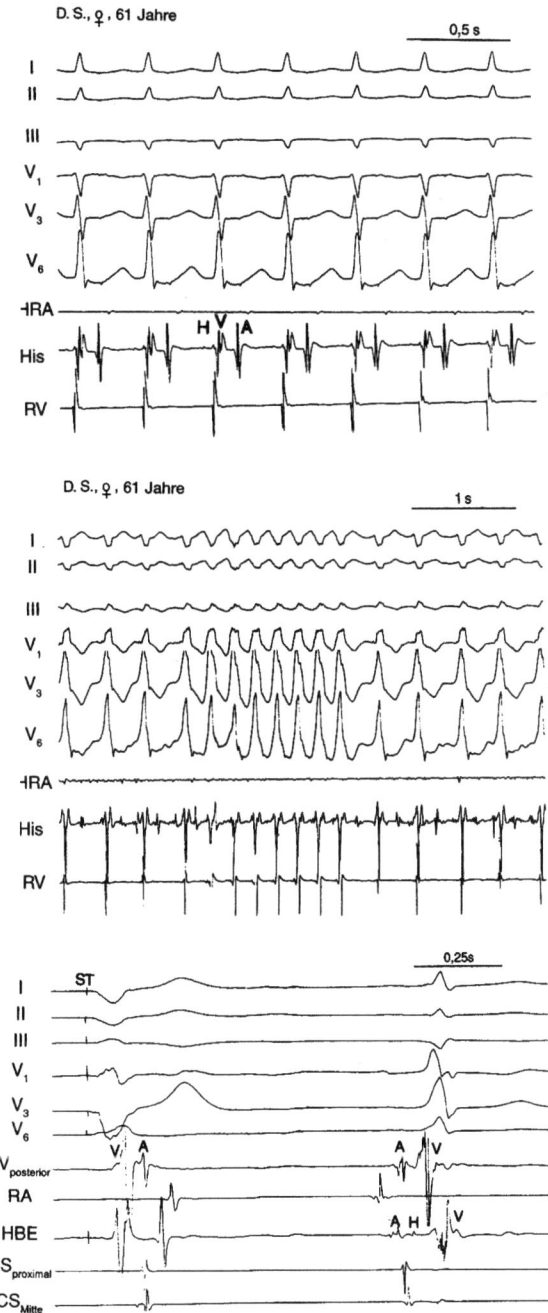

Abb. 8-9. Regelmäßige orthodrome supraventrikuläre Tachykardie mit retrograder Leitung (*oben*) und Vorhofflimmern mit schneller antegrader Leitung (*unten*) über dieselbe, anterolateral gelegene akzessorische Bahn bei einer 61jährigen Patientin. Dargestellt sind die Oberflächen-EKG-Ableitungen I, II, III, V$_1$, V$_3$, V$_6$ und die intrakardialen Registrierungen vom hohen rechten Vorhof (*HRA*), vom His-Bündel (*His*) und vom rechten Ventrikel (*RV*)

Abb. 8-10. Retrograde und antegrade Leitung über eine linksposterior gelegene akzessorische Bahn bei einem 35jährigen Patienten. Anordnung der Elektrogramme von oben nach unten: Oberflächenableitungen I, II, III, V$_1$, V$_3$, V$_6$ und intrakardiale Ableitungen vom Ablationskatheter (*LV$_{posterior}$*), vom rechten Vorhof (*RA*), der His-Bündelposition (*HBE*) sowie dem proximalen, mittleren und distalen Koronarinus (*CS$_{proximal, Mitte, distal}$*). Dargestellt ist eine in der Kammer stimulierte (*ST*) Aktion mit Aktivierung des Ventrikels (*V*) und retrograd des Vorhofs (*A*) über die akzessorische Bahn mit dem typischen kurzen VA-Intervall (50 ms). Die zweite Aktion stellt einen Sinusschlag mit deutlicher ventrikulärer Präexzitation in den Oberflächenableitungen dar. Durch Leitung über die akzessorische Bahn kam es in der LV-posterioren Ableitung zu dem im Vergleich zum HBE typischen kurzen AV-Intervall (40 vs. 120 ms)

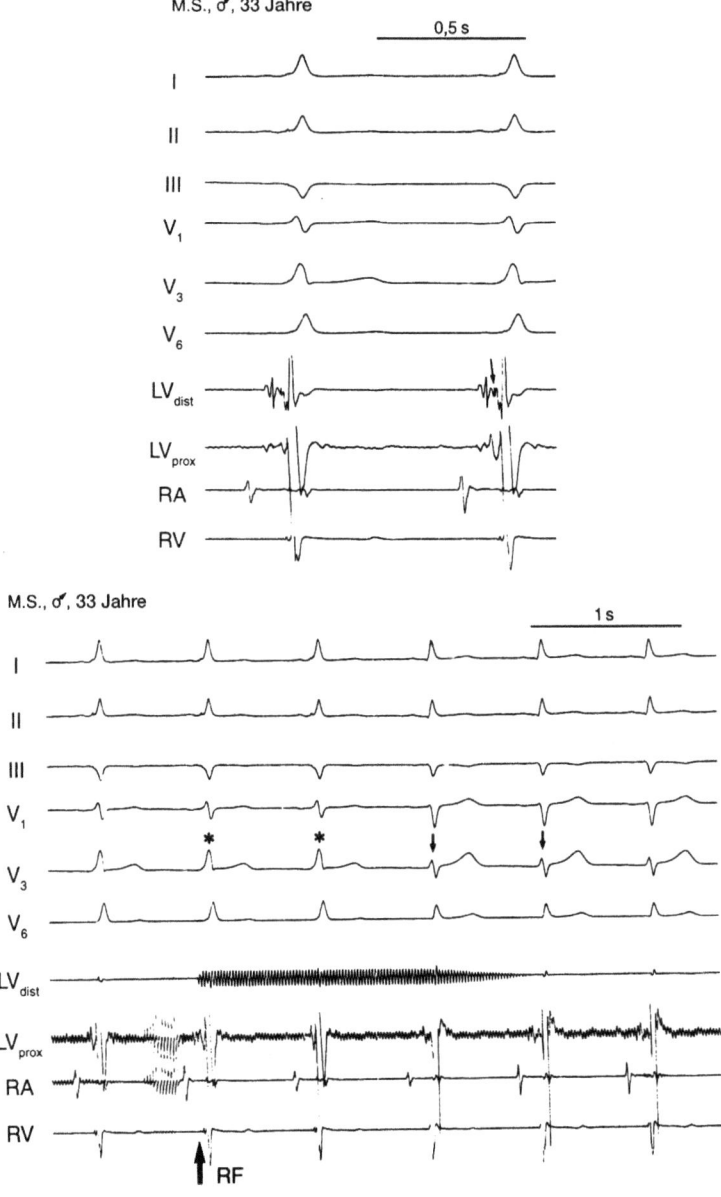

Abb. 8-11. Ableitung des Potentials einer posteroseptalen akzessorischen Bahn ($LV_{dist}\downarrow$) bei einem 33jährigen Patienten vor Ablation. Darstellung der Oberflächenelektrokardiogramme und intrakardialen Registrierungen wie vorbeschrieben. Während der Ablation kam es innerhalb von 2 s nach Einschalten des Radiofrequenzstroms (*RF*) zum Verschwinden der Präexzitation (*) und zum Auftreten eines normalen QRS-Komplexes ($\downarrow$)

Tabelle 8-1. Elektrophysiologische Charakteristika der Patienten mit akzessorischen Bahnen bei Wolff-Parkinson-White-Syndrom

Elektrophysiologische Paramter [ms]	Mittelwert ± SD	Schwankungs- breite	Kolmogorow- Smirno v-Test
ERP AV	270 ± 68	180–420	Normalverteilung
CL 1:1 AV	319 ± 72	200–440	Normalverteilung
AH-Intervall	74 ± 12	50– 95	Nicht normalverteilt
HV-Intervall	44 ± 10	30– 70	Nicht normalverteilt
SVT CL	341 ± 54	250–550	Nicht normalverteilt
RRmin AF	255 ± 53	180–350	Nicht normalverteilt
ERPante AB	265 ± 62	170–490	Nicht normalverteilt
ERPretro AB	286 ± 56	210–450	Nicht normalverteilt
CL 1:1 AB	283 ± 106	180–530	Nicht normalverteilt

ERP effektive Refraktärperiode;
AV AV-Knoten;
CL 1:1 AV kürzestes Stimulationsintervall, bei dem noch eine 1:1-Überleitung über den AV-Knoten erfolgt;
A Vorhof;
H His;
V Kammer;
SVT CL Tachykardiezykluslänge;
RRmin AF kürzestes RR-Intervall bei Vorhofflimmern;
AB akzessorische Bahn;
ERPante AB antegrade Refraktärzeit der akzessorischen Bahn;
ERPretro AB retrograde Refraktärzeit der akzessorischen Bahn;
CL 1:1 AB kürzeste Stimulationszykluslänge, bei der noch eine 1:1-Überleitung über die akzessorische Bahn erfolgt. Kolmogorow-Smirnov-Test auf Normalverteilung der Meßwerte

8.3
Vergleich der elektrophysiologischen und biophysikalischen Parameter erfolgreicher und erfolgloser Energieabgaben

Die initial hohe Zahl ineffektiver Energieabgaben bei der Katheterablation war zum einen durch die „learning curve" bedingt, zum anderen gab es bisher keine Parameter, mit denen der Erfolg oder der Mißerfolg einer Energieabgabe sicher vorhersagbar waren. Es stellte sich daher die Frage, ob sich elektrokardiographische Parameter oder online registrierte Meßwerte identifizieren ließen, die einen Rückschluß auf das Ergebnis einer Energieabgabe zuließen. In der vorliegenden Untersuchung wurden daher die elektrophysiologischen und biophysikalischen Parameter von 627 der 752 Energieabgaben (bei 125 war die Dokumentation nicht komplett oder technisch nicht ausreichend, davon auch 13 der 51 erfolgreichen Energieabgaben) bei den ersten 56 Patienten mit WPW-Syndrom analysiert und erfolgreiche mit erfolglosen Energieabgaben verglichen. Die Ergebnisse sind in Tabelle 8-2 zusammengefaßt.

Demnach hatten die erfolgreichen Energieabgaben (n = 38) gegenüber den erfolglosen (n = 589) signifikant kürzere AV- und VA-Intervalle. Außerdem konnten häufiger kontinuierliche Aktivitäten und Potentiale der akzessorischen Bahn

Tabelle 8-2. Vergleich der elektrophysiologischen und physikalischen Parameter erfolgreicher und erfolgloser Energieabgaben bei der Katheterablation akzessorischer Bahnen

Elektrophysiologische/ physikalische Parameter	RF-Energieabgaben		Signifikanzniveau
	erfolgreich n = 38	erfolglos n = 589	p
AV-Intervall [ms]	41 ± 11	51 ± 13	< 0,0001
VA-Intervall [ms]	44 ± 9	66 ± 17	< 0,0001
AV-Ratio	1,4 ± 2,2	1,6 ± 2,9	n.s.
Kon. Aktivität [%]	89	57	<0,0002
Potential der AB [%]	42	12	<0,0001
Leistung [W]	25 ± 7	23 ± 6	n.s.
Dauer [s]	58 ± 23	39 ± 19	< 0,0001
Energie [J]	1751 ± 1466	1045 ± 1021	< 0,0001
Spannung [V]	51 ± 8	49 ± 5	n.s.
Stromstärke [mA]	497 ± 67	480 ± 57	n.s.

RF Radiofrequenzstrom;
A Vorhof;
V Kammer;
AV-Ratio AV-Amplitudenverhältnis;
Kon. kontinuierlich;
AB akzessorische Bahn

Tabelle 8-3. Zusammenhang zwischen den elektrophysiologischen Parametern und dem Erfolg einer Energieabgabe

Elektrophysiologischer Parameter	Sensitivität [%]	Spezifität [%]	Prädiktiver Wert [%]	
			positiv	negativ
AV-Intervall ≤ 40 ms	73	62	20	95
VA-Intervall ≤ 50 ms	83	70	19	98
Kontinuierliche Aktivität	89	43	17	97
Potential der akzessorischen Bahn	42	88	33	92

A Vorhof;
V Kammer;
Kontinuierliche Aktivität zwischen Vorhof- und Kammerpotential

registriert werden. Bei den biophysikalischen Parametern war die Applikationsdauer bei den erfolgreichen Energieabgaben länger und die Gesamtenergie signifikant höher. Da erfolglose Energieabgaben in der Regel nach 20–30 s vorzeitig abgebrochen wurden und die erfolgreichen für 60–90 s fortgesetzt wurden, ist dieser Befund gut erklärt. Alle anderen Meßwerte zeigten keine Unterschiede.

Für die Parameter AV-Intervall ≤ 40 ms, VA-Intervall ≤ 50 ms, kontinuierliche Aktivität und Potential der akzessorischen Bahn wurden Sensitivität, Spezifität sowie positiver und negativer Vorhersagewert einer Energieabgabe berechnet (Tabelle 8-3).

Die AV- und VA-Intervalle hatten einen besonders hohen negativen prädiktiven Wert. Bei einem AV-Intervall von mehr als 40 ms oder einem VA-Intervall von mehr als 55 ms war die nachfolgende Energieabgabe mit großer Wahrscheinlichkeit (95 bzw. 98 %) erfolglos. Vergleichbares galt für den Nachweis kontinuierlicher elektrischer Aktivität zwischen Vorhof- und Kammerpotential und den Nachweis eines Potentials der akzessorischen Bahn, die ebenfalls hohe negative prädiktive Werte aufwiesen. Damit sollte, falls keines der 4 aufgeführten elektrophysiologischen Kriterien erfüllt ist, auf eine Energieabgabe verzichtet werden.

Der positive prädiktive Wert der 4 Parameter war vergleichsweise niedrig, d. h. vor zu vielen erfolglosen Energieabgaben waren die Kriterien erfüllt. Den höchsten positiven prädiktiven Wert hatte mit 33 % das Potential der akzessorischen Bahn. Calkins et al. (1992) identifizierten ebenfalls das Potential der akzessorischen Bahn als unabhängigen Prädiktor für den Erfolg einer Energieabgabe.

8.4
Verlauf nach Ablation der akzessorischen Bahnen

Während eines mittleren Nachbeobachtungszeitraums von 21 ± 14 Monaten traten innerhalb der untersuchten Patientengruppe bei 8 von 177 Patienten (5 %) innerhalb von 6 Monaten Rezidive der Tachykardien auf. Alle anderen Patienten waren im Nachbeobachtungszeitraum völlig beschwerdefrei.

Von 1990 bis 1998 wurde in unserer Klinik bei 480 Patienten mit WPW-Syndrom eine Katheterablation durchgeführt. Die Erfolgsrate kann heute mit ca. 95 %, die Rezidivrate mit 5 % angegeben werden.

Unter Berücksichtigung aller bisherigen Erfahrungen stellt die Radiofrequenzkatheterablation einen entscheidenden Fortschritt in der Behandlung von Patienten mit WPW-Syndrom dar. Die Ablation ist die Therapie der Wahl bei symptomatischen und medikamentös therapierefraktären Patienten. Bei asymptomatischen Patienten mit WPW-Syndrom raten wir nur in Einzelfällen zur Ablation.

Literatur

Calkins H, Niklason L, Sous J, El-Atassi R, Langber J, Morady F (1991) Radiation exposure during radiofrequency catheter ablation of accessory atrioventricular connections. Circulation 84: 2376-2382

Calkins H, Sousa J, El-Atassi R et al. (1991) Diagnosis and cure of the Wolff-Parkinson-White syndrome or paroxysmal supraventricular tachycardias during a single electrophysiologic test. N Engl J Med 324: 1612-1618

Davis LM, Byth K, Ellis P, McGuire M, Uther JB, Richards DAB, Ross DL (1991) Dimensions of the human posterior septal space and coronary sinus. Am J Cardiol 68: 621-625

Davis LM, Byth K, Lau KC, Uther JB, Richard DAB, Ross DL (1992) Accuracy of various methods of localization of the orifice of the coronary sinus at electrophysiologic study. Am J Cardiol 70: 343-346

Goli VD, Prasad R, Hamilton K et al. (1991) Transesophageal echocardiographic evaluation for mural thrombus formation following radiofrequency catheter ablation of accessory pathways. PACE 14: 1992-1997

Hindricks G et al. (1993) The Multicenter European Radiofrequency Survey (MERFS): Complications of radiofrequency catheter ablation of arrhythmias. Eur Heart J 14: 1644-1953

Jackman WM, Wang X, Friday KJ et al. (1991) Catheter ablation of accessory antrioventricular pathways (Wolff-Parkinson-White syndrome) by radiofrequency current. N Engl J Med 324: 1605-1611

Kuck KH, Schlüter M, Geiger M, Siebels J, Duckeck KW (1991) Radiofrequency current catheter ablation of accessory atrioventricular pathways. Lancet 337: 1557-1561

Lesh MD, Coggins DL, Ports TA (1992) Coronary air embolism complicating transseptal radiofrequency ablation of left free-wall accessory pathways. PACE 15: 1105-1108

Lindsay BD, Eichling JO, Ambos HD, Cain ME (1992) Radiation exposure to patients and medical personnel during radiofrquency catheter ablation for supraventricular tachycardia. Am J Cardiol 70: 218-223

Minich LL, Snidar AR, Dick M II (1992) Doppler detection of valvular regurgitation after radiofrequency ablation of accessory connections. Am J Cardiol 70: 116-117

Natale A, Wathen M, Yee R, Wolfe K, Klein G (1992) Atrial and ventricular approaches for radiofrequency catheter ablation of left-sides accessory pathways. Am J Cardiol 70: 114-116

Seifert MJ, Morady F, Calkins HG, Langberg JJ (1991) Aortic leaflet perforation during radiofrequency ablation. PACE 14: 1582-1585

Yie B, Heald SC, Bashir Y et al. (1994) Localization of accessory pathways from the 12-lead electrogram using an new algorithm. Am J Cardiol 74: 161-165

KAPITEL 9

Katheterablation beim WPW-Syndrom und überlebtem Kammerflimmern

C. REITHMANN

Kammerflimmern ist eine mögliche, sehr schwerwiegende Komplikation des WPW-Syndroms. Einige Untersuchungen haben gezeigt, daß das Risiko von Kammerflimmern beim WPW-Syndrom hauptsächlich durch das Auftreten von Vorhofflimmern mit schneller Kammerfrequenz auf der Basis einer oder mehrerer akzessorischer Leitungsbahnen mit sehr kurzer antegrader Refraktärzeit bestimmt wird (Torner Montoya et al. 1991; Dreifus et al. 1971; Klein et al. 1979). Es gibt jedoch nur begrenzte Informationen über das Langzeit-Follow-up von Patienten mit WPW-Syndrom und überlebtem Kammerflimmern nach Katheterablation.

Die ventrikuläre Vulnerabilität ist offensichtlich bei Patienten mit WPW-Syndrom erhöht. Es wurde berichtet, daß die Induktion nichtanhaltender ventrikulärer Tachykardien bei WPW-Patienten häufig ist. Milstein et al. (1985) haben gefunden, daß bei 10% der Patienten mit WPW-Syndrom (148 Patienten) nichtanhaltende ventrikuläre Tachykardien (6 oder mehr Schläge für < 30 s) durch ein konservatives Stimulationsprotokoll mit 2 vorzeitigen ventrikulären Extrastimuli induziert wurden. Während einer Nachbeobachtungszeit von maximal 40 Monaten entwickelte keiner dieser Patienten eine spontane ventrikuläre Tachykardie. Diese Ergebnisse haben annehmen lassen, daß die Induktion nichtanhaltender ventrikulärer Tachykardien durch programmierte Stimulation bei WPW-Patienten ein unspezifisches Phänomen und kein prädiktiver Faktor für das Auftreten eines plötzlichen Herztodes ist (Milstein et al. 1985). Das Ziel dieses Beitrages ist es, die elektrophysiologischen Parameter einschließlich programmierter Ventrikelstimulation und die Nachbeobachtung von 6 Patienten mit WPW-Syndrom und überlebtem Kammerflimmern zu beschreiben (Reithmann et al. 1998).

Bei diesen 6 Patienten war Kammerflimmern dokumentiert oder auf einem EKG-Monitor beobachtet worden. Die programmierte Kammerstimulation wurde wie folgt durchgeführt (Steinbeck et al. 1992):

Sie bestand aus bis zu 3 vorzeitigen Extrastimuli im rechten Ventrikel mit zunehmender Verkürzung des Kopplungsintervalls zwischen dem letzten Basisstimulus und dem vorzeitigen Extrastimulus bei einer Basisstimulationsfrequenz knapp über der normalen Sinusfrequenz und bei Basisstimulationszykluslängen von 600, 500, 400 und 330 ms. Die Stimulation erfolgte bei der doppelten Stimulationsschwelle an 2 Positionen (Apex und Ausflußtrakt des rechten Ventrikels). Der Endpunkt der Stimulation war die Induktion von anhaltenden ventrikulären Tachykardien (definiert als ventrikuläre Tachykardie von über 30 s Dauer oder

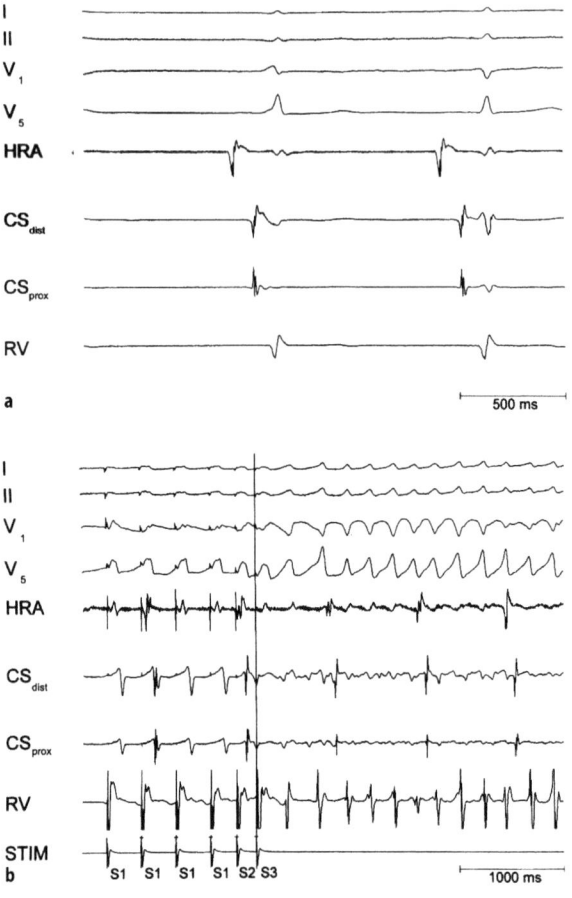

Abb. 9-1a,b. Intrakardiale Elektrogramme eines 63jährigen Patienten mit WPW-Syndrom und überlebtem Kammerflimmern unter Sotalolmedikation. **a** Erfolgreiche Katheterablation einer linksposteroseptalen akzessorischen Bahn. Die Ablationsprozedur erfolgte unter Sotalolmedikation. **b** Nach der Ablation wurde durch programmierte Ventrikelstimulation (S1-S1 400 ms) mit 2 vorzeitigen ventrikulären Extrastimuli eine polymorphe ventrikuläre Tachykardie induziert, die in Kammerflimmern degenerierte. Das Kammerflimmern wurde durch Defibrillation terminiert. Die ventrikuläre Tachyarrhythmie war nach Absetzen von Sotalol nicht mehr induzierbar. Gezeigt sind die EKG-Ableitungen I, II, V_1 und V_5 und die intrakardialen Ableitungen vom hohen rechten Vorhof (*HRA*), dem distalen Koronarsinus (CS_{dist}), dem proximalen Koronarsinus (CS_{prox}) und dem rechtsventrikulären Apex (*RV*). *STIM* rechtsventrikuläre Stimulation

Notwendigkeit einer Terminierung vor 30 s Dauer, wenn die ventrikuläre Tachykardie nicht toleriert wurde) oder Kammerflimmern. Eine Arrhythmie wurde als induzierbar angesehen, wenn durch die Stimulation 1) mehr als 5 ventrikuläre Schläge bis zu 10 s Dauer, 2) nichtanhaltende ventrikuläre Tachykardien bis zu 30 s Dauer, 3) eine anhaltende ventrikuläre Tachykardie über 30 s Dauer oder 4) Kammerflimmern induziert wurde. 5 der 6 Patienten unterzogen sich einer elektrophysiologischen Nachuntersuchung (Kontroll-EPU) mit identischem Stimulationsprotokoll 3–5 Tage nach der Katheterablation der akzessorischen Bahn. Bei Patient 4, bei dem nach der Reanimation ein schwerer hypoxischer Hirnschaden bestand, wurde die Kontroll-EPU 30 min nach der Katheterablation durchgeführt.

Von 450 konsekutiven Patienten mit WPW-Syndrom, die sich in unserer Klinik einer Katheterablation unterzogen, stellten sich 8 Patienten mit der Vorgeschichte eines überlebten Kammerflimmerns vor. Bei 2 Patienten war die ventrikuläre Tachykardie offensichtlich unabhängig von der schnellen Überleitung über die

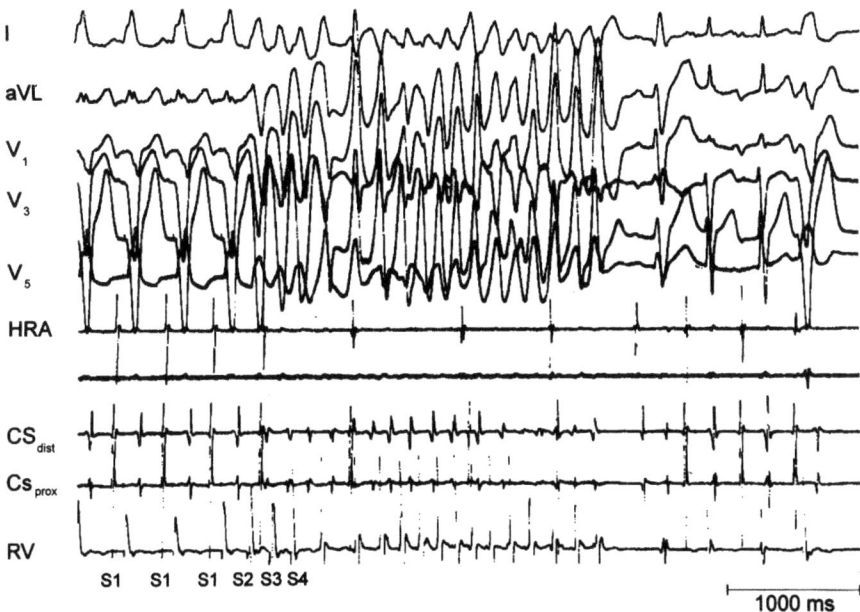

Abb. 9-2. Programmierte Kammerstimulation bei einem 38jährigen Patienten mit permanenter junktionaler Reentrytachykardie (*PJRT*) und Kammerflimmern. Nach der erfolgreichen Ablation wird durch programmierte ventrikuläre Stimulation (Zykluslänge S1-S1 400 ms) mit 3 vorzeitigen ventrikulären Extrastimuli (S2, S3, S4) eine nichtanhaltende polymorphe ventrikuläre Tachykardie (14 VES) induziert

akzessorische Leitungsbahn: Ein WPW-Patient hatte eine polymorphe ventrikuläre Tachykardie, die offensichtlich auf einem proarrhythmischen Effekt von Sotalol beruhte. Unter Sotalol konnte diese polymorphe ventrikuläre Tachykardie auch induziert werden (Abb. 9-1). Sie war nach Absetzen von Sotalol nicht mehr nachweisbar; der Patient erlitt im weiteren Verlauf nach Katheterablation und Absetzen von Sotalol keine ventrikulären Tachykardien mehr. Bei einem anderen Patienten mit dokumentiertem Kammerflimmern bestand die Vorgeschichte einer nahezu unaufhörlichen permanenten junktionalen Reentrytachykardie (PJRT). Das Kammerflimmern war als Folge einer tachykardieinduzierten Kardiomyopathie aufzufassen. Bei der programmierten Kammerstimulation war eine nichtanhaltende hochfrequente ventrikuläre Tachykardie induzierbar (Abb. 9-2). Nach Katheterablation kam es zu einer Normalisierung der Pumpfunktion; supraventrikuläre oder ventrikuläre Tachyarrhythmien traten nicht mehr auf.

Die elektrophysiologischen Parameter und Nachbeobachtung der übrigen 6 Patienten mit WPW-Syndrom (und ohne andere Ursache des Kammerflimmerns) werden im folgenden dargestellt. Die Wiederbelebung war in allen 6 Fällen durch ärztliches oder nichtärztliches Personal außerhalb einer Klinik durchgeführt worden. Vier Patienten hatten eine Vorgeschichte von paroxysmalen supraventrikulären Tachykardien. Zwei Patienten (Patient 1 und 5) hatten keine vorherigen Arrhythmien. Das mittlere Alter der Patienten betrug 34,7 ±

8,1 Jahre (Bereich 25 bis 45), darunter je 3 Frauen und Männer. Keiner der Patienten hatte eine strukturelle Herzerkrankung oder Symptome einer koronaren Herzerkrankung.

Folgende elektrophysiologischen Meßwerte wurden analysiert: exakte Lokalisierung der akzessorischen Bahn, kürzestes RR-Intervall zwischen präexzitierten Schlägen während Vorhofflimmerns und antegrade Refraktärzeit der akzessorischen Bahn. Während der elektrophysiologischen Untersuchung wurde Vorhofflimmern mit Überleitung über die akzessorische Bahn bei 5 Patienten durch eine atriale Burststimulation induziert, war aber bei einem Patienten nicht induzierbar. Das kürzeste RR-Intervall zwischen 2 präexzitierten Schlägen während des Vorhofflimmerns betrug 240 ± 51 ms (Mittelwert ± SD.); es war < 250 ms bei 3 Patienten und ≤ 220 ms bei 2 Patienten. Die antegrade effektive Refraktärzeit der akzessorischen Bahn betrug bei 5 Patienten ≤ 260 ms und bei zwei Patienten ≤ 220 ms.

Bei allen Patienten konnte die akzessorische Bahn erfolgreich abladiert werden. Im Mittel wurden 7 ± 5 Energieabgaben benötigt. Bei 4 Patienten lagen linksseitige und bei 2 Patienten rechtsseitige akzessorische Bahnen vor.

Um eine andere Ursache des Kammerflimmerns als das WPW-Syndrom auszuschließen, wurde bei allen 6 Patienten mit WPW-Syndrom und Kammerflimmern eine programmierte rechtsventrikuläre Stimulation vor oder unmittelbar nach der Ablation durchgeführt. Bei Patient 1 war Kammerflimmern durch eine programmierte ventrikuläre Stimulation mit 2 vorzeitigen ventrikulären Extrastimuli induzierbar. Es wurde eine serielle antiarrhythmische Testung durchgeführt, und die Induzierbarkeit von Kammerflimmern konnte durch Propafenon, 450 mg täglich, supprimiert werden. Bei Patient 2 war das Kammerflimmern durch 3 vorzeitige ventrikuläre Stimuli induzierbar, und gemäß einer seriellen antiarrhythmischen Testung wurde die ventrikuläre Tachyarrhythmie durch Sotalol (160 mg täglich) und Propafenon (450 mg täglich) supprimiert. Bei den Patienten 3, 5 und 6 war Kammerflimmern oder eine hämodynamisch nichttolerierte ventrikuläre Tachykardie (< 30 s) durch programmierte Stimulation mit 2 oder 3 vorzeitigen Extrastimuli unmittelbar nach erfolgreicher Katheterablation induzierbar, war aber in der Kontroll-EPU (5 Tage später) nicht mehr auslösbar (Abb. 9-3).

Bei Patient 4 mußten aufgrund eines hypoxischen Hirnschadens nach der Reanimation die EPU und Katheterablation unter Propofolanästhesie durchgeführt werden: durch programmierte Stimulation mit 3 vorzeitigen Extrastimuli wurde Kammerflimmern ausgelöst, das aber 30 min nach erfolgreicher Ablation nicht mehr induzierbar war.

Während einer Nachbeobachtung von 33 ± 35 Monaten (Bereich 6 bis 89 Monate) trat bei keinem der 6 Patienten ein schwerwiegendes kardiales Ereignis (Tod, Reanimation, Synkope) auf. Alle Patienten waren frei von Reentrytachykardien. Die Präexzitation war bei keinem der Patienten mehr nachweisbar. Bei 2 der Patienten (Patient 3 und 5) wurde während der Nachbeobachtungsphase noch ein paroxysmales Vorhofflimmern dokumentiert. Zwei der Patienten mit Kammerflimmern hatten Symptome eines hypoxischen Hirnschadens nach der Reanimation. Bei Patient 1 stellte sich im weiteren Beobachtungszeitraum von 89 Monaten eine nahezu vollständige Reversibilität ein. Der Patient 4

Abb. 9-3a–c. Intrakardiale Elektrogramme eines 30jährigen Patienten mit WPW-Syndrom und Kammerflimmern. **a** Vorhofflimmern mit schneller Überleitung über die akzessorische Bahn und einem kürzesten RR-Intervall zwischen 2 präexzitierten Schlägen von 200 ms wird während der EPU induziert. Das Vorhofflimmern wurde hämodynamisch nicht toleriert und mußte durch Defibrillation unter Kurznarkose mit Propofol terminiert werden. **b** Erfolgreiche Ablation der linkslateral gelegenen akzessorischen Bahn. **c** Durch programmierte Kammerstimulation (S1-S1 330 ms) mit 2 vorzeitigen ventrikulären Extrastimuli (S2, S3) wurde ein Kammerflimmern induziert, welches durch Defibrillation terminiert werden mußte. In einer Kontroll-EPU 5 Tage später konnte keine ventrikuläre Tachyarrhythmie mehr induziert werden.
Gezeigt sind die EKG-Ableitungen II, V_1, V_3 und V_5 sowie intrakardiale Elektrogramme aus dem hohen rechten Vorhof (*HRA*), der His-Bündelposition (*HBE*), dem distalen Koronarsinus (*CS$_{dist}$*), dem proximalen Koronarsinus (*CS$_{prox}$*) und dem rechtsventrikulären Apex (*RV*). *STIM* rechtsventrikuläre Stimulation

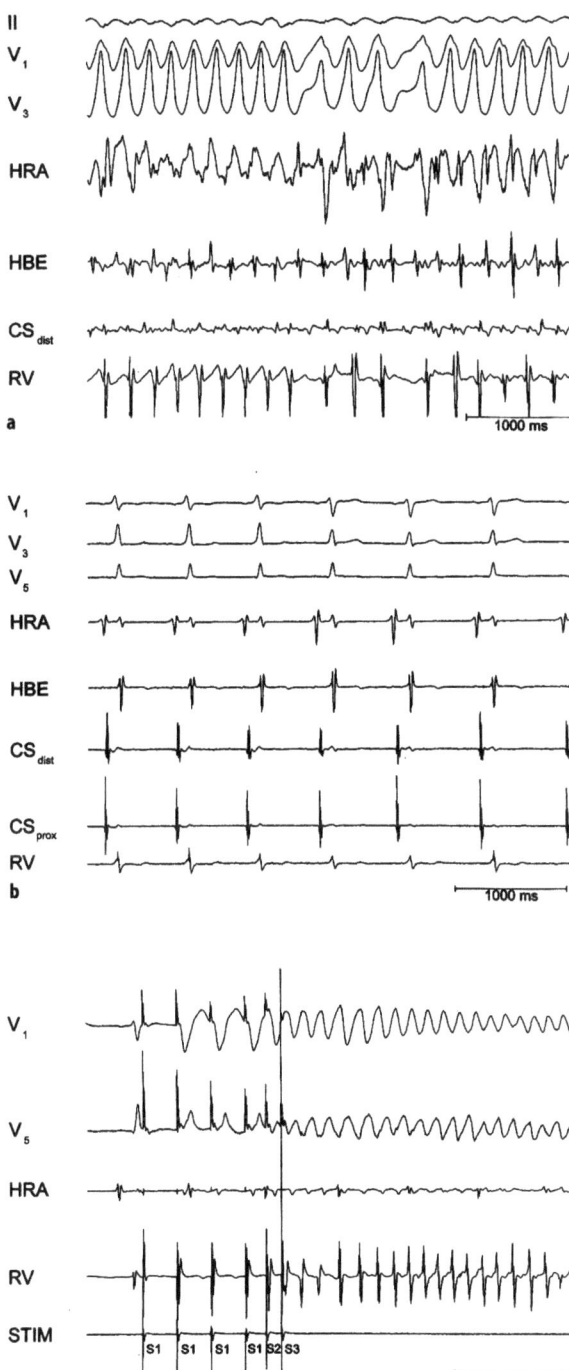

litt 11 Monate nach der Reanimation noch an deutlichen Symptomen eines hypoxischen Hirnschadens.

Kammerflimmern ist eine seltene, aber lebensbedrohliche Komplikation des WPW-Syndroms. Zwei Serien von WPW-Patienten mit überlebtem Herzstillstand sind in der Literatur aufgeführt (Torner Montoya et al. 1991; Klein et al. 1979). Die Ergebnisse dieser retrospektiven Untersuchungen zeigten, daß die antegraden Überleitungseigenschaften der akzessorischen Leitungsbahn eine wesentliche Determinante für das Auftreten von Kammerflimmern beim WPW-Syndrom sind. Als Marker für das Risiko von Kammerflimmern wurden unter anderem ein kürzestes RR-Intervall ≤ 220 ms während spontanen Vorhofflimmerns, eine ventrikuläre Refraktärperiode ≤ 190 ms, ein mittleres kürzestes RR-Intervall während induzierten Vorhofflimmerns < 180 ms und das Vorhandensein mehrerer akzessorischer Bahnen identifiziert. Für asymptomatische WPW-Patienten sind EKG-Kriterien im Hinblick auf die Therapie vorgeschlagen worden, mit Hilfe derer ein kürzestes RR-Intervall ≤ 220 ms während des Vorhofflimmerns zwischen den präexzitierten Schlägen ein definitives Risiko und ein kürzestes RR-Intervall > 220 ms und < 250 ms ein mögliches Risiko anzeigen soll (Zardine et al. 1994; Klein et al. 1989). Bei jungen Patienten mit WPW-Syndrom bestand eine gute Korrelation zwischen einem kürzesten RR-Intervall ≤ 220 ms während des Vorhofflimmerns und der Vorgeschichte einer Synkope (Paul et al. 1990). Bei Kindern mit WPW-Syndrom war ein kürzestes RR-Intervall von ≤ 220 ms während des Vorhofflimmerns als Prädiktor für einen plötzlichen Herztod sensitiver als die anamnestischen Daten des Patienten (Bromberg et al. 1996). In einer retrospektiven Analyse berichteten Sharma et al., daß die Bestimmung eines kürzesten Intervalls zwischen präexzitierten Schlägen ≤ 250 ms die Patienten mit der Vorgeschichte eines Kammerflimmerns identifizieren konnte (Sharma et al. 1987).

Unter den 6 WPW-Patienten mit Kammerflimmern, über die hier berichtet wird, hatten nur 2 ein kürzestes RR-Intervall ≤ 220 ms. Dies läßt die Vermutung zu, daß – zusätzlich zu den antegraden Überleitungseigenschaften der akzessorischen Bahn – andere Faktoren zum Risiko von Kammerflimmern bei WPW-Patienten beitragen können. Klein et al. (1979) hatten berichtet, daß unter 31 Patienten mit WPW-Syndrom und Kammerflimmern in 6 Fällen eine andere Ursache ohne Beziehung zum Präexzitationssyndrom (koronare Herzerkrankung, Long-QT-Syndrom, Sinusknotensyndrom mit Asystolie) gefunden wurde. Auch in unserer Klinik wurden WPW-Patienten identifiziert, bei denen eine andere Ursache des Kammerflimmerns als die akzessorische Bahn vorlag (Abb. 9-1 und 9-2). Bei den im weiteren vorgestellten 6 Patienten wurde aber keine andere Ursache als das WPW-Syndrom identifiziert.

Als Hauptbefund dieser Untersuchung ergab sich, daß durch programmierte ventrikuläre Stimulation bei allen WPW-Patienten mit überlebtem Kammerflimmern vor oder unmittelbar nach der erfolgreichen Katheterablation der akzessorischen Bahn ein Kammerflimmern oder eine polymorphe ventrikuläre Tachykardie ausgelöst werden konnte. Diese ventrikulären Tachyarrhythmien waren aber in einer Kontroll-EPU einige Tage nach der Ablation nicht mehr induzierbar. Diese Ergebnisse lassen annehmen, daß entweder die Katheterablation die Induzierbarkeit der ventrikulären Tachyarrhythmien unterdrückte oder daß dieser elektrophysiologische Test bei diesen Patienten unspezifisch ist.

Es kann spekuliert werden, daß die Ablation der akzessorischen Bahn die Prädisposition zu einer elektrischen Instabilität bei WPW-Patienten ändert. Die unterschiedliche Induzierbarkeit unmittelbar nach der Ablation und nach einigen wenigen Tagen könnte durch die Hypothese erklärt werden, daß die Ablation der akzessorischen Bahn erst mit einer gewissen zeitlichen Verzögerung zu einer Abnahme der ventrikulären Vulnerabilität führt. Die wahrscheinlichere Erklärung ist aber, daß die Induzierbarkeit des Kammerflimmerns und der hochfrequenten polymorphen ventrikulären Tachyarrhythmien unmittelbar nach der Katheterablation ein unspezifisches Phänomen ist und nicht ein weiterhin erhöhtes Risiko für einen plötzlichen Herztod bei WPW-Patienten anzeigt.

Literatur

Bromberg BI, Lindsay BD, Cain ME et al. (1996) Impact of clinical history and electrophysiologic characterization of accessory pathways on management strategies to reduce sudden death among children with Wolff-Parkinson-White syndrome. J Am Coll Cardiol 27: 690-695

Dreifus LS, Haiat R, Watanabe Y et al. (1971) Ventricular fibrillation. A possible mechanism of sudden death in patients with Wolff-Parkinson-White syndrome. Circulation 43: 520-527

Klein GJ, Bahore TM, Sellers TD et al. (1979) Ventricular fibrillation in the Wolff-Parkinson-White syndrome. N Engl J Med 301: 1080-1085

Klein GJ, Yee R, Sharma AD (1989) Longitudinal electrophysiologic assessment of symptomatic patients with the Wolff-Parkinson-White electrocardiographic pattern. N Engl J Med 320: 1229-1233

Milstein S, Sharma AD, Klein GJ (1985) Nonclinical ventricular tachycardia in the Wolff-Parkinson-White syndrome. Am J Cardiol 8: 678

Paul T, Guccione P, Garson A (1990) Relation of syncope in young patients with Wolff-Parkinson-White syndrome to rapid ventricular response during atrial fibrillation. Am J Cardiol 65: 318-321

Reithmann C, Hoffmann E, Gerth A et al. (1998) Electrophysiologic determinants and follow-up of patients with Wolff-Parkinson-White syndrome and survived ventricular fibrillation. Eur J Clin Pac Electrophysiol 8: 45-51

Sharma AD, Yee R, Guiraudon G et al. (1987) Sensitivity and specificity of invasive and noninvasive testig for risk of sudden death in Wolff-Parkinson-White syndrome. J Am Coll Cardiol 10: 373-381

Steinbeck G, Andresen D, Bach P et al. (1992) A comparison of electrophysiologically guided antiarrhythmic drug therapy with beta-blocker therapy in patients with symptomatic, sustained ventricular tachyarrhythmias. N Engl J Med 327: 987-992

Torner Montoya P, Brugada P, Smeets et al. (1991) Ventricular fibrillation in the Wolff-Parkinson-White syndrome. Eur Heart J 12: 144-150

Zardine M, Que R, Takur RK et al. (1994) Risk of sudden arrhythmic death in the Wolff-Parkinson-White syndrome: current perspectives. PACE 17: 966-975

KAPITEL 10

Sonderformen akzessorischer Bahnen

A. GERTH

Im Gegensatz zur klassischen Form atrioventrikulärer akzessorischer Leitungsbahnen werden zusätzliche Leitungsbahnen, die nicht in typischer Weise vom Vorhof zur Kammer durch die AV-Grube verlaufen oder atypische Leitungseigenschaften aufweisen, als „Präexzitationsvarianten" bezeichnet (Gallagher 1983). Daneben gibt es eine Reihe von anatomischen Anomalien, die einen abnormen Verlauf akzessorischer Leitungsbahnen bedingen können. Aufgrund der jeweiligen anatomischen Besonderheiten oder gegebenenfalls elektrophysiologischen Charakteristika kann die elektrophysiologische Diagnostik und insbesondere eine Ablation dieser arrhythmogenen Substrate erschwert sein.

10.1
Permanente junktionale reziproke Tachykardie

Die klinischen und elektrokardiographischen Charakteristika der permanenten junktionalen reziproken Tachykardie (PJRT) wurden erstmals 1967 von Coumel beschrieben. Sie stellt eine seltene Form einer orthodromen atrioventrikulären Reentrytachykardie mit antegrader Leitung über das normale Erregungsleitungssystem und retrograder Leitung über eine besondere akzessorische Leitungsbahn dar.

Elektrokardiographisch findet sich ein sehr charakteristisches Bild einer schmalkomplexigen Tachykardie mit einer Frequenz von 130–200/min und einem langen RP′-Intervall, das länger ist als das P′R-Intervall, sowie in der Regel mit tiefnegativen P-Wellen in den inferioren Ableitungen II, III und aVF. Die Tachykardie ist typischerweise „unaufhörlich" oder nur kurzzeitig für wenige Sinusschläge unterbrochen (nach einem Kammerkomplex ohne retrograde P-Welle) und wird charakteristischerweise bei einer kritischen Sinuszykluslänge, ohne die Notwendigkeit vorzeitiger atrialer oder ventrikulärer Extrasystolen, reinitiiert.

Das zugrundeliegende elektrophysiologische Substrat ist eine akzessorische atrioventrikuläre Leitungsbahn mit einer langsamen und dekrementellen retrograden Leitung. Aufgrund einer sehr langen antegraden Refraktärzeit oder einer sehr langsamen antegraden Leitung der akzessorischen Leitungsbahn weisen die Patienten bei Sinusrhythmus in der Regel keine δ-Welle auf. Eine Demaskierung einer antegraden Leitung ist durch eine medikamentöse Blockade der AV-Leitung oder eine His-Bündelablation möglich (Critelli 1984; Haissaguerre 1991).

Bezüglich der anatomischen und histopathogischen Veränderungen liegen nur sehr wenige und z. T. widersprüchliche Daten vor. Critelli et al. berichteten bei einem Patienten mit einer PJRT und einem kürzlich durchgemachten Myokardinfarkt, der 5 Monate nach einer DC-Ablation des His-Bündels verstarb, über einen langen, geschlängelten Verlauf der akzessorischen Leitungsbahn vom Ventrikel zum Vorhof sowie über fibrotische Veränderungen im Bereich der ventrikulären Insertion (Critelli 1985). Spezialisiertes AV-Knotengewebe wurde in der akzessorischen Leitungsbahn nicht nachgewiesen. Finzi et al. dagegen berichteten über eine rechtsseitige atriohissäre akzessorische Leitungsbahn mit einem Areal abnormer Dispersion in den distalen His-Bündelfasern (Finzi 1987).

Neben der charakteristischen dekrementellen Leitungseigenschaft zeichnen sich diese Leitungsbahnen mit langsamer retrograder Leitung durch eine dem AV-Knoten ähnliche Reaktion auf körperliche Belastung und Katecholamine sowie Atropin, Adenosin und β-Blocker aus und unterscheiden sich hierin von anderen akzessorischen Leitungsbahnen (Wiencke 1992).

Die Frequenz der Tachykardie kann sehr variabel sein und unterliegt autonomen und medikamentösen Einflüssen, die sowohl zu Änderungen des P'R- als auch des RP'-Intervalls führen. Trotz einer Abnahme der Tachykardiefrequenz unter Medikation ist die Tachykardie jedoch häufig medikamentös nicht supprimierbar.

Bei der typischen Manifestation im Kindes- oder jugendlichen Erwachsenenalter stehen häufiger Symptome einer aufgrund der anhaltenden bzw. unaufhörlichen Tachykardie induzierten Kardiomyopathie, wie eingeschränkte Belastbarkeit oder Atemnot, im Vordergrund. Palpitationen werden subjektiv von den Patienten häufig nicht empfunden, und die meist nur mäßig erhöhte Herzfrequenz kann bei ärztlichen Routineuntersuchungen unter Umständen keine weitere Beachtung finden. Erfreulicherweise ist eine solche tachykardieinduzierte Kardiomyopathie nach erfolgreicher Unterbrechung der Tachykardie in der Mehrzahl der Fälle vollständig reversibel (Cruz 1990).

Differentialdiagnostisch ist die permanente junktionale reziproke Tachykardie von atrialen Tachykardien und atypischen AV-Knoten-Reentrytachykardien abzugrenzen, die ein ähnliches elektrokardiographisches Bild mit langem RP-Intervall und inferior negativer P-Welle zeigen können (Ng 1996). Das entscheidende Kriterium ist hierbei der Nachweis einer vorzeitigen Erregung der Vorhöfe durch einen vorzeitigen ventrikulären Stimulus, abgegeben zu einem Zeitpunkt, an dem das His-Bündel refraktär ist. Dieses Phänomen der atrialen Präexitation ist praktisch jedoch häufig schwierig zu demonstrieren, da die retrograde Leitungszeit über die akzessorische Leitungsbahn aufgrund der dekrementellen Eigenschaft mit zunehmender Vorzeitigkeit des Kopplungsintervalls zunimmt.

Trotz der atypischen elektrophysiologischen Eigenschaften und einer langen lokalen ventrikuloatrialen Leitungszeit stellt der Ort der frühesten retrograden Vorhofaktivierung, wie bei der Ablation der retrograden Leitung gewöhnlicher atrioventrikulärer Leitungsbahnen, das Mappingkriterium zur Bestimmung des Ablationsortes dar (Chien 1992). Entsprechend anderen akzessorischen Leitungsbahnen läßt sich in der Ablationsposition auch häufig ein Aktivierungspotential der Leitungsbahn ableiten (Gaita 1995). Die atriale Insertion dieser akzessorischer Leitungsbahnen findet sich in der Regel in der Nähe des Koronarsinusein-

10.1 Permanente junktionale reziproke Tachykardie

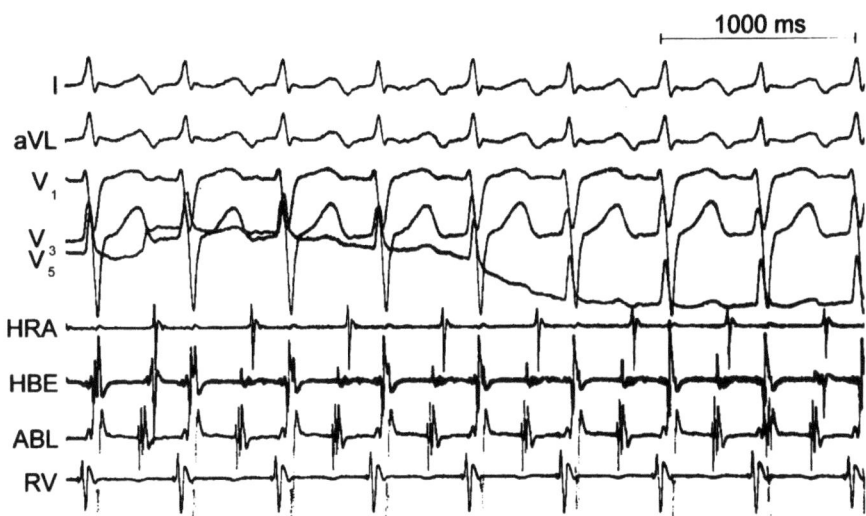

Abb. 10-1. Permanente junktionale reziproke Tachykardie (PJRT) mit einer Frequenz von 120/min bei einem 22jährigen Patienten mit langjährigen unaufhörlichen Tachykardien und hochgradig eingeschränkter LV-Pumpfunktion. Es sind das Oberflächen-EKG (Ableitung I, aVL, V_1, V_3, V_5) und die intrakardialen Ableitungen: rechter Vorhof (*HRA*), His (*HBE*), das distale Elektrodenpaar des Ablationskatheters (*ABL*) und rechter Ventrikel (*RV*) dargestellt. Als Ausdruck der langsamen Leitungseigenschaften betrug das minimale VA-Intervall während der Tachykardie in der erfolgreichen Ablationsposition 190 ms

gangs. Seltene Fälle einer Lokalisation im Bereich der linken oder rechten freien Wand sowie multiple akzessorische Leitungsbahnen sind beschrieben. Die von verschiedenen Gruppen berichteten Erfolgsraten betragen annähernd 100 % und entsprechen der Ablation gewöhnlicher atrioventrikulärer Leitungsbahnen (Gaita 1995; Shih 1994).

Im Unterschied zum Vorgehen bei älteren Kindern und Erwachsenen mit PJRT sollte bei Kleinkindern aufgrund der bislang noch nicht letztlich zu übersehenden Langzeitfolgen der Methode in diesem Patientenkollektiv eine Indikation zur Katheterablation streng gestellt werden und ist nach Ansicht von van Hare in einer neueren Übersichtsarbeit derzeit nur bei bereits eingeschränkter Pumpfunktion und fehlendem Ansprechen auf Amiodaron als gesichert anzusehen (van Hare 1997).

Wie in Abb. 10-1 gezeigt ist, findet sich bei der PJRT eine typischerweise eher langsame Tachykardie mit langem VA-Intervall auch in der Ablationsposition, die in diesem Fall eines 23jährigen Patienten mit einer unaufhörlichen Tachykardie mit einer Frequenz von 120/min rechtsposteroseptal in der Nähe des Koronarsinuseingangs lag. Wenige Sekunden nach Beginn der Energieabgabe in dieser Position kommt es zu einer Terminierung der Tachykardie, die sich auch nicht mehr induzieren läßt (Abb. 10-2). In der Folge kam es bei der Patientin zu einer Erholung der zuvor deutlich eingeschränkten linksventrikulären Pumpfunktion.

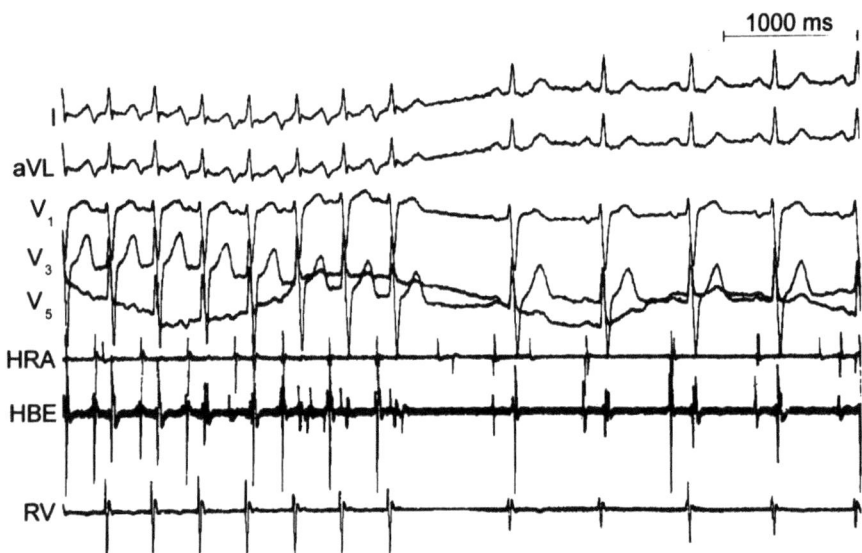

Abb. 10-2. Beim gleichen Patienten wie in Abb. 10-1 resultiert die erfolgreiche Energieabgabe wenige Sekunden nach Beginn in einer Terminierung der PJRT, die auch im weiteren nicht mehr induzierbar ist. Darstellung von Oberflächen-EKG (Ableitung I, aVL, V_1, V_3, V_5) und intrakardiale Ableitungen [rechter Vorhof (*HRA*), His (*HBE*) und rechter Ventrikel (*RV*)]

10.2
Akzessorische Bahnen vom Mahaim-Typ

Unter akzessorischen Leitungsbahnen vom Mahaim-Typ versteht man akzessorische Bahnen mit ausschließlich antegrader langsamer Leitung und dekrementellen Leitungseigenschaften. Die auftretenden Tachykardien sind somit antidrome Tachykardien mit antegrader Leitung über die akzessorische Bahn und retrograder Leitung über den AV-Knoten und weisen spezifische morphologische Charakteristika auf: eine Linksschenkelblockkonfiguration mit Linkslagetyp, ein relativ kurzes VA-Intervall und ein langes AV-Intervall. Abbildung 10-3 zeigt eine Mahaim-Tachykardie mit einer Zykluslänge von 300 ms bei einer 34jährigen Patientin.

Aufgrund der elektrophysiologischen Eigenschaften wurde zunächst ein nodoventrikulärer bzw. faszikoventrikulärer Verlauf der zugrundeliegenden Bahnen angenommen. Aufgrund neuerer Untersuchungen zeigte sich, daß die meisten dieser Bahnen atrioventrikulär bzw. atriofaszikulär verlaufen, mit Ursprung in der lateralen Region des Trikuspidalanulus von anterolateral bis posterolateral (Haissaguerre 1992; Cappato 1994; McClelland 1994). McClelland u. Jackman (1994) beschreiben, daß sich im Bereich der atrialen Insertion typischerweise dekrementelle Leitungseigenschaften, aber keine Leitungsbahnpotentiale nachweisen lassen, während sich im Bereich der ventrikulären Insertion distinkte Leitungsbahnpotentiale finden und an dieser Stelle eine erfolgreiche Ablation mög-

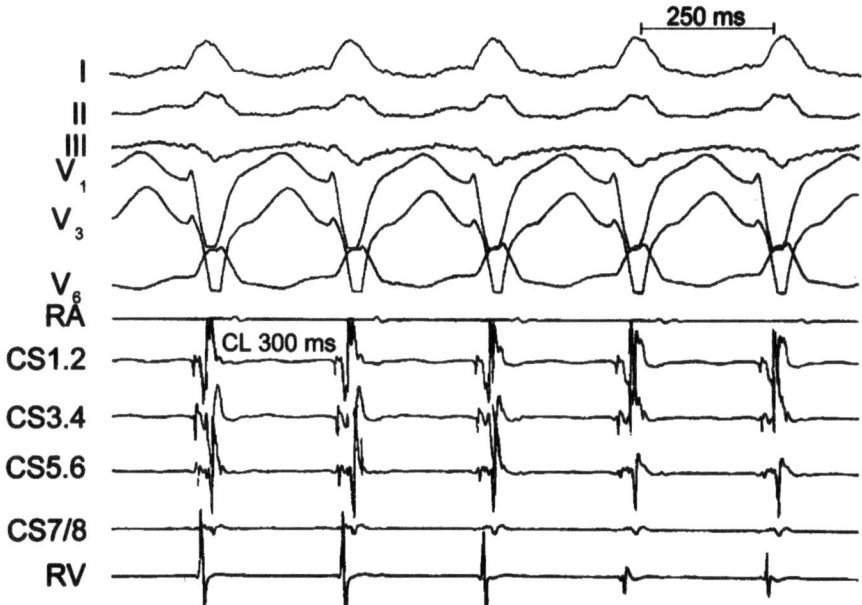

Abb. 10-3. Mahaim-Tachykardie mit Linksschenkelblockkonfiguration, Linkslagetyp und einer Frequenz um 200/min bei einem 34jährigen Patienten mit langjährigen symptomatischen paroxysmalen Tachykardien. Dargestellt sind die Oberflächenableitungen (I, II, III, V_1, V_3, V_6) und die intrakardialen Ableitungen: hoher rechter Vorhof (*RA*), Koronarsinus (*CS* mit den Elektrodenpaaren *1,2*; *3,4*; *5,6* und *7,8*) und rechter Ventrikel (*RV*)

lich ist. Demgegenüber berichten Cappato et al. (1994) über subvalvulär im Bereich der atrialen Insertion ableitbare Leitungsbahnpotentiale mit reproduzierbarer mechanischer Blockierung durch Kathetermanipulation in der später erfolgreichen Ablationsposition.

Durch die beschriebenen, mechanisch leicht induzierbaren, temporären Blockierungen der akzessorischen Leitung kann die ablative Therapie von Mahaim-Bahnen erheblich erschwert werden, und es wird z. T. bei guten Primärerfolgen über eine erhöhte Rate von Frührezidiven berichtet (Cappato 1994).

10.3
Assoziation akzessorischer Leitungsbahnen mit anatomischen Anomalien

Während die überwiegende Zahl der Patienten mit akzessorischen Leitungsbahnen im übrigen kardial gesund ist, findet sich bei einer kleinen Anzahl von Patienten eine Assoziation von akzessorischen Leitungsbahnen mit kongenitalen kardialen Anomalien. Meist handelt es sich hierbei um Fehlbildungen des venösen Systems. Aber auch eine Assoziation der Ebstein-Anomalie mit einer erhöhten Inzidenz akzessorischer Leitungsbahnen, z. T. auch multipler Bahnen oder Bahnen vom Mahaim-Typ, ist beschrieben (Becker 1978; Kottkamp 1995).

Die Sondierung des Koronarsinus mit Ableitung von lokalen Elektrogrammen ist von Bedeutung für das Mapping und die Katheterablation bei Patienten mit supraventrikulären Tachykardien. Chiang et al. (1994) konnten in einer Studie bei 408 Patienten, die sich einer Radiofrequenzkatheterablation unterzogen und bei denen der Koronarsinus angiographisch dargestellt wurde, zeigen, daß Patienten mit akzessorischen Leitungsbahnen signifikant häufiger Anomalien des Koronarsinus aufwiesen, als ein Kontrollkollektiv von Patienten mit rezidivierenden AV-Knoten-Reentrytachykardien (4,7% vs. 0,6%, $p < 0,05$). Die bei diesen Patienten vorliegenden akzessorischen Leitungsbahnen lagen überwiegend linksseitig bzw. posteroseptal. In einer weiteren Untersuchung bei 117 Patienten mit einer linksseitigen bzw. posteroseptalen akzessorischen Leitungsbahn zeigte sich in der durchgeführten retrograden Darstellung des Koronarvenensinus, daß posteroseptale Bahnen in bis zu 43% der Fälle mit venösen Anomalien wie Ektasien, Divertikeln, Angulationen oder Hypoplasien assoziiert sind. Bei linksseitigen Bahnen fanden sich mit 9% signifikant weniger Anomalien. Divertikel und Engstellen des Koronarsinus fanden sich ausschließlich bei den posteroseptalen Bahnen und waren in allen Fällen mit der erfolgreichen Ablationsstelle identisch (Schumacher 1995).

Das Vorhandensein der beschriebenen Anomalien des Koronarsinus kann somit bei einzelnen Patienten die praktische Konsequenz haben, daß der Verlauf einer akzessorischen Bahn anatomisch z. B. mit einem Divertikel assoziiert ist und eine erfolgreiche Radiofrequenzablation nur hier möglich ist. Bei Patienten mit posteroseptalen oder linksseitigen Bahnen, bei denen sich die regelrechte Sondierung des Koronarsinus als schwierig erweist oder die Ablation der akzessorischen Bahn vom Mitralanulus aus nicht möglich ist, sollte eine angiographische Darstellung des Koronarsinus erwogen werden. Eine häufige Form der Koronarsinusanomalie stellen Divertikel des Koronarsinus dar. In Abb. 10-4 ist die Lokalisation des Ablationskatheters in einem solchen Divertikel bei einem 22jährigen Patienten mit Zustand nach rezidivierenden Präsynkopen bei hämodynamisch schlecht toleriertem Vorhofflimmern mit schneller Überleitung über die akzessorische Leitungsbahn dargestellt. Durch Energieabgabe an dieser Position, im Bereich des Divertikelhalses, konnte die Leitung über die Bahn anhaltend unterbrochen werden.

Selten kann auch eine persistierende linke obere Hohlvene mit Mündung im Koronarsinus mit einer atypischen Lokalisation einer akzessorischen Leitungsbahn assoziiert sein (Neuser 1996). Bei einem 43jährigen Patienten mit langjährigem WPW-Syndrom und hypertropher Kardiomyopathie fiel beim Mapping auf, daß sich der CS-Katheter auffallend weit nach kranial vorschieben ließ und daß sich in diesem Bereich entsprechend einer linksanterolateralen Position die kürzesten AV-Intervalle fanden. Eine Venographie des Koronarsinus konnte eine persistierende obere Hohlvene sowie die Lokalisation der akzessorischen Leitungsbahn im Bereich der Mündung einer atypischen epikardialen Vene demonstrieren, die, wie in Abb. 10-5 dargestellt, erfolgreich abladiert werden konnte.

Zusammenfassend hat sich die Katheterablation mit Radiofrequenzstrom auch bei Patienten mit symptomatischen Präexzitationsvarianten oder bei akzessorischen Bahnen, die mit anatomischen Anomalien assoziiert sind, ebenso wie die Katheterablation des klassischen manifesten oder verborgenen WPW-Syndroms, zur kurativen Therapie der Wahl entwickelt.

10.3 Assoziation akzessorischer Leitungsbahnen mit anatomischen Anomalien

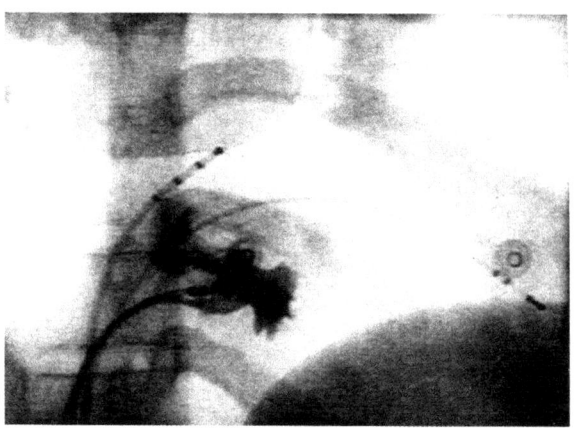

Abb. 10-4. Retrograde Venographie des Koronarsinus mit Darstellung eines Divertikels bei einem 22jährigen Patienten mit WPW-Syndrom. Es ist die Lage des Ablationskatheters an der erfolgreichen Ablationsposition im Hals des Divertikels zu erkennen

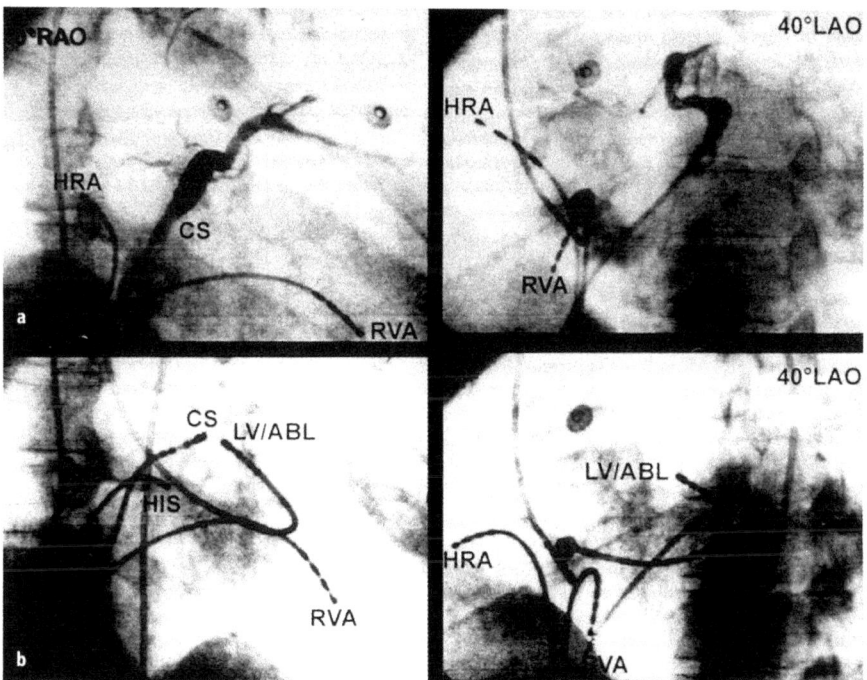

Abb. 10-5. a Angiographische Darstellung des Koronarvenensinus (*CS*) mit der atypisch einmündenden epikardialen Vene. **b** Gegenübergestellt ist die Position des Ablationskatheters (*LV/ABL*) an der Stelle der erfolgreichen Energieabgabe, jeweils in RAO- und LAO-Position. Mit dargestellt sind Elektroden im hohen rechten Vorhof (*HRA*) und im rechten Ventrikel (*RVA*). Während der Ablation ist eine weitere Elektrode im Koronarsinus bzw. im Mündungsbereich der Vene positioniert

Literatur

Becker AE, Anderson RH, Durrer D, Wellens HJJ (1978) The anatomical substrate of Wolf-Parkinson-White syndrome: clinicopathogenetic correlation in seven patients. Circulation 57: 870-879

Cappato R, Schlüter M, Weiß C et al. (1994) Catheter-induced mechanical conduction block of right-sided accessory fibers with Mahaim-type preexcitation to guide radiofrequency ablation. Circulation 90: 282-290

Chiang CE, Chen SA, Yang CR et al. (1994) Major coronary sinus abnormalities: identification of occurrence and significance in radiofrequency ablation of supraventricular tachycardia. Am Heart J 127: 1279-1289

Chien WW, Lesh MD (1993) Radiofrequency catheter ablation of an accessory pathway with discontinuous retrograde conduction: potential insight into mechanism of longitudinal dissociation. Am Heart J 126: 712-715

Critelli G, Gallagher JJ, Mondo V, Coltori F, Scherillo M, Rossi L (1984) Anatomic and electrophysiologic substrate of the permanent form of junctional reciprocating tachycardia. JACC 1984: 601-610

Critelli G, Gallagher JJ, Thiene G, Perticone F, Coltori F, Rossi L (1985) Electrophysiologic and histopathologic correlations in a case of reciprocating tachycardia. Eur Heart J 6: 131-137

Coumel P, Cabrol C, Fabiato A, Gourgon R, Slama R (1967) Tachycardie permanente par rythme réciproque. Arch Mal Coeur 60: 1830-1864

Cruz FES, Cheriex EC, Smeets JLMR et al. (1990) Reversibility of tachycardia-induced cardiomyopathy after cure of incessant supraventricular tachycardia. J Am Coll Cardiol 16: 739-744

Finzi A, Rossi L, Pagnoni F et al. (1987) Permanent form of junctional reciprocating tachycardia involving an atrio-Hisian accessory pathway: electrophysiological and histopathological correlation. PACE 10: 1331-1341

Gaita F, Haissaguerre M, Giustetto C et al. (1995) Catheter ablation of permanent junctional reciprocating tachycardia. J Am Coll Cardiol 25: 648-654

Gallagher JJ, German LD, Broughton A, Garnieri T, Trantham JL (1983) Variants of the preexcitation syndromes. In: Rosenbaum MB, Elizari MV (eds) Frontiers of cardiac electrophysiology. Nijhoff, La Hague, pp 724-772

Haissaguerre M, Warin J-F, Le Metayer P, Maraud L, De Roy L, Montserrat P, Massiere J-P (1992) Catheter ablation of Mahaim fibers with preservation of atrioventricular nodal conduction. Circulation 82: 418-427

Kottkamp H, Chen X, Hindricks G et al. (1995) Elektrophysiologische Befunde und Hochfrequenz-Katheterablation bei atriofaszikulären und nodoventrikulären Bahnen („Mahaim-Bündeln"). Z Kardiol 84 (II): 153-162

McClelland JH, Wang X, Beckman KJ et al. (1994) Radiofrequency catheter ablation of right atriofascicular (Mahaim) accessory pathways guided by accessory pathway activation potentials. Circulation 89: 2655-2666

Neuser H, Hoffmann E, Ebeling F, Remp T, Steinbeck G (1996) Radiofrequenzkatheterablation einer akzessorischen Leitungsbahn bei persistierender oberer linker Hohlvene und hypertropher Kardiomyopathie. Z Kardiol 85: 596-602

Ng KS, Lauer MP, Young C, Liem LB, Sung RJ (1996) Correlation of P-wave polarity with underlying electrophysiologic mechanisms of long RP' tachycardia. Am J Cardiol 77: 1129-1132

Schumacher B, Tebbenjohanns J, Pfeiffer D, Omran H, Jung W, Lüderitz B (1995) Prospective study of retrograde coronary venography in patients with posteroseptal and left-sided accessory pathways. Am Heart J 130: 1031-1039

Shih H-T, Miles WM, Klein LS, Hubbard JE, Zipes DP (1994): Multiple accessory pathways in the permanent form of junctional reciprocating tachycardia. Am J Cardiol 73: 361-367

Van Hare GF (1997) Radiofrequency ablation of accessory pathways associated with congenital heart disease. PACE 20 (II): 2077-2081

Wiencke MM, Case CL, Gillette PC (1992) Adenosine's effectiveness in long RP re-entrant tachycardia: additional evidence of the decremental qualities of the retrograde limb. Clin Cardiol 15: 114-116

KAPITEL 11

Katheterablation bei Vorhofflattern und Vorhoftachykardien

C. REITHMANN

Die Katheterablation mittels Radiofrequenzstrom stellt heute das Behandlungsverfahren der Wahl bei Patienten mit AV-Knoten-Reentrytachykardien und atrioventrikulären Tachykardien auf der Grundlage akzessorischer Leitungsbahnen dar. In den initialen Veröffentlichungen über eine kurative Katheterablation von Vorhofflattern durch Läsionen zwischen Trikuspidalring und V. cava inferior wurde das Verfahren als im wesentlichen anatomisch geführte Ablation mit einer (Akut)erfolgsrate von 80–90 % und einer Rezidivrate von Vorhofflattern von ca. 20–40 % angegeben (Cosio et al. 1993; Feld et al. 1992; Lesh et al. 1994; Saoudi et al. 1990; Steinberg et al. 1995). Einen entscheidenden Fortschritt zur Senkung der Rezidivrate bei der Katheterablation von typischem Vorhofflattern erbrachte die Einführung des elektrophysiologischen Zielkriteriums eines bidirektionalen Blocks am Isthmus zwischen Trikuspidalring und V. cava inferior, wodurch das Verfahren als eine sehr effektive und sichere Therapie des Vorhofflatterns etabliert werden konnte (Cauchemez et al. 1996; Lesh et al. 1994; Poty et al. 1995).

Ektope atriale Tachykardien stellen eine seltene und häufig permanente Form einer supraventrikulären Tachykardie dar. Diese Arrhythmie läßt sich medikamentös oft nur unzureichend einstellen und kann zu einer tachykardieinduzierten Kardiomyopathie führen. Die Einführung der Katheterablation des atrialen Fokus hat auch bei dieser supraventrikulären Arrhythmie zu einem deutlichen Fortschritt in der Behandlung geführt (Weiß et al. 1998; Chen et al. 1994; Walsh et al. 1992; Lesh et al. 1994). In unserer Klinik werden ektope atriale Tachykardien mit Hilfe des elektroanatomischen Mappings lokalisiert und abladiert. Daher wird Diagnostik und Therapie ektoper atrialer Tachykardien im Rahmen neuer Mapping- und Ablationstechniken (Kapitel 15) beschrieben. An dieser Stelle soll nur auf konventionelle Ablationstechniken zur Behandlung ektoper atrialer Tachykardien eingegangen werden.

11.1
Grundlagen der Katheterablation von Vorhofflattern

Das typische Vorhofflattern stellt eine rechtsatriale Makroreentrytachykardie dar, welche meist eine Erregungsausbreitung im Gegenuhrzeigersinn („counterclockwise typical atrial flutter") und somit eine kaudokraniale Aktivierung des Septums und kraniokaudale Aktivierung der lateralen Wand aufweist. Seltener

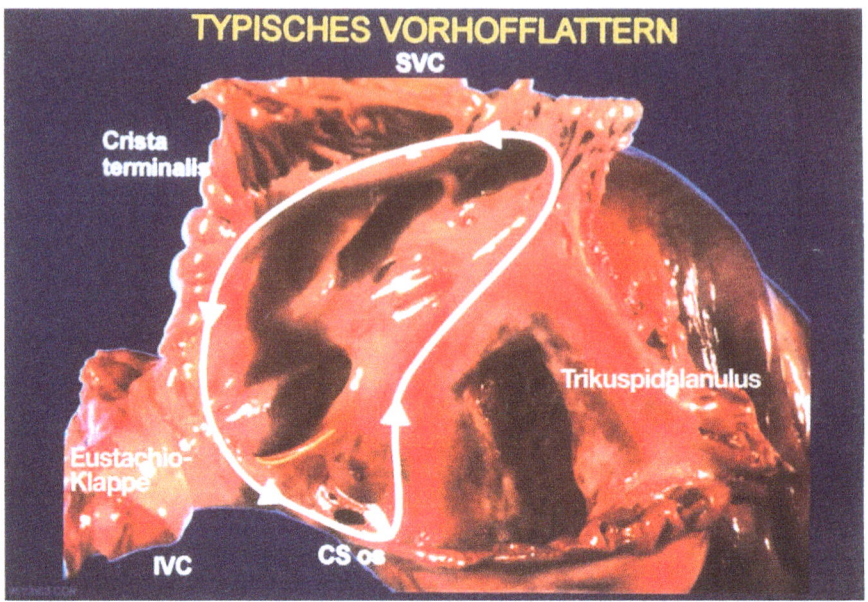

Abb. 11-1. Das häufigere typische Vorhofflattern im Gegenuhrzeigersinn zeigt eine kaudokraniale Aktivierung am Septum und eine kraniokaudale Aktivierung an der lateralen Wand

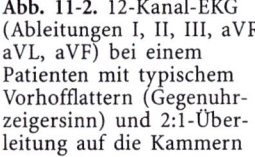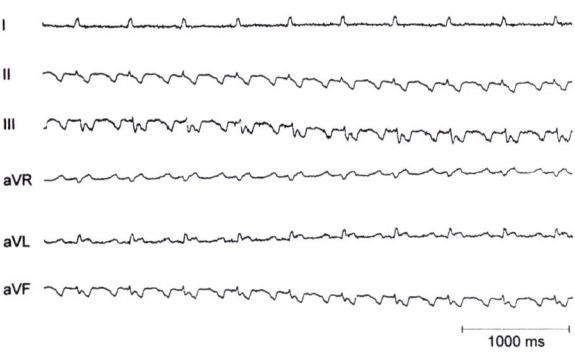

Abb. 11-2. 12-Kanal-EKG (Ableitungen I, II, III, aVR, aVL, aVF) bei einem Patienten mit typischem Vorhofflattern (Gegenuhrzeigersinn) und 2:1-Überleitung auf die Kammern

wird bei typischem Vorhofflattern eine Aktivierung im Uhrzeigersinn („clockwise typical atrial flutter") beobachtet. Der linke Vorhof wird passiv aktiviert. Die natürlichen Barrieren des typischen Vorhofflatterns sind der Trikuspidalring anterior und die Crista terminalis sowie die V. cava inferior posterior. Am Boden des rechten Vorhofs verläuft die Erregungswelle durch den sogenannten Isthmus, die Region zwischen inferiorem Trikuspidalring, Eustachischer Klappe und Einmündung der V. cava inferior. In dieser Region wird von den meisten Autoren eine Zone langsamer Erregung innerhalb des Reentrykreises angenommen (Kinder et al. 1997; Tai et al. 1997; Abb. 11-1).

Die Vorhoffrequenz bei Vorhofflattern beträgt zwischen 250 und 300/min. Die Überleitung auf die Kammern erfolgt mit wechselnder Blockierung. Das typische Vorhofflattern wird elektrokardiographisch diagnostiziert durch die charakteristische Sägezahnform der Grundlinie in den inferioren Ableitungen II, III und aVF ohne wesentliche isoelektrische Linie. Beim häufigeren typischen Vorhofflattern mit Erregungsausbreitung im Gegenuhrzeigersinn findet man breitnegative p-Wellen inferior (Abb. 11-2), beim selteneren typischen Vorhofflattern im Uhrzeigersinn sind die p-Wellen in II, III und aVF positiv. Die Katheterablation beim typischen Vorhofflattern in Gegenuhrzeigersinn und Uhrzeigersinn folgt den gleichen Prinzipien.

Mit dem Begriff „atypisches Vorhofflattern" wird eine heterogene Gruppe atrialer Reentrytachykardien mit variabler Vorhofwellenmorphologie bezeichnet, denen ein anderer, oft transitorischer Reentrykreis als beim typischen Vorhofflattern zugrunde liegt (Lesh et al. 1996). Die Barrieren beim atypischen Vorhofflattern können anatomisch präformiert oder rein funktionell sein; es besteht ein Überlappungsbereich zum Vorhofflimmern. Patienten mit vorangegangenen Korrekturoperationen am Herzen können Makroreentrytachykardien („Inzisionsvorhofflattern") aufweisen, deren Reentrykreis durch anatomisch vorgegebene und chirurgisch geschaffene Barrieren definiert ist. Die Katheterablation von atypischem Vorhofflattern und Inzisionsvorhofflattern stellt eine schwierige Herausforderung mit deutlich geringeren Erfolgsraten als beim typischen Vorhofflattern dar; der Einsatz neuer Mappingtechnologien bei diesen Sonderformen des Vorhofflatterns wird derzeit überprüft (Reithmann et al. 1998).

Bedingt durch die „stabile" Erregungsleitung entlang des anatomisch vorgegebenen Reentrykreises handelt es sich beim typischen Vorhofflattern auch bei Patienten ohne strukturelle Herzerkrankung häufig um eine permanente Arrhythmie. Eine (prinzipiell reversible) tachykardieinduzierte Kardiomyopathie wird nicht selten beobachtet. Nach elektrischer oder medikamentöser Akutkardioversion in Sinusrhythmus muß bei medikamentöser Rezidivprophylaxe mit einer unbefriedigenden Rezidivrate von 50 % pro Jahr gerechnet werden. Die Indikationsstellung zur Katheterablation von typischem Vorhofflattern ergibt sich bei medikamentös-therapierefraktärem typischen Vorhofflattern außer bei behandelbarer Grundkrankheit (z. B. Hyperthyreose) oder unmittelbar nach herzchirurgischem Eingriff. Eine prospektive randomisierte Studie zum Vergleich einer antiarrhythmischen Therapie vs. einer primären Katheterablation ergab eine bessere Erfolgsrate, bessere Lebensqualität, niedrigere Rate an Vorhofflimmern und geringe Notwendigkeit an Rehospitalisierung in der Gruppe der Patienten, die mit Katheterablation behandelt worden waren (Natale et al. 1997).

11.2
Elektrophysiologische Untersuchung und Katheterablation bei typischem Vorhofflattern

Die elektrokardiographisch gestellte Diagnose des typischen Vorhofflatterns wird durch die intrakardiale Registrierung der Erregungsausbreitung im rechten Vorhof mittels multipolarer Elektrodenkatheter bestätigt. Die Registrierung der Aktivierungssequenz bei typischem Vorhofflattern im Gegenuhrzeigersinn mittels

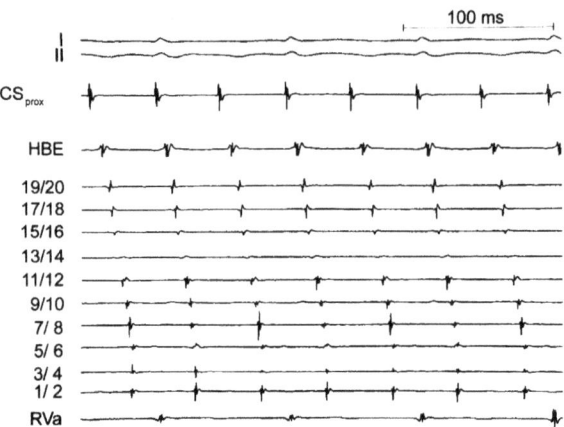

Abb. 11-3. Intrakardiale Registrierung mit 20poligem Halokatheter bei einem Patienten mit typischem Vorhofflattern (Gegenuhrzeigersinn). *I* und *II* Oberflächen-EKG-Ableitungen, *CS$_{prox}$* proximaler Koronarsinus, *HBE* His-Bündel-Elektrogramm, *RVa* rechtsventrikulärer Apex, *1-20* Ableitungen des 20poligen Halokatheters (*1/2$_{distal}$* Ableitung vom niedrigen lateralen Vorhof, *19/20$_{proximal}$* Ableitung vom hohen Septum)

eines 20poligen „Halokatheters", der entlang der Crista terminalis positioniert wurde, ist in Abb. 11-3 dargestellt. Durch Eintrainmentstimulation am Boden des rechten Vorhofs wird der Nachweis des Isthmus als kritischer Anteil des Reentrykreises geführt. Ziel der Katheterablation ist eine komplette lineare Läsion entlang des Isthmus zwischen Trikuspidalring und V. cava inferior am Boden des rechten Vorhofs. Grundsätzlich ist eine Isthmusblockade im posterolateralen, posterioren und posteroseptalen rechten Vorhof möglich. Da beim posteroseptalen Vorgehen ein gewisses Risikos eines AV-Blocks besteht, wird von vielen Arbeitsgruppen das posterolaterale oder posteriore Vorgehen bevorzugt (Poty et al. 1997; Abb. 11-4). Die Vollständigkeit der Läsion wird durch Stimulationsmanöver von beiden Seiten der Läsion überprüft: vom proximalen Koronarsinus (PCS) und vom niedrigen lateralen Vorhof (LRA). Potentiale des hohen rechten Vorhofes (HRA) und des His-Bündels (His) werden gleichzeitig abgeleitet. Vor der Ablation ist bei PCS- bzw. LRA-Stimulation, wie in Abb. 11-5 dargestellt, jeweils eine Erregungsausbreitung sowohl im Uhrzeigersinn als auch im Gegenuhrzeigersinn möglich. Nach erfolgreicher Isthmusblockade kann bei PCS-Stimulation eine Aktivierung des LRA nur noch im Gegenuhrzeigersinn, bei LRA-Stimulation eine Aktivierung des PCS nur noch im Uhrzeigersinn erfolgen. Entsprechend kommt es bei den jeweiligen Stimulationsmanövern zu einer deutlichen Zunahme der Leitungszeiten zwischen PCS und LRA (Abb. 11-5). Im Vergleich zum Status vor der Ablation tritt nach der Ablation bei PCS-Stimulation eine Leitungsumkehr zwischen LRA und HRA und bei LRA-Stimulation eine Leitungsumkehr zwischen PCS und His auf (Abb. 11-5).

Die Durchführung der Ablation während einer kontinuierlichen PCS-Stimulation ermöglicht es, das Erreichen der Isthmusblockade bei Zurückziehen des Ablationskatheters vom Trikuspidalring zur V. cava inferior während der Stromabgabe sofort zu erkennen (Abb. 11-6). Nach Erreichen eines kompletten Isthmusblocks ist eine Induktion von typischem Vorhofflattern nicht mehr möglich. Als Endpunkt der Untersuchung wird von den meisten Arbeitsgruppen die Demonstration eines bidirektionalen Isthmusblocks 30 min nach der letzten Energieabgabe angegeben (Abb. 11-7 und 11-8).

Abb. 11-4. Röntgenprojektionen bei einer Katheterablation von Vorhofflattern. Die Elektrodenkatheter sind am His-Bündel und im Koronarsinus positioniert. Der 20polige Halokatheter ist an typischer Stelle im rechten Vorhof positioniert. Der Ablationskatheter liegt an typischer Stelle im posterioren Isthmus zwischen Trikuspidalring und V. cava inferior. An dieser Stelle konnte eine erfolgreiche Isthmusablation erreicht werden. *Oben* anterior-posterior, *Mitte* 30° RAO, *Unten* 45° LAO

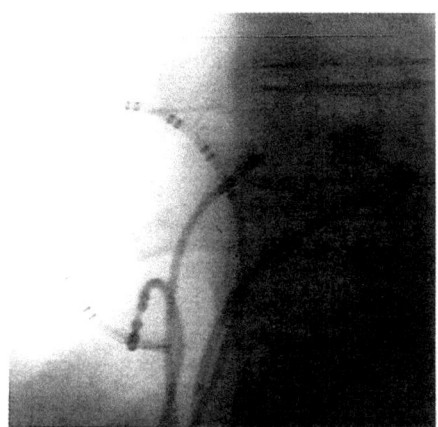

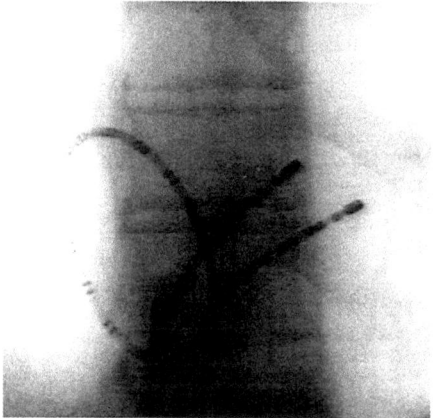

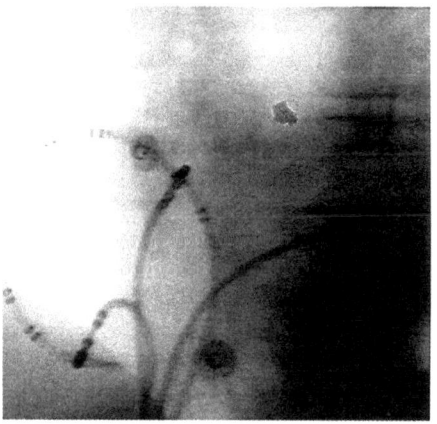

Abb. 11-5a,b. Schematische Darstellung der Stimulationsmanöver im proximalen Koronarsinus (*PCS*) und im niedrigen lateralen Vorhof (*LRA*) vor und nach Katheterablation von typischem Vorhofflattern. Die gemessenen Leitungszeiten bei 31 Patienten sind als Mittelwerte ± Standabweichung angegeben. **a** PCS-Stimulation. Vor Ablation (*links*) wird bei PCS-Stimulation der LRA im Uhrzeigersinn aktiviert. Nach Ablation (*rechts*) erfolgt bei PCS-Stimulation die Aktivierung des LRA im Gegenuhrzeigersinn. **b** LRA-Stimulation. Vor Ablation (*links*) kommt es bei LRA-Stimulation zu einer Aktivierung des PCS im Gegenuhrzeigersinn. Nach Ablation (*rechts*) wird bei LRA-Stimulation der PCS im Uhrzeigersinn aktiviert

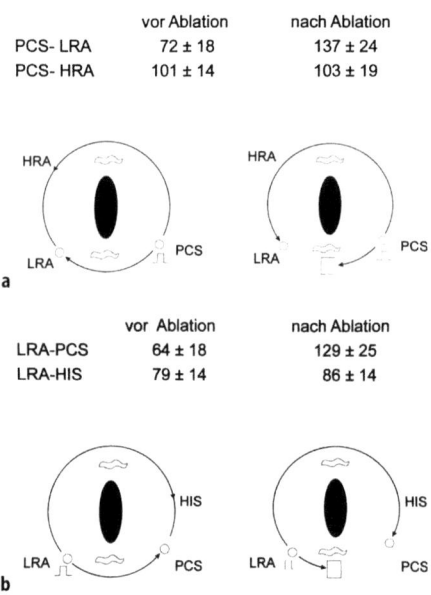

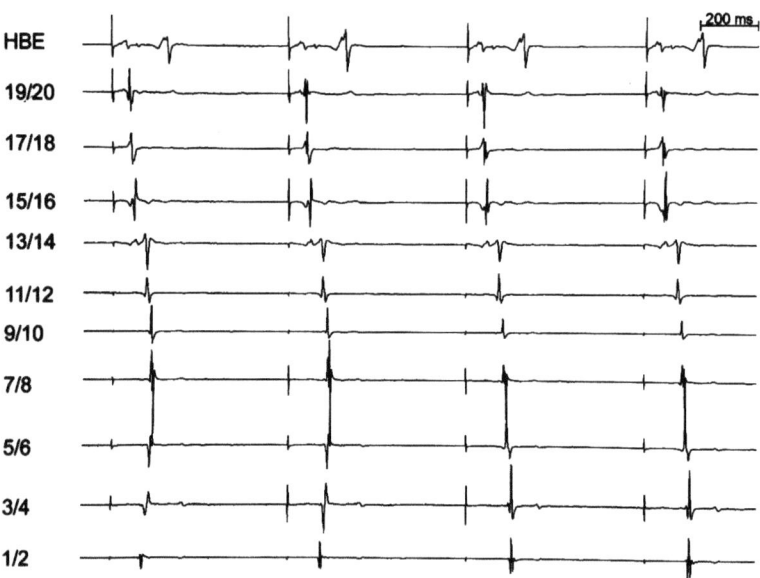

Abb. 11-6. Intrakardiale Registrierung bei Katheterablation von typischem Vorhofflattern am Isthmus während der Energieabgabe und bei kontinuierlicher Stimulation im proximalen Koronarsinus. *HBE* His-Bündel-Elektrogramm, *1–20* Ableitung des 20poligen Halokatheters (*1/2*$_{distal}$, Ableitung vom niedrigen lateralen Vorhof; *19/20*$_{proximal}$, Ableitung vom hohen Septum). Die Entstehung des Isthmusblocks kann dabei sofort erkannt werden: Die beiden Vorhofaktionen auf der linken Seite zeigen eine bidirektionale Leitung am Isthmus mit Kollisionswelle in Ableitung *7/8* (Ableitung vom hohem lateralen Vorhof). Bei den beiden Vorhofaktionen auf der rechten Seite zeigt sich ein kompletter Isthmusblock und eine Aktivierung nur noch im Gegenuhrzeigersinn

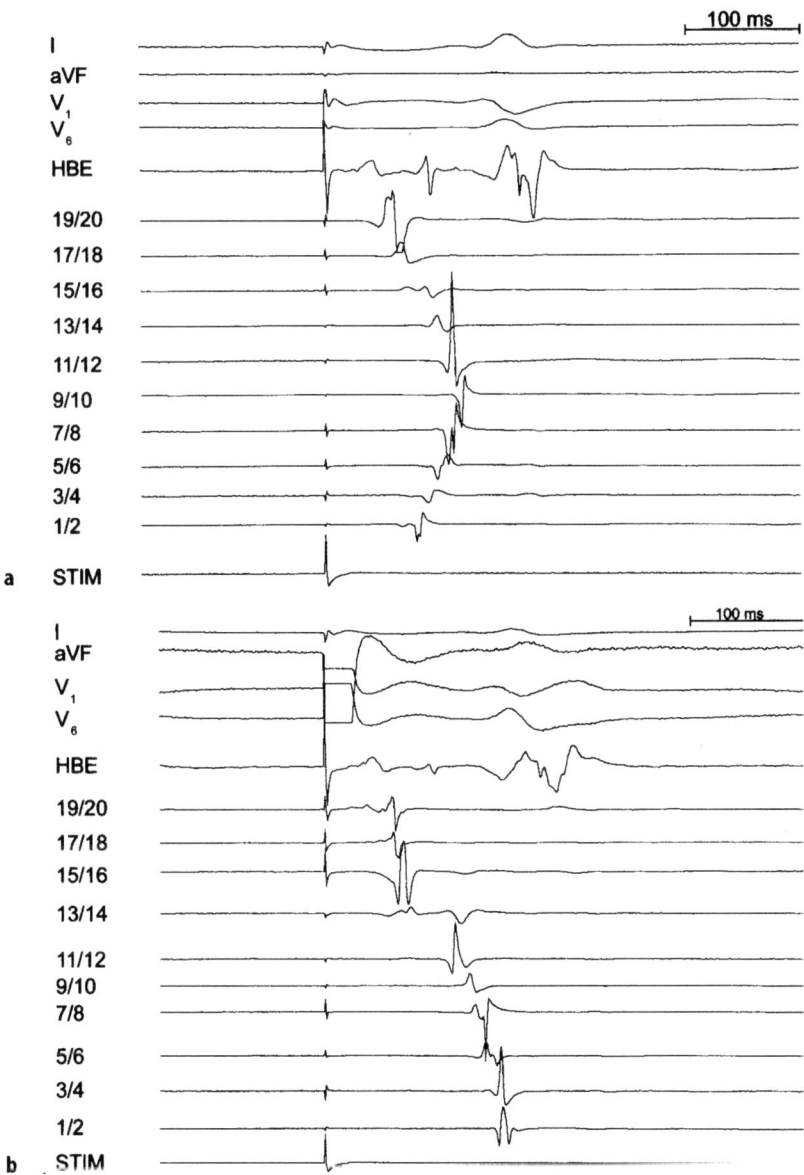

Abb. 11-7a,b. Intrakardiale Registrierung vor (**a**) und nach Katheterablation (**b**) von typischem Vorhofflattern am Isthmus. Nachweis eines kompletten Isthmusblocks bei Stimulation vom proximalen Koronarsinus (PCS) nach Ablation. **a** PCS-Stimulation vor der Ablation, **b** PCS-Stimulation nach der Ablation. I, aVF, V_1, V_6, Oberflächen-EKG-Ableitungen, *HBE* His-Bündel-Elektrogramm, *1–20* Ableitungen des 20poligen Halokatheters ($1/2_{distal}$, Ableitung vom niedrigen lateralen Vorhof; $19/20_{proximal}$, Ableitung vom hohen Speptum). Während vor der Ablation bei PCS-Stimulation der niedrige laterale Vorhof (*1/2*) früh und im Uhrzeigersinn aktiviert wird, kommt es nach Ablation bei PCS-Stimulation zu einer späten Aktivierung des niedrigen lateralen Vorhofes (*1/2*) im Gegenuhrzeigersinn

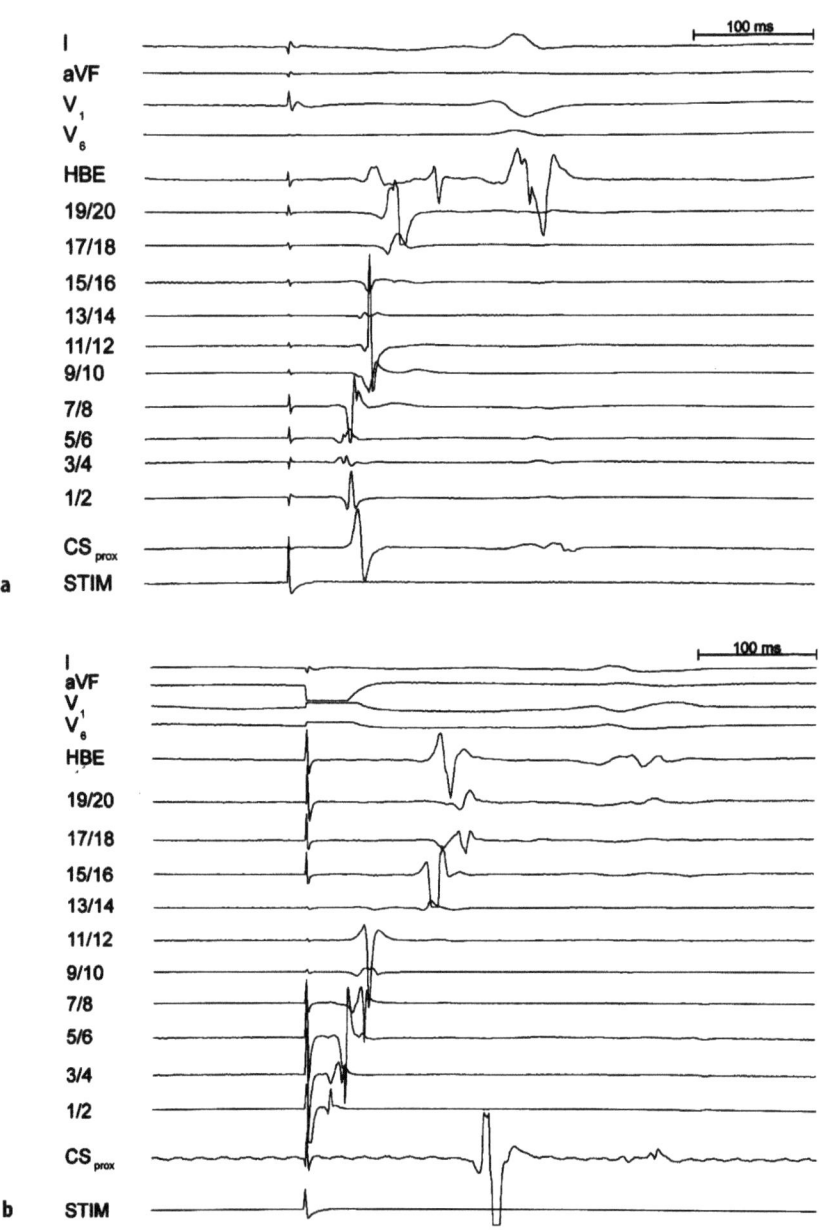

Abb. 11-8a,b. Intrakardiale Registrierung vor (**a**) und nach Katheterablation (**b**) von typischem Vorhofflattern am Isthmus. Nachweis eines kompletten Isthmusblockes bei Stimulation vom niedrigen lateralen Vorhof (LRA) nach Ablation. **a** LRA-Stimulation vor der Ablation, **b** LRA-Stimulation nach der Ablation. Während vor der Ablation bei LRA-Stimulation der proximale Koronarsinus (CS_{prox}) früh und vor dem His-Bündel (*HBE*) aktiviert wird, ist nach der Ablation bei LRA-Stimulation die Aktivierung des proximalen Koronarsinus spät und nach der His-Bündel-Aktivierung (*HBE*) zu erkennen

11.3
Ergebnisse der Katheterablation von typischem Vorhofflattern

Die Akuterfolgsrate der Katheterablation von Vorhofflattern mit dem Zielkriterium eines bidirektionalen Isthmusblocks wird von den meisten Autoren mit 85–90 % angegeben (Cauchemez et al. 1996; Frey et al. 1997; Lesh et al. 1994; Roithinger et al. 1997; Tai et al. 1997). In unserem eigenen Patientenkollektiv von 72 Patienten konnte bei 66 Patienten (92 %) ein bidirektionaler Isthmusblock und eine Nichtinduzierbarkeit von typischem Vorhofflattern erzielt werden. An Komplikationen trat dabei in einem Fall ein hämodynamisch nichtrelevanter Perikarderguß von maximal 10 mm auf. Bezüglich der Rezidivrate von Vorhofflattern nach Katheterablation hat die Einführung des elektrophysiologischen Zielkriteriums „bidirektionaler Isthmusblock" zu einer deutlichen Senkung der Rezidivrate von typischem Vorhofflattern geführt. Während beim anatomisch geführten Vorgehen über Rezidive von Vorhofflattern in bis zu 37 % der Fälle berichtet wurde (Cosio et al. 1993; Feld et al. 1992; Fischer et al. 1995; Lesh et al. 1994; Phillipon et al. 1995; Saoudi et al. 1990; Steinberg et al. 1995) , wird die Rezidivrate bei Demonstration eines bidirektionalen Isthmusblocks mit 10–15 % angegeben (Cauchemez et al. 1996; Lesh et al. 1994; Tai et al. 1998). Wie auch von anderen Arbeitsgruppen berichtet (Schuhmacher et al. 1998), hat auch unsere eigene Erfahrung gezeigt, daß die Nichtinduzierbarkeit von Vorhofflattern oder ein unidirektionaler Leitungsblock am Isthmus allein keinen geeigneten Endpunkt der Katheterablation darstellt. Einschränkend muß allerdings hinzugefügt werden, daß Langzeiterfahrungen über mehrere Jahre noch nicht vorliegen und Spätrezidive in Einzelfällen beschrieben worden sind (Cheema et al. 1997). Bei Rezidiven nach Katheterablation von Vorhofflattern kann mittels spezieller elektrophysiologischer Techniken die entstandene Lücke („gap") innerhalb der linearen Läsion aufgesucht und gezielt reabladiert werden (Shah et al. 1997).

11.4
Auftreten von Vorhofflimmern nach Katheterablation von typischem Vorhofflattern

Als eines der wesentlichen Probleme nach erfolgreicher Katheterablation von Vorhofflattern kommt es je nach Auswahl des Patientenkollektivs in 10–50 % zu paroxysmalem, seltener chronischem Vorhofflimmern (Cauchemez et al. 1996; Cosio et al. 1993; Feld et al. 1992; Fischer et al. 1995; Frey et al. 1997; Phillipon et al. 1995; Saoudi et al. 1990; Tai et al. 1998). Im Gegensatz zur Katheterablation bei AV-Knoten-Reentrytachykardien und beim WPW-Syndrom hat das Auftreten von paroxysmalem Vorhofflimmern nach Isthmusablation bei einem Teil der Patienten die Notwendigkeit einer weiteren antiarrhythmischen Behandlung und Antikoagulation zur Folge. Einige Untersuchungen wurden daher mit der Frage durchgeführt, ob Vorhofflimmern nach erfolgreicher Ablation von Vorhofflattern ausschließlich Ausdruck einer diffusen arrhythmogenen atrialen Erkrankung ist oder evtl. durch die Ablation induziert wird, und welche Faktoren prädiktiv für das Auftreten von Vorhofflimmern nach Isthmusblock sein können:

Philippon et al. (1995) fanden ein Auftreten von paroxysmalem Vorhofflimmern bei 26% von 59 Patienen nach (anatomisch geführter) Katheterablation von Vorhofflattern. Prädiktoren für das Auftreten von Vorhofflimmern nach Ablation von Vorhofflattern waren im wesentlichen eine strukturelle Herzerkrankung, eine Anamnese von Vorhofflimmern vor der Ablation und die Induzierbarkeit von Vorhofflimmern bei der elektrophysiologischen Untersuchung, während der Zahl der Radiofrequenzapplikationen keine Bedeutung zukam. Frey et al. (1997) berichteten kürzlich über das frühe Follow-up von 17 Patienten, die sich einer erfolgreichen Katheterablation von Vorhofflattern (mit bidirektionalem Isthmusblock) unterzogen. Innerhalb einer medianen Nachbeobachtungszeit von 7 Tagen (Bereich 1–233 Tagen) kam es bei 47% der Patienten zu atypischem Vorhofflattern oder Vorhofflimmern. Aus einer Reihe von klinischen und echokardiographischen Parametern war in dieser Studie die vor Ablation bestimmte Größe des linken Vorhofs der beste Prädiktor für das Auftreten dieser atrialen Arrhythmien nach Isthmusablation. Braun et al. (1997) untersuchten das Auftreten von Vorhofflimmern nach Katheterablation von Vorhofflattern mit anatomischem vs. elektrophysiologischem Vorgehen: Vor Ablation unterschied sich die Zahl der Patienten mit anamnestisch vorbestehendem Vorhofflimmern in beiden Gruppen nicht (36% vs. 32%), während nach Ablation die Inzidenz von Vorhofflimmern in der Gruppe mit anatomisch geführter Ablation (60%) höher war als in der Gruppe, die nach elektrophysiologischen Kriterien behandelt worden war (20%). Tai et al. (1998) publizierten kürzlich eine Nachbeobachtung nach Katheterablation (mit bidirektionalem Isthmusblock) bei 144 Patienten. In einem Follow-up von im Mittel 17 Monaten trat Vorhofflimmern bei 22% der Patienten auf, wobei anamnestisch vorbestehendes Vorhofflimmern und nach Ablation anhaltend induzierbares Vorhofflimmern als Prädiktoren für das Auftreten von Vorhofflimmern ermittelt wurden. Unsere eigenen Daten stehen in Übereinstimmung mit diesen Befunden: In unserem Patientenkollektiv war bei 58% der Patienten mit Vorhofflattern vor Ablation auch paroxysmales oder chronisches Vorhofflimmern dokumentiert worden. Bei der Mehrzahl der Patienten mit vorbestehendem Vorhhofflattern und Vorhofflimmern war auch nach erfolgreicher Katheterablation des Vorhofflatterns mit Isthmusblock auch nach der Ablation eine antiarrhythmische Therapie zur Behandlung von Vorhofflimmern notwendig. Die besten Prädiktoren für das Auftreten von Vorhofflimmern nach Ablation von Vorhofflattern waren vorbestehend dokumentiertes Vorhofflimmern sowie in der elektrophysiologischen Untersuchung (vor Ablation) induzierbares anhaltendes Vorhofflimmern. Die Parameter strukturelle Herzerkrankung, links- und rechtsatriale Vorhofgröße, echokardiographisch gemessene linksventrikuläre Verkürzungsfraktion und Zahl der Radiofrequenzapplikationen hatten bei unseren Patienten keinen sicheren prädiktiven Wert für das Auftreten von paroxysmalem Vorhofflimmern nach Isthmusablation. Bei den Patienten mit vorbestehendem Vorhofflattern und Vorhofflimmern, bei denen nach Isthmusablation auch ohne antiarrhythmische Therapie kein Vorhofflimmern mehr auftrat, handelte es sich in unserem Patientenkollektiv zum Teil um Patienten mit einer durch die Tachykardie (Vorhofflattern) induzierten Kardiomyopathie, die sich nach Ablation besserte.

Bei Patienten, bei denen vor der Ablation von Vorhofflattern kein Vorhofflimmern dokumentiert worden war, kam es in unserem Patientenkollektiv in 13 % nach der Ablation zu paroxysmalem Vorhofflimmern. In der Untersuchung von Phillipon et al. (1995) kam es bei 20 % der Patienten, die vorher ausschließlich Vorhofflattern aufwiesen, nach der Ablation zu paroxysmalem Vorhofflimmern. Anselme et al. (1997) berichteten, daß bei 52 Patienten ohne vorheriges Vorhofflimmern nach der Ablation gemäß elektrophysiologischer Kriterien bei 13 Patienten (25 %) Vorhofflimmern auftrat. Als mögliche Ursache dieses Zusammenhangs von Vorhofflattern und Vorhofflimmern wurden kürzlich Daten von Roithinger et al. (1997) publiziert, die zeigten, daß eine spontane oder induzierte kurze Episode von Vorhofflimmern Auslöser von typischem Vorhofflattern sein kann. Die Autoren folgerten, daß eine Organisation von Vorhofflimmern zu typischem Vorhofflattern durch die vorgegebenen anatomischen Barrieren im rechten Vorhof gefördert wird und einen häufigen Mechanismus der Induktion von Vorhofflattern darstellen könne.

Die bisher vorliegenden Ergebnisse zeigen, daß – abhängig von der Rate an vorbestehendem Vorhofflimmern – nach der Ablation bei 20–50 % der Patienten mit paroxysmalem Vorhofflimmern zu rechnen ist. Ein Neuauftreten von Vorhofflimmern nach der Ablation von Vorhofflattern wurde bei ca. 10–25 % beschrieben und scheint nicht von der Radiofrequenzkatheterablation, sondern vom Vorhandensein einer strukturellen Herzerkrankung und der linksatrialen Vorhofgröße abhängig zu sein.

11.5
Ergebnisse der Isthmusablation bei Patienten mit Vorhofflimmern und typischem Vorhofflattern

Das häufige Auftreten von Vorhofflimmern nach Isthmusablation bei Patienten mit Vorhofflimmern und Vorhofflattern wirft die Frage auf, inwieweit Patienten mit beiden atrialen Arrhythmien von einer Isthmusablation profitieren. Vorhofflattern kann in Vorhofflimmern degenerieren und – umgekehrt – kann Vorhofflimmern in Vorhofflattern übergehen (Ortiz et al. 1994). Eine medikamentöse antiarrhythmische Therapie bei Patienten mit Vorhofflimmern kann ein typisches Vorhofflattern induzieren (Natale et al. 1997; Tai et al. 1997) und über das Erreichen eines stabilen Sinusrhythmus bei Patienten mit Vorhofflimmern erst nach Isthmusablation zusammen mit einer Fortführung der antiarrhythmischen Therapie wurde berichtet (Ellison et al. 1997; Natale et al. 1997; Tai et al. 1997). Einige Ergebnisse über die Elimination von Vorhofflimmern und Vorhofflattern durch eine alleinige Isthmusablation sind im folgenden kurz aufgeführt: Tai et al. (1998) berichteten über eine Isthmusablation bei 33 Patienten mit Vorhofflattern und mindestens einer dokumentierten Episode von Vorhofflimmern. Nach Ablation waren 15 Patienten (45 %) frei von allen atrialen Arrhythmien. In der Nachbeobachtung von Anselme et al. (1997) waren von 25 Patienten mit dokumentiertem Vorhofflimmern und Vorhofflattern nach Katheterablation 15 Patienten frei von allen atrialen Arrhythmien. Saxon et al. (1996) berichteten über eine Katheterablation bei 51 Patienten mit typischem Vorhofflattern, von denen bei 45 % anamnestisch auch Vorhofflimmern bestand. In einem Nachbeobachtungsintervall von im Mittel 14 Monaten konnte bei 50 % der Patienten mit vorbestehendem Vorhofflimmern und Vorhofflattern neben dem Vorhofflattern auch das Vorhofflimmern beseitigt werden. In einer Studie von Movsowitz et al. (1996) bestand bei 41 % der 18 Patienten mit vorbestehendem Vorhofflimmern und Vorhofflattern während einem Follow-up von im Mittel 9 Monaten ein stabiler Sinusrhythmus. In unserem eigenen Patientenkollektiv traten bei den Patienten mit vorbestehendem Vorhofflimmern und typischem Vorhofflattern in einem Follow-up von im Mittel 7 Monaten nach Ablation bei 28 % ohne weitere antiarrhythmische Therapie keine atrialen Arrhythmien mehr auf. Eine subjektive Besserung hinsichtlich der Dauer und Häufigkeit des paroxysmalen Vorhofflimmerns im Follow-up wurde von 90 % der Patienten angegeben, bei 10 % wurde der Zustand als unverändert geschildert.

Zusammenfassend legen die bisherigen Resultate die Schlußfolgerung nahe, daß auch Patienten mit paroxysmalem Vorhofflimmern und Vorhofflattern hinsichtlich der Dauer und Häufigkeit paroxysmaler atrialer Arrhythmien wie auch der Notwendigkeit und Wirksamkeit einer antiarrhythmischen Therapie von einer Isthmusablation profitieren, insbesondere dann, wenn das Vorhofflattern die prädominierende atriale Arrhythmie darstellt. Bei einem kleineren Teil der Patienten scheint die Beseitigung des Vorhofflatterns auch das Vorhofflimmern komplett unterdrücken zu können. Als mögliche Erklärungen werden bei diesen Patienten die ausschließliche Entstehung von Vorhofflimmern aus Vorhofflattern und die Eliminierung eines gemeinsamen Substrats angeführt (Tai et al. 1998).

11.5.1
Mapping und Ablation ektoper atrialer Tachykardien

Ektope atriale Tachykardien treten nicht selten schon im Kindes- oder Jugendalter als permanente Tachykardie in Erscheinung (Lau et al. 1992; Walsh et al. 1992). Folgende elektrophysiologischen Kriterien sprechen für eine ektope atriale Tachykardie (Weiss et al. 1998):

- unterschiedliche p-Wellenmorphologie oder unterschiedliche intraatriale Erregungsbildungs- und -ausbreitungssequenz im Vergleich zum Sinusrhythmus;
- Auftreten von AV-Blockierungen unterschiedlicher Ausprägung, die nicht die atriale Tachykardiezykluslänge beeinflussen;
- Schwankungen der atrialen Zykluslängen zu Beginn („warming up") und kurz vor der Terminierung („cooling down" der Tachykardie);
- Ausschluß von AV-Knoten-Reentrytachykardien oder akzessorischen Leitungsbahnen.

Für die Lokalisation der Foci wird in erster Linie das Aktivierungsmapping (Vorzeitigkeitsmapping) verwendet. Linksatriale Foci scheinen frühere Aktivierungszeiten im Vergleich zu rechtsseitigen Lokalisationen zu zeigen (Weiss et al. 1998). Lesh et al. (1996) haben aufgrund der anatomischen Lage eine Einteilung ektoper atrialer Foci in 4 Gruppen vorgeschlagen: 1) ektope atriale Tachykardien aus der Region der Crista terminalis, 2) ektope atriale Tachykardien aus der Region der

Pulmonalvenen, 3) ektope atriale Tachykardie aus dem atrialen Septum und 4) ektope atriale Tachykardien aller anderen Regionen. Linksseitige ektope atriale Foci liegen häufig um die Pulmonalvenen oder sogar innerhalb dieser. Bei einigen Patienten mit paroxysmalem Vorhofflimmern scheinen diese Foci den auslösenden Mechanismus des Vorhofflimmerns darzustellen. Jais et al. (1997) konnten zeigen, daß die Ablation dieser Foci bei diesen Patienten ein paroxysmales Vorhofflimmern beseitigen kann.

Mittels Katheterablation können sowohl rechts- als auch linksatriale ektope Foci beseitigt werden. Neben der frühesten Vorzeitigkeit werden vor einer erfolgreichen Energieabgabe häufig fragmentierte Lokalelektrogramme gefunden. Die Ablation linksseitiger Foci erfordert in der Regel eine transseptale Punktion und ist daher mit einem höheren Risiko als die Ablation rechtsatrialer Foci assoziiert. Häufig wird eine mechanische Blockerung der atrialen Tachykardie durch den Ablationskatheter beobachtet.

Zur Verbesserung des Aktivierungsmappings wird in unserer Klinik die Lokalisierung des ektopen Fokus mit Hilfe des elektroanatomischen Mappings durchgeführt. Dies ermöglicht insbesondere im linken Vorhof eine genaue Assoziation der Elektrogramme mit den anatomischen Strukturen und vereinfacht unseres Erachtens damit die Katheterablation der Foci (s. Kap. 15). Insgesamt kann die Erfolgsrate bei der Ablation ektoper atrialer Foci mit 80–90 % angegeben werden.

Literatur

Anselme, F, Poty H, Saoudi N (1997) Long-term follow-up of patients with proven isthmus block after ablation of common atrial flutter: incidence and significance of symptomatic palpitations. Circulation 95 [Suppl I]: 262

Braun E, Hebe J, Siebels J et al. (1996) Beeinflussung von intermittierendem Vorhofflimmern nach Katheterablation von Vorhofflattern. Z Kardiol 86 [Suppl 2]: 2

Cauchemez B, Haissaguerre M, Fischer B, Thomas O, Clementy J, Coumel P (1996) Electrophysiological effects of catheter ablation of inferior vena cava – tricuspid annulus isthmus in common atrial flutter. Circulation 93: 284-294

Cheema AN, Grais IM, Burke JH, Inbar S, Kadish AH, Goldberger JJ (1997) Late recurrence of atrial flutter following radiofrequency catheter ablation. PACE 20: 2998-3001

Chen SA, Chiang CE, Yang CJ (1994) Sustained atrial tachycardia in adult patients. Electrophysiological characteristics, pharmacological response, possible mechanism, and effects of radiofrequency ablation. Circulation 90: 1262-1278

Cosio FG, Lopez-Gil M, Goicolea A, Arribas F, Barroso JF (1993) Radiofrequency ablation of the inferior vena cava-tricuspid valve isthmus in common atrial futter. Am J Cardiol 71: 705-709

Ellison KE, Lefroy DC, Delacretaz E, Shea JB, Sweeney MO, Stevenson WG, Friedman PL (1997) Radiofrequency catheter ablation of atrial flutter in patients undergoing drug therapy for atrial fibrillation. Circulation [Suppl I]: 576

Feld GK, Fleck RP, Chen PS et al. (1992) Radiofrequency catheter ablation for the treatment of human type 1 atrial flutter. Identification of a critical zone in the reentrant circuit by endocardial mapping techniques. Circulation 86: 1233-1240

Fischer B, Haissaguerre M, Garrigues S, Poquet F, Gencel L, Clementy J, Marcus FI (1995) Radiofrequency catheter ablation of common atrial flutter in 80 patients. J Am Coll Cardiol 25: 1365-1372

Frey B, Kreiner G, Binder T, Heinz G, Baumgartner J, Gössinger HD (1997) Relation between left atrial size and secondary atrial arrhythmias after successful catheter ablation of common atrial flutter. PACE 20: 2936-2942

Jais P, Haissaguerre M, Shah DC, Chouairi S, Gencel L, Hocini M, Clementy J (1997) A focal source of atrial fibrillation treated by discrete radiofrequency ablation. Circulation 95: 572-576

Kinder C, Kall J, Kopp D, Rubenstein D, Burke M, Wilber D (1997) Conduction properties of the inferior vena cava-tricuspid annular isthmus in patients with typical atrial flutter. J Cardiovasc Electrophysiol 8: 727-737

Lau YR, Gillete PC, Wienece MM et al. (1992) Successful radiofrequency catheter ablation of an atrial ectopic tachycardia in an adolescent. Am Heart J 123: 1384-1386

Lesh MD, Van Hare GF, Epstein LM et al. (1994) Radiofrequency catheter ablation of atrial arrhythmias. Results and mechanisms. Circulation 89: 1074-1089

Lesh MD, Hare GF van (1994) Status of ablation in patients with atrial tachycardia and flutter. PACE 17: 1026-1033

Lesh MD, Kalman J (1996) To fumble or tacle „tach?"; toward updated classifiers for atrial tachyarrhythmias. J Cardiovasc Electrophysiol 7: 460-466

Movsowitz C, Callans DJ, Schwartzman D, Gottlieb C, Marchlinski FE (1996) The results of atrial flutter ablation in patients with and without a history of atrial fibrillation. Am J Cardiol 78: 93-96

Natale A, Pisano E, Fanelli R, Barold H, Tomassoni G, Newby KH (1997) Prospective randomized comparison of antiarrhythmic therapy versus first line radiofrequency ablation in patients with atrial flutter. Circulation [Suppl I]: 451

Natale A, Tomassoni G, Fanelli R, Wolverton A, Barold H, Newby KH, Pisano E (1997) Occurrence of atrial flutter after initiation of amiodarone therapy of paroxysmal atrial fibrillation. Circulation [Suppl I]: 385

Ortiz J, Niwano S, Abe H, Rudy Q, Johnson NJ, Waldo AL (1994) Mapping the conversion of atrial flutter to atrial fibrillation and atrial fibrillation to atrial flutter: insights into mechanisms. Circ Res 74: 882-894

Philippon F, Plumb VJ, Epstein AE, Kap GN (1995) The risk of atrial fibrillation following radiofrequency catheter ablation of atrial flutter. Circulation 92: 430-435

Poty H, Klug D, Anselme F, Lacroix D, Saoudi N, Letac B (1997) Randomized comparison of two targets in ablation of common type atrial flutter. Circulation [Suppl I]: 451

Poty H, Saoudi N, Aziz AA, Nair M, Letac B (1995) Radiofrequency catheter ablation of type 1 atrial flutter. Prediction of late success by electrophysiological criteria. Circulation 92: 1389-1392

Reithmann C, Hoffmann E (1998) Novel mapping techniques: A review of the current state of technology. Cardiac Electrophysiol Monitor 1: 2-6

Roithinger FX, Karch MR, Steiner PR, SippensGroenewegen A, Lesh MD (1997) Relationship between atrial fibrillation and typical atrial flutter in humans. Activation sequence changes during spontaneous conversion. Circulation 96: 3484-3491

Saoudi N, Atallah G, Kirkorian G, Touboul P (1990) Catheter ablation of the atrial myocardium in human type I atrial flutter. Circulation 81: 762-771

Saxon LA, Kalman JM, Olgin JE, Scheinman MM, Lee RJ, Lesh MD (1996) Results of radiofrequency catheter ablation for atrial flutter. Am J Cardiol 77: 1014-1016

Schumacher B, Pfeiffer D, Tebbenjohanns J, Lewalter T, Jung W, Lüderitz B (1998) Acute and long-term effects of consecutive radiofrequency applications on conduction properties of the subeustachian isthmus in type I atrial flutter. J Cardiovasc Electrophysiol 9: 152-163

Shah DC, Haissaguerre M, Jais P, Fischer B, Takahashi A, Hocini M, Clementy J (1997) Simplified electrophysiologically directed catheter ablation of recurrent common atrial flutter. Circulation 96: 2505-2508

Steinberg JS, Prasher S, Zelenkofske S, Ehlert FA (1995) Radiofrequency catheter ablation of atrial flutter: Procedural success and long-term outcome. Am Heart J 130: 85-92

Tai CT, Chen SA, Chiang CE et al. (1997) Characterization of low right atrial isthmus as the slow conduction zone and pharmacological target in typical atrial flutter. Circulation 96: 2601-2611

Tai CT, Chen SA, Chiang CE et al. (1998) Long-term outcome of radiofrequency catheter ablation for typical atrial flutter: risk prediction of recurrent arrhythmias. J Cardiovasc Electrophysiol 9: 115-121

Tai CT, Chen SA, Chiang CE, Chang MS (1997) Radiofrequency ablation of proarrhythmic atrial flutter in patients with paroxysmal atrial fibrillation. Circulation [Suppl I]: 451

Walsh EP, Saul P, Hulse E et al. (1992) Transcatheter ablation of ectopic atrial tachycardia in young patients using radiofrequency current. Circulation 86: 1138-1146

Weiss C, Willems S, Cappato R et al. (1998) Hochfrequenzstromablation von ektopen atrialen Tachykardien. Unterschiedliche Mapping-Strategien zur Lokalisation rechts- und linksseitiger Ursprungsorte. Herz 23: 269-279

KAPITEL 12

Ablationsverfahren zur Behandlung von Vorhofflimmern 12

T. REMP

12.1
Katheterablationsverfahren zur Frequenzkontrolle von Vorhofflimmern

Das Vorhofflimmern stellt die häufigste aller anhaltenden supraventrikulären Arrhythmien dar. Pathophysiologisch liegen dem Vorhofflimmern multiple, sich wellenförmig simultan ausbreitende Reentrykreise zugrunde (Moe 1962). Allessie et al. konnten diese Hypothese validieren und zeigen, daß eine kritische Anzahl von Reentrykreisen für die Aufrechterhaltung von Vorhofflimmern erforderlich ist, die durch die Wellenlänge als Funktion der lokalen Refraktärzeit und der Leitungsgeschwindigkeit bestimmt wird (Allessie 1990).

Die Therapie des Vorhofflimmerns ist weiterhin in erster Linie eine Domäne der medikamentösen Therapie. Hierbei ist zwischen einer Frequenzkontrolle der Kammerüberleitung unter Fortführung der Antikoagulation und einer prophylaktischen Antiarrhythmikatherapie nach zuvoriger medikamentöser oder elektrischer Kardioversion mit dem Ziel der Aufrechterhaltung von Sinusrhythmus zu unterscheiden. Bei einem Teil der betroffenen Patienten ist jedoch mit medikamentöser Behandlung kein ausreichender Therapieerfolg zu erzielen.

12.1.1
Ablation der AV-Überleitung

Die Ablation der AV-Überleitung zur symptomatischen Therapie von medikamentös therapierefraktärem Vorhofflimmern bzw. anderen supraventrikulären Tachykardien stellte historisch betrachtet die erste Anwendung der Katheterablation mit Gleichstrom dar (Gallagher 1982; Scheinmann 1982). Aufgrund einer relativ hohen akuten Effizienz der Ablation mit Gleichstromschocks von bereits 85% fand die Methode bei hochsymptomatischen Patienten eine weitere Verbreitung. Demgegenüber standen eine Rezidivrate von fast 20% und insbesondere eine Inzidenz von plötzlichen Herztodesfällen von 5–7% (Evans 1991; Olgin 1993). Durch Einsatz der Radiofrequenzkatheterablation ließ sich die Effizienz der Methode weiter steigern. Huang et al. konnten erstmals 1987 tierexperimentell mittels Radiofrequenzkatheterablation einen AV-Block III° induzieren. In der klinischen Anwendung der His-Bündel-Ablation bei Patienten mit medikamentös therapierefraktärem Vorhofflimmern oder Vorhofflattern wurde das Therapieziel

AV-Block III° in 62–94 % der Fälle erreicht (Langberg 1989, 1991; Jackman 1991). Hierbei wird die Ablation üblicherweise im rechten Herzen oberhalb des Trikuspidalanulus vorgenommen (Hoffmann 1993). Verschiedene Studien konnten neben einer Verbesserung der Belastbarkeit und einer geringeren Morbidität nach Ablation der AV-Überleitung auch eine verbesserte Lebensqualität der Patienten demonstrieren (Brignole 1994; Fitzpatrick 1995; Twidale 1997).

Im eigenen Patientengut wurde bei 45 der ersten 1000 Patienten (27 Männer, 18 Frauen; mittleres Alter 62 ± 8 Jahre), die sich einer Radiofrequenzkatheterablation aufgrund von medikamentös therapierefraktären supraventrikulären Tachykardien unterzogen, eine Ablation der AV-Überleitung durchgeführt. Durch eine konventionelle leistungsgesteuerte Ablationstechnik von rechts wurde das primäre Ablationsziel, die Induktion eines AV-Block III°, bei 39 Patienten erreicht. Bei einem Patient bestand am Ende der Untersuchung lediglich ein AV-Block I° und bei 5 Patienten ließ sich durch Ablation von rechts kein AV-Block induzieren. Die Anzahl der Energieabgaben betrug im Mittel 5 ± 4 und die Applikationsdauer 44 ± 10 s. Die Schrittmacherimplantation wurde in der Regel unmittelbar im Anschluß an die Ablation vorgenommen.

Im Nachbeobachtungszeitraum von 37 ± 18 Monaten trat bei 37 von 39 Patienten mit AV Block III° nach primär erfolgreicher rechtsseitiger Ablation keine Änderung im Grad der AV-Blockierung auf. Bei den Patienten mit Erholung der AV-Blockierung und erneut symptomatischen Tachyarrhythmien war eine zweite Ablationssitzung dauerhaft erfolgreich. Der Patient mit persistierendem AV-Block I° hatte im weiteren Verlauf unter zuvor ineffektiver Medikation keine symptomatische schnelle ventrikuläre Überleitung mehr, so daß auf eine erneute Ablation verzichtet wurde.

Eine kürzlich veröffentlichte kontrollierte, randomisierte Multizenterstudie erbrachte eine deutliche Überlegenheit der AV-Ablations-/Stimulationstherapie gegenüber der medikamentösen Therapie bei 66 Patienten mit chronischem Vorhofflimmern und klinisch manifester Herzinsuffizienz. Nach 12monatiger Nachbeobachtung konnte ein signifikanter Unterschied hinsichtlich Lebensqualität und klinischer Symptomatologie bei der Ablations-/Stimulationsgruppe gegenüber der medikamentösen Therapiegruppe beobachtet werden (Brignole 1998).

12.1.2
Ablation der AV-Überleitung vom linken Ventrikel aus

Die Möglichkeit einer His-Ablation vom linken Ventrikel aus in Fällen, bei denen eine rechtsseitige Ablation erfolglos blieb, wurde erstmals von Sousa et al. 1991 beschrieben. In der Untersuchung konnten 1–11 Energieabgaben (20–36 W für 15–30 s) bei 8 Patienten einen AV-Block III° induzieren.

Nachdem bei den oben beschriebenen Patienten aufgrund der Schwere der klinischen Symptomatik eine dringliche Indikation zur Unterbrechung der AV-Überleitung bestand, wurde bei den 5 erfolglos leistungsgesteuert von rechts abladierten Patienten sowie einer Patientin nach früherer temperaturkontrollierter AV-Ablation eine linksventrikuläre Ablation vorgenommen. Die linksventrikuläre Ablation wurde bei 3 dieser 6 Patienten unmittelbar im Anschluß an die

12.1 Katheterablationsverfahren zur Frequenzkontrolle von Vorhofflimmern

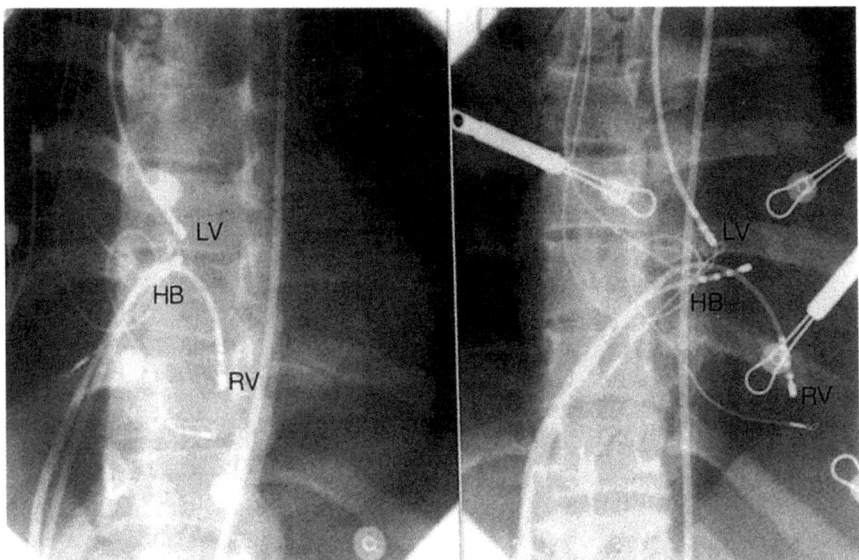

Abb. 12-1. Katheterablation des His-Bündels vom linken Ventrikel aus. Röntgenbilder der Katheterpositionen in PA- (*rechts*) und LAO-Projektion (*links*): Der Ablationskatheter befand sich im linken Ventrikel (*LV*) unterhalb der Aortenklappe, ein weiterer Katheter in rechtsatrialer His-Bündelposition (*HB*) und ein dritter Katheter im rechtsventrikulären Apex (*RV*)

rechtsatriale Ablation in gleicher Sitzung durchgeführt und bei den anderen Patienten in einer zweiten Untersuchung.

Hierzu wurde der Ablationskatheter unter Röntgendurchleuchtung unterhalb der Aortenklappe im Bereich des hohen linksventrikulären Septums so positioniert, daß ein möglichst großes bipolares His-Potential über die beiden distalen Elektroden zu registrieren war. Die Katheterpositionen für die linksventrikuläre His-Bündel-Ablation unter Röntgendurchleuchtung sind am Beispiel einer 32jährigen Patientin in Abb. 12-1 in einer posterior-anterioren Projektion (PA) und einer linken vorderen Schrägprojektion (LAO) dargestellt. Das entsprechende Oberflächen-EKG und die intrakardialen Registrierungen vor und während der Ablation sind in Abb. 12-2 gezeigt. Eine linksventrikuläre Ablation wurde bei dieser Patientin mit Vorhofflimmern und Vorhofflattern durchgeführt, nachdem im Verlauf von 16 Jahren, bei intermittierendem Vorhofflimmern mit Kammerfrequenzen bis zu 240/min, insgesamt 8 verschiedene Antiarrhythmika erfolglos eingesetzt worden waren. 1982 war wegen des Verdachts auf ein Sick-Sinus-Syndrom ein DDD-Schrittmacher implantiert worden. Der erste Versuch einer His-Ablation von rechts führte lediglich zu einem AV-Block I° mit nachfolgender erneuter Tachyarrhythmie. Bei einer weiteren Untersuchung wurden 11 leistungsgesteuerte Radiofrequenzenergieabgaben in His-Bündelposition oberhalb des Trikuspidalrings vorgenommen, die zu keiner weiteren Zunahme der vorbestehenden verlängerten PQ-Zeit von 0,26 s führten. Die zweite Energieabgabe in der beschriebenen linksventrikulären Katheterposition führte zu einem AV-Block

Abb. 12-2. Darstellung des Oberflächen-EKG (Ableitung I, II, V_1, V_3, V_6) und der intrakardialen EKG-Registrierungen der beiden proximalen (LVE_{prox}) und distalen Elektrodenpaare (LVE_{dis}) des Ablationskatheters vor der Ablation des His-Bündels vom linken Ventrikel aus. In der Ableitung LVE_{dis} wurde vor der Ablation ein His-Potential mit hohem Vorhofsignal registriert. Während der Ablation kam es zu einem akzelerierten junktionalen Rhythmus und nach 20 s zum Auftreten eines AV-Blocks III° mit Einsetzen der Ventrikelstimulation

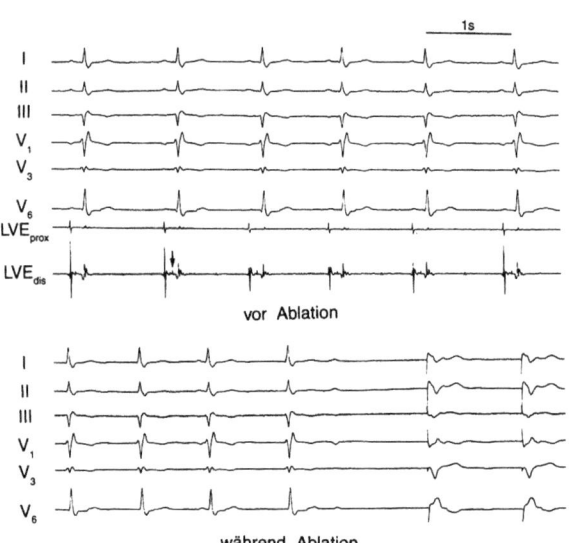

III° und damit zur Beseitigung der schnellen ventrikulären Überleitung während der Tachyarrhythmie.

In gleicher Weise wurde bei den 5 erfolglos leistungsgesteuert von rechts abladierten Patienten die linksventrikuläre Ablation erfolgreich durchgeführt. Die Anzahl der Energieabgaben (4 ± 2) unterschied sich nicht von der Zahl der Energieabgaben bei erfolgreicher rechtsseitiger Ablation. Die mittlere Leistung betrug 29 ± 10 W, die Spannung 62 ± 17 V, die Stromstärke 700 ± 90 mA und die Impedanz 95 ± 8 Ω. Im Vergleich zu den erfolgreichen rechtsatrialen Energieabgaben bestanden hinsichtlich der elektrophysiologischen und physikalischen Parameter keine signifikanten Unterschiede. Kathetertechnisch erschien es einfacher, linksseitig einen guten Wandkontakt des Elektrodenkatheters zu erreichen. Hierdurch wäre auch die im Mittel signifikant kürzere Applikationsdauer (21 ± 12 s vs. 44 ± 10 s; p < 0,05) bei linksventrikulärer Ablation zu erklären. Im Nachbeobachtungszeitraum von 31 ± 10 Monaten nach linksventrikulärer His-Ablation blieb der AV-Block III° in allen Fällen unverändert bestehen.

Die Praktikabilität dieser Technik bei Patienten, bei denen eine konventionelle AV-Ablation von rechts sich als nicht effektiv erweist, konnte aufgrund der vorliegenden Ergebnisse bestätigt werden. Die Effizienz der leistungsgesteuerten Radiofrequenz-AV-Ablation kann durch die Möglichkeit der AV-Ablation von links weiter erhöht werden (Hoffmann et al. 1992). Es bliebe durch eine Vergleichsstudie zu klären, ob die linksseitige der rechtsseitigen Ablation überlegen ist und auch als Technik der ersten Wahl für die AV-Ablation in Frage käme. Eine höhere Effizienz, eine geringere Energieabgabe und eine kürzere Untersuchungs- und Durchleuchtungszeit deuten sich als mögliche Vorteile an, sind jedoch gegen die potentiellen Nachteile der linksseitigen Technik – die Notwendigkeit eines arteriellen Zugangs mit dem Risiko der entsprechenden Komplikationen – abzuwägen.

12.1.3
Modulation der AV-Überleitung

Eine konventionelle Ablation der AV-Überleitung ist ein effektives Therapieverfahren bei medikamentös therapierefraktärem Vorhofflimmern mit schneller ventrikulärer Überleitung, bedingt aber obligat eine Schrittmacherabhängigkeit und stellt daher nur für eine relativ engbegrenzte Gruppe von Patienten mit therapierefraktärem paroxysmalem und chronischem Vorhofflimmern eine therapeutische Option dar. Es wurde daher der Versuch unternommen, mittels Radiofrequenzenergie anstelle einer kompletten Ablation der AV-Überleitung lediglich eine Modifikation der AV-Überleitung zu erzielen. Das Ziel war eine Begrenzung der maximalen AV-Überleitungsfrequenz unter Erhaltung der AV-Überleitung (Kunze 1988). Untersuchungen bei Patienten, die sowohl unter AV-Knoten-Reentrytachykardien als auch paroxysmalem Vorhofflimmern litten, zeigten eine Abnahme der maximalen Überleitungsfrequenz während Vorhofflimmern nach zuvoriger Slow-pathway-Ablation aufgrund rezidivierender AV-Knoten-Reentrytachykardien. Williamson et al. konnten als erste in einer Untersuchung an 19 Patienten mit medikamentös therapierefraktärem Vorhofflimmern und schneller Überleitung aus den Kammern die Effektivität dieser Technik zeigen. Bei immerhin 26% der Patienten trat jedoch in Folge ein AV-Block III° auf bzw. wurde in einem Fall gezielt angestrebt und machte in Folge eine Schrittmacherimplantation erforderlich (Williamson 1994).

In einer Reihe von Untersuchungen über die zugrundeliegenden Mechanismen konnte gezeigt werden, daß die beobachtete Wirkung auf die maximale Überleitungsfrequenz nur z. T. auf der selektiven Ablation des „slow pathway", zum anderen auf der Ablation der posterioren zuführenden atrionodalen Fasern beruhte. Limitierend zeigte sich jedoch in den vorliegenden Studien neben der hohen Inzidenz von unerwünscht auftretenden kompletten AV-Blockierungen im Verlauf ein häufiges Wiederauftreten von symptomatischen Tachyarrhythmien v. a. bei Belastung. Eine vergleichende Studie an je 22 Patienten, die sich einer AV-Ablation bzw. einer AV-Modulation unterzogen, zeigte, daß sowohl die echokardiographisch bestimmte Auswurffraktion als auch die Belastbarkeit der Patienten nach erfolgreicher AV-Ablation signifikant zunahm, während eine AV-Modifikation zu keiner signifikanten Änderung führte. Auch hinsichtlich der nach standardisierten Fragebögen ermittelten Lebensqualität zeigte sich im Vergleich zum Zustand vor der Ablation im Verlauf nach der AV-Ablation im Gegensatz zum Verlauf nach der AV-Modulation eine signifikante Verbesserung (Twidale 1997). Ähnliche Ergebnisse erbrachte eine randomisierte Studie bei 60 Patienten mit medikamentös therapierefraktärem Vorhofflimmern. Im Langzeitverlauf brachte die AV-Knotenablation eine signifikante Besserung hinsichtlich Lebensqualität und Häufigkeit symptomatischer Episoden gegenüber der AV-Knotenmodulation (Lee 1998).

12.2
Katheter-Maze-Verfahren:
Ein anatomisch orientiertes potentiell kuratives Therapiekonzept

Von Cox et al. wurde Ende der 80er Jahre die Maze-Operation durchgeführt und später zur Maze-II- und -III-Technik weiterentwickelt (Cox 1996). Diese Technik beruht auf einer Kompartimentalisierung der Vorhöfe zur potentiell kurativen Behandlung von Vorhofflimmern. Von verschiedenen Arbeitsgruppen wurde versucht, in Analogie durch Katheterablation lange lineare Läsionen im Bereich der Vorhöfe zu induzieren. Im Tiermodell wurde am Hundeherzen von Kalman et al. ein durch hochfrequente atriale Stimulation induziertes chronisches Vorhofflimmern in 50 % der Fälle durch alleinige rechtsatriale lineare Läsionen und in 88 % durch rechts- und linksatriale Ablation beseitigt (Kalman 1997). Tondo et al. (1997) berichten ebenfalls in Untersuchungen am Hundeherzen über die Nichtinduzierbarkeit von Vorhofflimmern durch eine einzige lineare Läsion am interatrialen Septum zwischen Fossa ovalis und V. cava.

Mittels Radiofrequenzenergie lassen sich zwar mit der konventionell verfügbaren Kathetertechnik mit sehr gutem Erfolg fokale Läsionen generieren. Kontinuierliche lineare, möglichst transmurale Läsionen über den Verlauf von mehreren Zentimetern sind jedoch, abhängig von den anatomischen Gegebenheiten, häufig nicht oder nur sehr schwer zu induzieren. Die ersten klinische Untersuchungen zeigen, daß mit den derzeit verfügbaren konventionellen Techniken neben einer erheblichen Untersuchungsdauer und Strahlenbelastung z. T. auch mit sehr ernsten thromboembolischen Komplikationen zu rechnen ist. In einem ersten vorliegenden Bericht konnten Swartz et al. (1994) zeigen, daß mittels spezieller vorgeformter langer Führungsschleusen die gewünschten Läsionslinien zu erzielen sind: 3 rechtsatriale, 4 linksatriale und eine Linie entlang des interatrialen Septums. Dieselben Autoren berichten jedoch auch über schwere Komplikationen mit zerebralen Embolien in der Folge dieser Eingriffe. Die Erfolgsrate dieser Technik lag bei vereinfachter Linienführung in einer größeren durchgeführten Untersuchung an 45 Patienten von Haissaguerre et al. für die rechtsatriale Ablation allein, z. T. in mehreren Sitzungen und z. T. mit anschließender Antiarrhythmikagabe, bei 40 %. Bei 10 der Patienten wurde zusätzlich eine linksatriale Ablation durchgeführt. Hier konnte bei 7 der 10 Patienten ein Ablationserfolg erzielt werden (Haissaguerre 1996).

Das elektroanatomische Mappingsystem CARTO erlaubt eine dreidimensionale Rekonstruktion der Vorhöfe und eine zuverlässige Lokalisierung des Ablationskatheters mittels in die Katheterspitze integrierter elektromagnetischer Sensoren. Mit dieser Methode ist eine verbesserte Planung und Umsetzung der für die Katheter-Maze-Verfahren erforderlichen linearen Läsionen zu erzielen. Diese Technologie wurde bislang bei einer kleinen Anzahl von Patienten in wenigen Zentren in Europa eingesetzt. In Abb. 12-3 ist der Verlauf der Ablationslinien im linken Vorhof nach einer linksatrialen Ablation bei einem 60jährigen Patienten mit sehr häufigen Anfällen von paroxysmalem Vorhofflimmern dargestellt. Nach Ablation kam es bei diesem Patienten initial über einen Zeitraum von 2 Monaten zu einer deutlichen Besserung der klinischen Symptomatik, im weiteren Verlauf

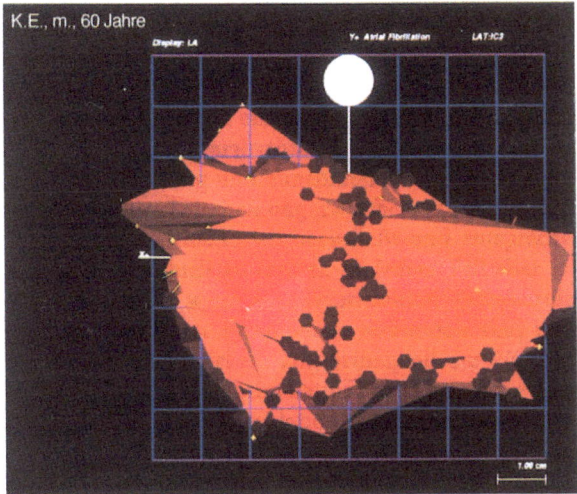

Abb. 12-3. Carto-Map des linken Vorhofes in PA-Ansicht bei einem 60jährigen Patienten mit langjährigem paroxysmalem Vorhofflimmern. Dargestellt sind die hier zirkulär um die Pulmonalvenenostien verlaufenden linearen Ablationslinien

dann weiterhin zu symptomatischen Tachyarrhythmien. In ersten Ergebnissen bei 27 Patienten zeigten Kuck et al. (1998), daß durch eine z. T. primär linksatrial, z. T. primär rechtsatrial durchgeführte lineare Ablation bei einem Teil der Patienten eine Änderung des elektrophysiologischen Substrats mit dem Auftreten nichtanhaltender bzw. anhaltender atrialer Tachykardien bei zuvor häufig rezidivierendem paroxysmalem Vorhofflimmern erzielt werden kann. Ein Behandlungserfolg durch ausschließlich rechtsatriale Ablation ist jedoch nur bei sehr wenigen Patienten zu erzielen, erst durch eine zusätzliche linksatriale Ablation läßt sich die Chance auf einen Behandlungserfolg erhöhen. Von besonderer Bedeutung für die Optimierung des Behandlungserfolgs ist die Demonstration eines Leitungsblocks durch spezielle Stimulationsmanöver jeweils nach Vervollständigung der zuvor geplanten Ablationslinien. Mit Hilfe der elektroanatomische Mappingtechnik ist eine Repositionierung des Katheters an eine zuvor gemappte Lokalisation und damit eine Komplettierung von Läsionen möglich. Im Gegensatz hierzu läßt sich eine Validierung von längeren linearen Läsionen mit konventionellen Ablations- und Mappingtechniken nur sehr eingeschränkt bewerkstelligen.

12.3
Entwicklung elektrophysiologisch gezielter Ablationsverfahren von Vorhofflimmern

12.3.1
Gezielte Ablation bei paroxysmalem Vorhofflimmern mit fokalem Trigger

Neuere Untersuchungen von Haissaguerre et al. haben eine Gruppe von jungen, hochsymptomatischen, ansonsten herzgesunden Patienten mit sehr häufigen Anfällen von medikamentös therapierefraktärem Vorhofflimmern identifiziert, bei denen die Vorhofflimmerattacken regelhaft durch hochfrequente Bursts aus atrialen Foci induziert werden.

Diese atrialen Foci sind meist in den Pulmonalvenen gelegen und einer gezielten Ablation zugänglich. In einer Serie von 45 Patienten konnten Haissaguerre et al. insgesamt 69 Foci lokalisieren, von denen 96 % in den Pulmonalvenen lagen. Eine gezielte Ablation war in 84 % der Fälle akut erfolgreich möglich. In einem Bebachtungszeitraum von 8 ± 4 Monaten blieben 62 % der Patienten anfallsfrei, nachdem vor Einschluß in die Studie die mittlere tägliche Dauer von Vorhofflimmern bei diesen Patienten bei über 6 h gelegen hatte (Haissaguerre 1998).

Damit konnte erstmals eine, allerdings wohl kleine Gruppe von Patienten identifiziert werden, bei denen ein elektrophysiologisch gezieltes Ablationsverfahren zur kurativen Behandlung von Vorhofflimmern zur Verfügung steht. Demgegenüber ist zu bedenken, daß nach Ablationen im Bereich der Pulmonalvenen auch schwere Komplikationen, wie Stenosen bzw. Verschlüsse mit nachfolgender pulmonaler Hypertonie, beschrieben sind (Robbins 1998).

12.3.2
Mapping von Vorhofflimmern

Bislang stehen zur kurativen Behandlung von Vorhofflimmern mittels Katheterablation lediglich rein anatomische Ablationstechniken zur Verfügung. Für die Entwicklung elektrophysiologisch gezielter Ablationsverfahren ist eine genauere Kenntnis des beim einzelnen Patienten zugrundeliegenden elektrophysiologischen Substrats erforderlich. Bislang liegen nur wenige Mappinguntersuchungen während Vorhofflimmern beim Menschen vor. Meist wurden die Daten intraoperativ während kurzanhaltender Vorhofflimmerphasen nach Induktion durch hochfrequente atriale Stimulation bei Patienten ohne klinisches Vorhofflimmern gewonnen. In einer Studie wurde bei 25 Patienten vor operativer Durchtrennung akzessorischer Leitungsbahnen ein Vorhofflimmern durch hochfrequente atriale Stimulation induziert und hochauflösende Maps kleiner Areale der freien Vorhofwand erzeugt. Es zeigte sich, daß die lokale atriale Zykluslänge während des Vorhofflimmerns, das AF-Intervall, gut mit der lokalen Refraktärzeit korrelierte und einer der maßgeblichen Parameter für die Aufrechterhaltung von Vorhofflimmern war (Konings 1994). Jais u. Haissaguerre konnten zeigen, daß die lokalen bipolaren atrialen Elektrogramme aus verschiedenen, anatomisch definierten Regionen des rechten und linken Vorhofes regionale Unterschiede aufweisen (Jais 1994).

12.3 Entwicklung elektrophysiologisch gezielter Ablationsverfahren von Vorhofflimmern

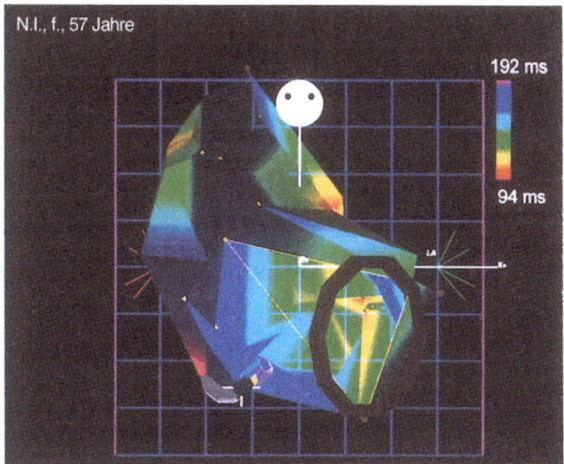

Abb. 12-4. Elektroanatomisches Map des rechten Vorhofes in 30° LAO-Projektion während Vorhofflimmerns mit Akquirierung von lokalen bipolaren Elektrogrammen für jeweils 45 s an 54 Punkten bei einer 57jährigen Patientin mit paroxysmalem Vorhofflimmern mit Farbkodierung der lokalen Vorhofzykluslänge in einer Range von 94 bis 192 ms. Kurze AF-Intervalle sind in der Septalregion zu finden und in *gelb* bis *rot* dargestellt. Lange AF-Intervalle finden sich anterolateral sowie insbesondere auch im Bereich der Hohlvenenostien und sind *blau* bis *lila* kodiert

Mit Hilfe der elektroanatomischen Mappingtechnologie (CARTO) war es uns in einer ersten Serie von 5 Patienten möglich, sequentiell lokale bipolare Vorhofelektrogramme während Vorhofflimmerns über einen Zeitraum von jeweils 45 s an 42 ± 12 endokardialen Punkten pro Patient zu aquirieren und hinsichtlich der lokalen Zykluslänge und dem Fragmentierungsgrad der lokalen Elektrogramme zu analysieren. Die Patienten (3 Männer, 2 Frauen, mittleres Alter 63 ± 8 Jahre) waren im Mittel seit 9 Jahren symptomatisch und präsentierten sich zum Untersuchungszeitpunkt mit paroxysmalem (n = 3) und persistierendem (n = 2) Vorhofflimmern. Die gewonnenen elektrophysiologischen Informationen wurden auf die elektroanatomisch rekonstruierten Vorhöfe übertragen. Insgesamt wurden 6 Maps, 5 rechtsatriale und 1 linksatriales Map erstellt. In Abb. 12-4 ist die Verteilung der lokalen AF-Intervalle an 54 endokardialen Lokalisationen in einem dreidimensionalen elektroanatomischen Map des rechten Vorhofs bei einer 57jährigen Patientin mit paroxysmalem Vorhofflimmern dargestellt. Es zeigte sich übereinstimmend bei den untersuchten Patienten, daß die atriale Zykluslänge bei Vorhofflimmern im Bereich des Septums und der Posteriorregion des rechten Vorhofs signifikant kürzer war als lateral und anterior. Ebenso fand sich septal und posterior ein höherer Fragmentierungsgrad der lokalen Elektrogramme als anterior und lateral (Remp 1997). Mit Hilfe der neuen Methode des elektroanatomischen Mappings während Vorhofflimmerns können somit Informationen gewonnen werden, die möglicherweise zur Identifizierung von Arealen beitragen können, die für die Induktion und Aufrechterhaltung von Vorhofflimmern von Bedeutung sind.

Literatur

Allessie MA, Resma PL, Brugada J, Smeets JLRM, Penn O, Kirchof CJHJ (1990) Pathophysiology of atrial fibrillation. In Zipes DP, Jalife J (eds) Cardiac electrophysiology: from cell to bedside. Saunders, Philadelphia, pp 548-558

Brignole M, Gianfranchi L, Menozzi C et al. (1994) Influence of atrioventricular junction radiofrequency ablation in patients with chronic atrial fibrillation and flutter on quality of life and cardiac performance. Am J Cardiol 74: 242-246

Brignole M, Menozzi C, Gianfranchi L, Musso G, Mureddu R, Bottoni N, Lolli G (1998) Assessment of atrioventricular junction ablation and VVIR pacemaker versus pharmacological treatment in patients with heart failure and chronic atrial fibrillation. Circulation 98: 953-960

Cox JL, Schuessler RB, Lappas DG (1998) An 8 and $^1/_2$ year clinical experience with surgery for atrial fibrillation. J Thorac Cardiovasc Surg 101: 569-583

Evans GT, Scheinman MM, Bardy G et al. (1991) Predictors of inhospital mortality after DC-catheter ablation of the atrioventricular junction. Results of a prospective, international, multicenter study. Circulation 84:1924-1937

Fitzpatrick AP, Kourouyan, A, Siu HD et al. (1996) Quality of life and outcomes after radiofrequency His-bundle cathter ablation and permanent pace maker implantation: Impact of treatment in paroxysmal and established atrial fibrillation. Am Heart J 131: 499-507

Gallagher JJ, Svenson RH, Kasell JH, German LD, Brady GH, Broughton A, Critelli G (1982) Catheter technique for closed-chest ablation of the atrioventricular conduction system. N Engl J Med 306:194-200

Hindricks G (1993) The Multicentre European Radiofrequency Survey (MERFS): complications of radiofrequency catheter ablation of arrhythmias. Eur Heart J 14:1644-1653

Haissaguerre M, Jais P, Shah DC et al. (1998) Spontaneous initiation of atrial fibrillation by ectopic beats originating in the pulmonary veins. N Engl J Med. 339: 659-66

Hoffmann E, Gerth A, Remp T, Müller D, Steinbeck G (1992) Linksventrikuläre Katheterablation des AV-Überleitungssystems mit Radiofrequenzstrom. Z Kardiol 81: 378-384

Hoffmann E, Steinbeck G (1993) Elektrotherapie supraventrikulärer Tachykardien (Vorhofflimmern/Vorhofflattern). Innere Medizin 48: 446-452

Jackman WM, Wang X, Friday KJ et al. (1991) Catheter ablation of atrioventricular junction using radiofrequency current in 17 patients. Comparison of standard and large-tip electrodes. Circulation 83: 1562-1576

Jais P, Haissaguerre M, Schah DC, Chouairi S, Clementy J (1994) Regional disparities of endocardial activation in paroxysmal atrial fibrillation. PACE 19 (II): 1998-2003

Jais P, Shah DC, Takahashi A, Hocini M, Haissaguerre M, Clementy J (1998) Long-term follow-up after right atrial radiofrequency catheter treatment of paroxysmal atrial fibrillation. Pacing Clin Electrophysiol 11(II): 2533-2538

Kalman JM, Olgin JE, Karch MR (1997) Are linear lesion needed in both atria to prevent atrial fibrillation in a canine model ? Circulation 96: I-555

Konings KTS, Kirchof CJHJ, Smeets, JRML, Wellens HJJ, Penn O, Allessie MA (1994) High density mapping of electrically induced atrial fibrillation in humans. Circulation 89: 1665-1680

Kuck KH, Ernst S, Khanedani A et al. (1998) Clinical follow-up after primary catheter based ablation of atrial fibrillation using the carto system. PACE 21: II-868

Langberg JJ, Chin MC, Rosenqvist M et al (1989) Catheter ablation of the atrioventricular junction with radiofrequency energy. Circulation 80: 1527-1535

Lee SH, Chen SA, Tai CT et al. (1998) Comparisons of quality of life and cardiac performance after complete atrioventricular junction ablation and atrioventricular junction modification in patients with medically refractory atrial fibrillation. J Am Coll Cardiol 31: 637-44

Moe GK (1962) On the multiple wavelet hypothesis of atrial fibrillation. Arch Int Pharmacodyn Ther 140: 183-188

Olgin JE, Scheinmann MM (1993) Comparison of high energy direct current and radiofrequency catheter ablation of the atrioventricular junction. J Am Coll Cardiol 21: 551-564.

Remp T, Hoffmann E, Reithmann C et al. (1997) Electroanatomical mapping during atrial fibrillation in humans using a nonfluoroscopic mapping system. Circulation 96: I-237

Robbins IM, Colvin EV, Doyle TP, Kemp WE, Loyd JE, McMahon WS, Kay GN (1998) Pulmonary vein stenosis after catheter ablation of atrial fibrillation. Circulation 17: 1769-75

Scheinman MM, Morady F, Hess DS, Gonzalez R (1982) Catheter-induced ablation of the atrioventricular junction to control refractory supraventricular arrhythmias. JAMA 248: 851-855

Sousa J, El-Atassi R, Rosenheck S, Calkins H, Langberg JJ, Morady F (1991) Radiofrequency catheter ablation of the atrioventricular junction from the left ventricle. Circulation 84: 567-571

Swartz JF, Pellersels G, Silvers J, Patten L, Cervantes D (1994) A catheter-based curative approach to atrial fibrillation in humans. Circulation 90: I-335

Tondo C, Scherlag BJ, Otomo K (1997) Critical atrial site of pacing induced atrial fibrillation in normal dog hearts. J Cardiovasc Electrophysiol 8: 1255-1265

Twidale N, Manda V, Nave K, Seal A (1998) Predictors of outcome after radiofrequency catheter ablation of the atrioventricular node for atrial fibrillation and congestive heart failure. Am Heart J 136 (IV-1): 647-57

Williamson BD, Man KC, Daoud E, Niebauer M, Stickberger A, Morady F (1994) Radiofrequency catheter ablation of atrioventricular conduction to control ventricular rate during atrial fibrillation. N Eng J Med 331: 910-17

KAPITEL 13

Neue Mappingtechniken

C. REITHMANN

Unter kardialem Mapping wird die Registrierung der elektrischen Aktivierungssequenz durch Ableitung extrazellulärer Elektrogramme verstanden. Das Mapping der endokardialen Potentialverteilung und ihrer zeitlichen Veränderungen ist notwendig für die Lokalisation arrhythmogener Foci, zur Analyse der Aktivierungsausbreitung und zur Identifizierung von Arealen mit abnormaler Aktivität und langsamer Leitung. Verschiedene Mappingtechniken wie Body-surface-Mapping (Flowers et al. 1995), endokardiales Mapping (Josephson et al. 1982; deBakker et al. 1983) und epikardiales Mapping (Durrer et al. 1970) sind eingeführt worden. Die gegenwärtig verfügbaren Mappingmethoden werden eingeteilt in solche, die eine große Anzahl von Elektroden benutzen und Elektrogramme simultan von einer Vielzahl von Positionen ableiten, und solche, die Elektrogramme sequentiell ableiten. Intraoperativ können Elektrogramme simultan mit Hilfe einer epikardialen Anordnung oder eines endokardialen Ballons abgeleitet werden (DeBakker et al. 1983; Cox et al. 1991; Gallagher et al. 1982; Hafala et al. 1995; Konings et al. 1994; Downer et al. 1992). Üblicherweise wird aber ein endokardiales Kathetermapping durchgeführt, wobei eine sequentielle Registrierung endokardialer Signale erfolgt. Während des sequentiellen endokardialen Kathetermappings wird der Elektrodenkatheter an verschiedene Positionen gebracht. Die Lokalisation und Navigation der Katheterspitze erfolgen unter multiplaner Röntgendurchleuchtung. Häufig kann es dabei sehr schwierig sein, eine Assoziation der genauen räumlichen Positionen innerhalb des Herzens mit dem spezifischen Elektrogramm als Funktion der Zeit herzustellen. Die Katheterisierung des Koronarsinus wird während einer elektrophysiologischen Untersuchung häufig durchgeführt. Lokale epikardiale Elektrogramme aus dem Koronarsinus dienen v. a. zur endokardialen Katheterpositionierung an verschiedenen Zielpositionen zur Ablation von linksseitig gelegenen akzessorischen Leitungsbahnen. Die verfügbaren Techniken zur endokardialen Ableitung von Elektrogrammen bieten aber einige Schwierigkeiten: Intraoperativ eingebrachte endokardiale Multielektrodenballons erlauben zwar ein Mapping des gesamten Endokards, können aber den Innenraum der Herzhöhle komplett verschließen. Ein endokardiales Kathetermapping ist durch die Zahl der abzuleitenden Positionen und durch die Datenakquisition über viele Schläge limitiert. Daher kann die Methode nicht auf einer Schlag-zu-Schlag-Basis angewandt werden und erlaubt ein Mapping nichtanhaltender und sich ändernder Arrhythmien nur sehr eingeschränkt. Eine weitere Limitierung der gegenwärtig verfügbaren Techniken ist die Schwierigkeit, die Katheterspitze exakt an eine vorher gemappte

Position zu repositionieren. Aus diesem Grunde sind neue Mappingmethoden eingeführt worden, die eine Kombination räumlicher und elektrophysiologischer Information ermöglichen. Experimentelle Studien dieser neuen Mappingmethoden und erste klinische Anwendungsbeobachtungen sind nun verfügbar.

13.1
Nichtfluoroskopisches elektroanatomisches Mapping

Diese neue Methode des nichtfluoroskopischen kathetergestützten endokardialen Mappings ermöglicht die Erzeugung von dreidimensionalen elektroanatomischen Maps der Herzkammern (Ben-Haim et al. 1996; Gepstein et al. 1997). Die Technologie besteht aus einem miniaturisierten Magnetfeldsensor, der in das distale Ende eines neuen steuerbaren Katheters integriert ist. Zusätzlich zum dem Sensor enthält das System einen externen Magnetfeldgenerator und eine Verarbeitungseinheit. Die ultraniedrigen Magnetfelder ($5 \cdot 10^{-6} - 5 \cdot 10^{-5}$ T) werden von 3 Radiatoren ausgestrahlt, die unter dem Operationstisch angebracht werden. Damit können Position (x,y,z) und Orientierung („roll", „yaw", „pitch") des Sensors bestimmt werden. Das intrakardiale lokale Elektrogramm wird simultan von der Katheterspitze abgeleitet. Die 3-D-Geometrie der zu untersuchenden Herzkammer wird in Echtzeit zusammen mit der elektrophysiologischen Information rekonstruiert und bildet zusammen mit dieser ein farbkodiertes elektroanatomisches Map. Die Katheterspitze kann in Echtzeit innerhalb des elektroanatomischen Maps lokalisiert werden. Dies hat Bedeutung für die Katheterablation, bei der Radiofrequenzenergie von der Katheterspitze appliziert wird (Shpun et al. 1997).

Zwei Bewegungsartefakte müssen in Rechnung gestellt werden: die Änderungen der Katheterlokalisation innerhalb des Herzzyklus und die Änderungen der Katheterlokalisation durch die Bewegung des Patienten, z. B. durch die Atmung. Solange ein stabiler Herzrhythmus vorliegt, können Artefakte, die durch den Herzzyklus zustande kommen, durch eine Eichung auf einen bestimmten Punkt innerhalb des Herzzyklus ausgeglichen werden. Die Artefakte durch die Patientenbewegung werden durch einen Referenzkatheter kompensiert, der in einer fixierten intra- oder extrakardialen Position plaziert wird.

Das System wurde sowohl in In-vitro- als auch in In-vivo-Studien getestet und erwies sich als sehr praktikabel (Gepstein et al. 1997). Die Schwankungsbreite hinsichtlich der Lokalisation („location error") betrug < 1 mm, was in Anbetracht der Fläche der Spitzenelektroden von 2–4 mm keine wesentliche Limitierung darstellt. Bei einer Studie an Schweinen waren sowohl die Geometrie als auch die Aktivierungssequenz sehr gut reproduzierbar. Auch im experimentellen Vorhofflimmermodell wurde das System untersucht (Gepstein et al. 1997): Dabei zeigt sich, daß diese neue Mappingtechnologie auch während des Vorhofflimmerns reproduzierbare 3-D-elektroanatomische Maps liefern kann.

Untersuchungen über die Genauigkeit und Reproduzierbarkeit liegen nun auch am Menschen vor: Die physiologische elektrische Aktivierung wurde beim Sinusrhythmus studiert (Smeets et al. 1996; Nimmermann et al. 1998). Die früheste rechtsatriale Aktivierung während einer typischen AV-Knoten-Reentrytachykardie („slow-fast") wurde untersucht, um die Durchführbarkeit der Methode bei einer gut charakterisierten supraventrikulären Tachykardie zu testen. Wie in Abb. 13-1 gezeigt ist, wird die früheste atriale Aktivierung in einer definierten mittseptalen Position gefunden. Auch zur Katheterablation linksseitig gelegener akzessorischer Bahnen wurde diese neue 3-D-elektroanatomische Mappingtechnologie angewandt (Kottkamp et al. 1997). In dieser Untersuchung konnte durch hochauflösendes Mapping des Mitralanulus die genaue Lokalisation der frühesten ventrikulären Aktivierung gefunden werden, die mit den Kriterien des konventionellen Mappings übereinstimmte.

Shah et al. beschrieben die Aktivierungssequenz innerhalb des rechten Vorhofs bei typischem Vorhofflattern (Shah et al. 1997). Nakagawa und Jackman (1998) benutzten das 3-D-nichtfluoroskopische Mappingsystem zur Ablation von Vorhofflattern mit Erzeugung eines bidirektionalen Isthmusblocks. Hoffmann et al. (1997) und Kottkamp et al. (1997) untersuchten atriale Tachykardien mit Hilfe des elektroanatomischen Mappings. Das neue Mappingsystem erlaubte dabei eine Differenzierung zwischen einer fokalen atrialen Tachykardie und einer atrialen Reentrytachykardie und vereinfachte die Lokalisierbarkeit der frühesten atrialen Aktivität während einer fokalen atrialen Tachykardie. Auch über das Mapping bei ventrikulären Tachykardien auf der Basis eines ventrikulären Fokus (Nademanee u. Kosar 1998) oder eines ventrikulären Makroreentrys (Stevenson et al. 1998) liegen erste Berichte vor.

Zusammenfassend erlaubt die neue elektroanatomische Technologie eine Verkürzung der Röntgendurchleuchtungszeit, eine sehr gute anatomische Auflösung, eine Verbesserung der exakten Wiedererkennung einer vorher gemappten Position (Ben-Haim et al. 1996; Gepstein et al. 1997) sowie eine Erleichterung der Katheterablation (Shpun et al. 1997).

13.2
Non-contact-endokardiales Mapping

Das Non-contact-Mapping stellt eine neue Methodik zur Rekonstruktion endokardialer Elektrogramme aus Potentialen dar, die mit Hilfe einer intrakavitären („non-contact") Multielektrodenprobe gewonnen werden. Diese Technik erlaubt die Rekonstruktion endokardialer Elektrogramme und Isochrone während des Aktivierungsprozesses über das gesamte Endokard während eines einzelnen Schlages. Khoury et al. (1995) entwickelten ein mathematisches Modell, um endokardiale Potentiale und Aktivierungssequenzen aus intrakavitären Signalen ableiten zu können. Dieser Ansatz ließ eine Rekonstruktion lokaler Potentiale mit einer Genauigkeit von 10 mm und einer Auflösung von 10–20 mm zu.

Liu et al. (1997) untersuchten die Möglichkeiten dieses Systems im Hinblick auf die spatiotemporale Auflösung. Intrakavitäre Potentiale im isolierten linken Ventrikel des Hundeherzens wurden mit einer 65-Elektroden-Probe untersucht. Parallel dazu wurden endokardiale Potentiale mittels 52 Elektroden bei subendokardialem Pacing von verschiedenen Positionen abgeleitet. Die rekonstruierten Elektrogramme an den verschiedenen Positionen waren den gemessenen endokardialen Signalen sehr ähnlich, und die subendokardialen Pacingpositionen wurden mit einer Genauigkeit von 10 mm erkannt. Damit konnte gezeigt werden,

228 KAPITEL 13 **Neue Mappingtechniken**

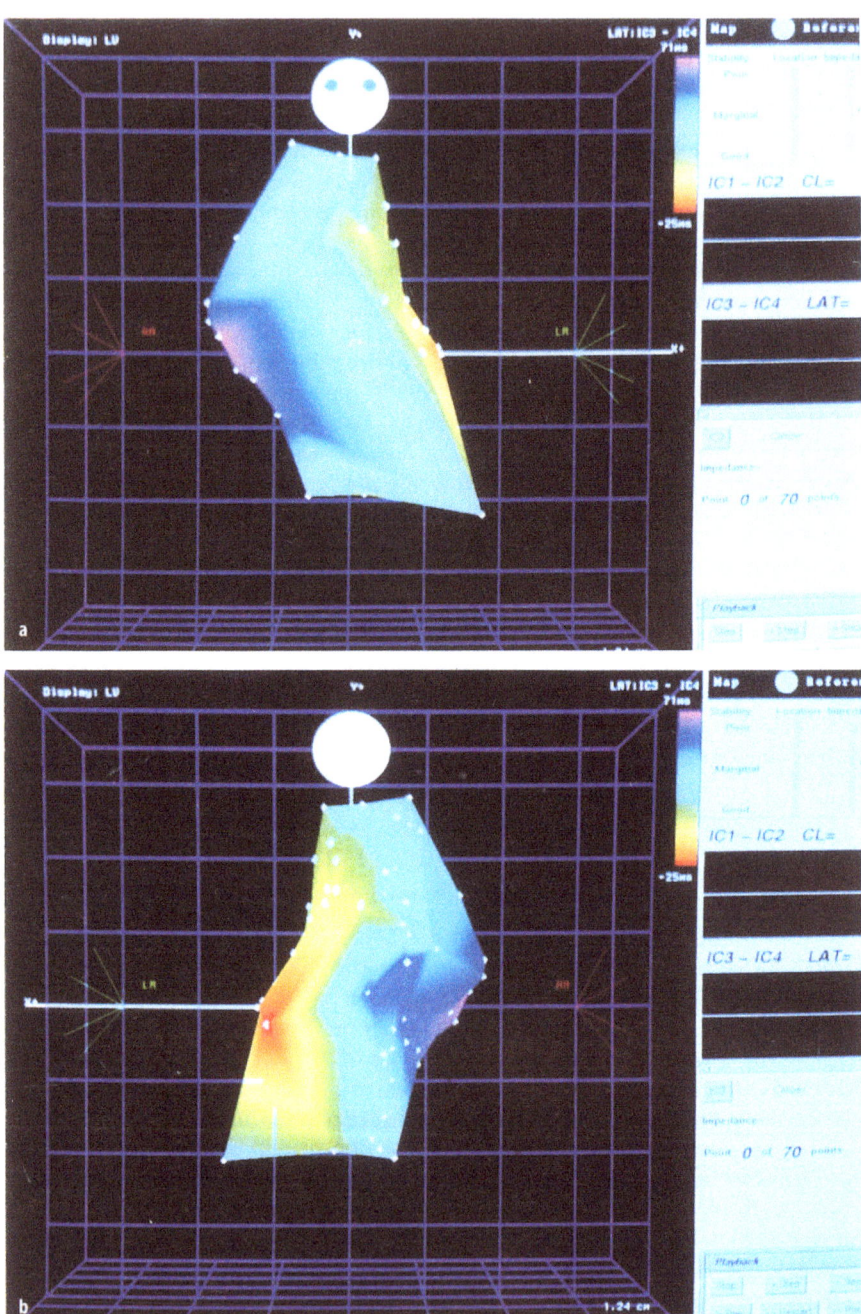

13.2 Non-contact-endokardiales Mapping

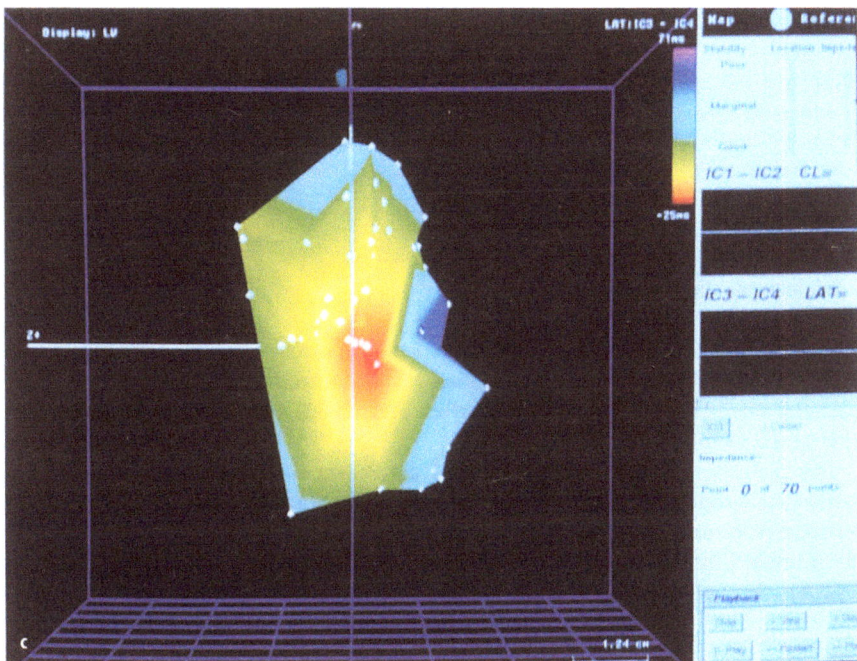

Abb. 13-1a–c. Nichtfluoroskopisches elektroanatomisches Mapping der rechtsatrialen Aktivierung während einer typischen AV-Knoten-Reentrytachykardie („slow-fast"). Die früheste retrograde atriale Aktivierung (*rot*) wird im mittleren Septum gefunden, die späteste Aktivierung (*lila* und *blau*) wird lateral gefunden. **a** anterior-posterior, **b** posterior-anterior, **c** linkslateral

daß mit Hilfe des endokardialen Non-contact-Mapping Elektrogramme über das gesamte Endokard rekonstruiert werden können.

Über die erste klinische Anwendung des Non-contact-Mapping unter Verwendung eines kathetergestützten 64-Elektroden-Ansatzes berichteten Schilling et al. (Schilling et al. 1997; Peters et al. 1996). Die Autoren zeigten, daß dieses neue Mappingsystem eine Rekonstruktion unipolarer Elektrogramme und Aktivierungsmaps des linken Ventrikels bei Sinusrhythmus und während einer ventrikulären Tachykardie erlaubt (Peters et al. 1996; Peters et al. 1997). In einer Serie von Patienten konnte das Non-contact-Mapping während einer ventrikulären Tachykardie die „exit site" jeder Tachykardiemorphologie und zumindest einen Teil der (diastolischen) Aktivierungsstrecke identifizieren und somit zu einer erfolgreiche Ablation beitragen (Schilling et al. 1997). Die kritischen Areale der ventrikulären Tachykardien wurden bei Sinusrhythmus spät oder am spätesten aktiviert.

Das Non-contact-Mapping wurde auch während Vorhofflatterns (Schilling et al. 1997) und Vorhofflimmerns (Kadish et al. 1997) untersucht: Bei Patienten mit chronischem Vorhofflimmern und zugrundeliegender struktureller Herzerkrankung wurde die rechtsatriale endokardiale Aktivität mit einem Non-contact-Katheter mit 64 Elektroden abgeleitet. Bei einem dieser Patienten wurde eine einzelne reproduzierbare Aktivierungswelle um einen Leitungsblock am posterioren rechten Vorhof beobachtet, der für 70-85% aller Vorhofflimmerzykluslängen verantwortlich war. Bei einem anderen Patienten zeigten sich zu verschiedenen Zeiten eine Aktivierung des rechten Atriums in einer einzelnen Aktivierungswelle, inkomplette Rotationen entlang der Blockierungslinien und multiple simultane Wellenerregungen im rechten Vorhof.

13.3
Multielektrodenbasketkatheter

Der Einsatz des (Webster-Jenkins-)Basketkatheters, eines flexiblen Ellipsoids mit 25 bipolaren Elektrodenpaaren, für das Mapping rechtsatrialer Aktivierungssequenzen wurde zuerst im experimentellen Tiermodell am Lamm untersucht (Jenkins et al. 1993).

Die Ziele des Basketkatheters sind: 1) die Präsentation einer großen Zahl von Sensingelektroden über die gesamte atriale oder ventrikuläre Oberfläche; 2) die Aufrechterhaltung eines stabilen elektrischen Kontrakts mit dem Endokard; 3) die Kompatibilität mit der normalen elektromechanischen Funktion des Herzens und 4) ein kollabierbares praktikables Katheterprofil. Triedman et al. (1997) untersuchten die Anwendbarkeit des Basketkatheters für das Aktivierungsmapping der rechtsventrikulären Aktivierung und für die Entwicklung akuter endokardialer Läsionen durch den Basketkatheter sowohl im rechten Vorhof als auch im rechten Ventrikel akut und über einen Zeitraum von 4-8 Wochen (in 22 jungen Schafen). Der Basketkatheter wurde in einer Gefäßschleuse vorgeführt, welche über einen femoralvenösen Zugang in der V. cava superior positioniert wurde. Die Schleuse wurde dann etwas zurückgezogen und der Basket wurde in der oberen Hohlvene geöffnet. Die Basket-Schleusen-Kombination wurde dann als Einheit zurückgezogen, bis der Basket in den rechten Vorhof fiel. Zurückziehen des Zugdrahtes öffnete dann den Basket vollständig im rechten Vorhof. Diese Prozedur nahm weniger als 5 min in Anspruch. Der Basket wurde für 10-40 min in Position gehalten. Vor dem Zurückziehen des Baskets aus dem Atrium wurde der Zugmechanismus gelockert, und die Schleuse wurde wieder über den Basket vorgeführt, um ihn zum Kollabieren zu bringen. In der vorgestellten Studie wurden die Herzen entweder sofort oder nach 4-8 Wochen untersucht: Ein Untersuchungstier erlitt eine Luftembolie, die unmittelbar nach Plazierung des Baskets zu einem Herzstillstand führte. Alle anderen Tiere waren während der Prozedur vollständig stabil. Rechtsatriale Elektrogramme genügender Qualität zur Bestimmung der Aktivierungszeit wurden in 82% der rechtsatrialen Maps und in 89% der rechtsventrikulären Maps gewonnen. Die rechtsatriale Aktivierungsdauer betrug 47 ms und die rechtsventrikuläre Aktivierungsdauer 16 ms. Akute Post-mortem-Studien zeigten in einem Untersuchungstier eine hämodynamisch unbedeutende punktförmige rechtsventrikuläre Läsion. Oberflächliche ekchymatöse Blutungen am rechtsventrikulären Endokard oder an der Trikuspidalklappe wurden in 6 Untersuchungstieren nachgewiesen. Post-mortem-Untersuchungen bei den chronischen rechtsatrialen und rechtsventrikulären Studien zeigten abgeheilte endokardiale Läsionen.

Über eine erfolgreiche Radiofrequenzkatheterablation einer anhaltenden ventrikulären Tachykardie mit Hilfe des Basketkatheters bei einem 54 Jahre alten Postinfarktpatienten wurde von Greenspon et al. (1997) berichtet. Der Multielektrodenbasketkatheter (Constellation), der für das endokardiale Mapping benutzt wurde, bestand aus 8 selbstexpandierbaren Stiften, die auf einem 110 cm langen 8-F-Schaft montiert waren. Insgesamt waren 63 Elektroden in symmetrischer Anordnung vorhanden. Mit Hilfe dieser Technologie kamen 32 bipolare Elektrodenpaare für die Ableitung und Stimulation zur Anwendung. Der 60-mm-Basketkatheter wurde mit Hilfe einer 10-F-Führungsschleuse, welche über eine 11-F-Femoralvenenschleuse eingeführt und über einen Pigtailkatheter in den linken Ventrikel eingeführt wurde, im linken Ventrikel positioniert. Mit Hilfe des Multielektrodenbasketkatheters wurde eine induzierte ventrikuläre Tachykardie mit einere Zykluslänge von 460 ms gemappt und Radiofrequenzenergie am inferioren Septum appliziert. Nach insgesamt 6 Energieabgaben war die initiale VT nicht mehr induzierbar. Jedoch konnte durch ventrikuläre Stimulation mit 2 Extrastimuli noch eine hämodynamisch instabile VT (Zykluslänge 320 ms) induziert werden.

Literatur

Ben-Haim SA, Osadchy D, Schuster I et al. (1996) Nonfluoroscopic, in vivo navigation and mapping technology. Nat Med 2: 1393-1395
Cox JL, Canavan TE, Schuessler RB et al. (1991) The surgical treatment of atrial fibrillation. II. Intraoperative electrophysiologic mapping and description of the electrophysiologic basis of atrial flutter and atrial fibrillation. J Thorac Cardiovasc Surg 101: 406-426
De Bakker JMT, Janse MJ, Van Capelle FJL et al. (1983) Endocardial mapping by simultaneous recording of endocardial electrograms during cardiac surgery for ventricular aneurysm. J Am Coll Cardiol 2: 947-953
Downer E, Kimber S, Harris L et al. (1992) Endocardial mapping of ventricular tachycardia in the intact human heart. II. evidence for multiuse reentry in a functional sheet of surviving myocardium. J Am Coll Cardiol 20: 869-878
Durrer D, Van Dam RT, Freud GE et al. (1970) Total excitation of the isolated human heart. Circulation 41: 899-912
Flowers NC, Horan LG (1995) Body surface potential mapping. In: Zipes DP, Jalife J (eds) Cardiac electrophysiology. From cell to bedside. Saunders, Philadelphia, pp 1049-1067
Gallagher JJ, Kasell JH, Cox JL et al. (1982) Techniques of intraoperative electrophyiologic mapping. Am J Cardiol 49: 221-240
Gepstein L, Hayam G, Ben Haim SA (1997) A novel method for nonfluoroscopic catheter-based electroanatomical mapping of the heart. In vitro and in vivo accuracy results. Circulation 95: 1611-1622
Gepstein L, Hayam G, Shpun S et al. (1997) Accuracy of electroanatomical mapping of atrial fibrillation using a new nonfluoroscopic mapping system. J Am Coll Cardiol 29 (Pt II): 331 A (Abstract)
Greenspon AJ, Hsu SS, Datorre S (1997) Successful radiofrequency catheter ablation of sustained ventricular tachycardia postmyocardial infarction in man guided by a multielectrode "basket" catheter. J Cardiovasc Electrophysiol 8: 565-570
Hafala R, Sarvard P, Tremblat G et al. (1995) Three distinct patterns of ventricular activation in infarcted human hearts: An intraoperative cardiac mapping study during sinus rhythm. Circulation 91: 1480-1494
Hoffmann E, Reithmann C, Nummermann P et al. (1997) Electroanatomic mapping of atrial activation during atrial tachycardia. PACE 20 (Pt II): 1146 (Abstract)
Jenkins KJ, Walsh EP, Colan SD et al. (1993) Multipolar endocardial mapping of the right atrium during cardiac catheterization: Description of a new technique. J Am Coll Cardiol 22: 1105-1110

Kapitel 13 Neue Mappingtechniken

Josephson ME, Horowitz LN, Spielman SR et al. (1982) Role of catheter mapping in the preoperative evaluation of ventricular tachycardia. Am J Cardiol 449: 207-220

Kadish A, Schilling R, Peters N et al. (1997) Endocardial mapping of human atrial fibrillation using a novel non-contact mapping system. PACE 20 (Pt II): 1089 (Abstract)

Khoury DS, Taccardi B, Lux RL et al. (1995) Reconstruction of endocardial potentials and activation sequences form intracavitary probes measurements. Localization of pacing sites and effects of myocardial structure. Circulation 91: 845-963

Konings KTS, Kirchhof CJHF, Smeets RLM et al. (1994) High-density mapping of electrically induced atrial fibrillation in humans. Circulation 89: 1665-1680

Kottkamp H, Hindricks G, Breithardt G, Borggrefe M (1997) Three-dimensional electromagnetic catheter technology: Electroanatomical mapping of the right atrium and ablation of ectopic atrial tachycardia. J Cardiovasc Electrophysiol 8: 1332-1337

Kottkamp H, Hindricks G, Brunn J et al. (1997) Catheter ablation of left-sided accessory pathways with a new three-dimensional electromagnetic mapping technology. PACE 20 (Pt II): 1121 (Abstract)

Liu ZW, Jia P, Ershler PR et al. (1997) Noncontact endocardial mapping: reconstruction of electrograms and isochrones from intracavitary probe potential. J Cardiovasc Electrophysiol 8: 415-431

Nademanee K, Kosar EM (1998) A nonfluoroscopic catheter-based mapping technique to ablate focal ventricular tachycardia. PACE 21: 1442-1447

Nakagawa H, Jackman WM (1998) Use of a three-dimensional, nonfluoroscopic mapping system for catheter ablation of typical atrial flutter. PACE 21: 1279-1286

Nimmermann P, Hoffmann E, Reithmann C et al. (1998) Elektroanatomisches Mapping der sinuatrialen Aktivierung: Erste Erfahrungen mit dem neuen Mappingsystem CARTO^{TM}. Z Kardiol 87: 227-232

Peters N, Jackman W, Schilling R et al. (1996) Initial experience with mapping human endocardial activation using a novel non-contact mapping system. PACE 19 (Pt II): 600 (Abstract)

Peters N, Jackman W, Schilling R et al. (1997) Human left ventricular endocardial activation mapping using a novel noncontact catheter. Circulation 95: 1658-1660

Schalij MJ, van Rugge FP, Velde VD et al. (1997) Percutaneous high density endocardial mapping to facilitate radiofreqency catheter ablation of ventricular tachycardia in patients. J Am Coll Cardiol 29 (Pt II): 202A (Abstract)

Schwartzmann D, Sarter BH, Man DC et al. (1997) Assessment of posterior right atrial conduction in patients with atrial flutter using a multielectrode „basket" catheter. J Coll Cardiol 29 (Pt II): 332A (Abstract)

Schilling RJ, Peters NS, Davies DW (1997) Noncontact mapping of human VT confirms that successful ablation sites activate late during sinus rhythm. J Am Coll Cardiol 29 (Pt II): 202A (Abstract)

Schilling RJ, Peters NS, Jackman W et al. (1997) Mapping and ablation of ventricular tachycardia using a novel non-contact mapping system. PACE 20 (Pt II): 1089 (Abstract)

Schilling RJ, Peters NS, Kadish A et al. (1997) Characterisation of human atrial flutter using a novel non-contact mapping system. PACE 20 (Pt II): 1055 (Abstract)

Shah DC, Jais P, Haissaguerre M et al. (1997) Three-dimensional mapping of the common atrial flutter circuit in the right atrium. Circulation 96: 3904-3912

Shpun S, Gepstein L, Hayam et al. (1997) Guidance of radiofrequency endocardial ablation with real-time three-dimensional magnetic navigation system. Circulation 96: 2016-2021

Smeets JLRM, Ben Haim SA, Rodriguez LM et al. (1996) Electroanatomical maps of the heart during sinus rhythm. Eur J Cardiac Pacing Electrophysiol 6 [Suppl 5]: 255 (Abstract)

Stevenson WG, Delacretaz E, Friedman PL, Ellison KE (1998) Identification and ablation of macroreentrant ventricular tachycardia with the CARTO electroanatomical mapping system. PACE 21: 1448-1456

Triedman JK, Jenkins KJ, Colan SD et al. (1997) Multiplar endocardial mapping of the right heart using a basket catheter: acute and chronic animals studies. PACE 20: 51-59

KAPITEL 14

Elektroanatomisches Mapping der sinuatrialen Aktivierung mit dem CARTO™-System

P. NIMMERMANN

Die erfolgreiche Ablation des arrhythmogenen Substrats tachykarder Rhythmusstörungen setzt die exakte Zuordnung lokaler intrakardialer Elektrokardiogramme und anatomischer Strukturen voraus. Ein genaues Mapping ist die Grundlage für das Verständnis für die der supraventrikulären oder ventrikulären Tachyarrhythmie zugrundeliegenden pathophysiologischen Mechanismen (Josephson et al. 1982; Gallagher et al. 1982; Hatala et al. 1995). Allen Mappingarten (Mapping des Oberflächen-EKGs; epikardiales oder endokardiales Mapping) ist die Registrierung der elektrischen Aktivierungssequenz durch die Aufzeichnung extrazellulärer Elektrogramme gemeinsam. Beim endokardialen Mapping wurden bisher die verschiedenen Positionen der Mehrelektrodenkatheter unter Röntgenkontrolle ein- oder zweidimensional bestimmt. Eine genaue reproduzierbare Zuordnung der lokalen Aktivierung zu einer bestimmten anatomischen Position war somit nur eingeschränkt möglich. Das neue nichtfluoroskopische Mappingsystem CARTO™ (Biosense, Fa. Cordis-Webster, J&J) erlaubt eine dreidimensionale anatomische Darstellung der untersuchten Herzhöhle mit Farbkodierung der Aktivierungssequenz (elektroanatomisches 3-D-Map). So kann die elektrische Aktivierung jeder Katheterposition der kardialen anatomischen Struktur zugeordnet werden und sowohl die früheste Erregung lokalisiert als auch der Erregungsablauf dreidimensional dargestellt werden (Gepstein et al. 1997; Ben-Haim et al. 1996). Ein weiterer Aspekt dieses Systems ist die Vorstellung einer zukünftigen Einsparung der Röntgendosis für Patienten und Untersucher bei komplexen Untersuchungen. Um erste Erfahrungen mit dieser neuen elektrophysiologischen Mappingmethode zu sammeln, untersuchten wir die Aktivierung des rechten Vorhofs während des Sinusrhythmus[1].

14.1
Elektroanatomisches Mappingsystem

Das Mappingsystem (CARTO™) besteht aus 3 Elektromagneten (M1, M2, M3), die dreieckförmig unter dem Untersuchungstisch befestigt sind und an denen durch anliegende Wechselspannungen 3 magnetische Wechselfelder entstehen

---
[1] Dieser Beitrag basiert auf einer zuerst in Z Kardiol, 1998 berichteten Studie (Nimmermann et al.).

234 KAPITEL 14 Elektroanatomisches Mapping der sinuatrialen Aktivierung

(0,05–0,2 Gauss). In der Katheterspitze der Untersuchungskatheter (Fa. Navistar, Cordis-Webster, J&J) ist ein passiver Sensor aus 3 senkrecht zueinander angeordneten Spulen proximal der Ablationselektrode integriert. Befindet sich der Katheter innerhalb der magnetischen Wechselfelder, so wird an jeder Spule eine meßbare Spannung induziert. Mit Hilfe mathematischer Algorithmen kann daraus die magnetische Flußdichte an der Katheterspitze und die Entfernung des Sensors von den 3 unter dem Untersuchungstisch befestigten Elektromagneten (D1, D2, D3) bestimmt werden. Um Bewegungs- und Atmungsartefakte auszuschließen, wird jede Position des Mappingkatheters bezüglich den gleichbleibenden Koordinaten eines während der gesamten Untersuchung in fester Position liegenden Referenzkatheters errechnet und die Katheterspitze am Bildschirm in 6 Freiheitsgraden dargestellt. Anhand der gemappten Punkte wird die jeweilige Herzhöhle rekonstruiert, wobei es sich hierbei nicht um eine anatomische Abbildung handelt, sondern immer nur um eine dreidimensionale Rekonstruktion, deren Genauigkeit abhängig von der Anzahl der Katheterpositionen und der Entfernung zwischen den gemappten Punkten ist. Gleichzeitig wird während des Mappings die Aktivierungssequenz online farbkodiert dargestellt und dem anatomischen Map zugeordnet. Zur Analyse des lokalen Mapping- und Referenzsignals wird der Zeitpunkt der lokalen Aktivierung (Annotation) vor jeder Mappinguntersuchung je nach der Morphologie der intrakardialen Elektrogramme individuell definiert und während oder nach der Untersuchung auf seine Richtigkeit überprüft. Die Aktivierungszeit jedes gemappten Punktes wird in Relation zu dem gleichbleibenden Referenzsignal bestimmt und farbkodiert dargestellt. Rot entspricht hierbei der frühesten lokalen Vorhorferregung, dunkelblau und violett der spätesten. Die Bestandteile des CARTO-Mappingsystems und die physikalischen Grundlagen sind in Abb. 14-1 dargestellt.

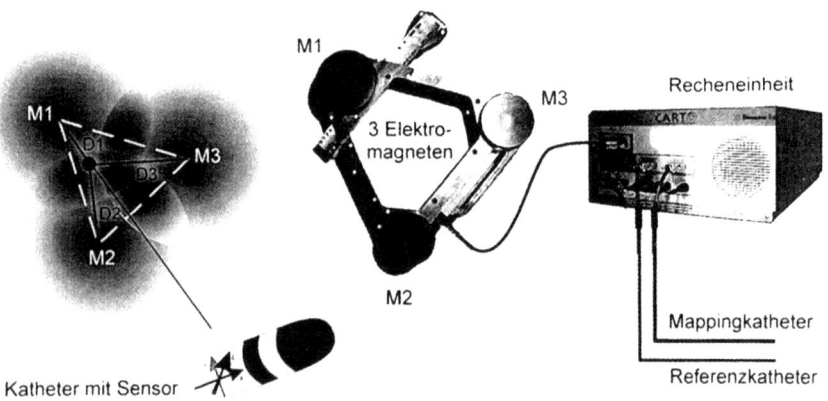

Lokalisation des Sensors im magnetischen Feld

Abb. 14-1. Das CARTO^{TM}-System und die physikalischen Grundlagen

14.1.1
Mappinguntersuchung des rechten Vorhofs

Unter Röntgenkontrolle wurden zwei 8-F-Katheter, ein Mapping- und ein Referenzkatheter, über die Femoralvene in den rechten Vorhof eingeführt. Während der gesamten Untersuchung war der Referenzkatheter in einer stabilen Position im Koronarsinuseingang positioniert. Der Mappingkatheter war in verschiedenen Positionen des rechten Vorhofs plaziert, wobei die ersten 3 Punkte, Übergang V. cava superior / rechter Vorhof, Übergang V. cava inferior / rechter Vorhof und Koronarsinuseingang unter Röntgenkontrolle erfaßt wurden. Anschließend konnten die übrigen Katheterpositionen an der Vorderwand, Hinterwand, lateralen Wand und am Septum ohne zusätzliche Röntgenstrahlung akquiriert werden. Jeder einzelne erfaßte Punkt wurde bereits während der Untersuchung an der Silicon Graphics Workstation online bearbeitet, um Artefakte auszuschließen und eine bestmögliche Diagnostik zu ermöglichen.

14.2
Sinuatriale Erregungsausbreitung

Bei 11 Patienten (6 Männer, 5 Frauen) mit gesicherter Indikation zu einer elektrophysiologischen Untersuchung und anschließender Ablation wurde mit dem Einverständnis der Patienten ein Mapping des rechten Vorhofs bei Sinusrhythmus durchgeführt (Nimmermann et al. 1998). Das mittlere Alter betrug 42 ± 16 Jahre, und es lag bei keinem Patienten eine kardiale Grunderkrankung vor. Indikationen für die Untersuchung waren AV-Knoten-Reentrytachykardien bei 4 Patienten, WPW bei 2 Patienten, atriale Tachykardien bei 4 Patienten und Vorhofflattern bei 1 Patienten. Es wurden 53 ± 3 verschiedene Katheterpositionen bei einer Zykluslänge von 843 ±124 ms gemappt. Die Mappingdauer stellte mit 15 ± 8 min keine wesentliche Verlängerung der gesamten Untersuchungszeit dar. Die Anzahl und Lokalisation der gemappten Punkte wurde so bestimmt, daß eine möglichst vollständige anatomische Rekonstruktion des rechten Vorhofs gelang und das Gebiet der frühesten Aktivierung möglichst genau lokal eingegrenzt werden konnte („hot cold approach"). Die gesamte rechtsatriale Aktivierungszeit, d.h. die Zeit zwischen dem frühesten und dem spätesten gemappten Punkt betrug bei der CARTO-Untersuchung 72 ± 12 ms und stimmte mit den Aktivierungszeiten im konventionellen Mapping mit Mehrelektrodenkathetern überein (69 ± 8 ms). Die früheste lokale Vorhoferregung (farbkodiert rot dargestellt) fand sich bei allen Patienten einheitlich kranial und lateral am Übergang V. cava superior / rechter Vorhof im Bereich der erwarteten anatomischen Position des Sinusknotens. In bezug auf die Sagittalebene lag bei 5 Patienten die früheste Erregung dorsal einer kraniokaudalen Körperachse, bei 7 Patienten ventral. Die späteste Erregung (farbkodiert dunkelblau und violett dargestellt) fand sich einheitlich im Bereich der Klappenebene und des Koronarsinuseingangs. Die physiologische Aktivierung des rechten Vorhofs ließ sich bei allen Patienten dreidimensional elektroanatomisch darstellen, und der Sinusknoten ließ sich als physiologischer

236 KAPITEL 14 Elektroanatomisches Mapping der sinuatrialen Aktivierung

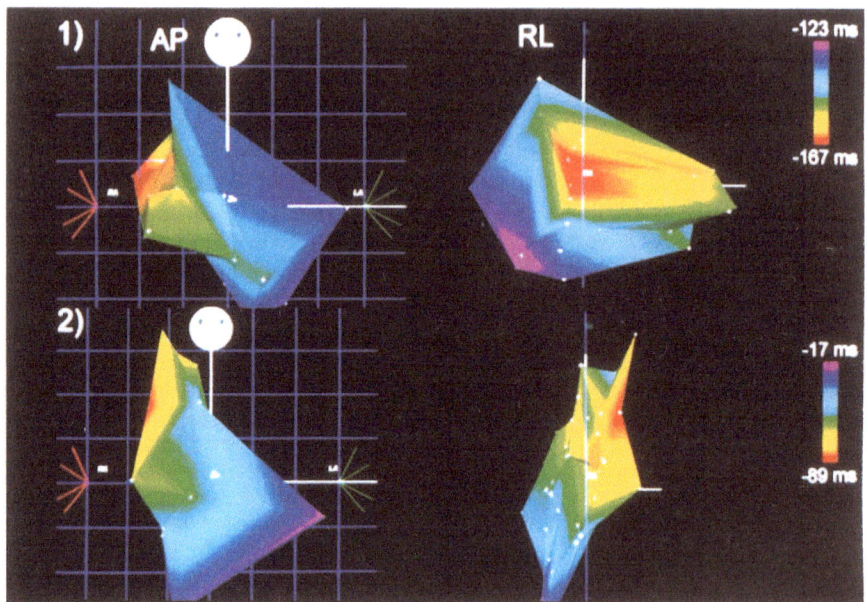

Abb. 14-2. Farbkodierte dreidimensionale Aktivierungssequenz des rechten Vorhofs bei Sinusrhythmus. Maps von 2 Patienten in AP- und RL-Ansicht.
Rot früheste lokale Vorhoferregung, *violett* späteste Vorhoferregung

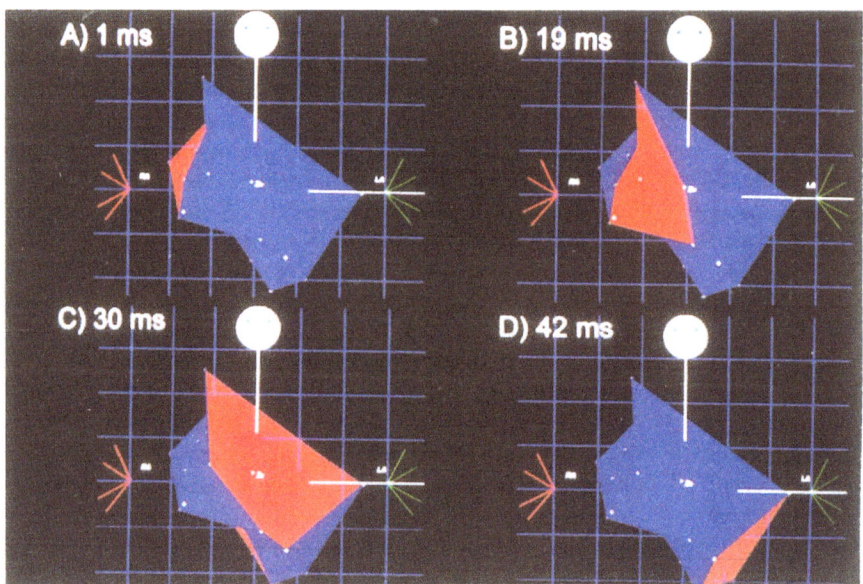

Abb. 14-3. Vier Sequenzen einer Sinuserregung in AP-Ansicht.
Gesamte rechtsatriale Aktivierungssequenz 44 ms.
Rot aktiviertes Myokard, *blau* noch nicht / nicht mehr aktiviertes Myokard

Aktivitätsfokus eindeutig lokalisieren. In Abb. 14-2 sind die CARTO-Maps zweier Patienten mit farbkodierten Aktivierungssequenzen in anterior-posteriorer und rechtslateraler Ansicht dargestellt. Die unterschiedliche Lokalisation der frühesten rot dargestellten Vorhofaktivierung bezüglich der Sagittalebene (ventral oder dorsal der kraniokaudalen Achse) wird beim Vergleich der rechtslateralen Projektionen deutlich. Neben der farbkodierten Darstellung der Aktivierungssequenz (Solid-Map) erlaubt das CARTO-System auch eine animierte Darstellung der Erregungsausbreitung in der gemappten Herzhöhle (Propagation-Map). Vier einzelne Sequenzen der Impulsausbreitung im rechten Vorhof während einer Sinuserregung sind in Abb. 14-3 in anterior-posteriorer (AP) Ansicht dargestellt. Rot ist das zu dieser Zeit aktivierte, blau das noch nicht oder nicht mehr aktivierte Myokard. Die Ausbreitung der Sinuserregung von lateral über die Vorderwand bis zum Koronarsinuseingang wird in diesen Sequenzen deutlich.

14.3 Bewertung

14.3.1 Experimentelle Ergebnisse

Das CARTO-System erlaubt ein nichtfluoroskopisches endokardiales dreidimensionales Mapping des Herzens mit genauer Zuordnung intrakardialer elektrischer Signale zu bestimmten anatomischen Strukturen. In-vitro- und in-vivo-Untersuchungen (Gepstein et al. 1997; Ben-Haim et al. 1996) mit dem CARTO^{TM}-Mappingsystem ergaben bei der Bestimmung der räumlichen Distanz zwischen den gemappten Punkten nur einen geringen Fehler von unter 1 mm (in-vitro 0,42 ± 0,05 mm; in-vivo 0,73 ± 0,03 mm) sowie eine gute Reproduzierbarkeit jeder Katheterposition mit einer nur geringen Abweichung von 0,16 ± 0,02 mm (in vitro) und 0,74 ± 0,05 mm (in vivo). Die räumliche Auflösung der erstellten Maps hängt jedoch immer von der Anzahl der gemappten Punkte ab. Bei den durchgeführten in-vivo-Untersuchungen wurden 40–60 Punkte für das Mapping einer Herzhöhle benötigt, und am Ende der Lernkurve konnten 10–15 Punkte pro Minute akquiriert werden, wodurch sich dieses System auch für den Klinikalltag eignet.

14.3.2 Klinische Ergebnisse

Wir untersuchten mit diesem neuen Mappingsystem die sinuatriale Aktivierung des rechten Vorhofs, da der Sinusknoten der am besten definierte physiologische Erregungsfokus ist. Damit sollte die Zuverlässigkeit der Methode zur Identifizierung von Foci bestimmt werden, als Ausgangs- und Referenzuntersuchung zur Einschätzung pathologischer Foci. Das Mapping der physiologischen Erregungsausbreitung erfolgte bei allen Patienten ohne Komplikationen, und der Sinusknoten konnte jeweils genau mit geringer interindividueller Variabilität dreidimensional lokalisiert werden. Die Mappingzeit mit durchschnittlich 53 gemappten

Punkten pro Patient betrug 15 min, so daß dieses Mappingsystem keine wesentliche Verlängerung der zum Teil aufwendigen elektrophysiologischen Untersuchung mit sich brachte.

14.3.3
Anwendungsmöglichkeiten

Zukünftig stellt das CARTO-System für die elektrophysiologische Diagnostik und Therapie medikamentös therapierefraktärer tachykarder Rhythmusstörungen eine vielversprechende neue Methode dar. Bei der Diagnose fokaler Arrhythmien ergeben sich durch die Visualisierung der frühesten Aktivität, die bei dieser Rhythmusstörung das arrhythmogene Substrat charakterisiert und den Ablationsort definiert, wesentliche Vorteile gegenüber anderen Mappingmethoden. Während die konventionellen Mappingmethoden nur elektrische Informationen liefern, wird mit dem CARTO-System durch die dreidimensionale Registrierung die untersuchte Herzhöhle elektroanatomisch rekonstruiert. Je nach Anzahl der gemappten Punkte ist eine Visualisierung der Anatomie möglich und jede gemappte Katheterposition ist während der Mappinguntersuchung bzw. bei einer anschließenden Ablation einfach wiederzufinden. Ein weiterer Vorteil im Vergleich zu den konventionellen Mappingmethoden ist die durch die Radartechnologie mögliche Einsparung von Röntgendosis in der Zukunft.

14.3.4
Limitierung

Da die Aktivierungskarten durch sequentielles Mapping („point-by-point") erstellt werden, können nur stabile, vom Patienten tolerierte Rhythmusstörungen mit konstanter Zykluslänge mit dem CARTO™-System gemappt werden.

Literatur

Ben-Haim SA, Osadchy D, Schuster I, Gepstein L, Hayam G, Josephson ME (1996) Nonfluoroscopic, in vivo navigation and mapping technology. Nat Med 2: 1393–1395
Gallagher JJ, Kasell JH, Cox JL, Smith WM, Ideker RE, Smith WM (1982) Techniques of intraoperative electrophysiologic mapping. Am J Cardiol 49: 221–240
Gepstein L, Hayam G, Ben-Haim SA (1997) A novel method for nonfluoroscopic catheter-based electroanatomical mapping of the heart. In vitro and in vivo accuracy results. Circulation 95: 1611–1622
Hatala R, Savard P, Tremblay G et al. (1995) Three distinct patterns of ventricular activation in infarcted human hearts. An intraoperative cardiac mapping study during sinus rhythm. Circulation 91: 1480–1494
Josephson ME, Horowitz LN, Spielman SR, Waxman HL, Greenspan AM (1982) Role of catheter mapping in the preoperative evaluation of ventricular tachycardia. Am J Cardiol 49: 207–220
Nimmermann P, Hoffmann E, Reithmann C, Remp T, Steinbeck G (1998) Elektroanatomisches Mapping der sinuatrialen Aktivierung: Erste Erfahrungen mit dem neuen Mappingsystem CARTO™. Z Kardiol 87: 227–232

KAPITEL 15

Elektroanatomisches Mapping fokaler atrialer Tachykardien

E. HOFFMANN, P. NIMMERMANN

Atriale Tachykardien machen mit 5 % nur einen geringen Prozentsatz der supraventrikulären Tachykardien aus. Fokale Automatien sind neben atrialen „Reentrykreisen" das häufigste zugrundeliegende arrhythmogene Substrat der Tachykardie (Garson et al. 1989; Gillette et al. 1977; Moro et al. 1988). Es werden neben der empirischen medikamentösen Therapie immer mehr Patienten einer kurativen Radiofrequenzkatheterablation zugeführt (Lesh et al. 1994; Poty et al. 1996). Eine erfolgreiche Ablation des arrhythmogenen Substrats tachykarder fokaler Rhythmusstörungen setzt jedoch eine genaue Zuordnung lokaler intrakardialer Elektrogramme und anatomischer Strukturen während der elektrophysiologischen Untersuchung voraus. Neben den konventionellen Mappingmethoden erlauben neue Mappingtechnologien eine bessere Lokalisierung des Fokus. Das neue elektroanatomische Mappingsystem CARTO erlaubt hierbei mit Hilfe elektromagnetischer Technologie eine dreidimensionale farbkodierte Visualisierung der Aktivierungssequenz bei Tachykardie in bezug zu den anatomischen Strukturen (Gepstein et al. 1997; Nimmermann et al. 1998). Durch die reproduzierbare räumliche Positionierung des CARTO-Katheters in der jeweiligen Herzhöhle kann das arrhythmogene Substrat während Mapping und Ablation dreidimensional lokalisiert werden und somit fokale atriale Tachykardien vereinfacht mit hohen Erfolgsraten abladiert werden.

15.1
Typische Befunde

Seit Mai 1996 wurde das elektromagnetische Mappingsystem CARTO zur Diagnostik und Therapie bei mehr als 20 Patienten mit rechts- und linksatrialen fokalen Tachykardien verwendet. Bei einer Mappingzeit von im Mittel 25 min wurden rechtsatrial und nach transseptaler Punktion linksatrial durchschnittlich bei jedem Patienten 75 verschiedene intrakardiale Katheterpositionen mit dem CARTO-System gemappt. Elektroanatomische Kriterien für einen fokalen Tachykardieursprung waren die kontinuierliche Erregungsausbreitung in alle Richtungen vom Fokus ausgehend und die deutlich anatomisch voneinander entfernt lokalisierte früheste (farbkodiert rot dargestellt) und späteste (farbkodiert dunkelblau und violett dargestellt) Aktivität. Als weiteres Kriterium wurde ein Verhältnis von Aktivierungszeit (AT) zur Tachykardiezykluslänge (CL) von weniger

KAPITEL 15 Elektroanatomisches Mapping fokaler atrialer Tachykardien

als 0,5 definiert, mit einer Sensitivität von 91% und einer Spezifität von 100% für das Vorliegen einer fokalen Tachykardie. Die primäre Erfolgsrate der Radiofrequenzkatheterablation lag bei über 80%, die Rezidivrate nach einem Jahr bei 15%. Sowohl bei rechts- als auch bei linksatrialen Ablationen traten keine Komplikationen auf.

Abbildung 15-1 zeigt das elektroanatomische Mapping der rechtsatrialen Tachykardie einer 31jährigen Patientin mit seit der Kindheit bestehenden und seit Dezember 1996 deutlich zunehmenden, subjektiv sehr belastenden und medikamentös therapierefraktären Tachykardien. Bei der elektrophysiologischen Untersuchung wurde die Tachykardie (Zykluslänge 280 ms) induziert und ein CARTO-Mapping des rechten Vorhofs und des Koronarsinus während der Tachykardie durchgeführt. Es wurden 61 Punkte akquiriert, die Untersuchungszeit betrug 15 min. Die Aktivierungssequenz des rechten Vorhofs ist farbkodiert dargestellt und den anatomischen Strukturen zugeordnet. Rot entspricht der frühesten Erregung, im Falle einer fokalen Tachykardie dem Erregungsursprung und damit dem Ablationsort, dunkelblau und violett entsprechen der spätesten lokalen Vorhofaktivierung. Die Farbübergänge erfolgen von rot über gelb, grün und blau bis violett. Der Fokus (farbkodiert rot dargestellt) konnte im 3 D rekonstruierten rechten Vorhof posteroseptal am Koronarsinuseingang eindeutig lokalisiert werden mit einer rechtsatrialen Aktivierungszeit von 93 ms. Die anschließende Radiofrequenzkatheterablation verlief erfolgreich und die Patientin ist seither beschwerdefrei.

Abbildung 15-2 zeigt das elektroanatomische Map des rechten Vorhofs eines 61jährigen Patienten mit einer fast täglichen medikamentös therapierefraktären atrialen Tachykardie mit Blick von linksanterior auf das Septum (LAO). Es wurden 46 Punkte im rechten Vorhof akquiriert. Die rechtsatriale Aktivierungssequenz betrug 74 ms. Der Fokus dieser Tachykardie (rot dargestellt) konnte im rechten Vorhof parahissär anteroseptal eindeutig lokalisiert werden. Man

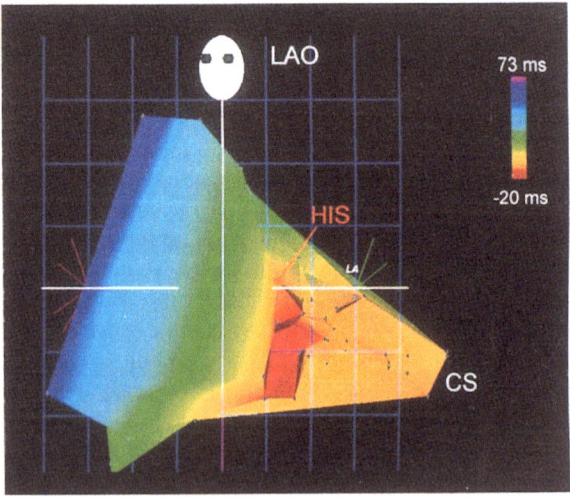

Abb. 15-1. Elektroanatomisches Map des rechten Vorhofs und des Koronarsinus (CS) in LAO-Ansicht bei einer 31jährigen Patientin. Darstellung der farbkodierten Aktivierungssequenz während einer atrialen Tachykardie. Der Erregungsfokus ist deutlich am Koronarsinuseingang sichtbar (farbkodiert *rot* dargestellt)

Abb. 15-2. Elektroanatomisches Map des rechten Vorhofs während einer fokalen atrialen Tachykardie in LAO-Ansicht. Der Erregungsfokus (farbkodiert *rot* dargestellt) befindet sich parahissär

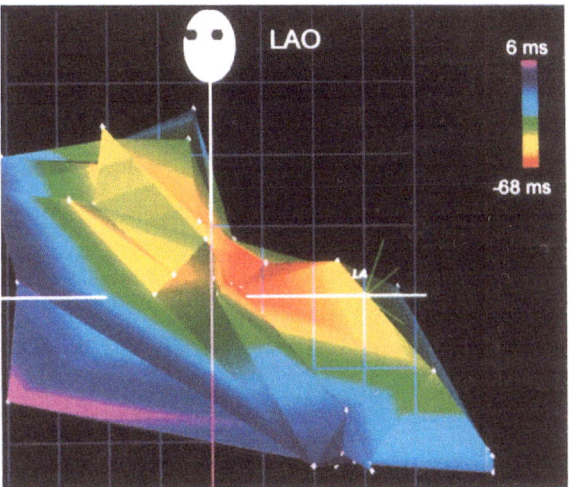

sieht die deutlich spätere Aktivierung des übrigen Myokards mit dem typischen Bild einer fokalen Tachykardie, der kontinuierlichen Erregungsausbreitung vom Fokus ausgehend in alle Richtungen. Der Patient wurde an dieser Stelle mit dem CARTO-Katheter erfolgreich abladiert und ist seitdem beschwerdefrei.

15.2
Stellenwert der Methode

Die empirische medikamentöse Langzeittherapie atrialer Tachykardien ist durch häufige Ineffizienz und Proarrhythmien belastet, wodurch die kurative Radiofrequenzkatheterablation wie auch bei anderen Formen supraventrikulärer Tachykardien zunehmend an Bedeutung gewinnt.

Die Voraussetzung für eine erfolgreiche Katheterablation ist eine invasive elektrophysiologische Untersuchung mit genauer Lokalisation des arrhythmogenen Substrats. Ein konventionelles elektrophysiologisches Mapping atrialer Tachykardien kann sehr komplex und zeitaufwendig sein, v. a. wenn mehrere Foci vorliegen oder eine transseptale Punktion zur Untersuchung des linken Vorhofs notwendig ist. Mit Hilfe des elektroanatomischen Mappings kann die Diagnostik und Therapie erleichtert werden. So erlaubt das CARTO-System eine farbkodierte Visualisierung der endokardialen Aktivierungssequenz in bezug zur Anatomie der rekonstruierten dreidimensionalen Herzhöhle. Bei fokalen rechts- und linksatrialen Tachykardien wird dadurch ohne zusätzlichen Zeitaufwand die Lokalisation und Ablation des arrhythmogenen Substrats erleichtert und damit verbessert (Hoffmann et al. 1998). Diese und weitere vielversprechende Entwicklungen in der Mappingtechnologie lassen hoffen, daß auch die Diagnostik und erfolgreiche Ablation sehr komplexer atrialer Tachykardien, z. B. der postoperativen Inzisionstachykardien, in Zukunft mit einer hohen Erfolgsrate möglich sein werden.

Literatur

Garson AJ, Moak JP, Friedman RA et al. (1989) Surgical treatment of arrhythmias in children. Cardiol Clin 7: 319–329

Gepstein L, Hayam G, Ben-Haim SA (1997) A novel method for nonfluoroscopic catheter-based electroanatomical mapping of the heart. In vitro and in vivo accuracy results. Circulation 95/6: 1611–1622

Gillette P, Garson A (1977) Electrophysiologic and pharmacologic characteristics of automatic ectopic atrial tachycardia. Circulation 56: 571–575

Hoffmann E, Reithmann C, Nimmermann P, Remp T, Steinbeck G (1998) Electroanatomic mapping of atrial and junctional tachycardia. JACC 3 (2): 850

Lesh MD, Van Hare GF, Epstein LM et al. (1994) Radiofrequency catheter ablation of atrial arrhythmias. Circulation 89: 1074–1089

Moro C, Rufilanchas JJ, Tamargo J et al. (1988) Evidence of abnormal automaticity and triggering activity in incessant ectopic atrial tachycardia. Am Heart J 116: 552

Nimmermann P, Hoffmann E, Reithmann C, Remp T, Steinbeck G (1998) Elektroanatomisches Mapping der sinuatrialen Aktivierung: Erste Erfahrungen mit dem neuen Mappingsystem CARTO™. Z Kardiol 87: 227–232

Poty H, Saoudi N, Haissaguerre M, Abdou D, Clementy J, Letac B (1996) Radiofrequency catheter ablation of atrial tachycardias. Am Heart J 131 (3): 481–489

KAPITEL 16

Nichtablative interventionelle Therapie supraventrikulärer Tachykardien: implantierbarer Vorhofdefibrillator

S. JANKO

Die Erkennung der Toxizität und relativen Ineffektivität einer antiarrhythmischen Therapie in der Behandlung supraventrikulärer Arrhythmien führte in der jüngsten Vergangenheit zur Entwicklung alternativer Therapieverfahren. Während die Behandlung von AV-Knoten-Reentrytachykardien oder Vorhofflattern durch Katheterablation eine sehr hohe Erfolgsrate mit bis zu 90 % aufweist, stellt die Therapie bei chronischem Vorhofflimmern ein derzeit noch immer unzureichend gelöstet Problem dar. Das Vorhofflimmern ist die häufigste in der klinischen Praxis gesehene Herzrhythmusstörung; seine Prävalenz liegt bei 0,4 % in der Allgemeinbevölkerung, steigt aber mit zunehmendem Alter auf 2–4 % bei über 60jährigen an (Kannel 1982). Die damit assoziierte Morbidität und Mortalität begründet sich in erster Linie auf thromboembolische Komplikationen sowie einer hämodynamischen Beeinträchtigung, die die Entwicklung einer Herzinsuffizienz fördert; eine Tachykardie-induzierte Kardiomyopathie kann aus einer unzureichend kontrollierten ventrikulären Antwort resultieren (Peters 1988). Aufgrund der sich hieraus ergebenden enormen sozioökonomischen Bedeutung werden derzeit neuere alternative Therapieansätze entwickelt. Zwei Strategien der nichtablativen Intervention sollen in den beiden folgenden Unterkapiteln diskutiert werden:

1. Vorhofdefibrillation,
2. präventive Schrittmacherstimulation.

16.1
Implantierbarer Vorhofdefibrillator

Während des Vorhofflimmerns finden eine Reihe von strukturellen (Ausma 1997) wie elektrophysiologischen (Wijffels 1995) Veränderungen im Vorhofmyokard statt, die die Aufrechterhaltung der Arrhythmie favorisieren und das Wiederauftreten von Vorhofflimmern nach Konversion in den Sinusrhythmus erleichtern. Eine frühestmögliche Konversion in den Sinusrhythmus scheint daher angezeigt. Durch elektrische Defibrillation können nun Vorhofflimmerepisoden terminiert und damit möglicherweise Remodelingprozesse verhindert werden.

Lange Zeit war die Termination von Vorhofflimmern auf die transthorakale elektrische Kardioversion, die 1962 von Lown et al. (Lown 1962) eingeführt wurde, beschränkt. Bei akutem Vorhofflimmern mit hämodynamischer Instabilität ist sie heute die Therapie der Wahl mit einer Erfolgsaussicht von bis zu 80% (DeSilva 1980). Der Erfolg der Konversion in den Sinusrhythmus hängt dabei in erster Linie von der Dauer der Arrhythmie, daneben von der Vorhofgröße, zugrundeliegender Herzerkrankung und durchgeführter antiarrhythmischer Therapie ab. Sie ist durch die Anwendung sehr hoher Energien gekennzeichnet, die das potentielle Risiko einer myokardialen Schädigung, einer Induktion von ventrikulären Arrhythmien sowie ein Thromboembolierisiko bergen, jedoch im klinischen Alltag nur sehr selten beobachtet werden. Mit dem Ziel, dieses potentielle Risiko zu minimieren und gleichzeitig die Notwendigkeit einer Kurznarkose für den Patienten auszuschalten, wurden vor etwa 25 Jahren Untersuchungen zur intraatrialen Defibrillation unter Anwendung niederenergetischer Schocks begonnen (Mower 1972).

In tierexperimentellen Studien konnte die sichere Terminierung von Vorhofflimmern durch Plazierung transvenöser Elektrodenkatheter nachgewiesen werden. Im Hundemodell gelang es Dunbar et al. (Dunbar 1986) 26% aller atrialen Tachyarrhythmieepisoden unter Anwendung von monophasischen 1,0-J-Energieschocks zu kardiovertieren, dabei waren die Elektroden im rechten Atrium und in der V. cava superior lokalisiert. In der anschließenden histologischen Untersuchung des Gewebes ließen sich keine pathologischen Veränderungen nachweisen. Powell et al. (Powell 1992) wiesen am Schafmodell eine Dosis-Wirkungs-Beziehung mit Plateauphase bei 5 J nach, bei der zu 80% die Kardioversion erfolgreich war. Bei Verwendung von 1,5-J-Energie lag die Erfolgsrate immerhin noch bei 50%. Die Elektroden waren rechts endokardial sowie links apikal-thorakal plaziert. Am gleichen Modell wurden von Cooper et al. (Cooper 1993) Vergleiche zwischen verschiedenen Elektrodensystemen und unterschiedlichen Schockformen durchgeführt. Hier zeigte sich eine maximale Energieminimierung bei Abgabe von 3 ms/3 ms biphasischen Schocks zwischen einer im rechten Vorhof plazierten Elektrode und einer distal im Koronarsinus liegenden Elektrode. Bei 50% der durchgeführten Kardioversionen lag der Energiebedarf im Mittel bei 1,3 ± 0,4 J. In 55% aller Fälle war die Kardioversion erfolgreich. Die Inzidenz ventrikulärer Fibrillationen lag bei 2,4%.

Erste Untersuchungen zur internen Defibrillation mit niederenergetischen Schocks am Menschen wurden von Keane Anfang der 90er Jahre durchgeführt (Keane 1992, 1993). Im intraoperativen Setting unter Verwendung epikardialer Paddels war in Übereinstimmung mit tierexperimentellen Beobachtungen die Applikation von biphasischen Schocks der Applikation von monophasischen Schocks deutlich überlegen (Keane 1992). Durch Plazierung endokardialer Elektroden im rechten Atrium und im distalen Sinus coronarius konnte ein Defibrillationsvektor über die Fläche beider Vorhöfe erzielt werden, so daß eine Minimierung des Energiebedarfs auf 3 – 8 J resultierte (Keane 1993). 15 von 16 Patienten mit chronischem Vorhofflimmern konnten dabei in den Sinusrhythmus konvertiert werden. Ähnlich hohe Erfolgsraten konnten in weiteren Studien beobachtet werden, die eine temporäre Katheterplazierung beinhalteten. Alt et al. (Alt 1994) gelang es bei 10 von 11 Patienten mit einer mittleren Arrhythmiedauer von

5,7 ± 5,4 Monaten unter Anwendung einer mittleren Energie von 3,7 ± 1,7 J einen Sinusrhythmus erfolgreich wiederherzustellen. In einer weiteren Studie konnte durch Applikation biphasischer R-Zacken synchronisierter Schocks zwischen dem hohen rechten Atrium und dem Koronarsinus mit einer mittleren Energie von 2,16 ± 1,02 J eine 100 %ige Termination von Vorhofflimmern erzielt werden, ohne daß es zum Auftreten proarrhythmischer Effekte kam (Murgatroyd 1995). Es zeigte sich, daß die Arrhythmiedauer einen entscheidenden Einfluß auf die benötigte Defibrillationsschwelle hat. Bei Patienten mit lang bestehendem chronischem Vorhofflimmern lag der mittlere Energiebedarf für eine erfolgreiche Kardioversion deutlich über 5 J (Keane 1993; Schmitt 1996). Einen erniedrigten Energiebedarf dagegen konnte mit großen oberflächlichen epikardialen Elektroden erzielt werden (Keane 1994).

Basierend auf diesen Untersuchungen wurden nun in jüngster Vergangenheit implantierbare atriale Defibrillatoren entwickelt, die derzeit unter klinischer Erprobung stehen. Weniger als 500 sowohl Einkammer- als auch Zweikammersysteme sind weltweit implantiert (Keane 1998). Der Metrix wurde 1995 als erster atrialer Defibrillator auf den Markt gebracht, der im Vorhof sowohl Wahrnehmungs- als auch Defibrillationsfunktion besitzt und in der Kammer stimulieren kann. Das Gerät selbst ist 53 cm^3 groß und wiegt 82 g; sein maximaler Output liegt bei 6,4 J. Eine weitere Neuentwicklung stellt der Jewel AF dar, der mit 55 cm^3 und 93 g als Zweikammersystem sowohl Wahrnehmungs- als auch Stimulations- und Defibrillationsfunktion in Atrium und Ventrikel besitzt; sein maximaler Output liegt bei ca. 27 J.

Sicherheit und Effektivität einer Defibrillationstherapie konnten in den laufenden Studien bislang dokumentiert werden (Timmermans 1998; Wellens 1998; Wolpert 1998; Santini 1998). Durch Synchronisation der Schockabgabe mit der ventrikulären Depolarisation und durch kombinierten Einbau mit einem ventrikulären Defibrillator wird versucht, das potentielle Risiko (Ayers 1994) einer Proarrhythmieinduktion zu minimieren. Eine Induktion ventrikulärer Tachyarrhythmien wurde in keiner der laufenden Studien bislang beobachtet. Die sichere Erkennung von Vorhofflimmerepisoden stellt aufgrund der Größe und der starken Variation atrialer Elektrogramme ein technisches Problem dar. Die Sensitivität der Erkennung von Flimmerwellen steht hier in Konkurrenz zu elektromechanischen Interferenzen wie auch zur Far-field-Wahrnehmung ventrikulärer Elektrogramme. Hier haben sich daher Algorithmen, die neben Frequenzkriterien, die Powerspektralanalyse und die Wahrscheinlichkeitsdichtefunktion verwenden, als vorteilhaft gezeigt.

In der Metrix-Automatic-Implantable-Atrial-Defibrillator-Studie konnte eine erfolgreiche Termination bei 96 % der Flimmerepisoden unter direkter ärztlicher Überwachung beobachtet werden. Bei 27 % der Episoden war allerdings die Applikation mehrerer Schocks aufgrund von früh wiedereinsetzenden Vorhofflimmerepisoden notwendig. Bei 4 Patienten mußte der Defibrillator aufgrund von Infektion, kardialer Temponade bzw. zu häufig auftretenden Flimmerepisoden wieder entfernt werden (Wellens 1998). Unter ambulanten Bedingungen zeigt sich bislang eine Erfolgsrate von 87 % (Timmermans 1998). In einer Studie mit dem Defibrillatorsystem AMD 7250 lag die erfolgreiche Termination bei 89 % (Wolpert 1998).

Die Indikation für die Implantation eines atrialen Defibrillators stellen Patienten mit symptomatischem, medikamentös therapierefraktärem Vorhofflimmern dar. Die Therapieakzeptanz durch den Patienten hängt dabei ganz entscheidend von der Häufigkeit und Schmerzhaftigkeit der Schockentladungen ab (Lüderitz 1994). Dauer und Anzahl der auftretenden Vorhofflimmerepisoden müssen daher vor der Implantation gut dokumentiert werden. Sehr häufige und in kürzesten Zeitabständen wiederauftretende kurze Flimmerepisoden können als Kontraindikation angesehen werden, nicht zuletzt auch, weil durch eine vorzeitige Batterieentladung das System unbrauchbar wird. Die Defibrillationsschwelle muß vor der Implantation des Systems überprüft werden. Die Schmerzhaftigkeit intrakardialer Schockabgaben kommt durch Skelettmuskelkontraktionen, aber möglicherweise auch durch direkte Stimulierung freier Nervenendigungen zustande. Obwohl die Schmerzempfindung ganz erheblich zwischen den einzelnen Patienten schwankt, kann die Schmerzschwelle zwischen 1 und 2 J angegeben werden und liegt damit über den verwendeten Defibrillationsenergien von 2–4 J (Tomassoni 1996). Im Gegensatz zur ICD-Therapie bei ventrikulären Ereignissen ist der Patient bei Schockabgabe zur Terminierung von Vorhofflimmern bei vollem Bewußtsein und empfindet Schmerzen. Eine gute Tolerierbarkeit, d. h. eine weitestgehende Schmerzfreiheit ist aber für einen nicht akut lebensbedrohlichen Zustand zu fordern. Neuere Ansätze mit modifizierten biphasischen Schockwellen (Harbinson 1996) sowie eine Kombination mit einer antiarrhythmischen Medikation (Iskos 1996) könnten den Energiebedarf weiter reduzieren und so zu einer besseren Toleranz der applizierten Schockwellen führen.

Die Vorhofdefibrillation mit Hilfe eines implantierten Vorhofdefibrillators stellt den derzeit einzigen interventionellen Therapieansatz zur Termination von Vorhofflimmerepisoden dar. Durch schnelle und effektive Behandlung wird versucht, elektrischen Remodelingvorgängen unter anhaltendem Vorhofflimmern vorzubeugen. Das Therapieverfahren bleibt derzeit experimentell auf einen sehr selektiven Patientenkreis beschränkt. Die Indikationsstellung erfolgt für Patienten mit symptomatischen, medikamentös therapierefraktären, nicht zu häufig, aber eher langanhaltend auftretenden Vorhofflimmerepisoden. Die Patiententoleranz des Therapieverfahrens wird entscheidend von der Häufigkeit und Schmerzhaftigkeit der applizierten Defibrillationsschocks abhängen. Die Weiterentwicklung der Geräte, insbesondere eine Kombination mit einem präventiven Schrittmachersystem, das die Anzahl der auftretenden Vorhofflimmerepisoden reduziert, könnte die Toleranz des Gerätes in der Zukunft entscheidend verbessern. Der Einsatz dieses Therapieverfahrens wird aber nicht zuletzt von der Sicherheit und Effektivität im Langzeitverlauf abhängen, der zum jetzigen Zeitpunkt noch völlig offen ist.

Literatur

Alt E, Schmitt C, Ammer R, Coenen M, Fotuhi P, Karch M, Balsini R (1994) Initial experience with intracardiac atrial defibrillation in patients with chronic atrial fibrillation. PACE 17: 1067–1078

Ausma J, Wijffels M, Thone F, Wouters L, Allessie M, Borgers M (1997) Structural changes of atrial myocardium due to sustained atrial fibrillation in the goat. Circulation 96: 3157–3163

Ayers GM, Alferness CA, Ilina M, et al. (1994) Ventricular proarrhythmic effects of ventricular cycle length and shock strength in a sheep model of transvenous atrial defibrillation. Circulation 89: 413–422

Cooper RA, Alferness CA, Smith W et al. (1993) Internal cardioversion of atrial fibrillation in sheep. Circulation 87: 1673

DeSilva RA, Graboys TB, Podrid PJ et al. (1980) Cardioversion and defibrillation. Am Heart J 100: 881–895

Dunbar DN, Tobler HG, Fetter J et al. (1986) Intracavitary electrode catheter cardioversion of atrial tachyarrhythmias in the dog. J Am Coll Cardiol 7: 1015

Harbinson M, Trouton T, Imam Z et al. (1996) Transvenous catheter atrial defibrillation using rounded versus standard biphasic waveforms. PACE 19: 696

Iskos D, Lurie KG; Adler SW, et al. (1996) Effect of parenteral d-sotalol on transvenous atrial defibrillation threshold in canine model of atrial fibrillation. Am Heart J 132: 116–119

Kannel WB, Abbott RD, Savage DD, McNamara PM (1982) Epidemiologic features of atrial fibrillation: the Framingham study. N Engl J Med 306: 1018–1022

Keane D, Boyd E, Anderson D, Robles D, Deverall P, Morris R, Jackson G, Sowton E (1994) Comparison of biphasic versus monophasic waveforms in epicardial atrial defibrillation. J Am Coll Cardiol 24: 171–176

Keane D, Boyde E, Robles A et al. (1992) Biphasic versus monophasic waveform in epicardial atrial fibrillation. PACE Pacing Clin Electrophysiol 15: 570.

Keane D, Sulke N, Cooke R et al. (1993) Endocardial cardioversion of atrial flutter and fibrillation. PACE Pacing Clin Electrophysiol 16: 928

Keane D, Zou L, Ruskin J (1998) Nonpharmacologic Therapies for Atrial Fibrillation. Am J Cardiol 81: 41C–45C

Lown B, Amarasingham R, Neuman J (1962) New method for terminating cardiac arrhythmias – use of synchronised capacitor discharge. JAMA 182: 548–555

Lüderitz B, Jung W, Deister A, Manz M (1994) Patient acceptance of implantable cardioverter defibrillator devices: changing attitudes. Am Heart J 127: 1179–1184

Mower MM, Mirowski M, Denniston RH (1972) Assessment of various models of acetylcholine induced atrial fibrillation for study of intra-atrial cardioversion. Clin Res 20: 388

Murgatroyd FD, Slade AK, Sopher SM, Rowland E, Ward DE, Camm AJ (1995) Efficacy and tolerability of tranvenous low energy cardioversion of paroxysmal atrial fibrillation in man. J Am Coll Cardiol 25: 1347–1353

Peters KG, Kienzle MG (1988) Severe cardiomyopathy due to chronic rapidly conducting atrial fibrillation: complete recovery after restoration of sinus rhythm. Am J Med 85: 242–244

Powell AC, Garan H, McGovern BA et al. (1992) Low energy conversion of atrial fibrillation in sheep. J Am Coll Cardiol 20: 707–711

Santini M (1998) Clinical experience with a dual defibrillator. Eur Heart J 19: 585

Schmitt C, Alt E, Plewan A, Ammer R, Leibig M, Karch M, Schomig A (1996) Low energy intracardiac cardioversion after failed conventional external cardioversion of atrial fibrillation. J Am Coll Cardiol 28: 994–999

Timmermans C, Fellows C, Levy S, Tavernier R, Wellens HJJ (1998) Ambulatory use of the Metrix automatic implantable atrial defibrillator to treat episodes of atrial fibrillation. Eur Heart J 19: 584

Tomassoni G, Newby KH, Kearney MM, Brandon MJ, Barold H, Natale A (1996) Testing different biphasic waveforms and capacitances: effect on atrial defibrillation threshold and pain perception. J Am Coll Cardiol 28: 695–699

Wellens HJJ, Lau CP, Lüderitz B et al. (1998) Atrioverter: An implantable device of the treatment of atrial fibrillation. Circulation 98: 1651–1656

Wijffels MCEF, Kirchhof CJHJ, Dorland R, Allessie MA (1995) Atrial fibrillation begets atrial fibrillation: a study in awake chronically instrumented goats. Circulation 92: 1954–1968

Wolpert C, Jung W, Spehl S, Tenzer D, Esmailzadeh B, Kirchhoff PG, Lüderitz B (1998) Improved specificity and low atrial defibrillation thresholds: a safe and efficacious approach to concomitant atrial and ventricular tachyarrhythmias. Eur Heart J 19: 582

Stimulationstechniken zur Prävention von Vorhofflimmern

S. JANKO, E. HOFFMANN

Die Mechanismen der Initiierung von Vorhofflimmern sind, soweit bis heute bekannt, vielfältig und sehr wahrscheinlich interindividuell unterschiedlich. Als mögliche Trigger werden Alterationen des autonomen Tonus sowie eine gesteigerte ektope atriale Aktivität diskutiert. Inhomogene langsame intraatriale und interatriale Leitungsgeschwindigkeiten und kurze atriale Refraktärzeiten gelten als elektrophysiologisches Substrat der Initiierung und Aufrechterhaltung von Vorhofflimmern (Allessie 1990). Auf der Grundlage dieser pathophysiologischen Erkenntnisse wurden nun in den vergangenen Jahren verschiedene Stimulationsverfahren zur Prävention von Vorhofflimmern entwickelt. Patienten mit paroxysmalem oder persistierendem Vorhofflimmern stellen dabei die Zielgruppe dieser neuentwickelten Schrittmachertherapien dar; die Indikationsstellung geht somit über die Behandlung assoziierter bradykarder Rhythmusstörungen hinaus.

Der Ausgangspunkt für den Einsatz einer Schrittmachertherapie zur Prävention von Vorhofflimmern waren klinische Beobachtungen an Patienten mit Sinusknotenerkrankung. Mehrere retrospektive Untersuchungen konnten hier eine geringere Chronifizierungsrate bei einer atrialen gegenüber einer ventrikulären Stimulation aufzeigen. Über einen Nachbeobachtungszeitraum von 3 – 5 Jahren war die Inzidenz von Vorhofflimmern bei Stimulation im AAI- oder DDD-Modus mit 4 – 13 % gegenüber 18 – 47 % bei VVI-Stimulation deutlich erniedrigt (Hesselson 1992; Rosenqvist 1988; Stangl 1990; Santini 1990; Feuer 1989; Grimm 1990) und die Mortalität (8 % vs. 23 %) reduziert (Rosenqvist 1988). Eine prospektive, randomisierte Untersuchung an 225 Patienten mit Sicksinussyndrom ergab ähnliche Resultate. Bei atrialer Stimulation lag die Inzidenz für Vorhofflimmern bei 14 % gegenüber 23 % bei ventrikulärer Stimulation innerhalb eines mittleren Nachbeobachtungszeitraums von 3 Jahren (Andersen 1994).

Bereits in den 80er Jahren konnte bei einer kleinen Gruppe von Patienten mit bradykardieassoziiertem Vorhofflimmern (Abb. 17 1) durch eine permanente Vorhofstimulation eine Reduktion der Vorhofflimmerepisoden beobachtet werden.

Durch DDD-Stimulation mit einer Frequenz von 80 – 90/min oder von geringgradig über der im LZ-EKG ermittelten mittleren Herzfrequenz konnte eine Verbesserung der intraatrialen Leitungszeiten gefunden werden (Coumel 1983; Attuel 1988). In der Folge wurden frequenzadaptive Stimulationsverfahren zur Prävention relativer Bradykardien eingesetzt. Die frequenzadaptive Vorhofstimulation (AAIR- oder DDDR-Modus) ist daher als Sonderform einer atrialen Überstimulation aufzufassen. Nach anfänglich vielversprechenden Resultaten (Kato 1988)

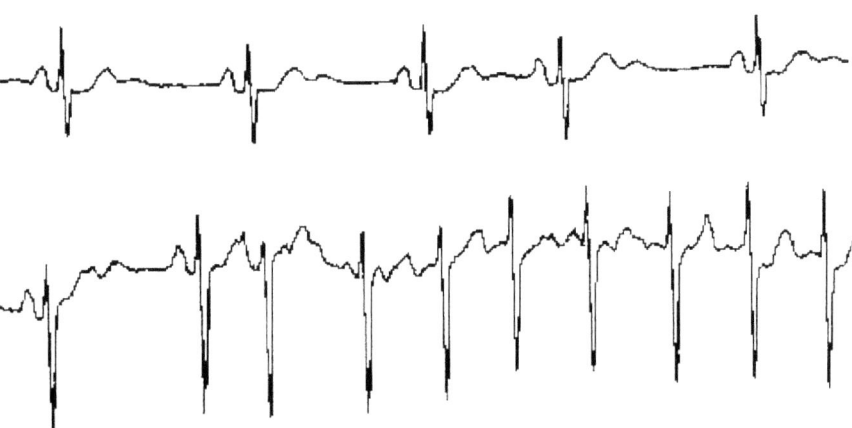

Abb. 17-1. Bradykardieinduziertes Vorhofflimmern bei einem 63jährigen Patienten mit langjährigem paroxysmalem Vorhofflimmern. Das Oberflächen-EKG (Ableitung II) zeigt eine Sinusbradykardie um 40/min; nach Auftreten einer atrialen Extrasystole beginnt der Vorhof zu flimmern

scheint die frequenzadaptive gegenüber der nicht frequenzadaptiven Stimulation jedoch keine Vorteile zu bieten (Capucci 1997; Santini 1997).

Wie elektrophysiologische Untersuchungen zeigen, spielen intraatriale Leitungsverzögerungen für die Initiierung von Vorhofflimmern eine bedeutende Rolle (Buxton 1984; Tanigawa 1991). Bislang diskutierte Stimulationstherapien sind durch die fehlende Optimierbarkeit der elektrischen Vorhof-Kammer-Synchronisation des linken Herzens bei rechtsseitig implantierten Elektroden gekennzeichnet. Eine zeitgleiche Stimulation des rechten wie des linken Vorhofs könnte aber gerade interatriale Leitungsverzögerungen beseitigen und so das Wiederauftreten von Vorhofflimmern limitieren. Drei verschiedene Stimulationstechniken wurden auf dieser Grundlage entwickelt: die biatriale Stimulation mit einer im rechten Vorhof und einer im Koronarsinus plazierten Elektrode, die bifokale Vorhofstimulation mit einer im rechten Vorhof wie im Ostium des Koronarsinus fixierten Elektrode und schließlich die septale Stimulation mit einer am interatrialen Septum verankerten Sonde.

Die biatriale Stimulation war die erste Methode, die 1990 bei Patienten mit interatrialen Leitungsverzögerungen mit dem Ziel einer atrialen Resynchronisation eingesetzt wurde (Daubert 1990). Erste Untersuchungsergebnisse wiesen auf eine erfolgreiche Reduktion der Vorhofflimmerepisoden hin (Daubert 1994, 1995). Eine prospektive klinische Studie (SYNBIAPACE) untersucht derzeit bei Patienten mit intermittierendem Vorhofflimmern und interatrialer Leitungsstörung die Effektivität der Vorhofflimmersupprimierung bei biatrialer Stimulation im Vergleich zur konventionellen rechtsatrialen Stimulation.

Ein alternatives Verfahren zur Wiederherstellung der atrialen Resynchronisation stellt die bifokale Stimulation dar, bei der eine Schraubelektrode im Eingang des Koronarsinus plaziert wird (Saksena 1996). Ein möglicher Vorteil gegenüber der biatrialen Stimulation stellt die so erzielbare stabilere Elektrodenlage dar. Auch hier konnte in kleineren Patientenkollektiven die Verlängerung arrhythmiefreier Intervalle erzielt werden. In einer randomisierten klinischen Studie (Dual Site Atrial Pacing to Prevent Atrial Fibrillation, DAPPAF) wird derzeit an 12 Zentren Nordamerikas die Effektivität der konventionellen DDI- bzw. VDI-Stimulation im Vergleich zur bifokalen Stimulation näher untersucht.

Mit Hilfe der septalen Stimulation soll eine simultane Depolarisation beider Vorhöfe ausgehend von einem einzigen Stimulationsort erzielt werden. Eine Schraubelektrode wird dazu am anterioren interatrialen Septum plaziert. Erste Untersuchungen deuten hier auf eine erfolgreiche Stimulation beider Vorhöfe hin (Spencer 1997).

Die möglichen Wirkmechanismen einer permanenten atrialen Stimulation, auf der alle bislang beschriebenen Stimulationtechniken basieren, sind bis heute nur unzureichend bekannt. Auch die Frage, ob durch eine atriale Überstimulation das Vorhofflimmern per se verhindert werden kann, ist bislang völlig ungeklärt. Hohe Vorhoffrequenzen verbessern bei einem Teil der Patienten die interatrialen Leitungseigenschaften und reduzieren die typischen Trigger der Initiierung von Vorhofflimmern, wie supraventrikuläre Extrasystolen, postextrasystolische Pausen und Bradykardien. Als deutlicher Nachteil ist jedoch zum einen die Intoleranz hoher Vorhoffrequenzen durch die Patienten selbst, zum anderen eine mögliche hämodynamische Beeinträchtigung zu bewerten (Stern 1995).

Um die Dauer einer Vorhofüberstimulation so gering wie möglich zu halten, wurden in den letzten Jahren neue Stimulationsalgorithmen entwickelt, die intermittierend auf bestimmte Bedingungen hin selbstaktiviert arbeiten. Murgatroyd beschrieb 1994 einen Algorithmus, der durch atriale Extrasystolen aktiviert, die Stimulationsrate auf die Frequenz der atrialen Extrasystolen abstimmen kann (Murgatroyd 1994). Die klinische Testung an 70 Patienten über 24 h ergab einen funktionsgerechten Einsatz ohne Auftreten maligner Arrhythmien. Die Analyse von 36 Aufzeichnungen atrialer Arrhythmien zeigte eine Reduktion der atrialen Extrasystolie bei 18 Patienten, einen Anstieg bei 8. Atriale Salven traten bei 12 Patienten mit geringerer, bei 4 mit größerer Häufigkeit auf. Die atriale Überstimulation blieb in allen Fällen von allen Patienten unbemerkt. Vier weitere spezielle Stimulationsalgorithmen sind derzeit in einer multizentrischen prospektiven randomisierten Studie in der klinischen Erprobung [Atrial Fibrillation Therapy-(AFT-)Studie]. Alle 4 Algorithmen sind durch eine zeitlich begrenzte atriale Überstimulation gekennzeichnet, die von einer graduellen Reduktion der Stimulationsrate gefolgt ist. Das Ziel der einzelnen Algorithmen ist es, potentielle Triggermechanismen zu eliminieren. Im einzelnen sollen atriale Extrasystolen unterdrückt, die atriale Frequenz nach Belastung kontrolliert, postextrasystolische Pausen verhindert und der Vorhof durch Stimulation konditioniert werden.

Zusammenfassend kann festgehalten werden: Die Schrittmachertherapie bei Vorhofflimmern, auch in Abwesenheit symptomatischer Bradykardien, ist ein relativ neues Konzept zur Prävention von Vorhofflimmern. Die derzeit laufenden Studien werden zeigen, wie effektiv Vorhofflimmerepisoden verhindert werden können und damit evtl. einer Alteration des atrialen Substrats, die das Wiederauftreten von Vorhofflimmern begünstigt, entgegengewirkt werden kann.

Literatur

Allessie MA, Rensma PL, Brugada J, Smeets JLRM, Penn O, Kirchof CJHJ (1990) Pathophysiology of atrial fibrillation. In: Zipes DP, Jalife J (eds.) Cardiac electrophysiology: from cell to bedside. Saunders, Philadelphia, pp 548–559

Andersen HR, Thuesen L, Bagger JP et al. (1994) Prospective randomized trial of atrial versus ventricular pacing in sick-sinus syndrome. Lancet 344: 1523–1528

Attuel P, Pellerin D, Mugica J, Coumel P (1988) DDD pacing: an effective treatment modality for recurrent atrial arrhythmias. PACE 11: 1647–1654

Buxton AE, Waxman HL, Marchlinski FE, Josephson ME (1984) Atrial conduction: effects of extrastimuli with and without atrial dysrhythmias. Am J Cardiol 54: 755–761

Capucci A, Villani GQ, Groppi F et al. (1997) DDD vs. DDDR to prevent PAF in the elderly: a randomized study. PACE 20: 1228

Coumel P, Friocourt P, Mugica J et al. (1983) Long-term prevention of vagal atrial arrhythmias by atrial pacing at 90/minutes: experience with 6 cases. PACE 6: 552–560

Daubert C, Gras D, Laclercq C et al. (1995) Biatrial synchronous pacing: a new therapeutic approach to prevent refractory atrial tachyarrhythmias. J Am Coll Cardiol 25: 230A (Abstract)

Daubert C, Mabo P, Berder V et al. (1990) Arrhythmia prevention by permanent atrial resynchronization in patients with advanced interatrial block. Eur Heart J 11: 237

Daubert JC, Gras D, Berder V, Leclerq C, Mabo P (1994) Resynchronisation atriale permanente par la stimulation biatriale synchrone pour le traitement preventif du flutter auriculaire associe a un bloc interauriculaire de haut degre. Arch Mal Coeur 87: 1535–1546

Feuer JM, Shandling AH, Messenger JC et al. (1989) Influence of cardiac pacing mode on the long-term development of atrial fibrillation. Am J Cardiol 64: 1376–1379

Grimm W, Langenfeld H, Maisch B et al. (1990) Symptoms, cardiovascular risk profile and spontaneous ECG in paced patients: a five-year follow-up study. PACE 13: 2086–2090

Hesselson AB, Parsonnet V, Bernstein AD et al. (1992) Deleterious effects of long-term single-chamber ventricular pacing in patients with sick sinus syndrome: the hidden benefits of dual chamber pacing. J Am Coll Cardiol 19: 1542–1549

Kato R, Teraswa T, Gotoh T (1988) Antiarrhythmic efficacy of atrial demand (AAI) and rate responsive atrial pacing. In: Santini M, Pistolese M, Allegro A (eds.) Progress in clinical pacing. Exerpta Medica, Amsterdam, pp 15–24

Murgatroyd FD, Slade AKB, Nitzsche R, Camm AJ, Ritter P (1994) A new pacing algorithm for the suppression of atrial fibrillation. PACE 11: 1966–1973

Rosenqvist M, Brandt J, Schuller H (1988) Long-term pacing in sinus node disease: Effects of stimulation mode on cardiovascular morbidity and mortality. Am Heart J 116: 16–22

Saksena S, Prakash A, Hill M, Krol R, Munsif A, Mathew P, Mehra R (1996) Prevention of recurrent atrial fibrillation with chronic dual-site right atrial pacing. J Am Coll Cardiol 28: 687–694

Santini M, Alexidou G, Ansalone G et al. (1990) Relation of prognosis in sick sinus syndrome to age, conduction defect and modes of permanent cardiac pacing. Am J Cardiol 65: 729–735

Santini M, Ricci R, Puglisi A et al. (1997) Long-term haemodynamic and antiarrhythmic benefits of DDIR versus DDI pacing. G Int Cardiol 27: 892–900

Spencer WH, Zhu DWX, Markowitz T, Badruddin SM, Zoghbi WA (1997) Atrial Septal Pacing: A method for Pacing Both Atria Simultaneously. PACE 20: 2739–2745

Stangl K, Seitz K, Wirtzfeld A et al. (1990) Differences between atrial single chamber pacing (AAI) and ventricular single chamber pacing (VVI) with respect to prognosis and antiarrhythmic effect in patients with sick sinus syndrome. PACE 13: 2080–2085

Stern K for the BESS Study Group. (1995) Atrial fibrillation following pacemaker implantation: influence of the underlying pacing rate. PACE 18: 883

Tanigawa M, Fukatani M, Konoe A, Isomoto S, Kadena M, Hashiba K (1991) Prolonged and fractionated right atrial electrograms during sinus rhythm in patients with paroxysmal atrial fibrillation and sick sinus node syndrome. J Am Coll Cardiol 17: 403–408

Teil III
Interventionelle Therapie bei ventrikulären Tachykardien

KAPITEL 18

Indikationen und Ergebnisse der Katheterablation bei ventrikulären Tachykardien

C. REITHMANN

18.1
Biophysikalische Grundlagen der Katheterablation bei ventrikulären Tachykardien

Erste größere Erfahrungen bei der Katheterablation ventrikulärer Tachykardien wurden mit der Gleichstromkatheterablation gewonnen. Dieses Verfahren ist aber aufgrund einer hohen Inzidenz von Komplikationen nahezu vollständig verlassen worden. Die Ergebnisse experimenteller und klinischer Studien haben dazu geführt, daß auch für die Katheterablation ventrikulärer Tachykardien nahezu ausschließlich die Hochfrequenz-(Radiofrequenz-)Katheterablation eingesetzt wird. Mittels steuerbarer Ablationskatheter kann an definierten Stellen im Myokard eine Koagulationsnekrose mit irreversibler Gewebeschädigung erzielt werden. Ziel ist es, damit eine für die Entstehung der ventrikulären Tachykardie kritische Myokardmasse zu zerstören. Die applizierten Leistungen liegen meist zwischen 10 und 40 W. In den meisten Zentren kommt die leistungs- oder temperaturgesteuerte Hochfrequenzstromapplikation zur Anwendung. In unserer Klinik wird die Energieabgabe impedanzgesteuert durchgeführt. Diese Methode ermöglicht es in besonderer Weise, Impedanzanstiege mit der Folge einer „Karbonisierung" des Myokards zu vermeiden und damit die Gefahr einer Myokardperforation zu minimieren.

18.2
Voraussetzungen für die Katheterablation ventrikulärer Tachykardien

Die Induzierbarkeit der klinischen Tachykardie mittels programmierter Stimulation im Katheterlabor ist Voraussetzung für die Katheterablation. Bei idiopathischer rechtsventrikulärer Tachykardie ist eine Induktion mittels Kammerstimulation nur in ca. 20–30 % der Fälle möglich; häufiger gelingt bei dieser Sonderform der ventrikulären Tachykardie die Induktion durch intravenöse Infusion von Isoprenalin (2–5 µg/min). Zur Durchführung einer Katheterablation ist zu fordern, daß die induzierte ventrikuläre Tachykardie hämodynamisch zumindest für wenige Minuten toleriert wird, um ein ausreichendes Mapping durchführen zu können. Die ventrikuläre Tachykardie sollte monomorph sein; grundsätzlich können aber auch ventrikuläre Tachykardien unterschiedlicher Morphologie untersucht und abladiert werden.

Eine sorgfältige nichtinvasive kardiologische Diagnostik muß selbstverständlich der elektrophysiologischen Untersuchung und Katheterablation vorangehen. Insbesondere ist mittels Echokardiographie auf einen Ausschluß intrakardialer Thromben zu achten. In der Mehrzahl der Fälle wird auch eine invasive Diagnostik einschließlich einer Koronarangiographie durchgeführt.

18.3
Untersuchungen zur Lokalisation der Ablationsstelle

Bei Patienten mit struktureller Herzerkrankung (z. B. ischämischer Kardiomyopathie, rechtsventrikulärer Dysplasie) handelt es sich bei der ventrikulären Tachykardie meist um eine kreisende Erregung entlang von Leitungswegen, die durch Narbengewebe präformiert sind (Makroreentry). Eine Erregung um ein funktionelles Hindernis, das durch refraktäres Myokardgewebe gebildet wird, kommt ebenfalls als Grundlage einer ventrikulären Tachykardie bei Patienten mit struktureller Herzerkrankung in Betracht. Nur selten liegt eine Kreiserregung entlang Strukturen des Reizleitungssystems vor (z. B. Bundlebrunch-Reentrytachykardie, gelegentlich bei linksventrikulären idiopathischen Tachykardien). Die Ursache idiopathischer rechtsventrikulärer Tachykardien ist nicht sicher bekannt und wahrscheinlich nicht einheitlich; als häufigste Ursache wird eine getriggerte Aktivität angenommen. Orientierend kann der Ursprungsort der ventrikulären Tachykardie an Hand eines Oberflächen-EKG (12-Kanal-Ableitung) der Kammertachykardie sowie bei Betrachtung der zeitlichen Beziehung des endokardialen Potentials der rechtsventrikulären Spitze im Vergleich zum Beginn des QRS-Komplexes während der ventrikulären Tachykardie abgeschätzt werden. Die invasiven Verfahren zur Bestimmung des Ablationsortes bei ventrikulärer Tachykardie sind in Übersicht 18-1 aufgeführt.

Übersicht 18-1. Invasive Untersuchung zur Bestimmung des Ablationsortes bei ventrikulären Tachykardien

Endokardiales Mapping bei Sinusrhythmus
His-Bündelelektrographie während einer ventrikulären Tachykardie
Mapping der endokardialen Aktivierung während einer ventrikulären Tachykardie (Aktivierungsmapping)

Pacemapping
Stimulation in der Zone der langsamen Erregungsleitung (Entrainmentmapping)

Endokardiales Mapping bei Patienten mit ischämischer Kardiomyopathie während des Sinusrhythmus und während ventrikulärer Tachykardie zeigte, daß Areale langsamer Leitung auf dem Boden anatomischer oder funktioneller Abnormalitäten, die für die Aufrechterhaltung einer ventrikulären Tachykardie

18.3 Untersuchungen zur Lokalisation der Ablationsstelle

von essentieller Bedeutung sind, während des Sinusrhythmus spät (oder am spätesten) erregt werden. Daher kann ein *endokardiales Mapping bei Sinusrhythmus* hilfreich sein, insbesondere bei nichtanhaltenden oder schlecht tolerierten ventrikulären Tachykardien. Im Randbereich von Infarktnarben lassen sich während des Sinusrhythmus verbreiterte und fraktionierte Elektrogramme von verminderter Amplitude registrieren. Elektrogramme im Bereich einer vollständigen Infarzierung oder in fettig-bindegewebig veränderten Bezirken bei rechtsventrikulärer Dysplasie fallen durch eine erheblich reduzierte Amplitude auf. Fraktionierte Signale, die über das Ende des QRS-Komplexes hinausgehen, lassen sich als Hinweis für eine abnorme Erregungsleitung gelegentlich nachweisen. Diese Befunde stellen aber einen unspezifischen Befund dar und dienen der groben Orientierung zu Beginn des Kathetermapping.

Die *Ableitung eines His-Bündelpotentials* (und/oder von Potentialen des rechten bzw. linken Tawara-Schenkels) ermöglicht die Erkennung einer Bundlebrunch-Reentrytachykardie. Die Ableitung der endokardialen Aktivierung während einer anhaltenden ventrikulären Tachykardie wird als *Aktivierungsmapping* bezeichnet. Beim Aktivierungsmapping wird versucht, während der ventrikulären Tachykardie die früheste (präsystolische) elektrische Aktivität endokardial zu registrieren. Die niederamplitudigen, fraktionierten Potentiale vor Beginn des Kammerkomplexes im EKG scheinen dem sog. „exit point" der ventrikulären Tachykardie (Austrittspunkt aus dem Reentrykreis) zu entsprechen. Daneben werden fraktionierte Potentiale im Intervall zwischen den V-Komplexen gefunden (mittdiastolische Potentiale), die möglicherweise einer Aktivierung der Zone der langsamen Erregung im Reentrykreis entsprechen.

Als *Pacemapping* wird eine an verschiedenen Positionen durchzuführende ventrikuläre Stimulation bezeichnet mit dem Ziel einer möglichst vollständigen Übereinstimmung mit der ventrikulären Tachykardie in allen 12-Oberflächenableitungen. Besondere Bedeutung kommt diesem Verfahren bei der Katheterablation von idiopathischen ventrikulären Tachykardien zu.

An den Stellen der frühesten endokardialen Aktivierung bzw. eines mittdiastolischen Potentials werden Stimulationsinterventionen durchgeführt (*Entrainmentmapping*) mit einer im Vergleich zur spontanen ventrikulären Tachykardie geringgradig kürzeren Zykluslänge. Wird die Stimulation innerhalb der Zone der langsamen Erregungsleitung vorgenommen, so entspricht die QRS-Morphologie der spontanen ventrikulären Tachykardie („concealed entrainment"). Wird die Stimulation außerhalb der Zone der langsamen Leitung vorgenommen, so resultiert eine QRS-Morphologie (Fusion), die von der spontanen ventrikulären Tachykardie abweicht. Nach Beendigung der Stimulationsintervention wird der „Returnzyklus" als Intervall zwischen dem letzten Stimulationsartefakt und dem nachfolgenden Tachykardie-QRS-Komplex bestimmt. Entspricht der Returnzyklus der Kammertachykardiezykluslänge, so erfolgte die Stimulation innerhalb des Reentrykreises der ventrikulären Tachykardie; ist er deutlich länger, so erfolgte die Stimulation außerhalb des Reentrykreises oder von einer Zone mit verzögerter Erregungsleitung („dead end pathway"), die keinen kritischen Bestandteil des Reentry darstellt.

Beim konventionellen Mapping ventrikulärer Tachykardien werden in der Regel endokardiale Elektrogramme an verschiedenen Positionen sequentiell abge-

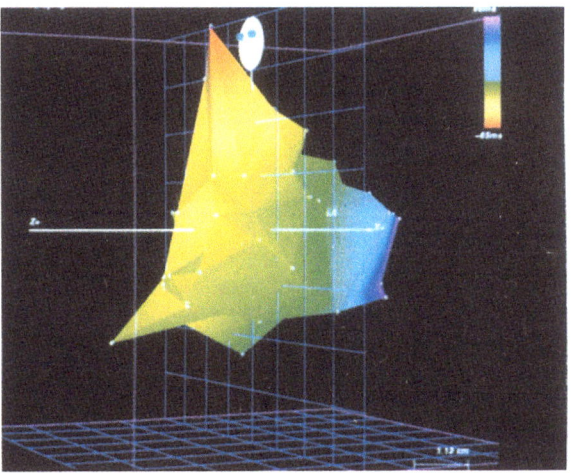

Abb. 18-1. Elektroanatomisches Mapping bei einem 54jährigen Patienten mit rezidivierenden ventrikulären Tachykardien. Dargestellt ist ein farbkodiertes Aktivierungsmapping des rechten Ventrikels während ventrikulärer Tachykardie. *Rot* entspricht frühester Aktivierung, *blau* und *lila* entsprechen späterer bzw. spätester Aktivierung. Die früheste Aktivierung fand sich im rechtsventrikulären Ausflußtrakt. Die erfolgreiche Katheterablation wurde gemäß Pacemapping im rechtsventrikulären Ausflußtrakt durchgeführt. Darstellung LAO

leitet. Die Hauptprobleme sind die Schwierigkeit einer akkuraten Assoziation von räumlicher (Katheter)position mit dem spezifischen Elektrogramm als Funktion der Zeit und die Positionierung des Ablationskatheters an eine vorher abgeleitete Stelle. Neue Mappingmethoden erlauben eine Kombination von räumlicher und elektrophysiologischer Information: Das nichtfluoroskopische *elektroanatomische Mapping* ermöglicht durch sequentielle Aquisition von endokardialen Elektrogrammen die Erstellung von dreidimensionalen elektroanatomischen Maps (Abb. 18-1). Die Vorteile dieses radargestützten Mappingsystems sind insbesondere eine hohe räumliche Auflösung und die Möglichkeit, eine vorher gemappte Position exakt wiederaufzufinden, evtl. zukünftig auch eine Reduktion der Strahlenbelastung. Andere neue Mappingmethoden (Non-contact-Mapping, „Multielektroden-basket-Katheter") sind in Kap. 13 „Neue Mappingtechniken" ausführlich beschrieben.

18.4
Katheterablation bei idiopathischer ventrikulärer Tachykardie

Bei idiopathischen anhaltenden ventrikulären Tachykardien hat die Katheterablation einen bedeutenden Stellenwert, wenn die pharmakologische antiarrhythmische Therapie unwirksam ist. Definitionsgemäß fehlt bei idiopathischen ventrikulären Tachykardien der Nachweis einer strukturellen Herzerkrankung. In jüngster Zeit wurde aber in Kernspintomographieuntersuchungen von Patienten mit idiopathischen ventrikulären Tachykardien über Strukturanomalien (fokale Wandverdünnung, verminderte systolische Dickenzunahme) und Wandbewegungsstörungen im rechten Ventrikel berichtet (Carlson et al. 1994; Globits et al. 1997), deren Stellenwert derzeit noch nicht abschließend beurteilbar ist. Meist findet sich ein relativ langes Kopplungsintervall vom letzten Sinusschlag zum ersten Schlag der ventrikulären Tachykardie (Abb. 18-2). Der überwiegende

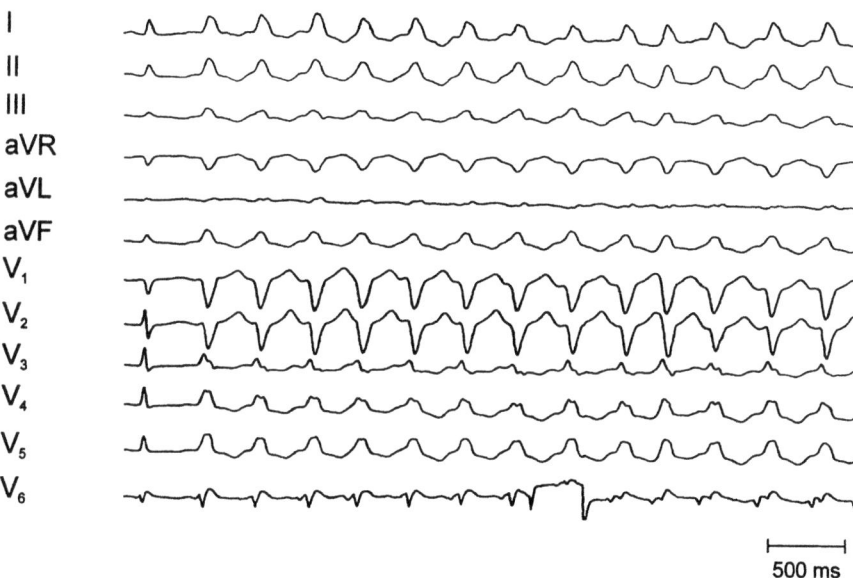

Abb. 18-2. 12-Kanal-EKG. Spontanes Auftreten einer idiopathischen ventrikulären Tachykardie aus dem rechtsventrikulären Ausflußtrakt. Typisch ist das lange Kopplungsintervall vom letzten Sinusschlag zum ersten Schlag der ventrikulären Tachykardie

Teil der Patienten weist monomorphe ventrikuläre Tachykardien mit Linksschenkelblock und Indifferenztyp oder Steiltyp auf. Der Ursprung findet sich meist im rechtsventrikulären Ausflußtrakt (Abb. 18-3).

Rodriguez et al. (1997) berichteten über eine Katheterablation bei 35 Patienten mit idiopathischen ventrikulären Tachykardien im rechtsventrikulären Ausflußtrakt. Ein gutes Pacemapping war ein besserer Prädiktor einer erfolgreichen Ablation als eine frühe endokardiale Aktivierungszeit. Die Erfolgsrate betrug 83 %; Rezidive traten bei 14 % der Patienten während einer Nachbeobachtung von 2-50 Monaten auf. Coggins et al. (1994) berichteten über eine Hochfrequenzstromkatheterablation bei 20 Patienten mit rechtsventrikulärem Ursprung der idiopathischen ventrikulären Tachykardie. In 17 Fällen (85 %) konnte eine akut erfolgreiche Ablation erzielt werden, ein Patient erlitt ein Rezidiv. Ein Patient entwickelte im Rahmen der Ablation eine Perikardtamponade, an der er später verstarb.

Nakagawa et al. (1993) berichteten über eine Katheterablation bei 8 Patienten mit verapamilsensitiven linksventrikulären (idiopathischen) Tachykardien mit Rechtsschenkelblockkonfiguration und Linkstyp. Der frühesten ventrikulären Aktivierung, die in allen Fällen im Bereich des posteroapikalen linksventrikulären Septums gefunden wurde, ging ein abgrenzbares Potential voraus. Dieses Potential wurde als Aktivierung des linksposterioren Faszikels gedeutet. Eine Applikation von Radiofrequenzstrom beendete die ventrikuläre Tachykardie in allen Fällen. Die Autoren vermuteten, daß der Ursprung der idiopathischen linksventrikulären Tachykardien im Bereich des Purkinje-Netzwerks des linksposte-

Abb. 18-3a, b. Rechtsventrikuläre Angiographie bei idiopathischer rechtsventrikulärer Tachykardie. Die Elektrodenkatheter sind im rechtsventrikulären Apex und in subvalvulärer Position an der erfolgreichen Ablationsstelle positioniert. **a** 30° RAO, **b** 45° LAO

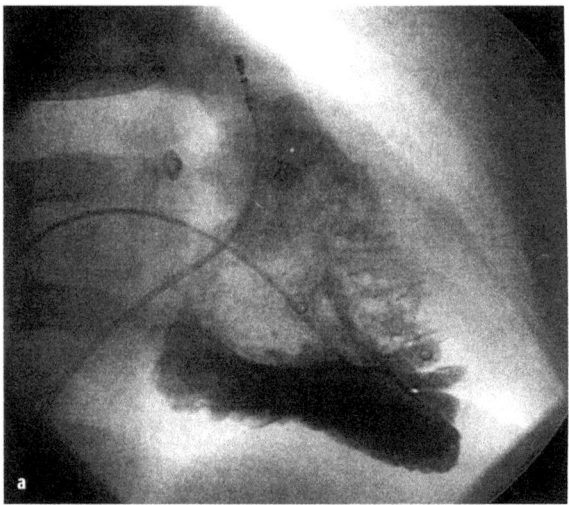

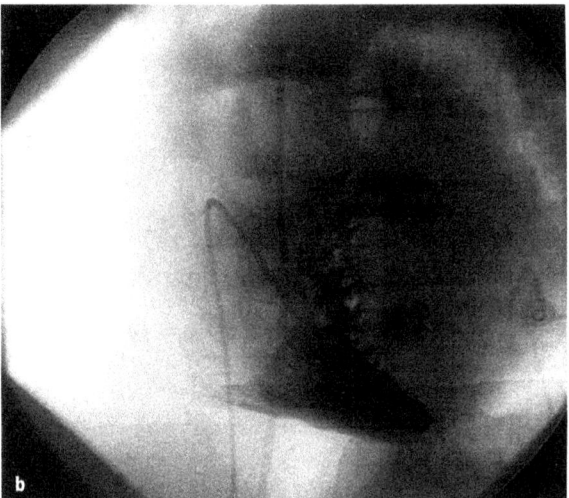

rioren Faszikels lokalisiert ist. Rodriguez et al. (1997) fanden bei 13 Patienten mit linksventrikulären Tachykardien, daß sowohl ein optimales Pacemapping als auch eine frühe endokardiale Aktivierungszeit wichtige Prädiktoren für eine erfolgreiche Katheterablation waren.

Zusammenfassend stellt die Katheterablation bei anhaltenden idiopathischen ventrikulären Tachykardien ein Verfahren mit einer zu erwartenden Erfolgsrate von 80–90 % dar, das bei ineffektiver medikamentöser antiarrhythmischer Therapie frühzeitig erwogen werden sollte (Varma u. Josephson 1997).

18.5
Katheterablation bei Bundle-brunch-Reentrytachykardie

Bei 6% der Patienten mit induzierbarer ventrikulärer Tachykardie wurde ein Bundle-brunch-Reentry als Mechanismus angegeben (Blanck et al. 1993). Es handelt sich um eine Makroreentrytachykardie, wobei das spezifische Reizleitungssystem der Ventrikel und das His-Bündel obligate Bestandteile des Reentrykreises sind. Das HV-Intervall bei Sinusrhythmus ist typischerweise verlängert. Typische klinische Befunde sind eine linksventrikuläre Dysfunktion mit eingeschränkter Auswurffraktion, z. B. bei dilatativer Kardiomyopathie. Ein Beispiel einer intrakardialen Registrierung zeigt Abb. 18-4.

Diagnosekriterien einer Bundle-brunch-Reentrytachykardie sind: Die QRS-Morphologie während der ventrikulären Tachykardie zeigt eine Rechts- oder Linksschenkelblockmorphologie, die der Aktivierung über den entsprechenden Tawara-Schenkel entspricht. Jeder ventrikulären Depolarisation geht ein His-Bündelpotential oder Potential des rechten oder linken Schenkels voraus. Spontanen Schwankungen des Ventrikel-zu-Ventrikel-Intervalls gehen entsprechende Änderungen des His-zu-His-Intervalls voraus. Die Tachykardieinduktion bei ventrikulärer Extrastimulation hängt von einer kritischen Leitungsverzögerung im His-

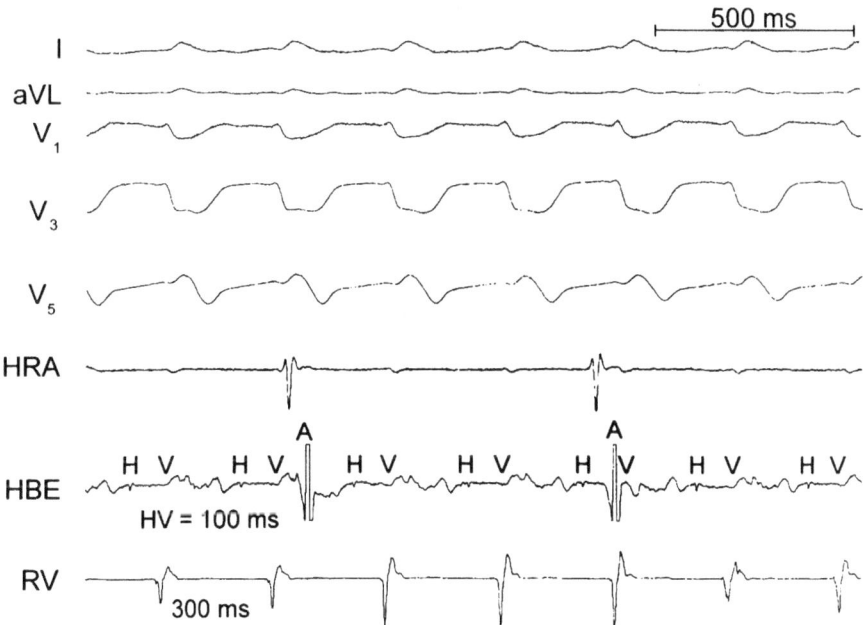

Abb. 18-4. Intrakardiales Elektrogram einer Bundle-brunch-Reentrytachykardie. Gezeigt sind die Oberflächen-EKG-Ableitungen I, aVL, V_1, V_3 und V_5 sowie die Ableitungen des hohen rechten lateralen Vorhofes (*HRA*), den His-Bündels (*HBE*) und des rechtsventrikulären Apex (*RV*). Jedem Ventrikelpotential geht ein His-Bündelpotential voraus; es besteht ein kompletter ventrikuloatrialer Block

Purkinje-System ab. Die Tachykardie kann durch eine spontane oder induzierte Blockierung im His-Purkinje-System terminiert werden. Durch Katheterablation des rechten Tawara-Schenkels läßt sich die Bundle-brunch-Reentrytachykardie unterbrechen. Dazu wird ein Ablationskatheter am intraventrikulären Septum positioniert und zurückgezogen, bis ein Potential des rechten Tawara-Schenkels abgeleitet wird. An dieser Stelle ist kein Vorhofpotential vorhanden, und das Intervall vom Schenkelpotential zum distalen His-Bündelpotential beträgt ca. 20 ms. Durch die subendokardiale Lage des rechten Tawara-Schenkels läßt sich die Ablation in der Regel mit niedriger Leistung erfolgreich durchführen. Dieses Verfahren stellt eine hervorragende Behandlungsmöglichkeit bei Patienten mit Bundle-brunch-Reentrytachykardien dar, wird aber dadurch in seiner Bedeutung eingeschränkt, daß bei Patienten mit Bundle-brunch-Reentrytachykardie nicht selten auch andere ventrikuläre Tachykardien vorhanden sind.

18.6
Katheterablation bei häufigen und unaufhörlichen ventrikulären Tachykardien

Die unaufhörliche, medikamentös nicht kontrollierbare, ventrikuläre Tachykardie („incessant form") stellt eine Notfallindikation zur Katheterablation dar, da sie unbehandelt rasch zum kardiogenen Schock führen kann. Borggrefe et al. (1994) führten bei 22 Patienten mit unaufhörlicher ventrikulärer Tachykardie eine notfallmäßige Hochfrequenzkatheterablation durch. Die permanente Tachykardie konnte akut bei 20 der 22 Patienten (91%) terminiert werden. 3 dieser 20 Patienten verstarben noch im Krankenhaus. 13 Patienten waren im Verlauf frei von Kammertachykardierezidiven. Auch von anderen Arbeitsgruppen wurden relativ hohe Effektivitätsraten bei unaufhörlicher ventrikulärer Tachykardie mitgeteilt. Abbildung 18-5 zeigt das Entrainmentmapping und die Terminierung durch eine Hochfrequenzkatheterablation einer unaufhörlichen rechtsventrikulären Tachykardie bei einer 22jährigen Patientin mit Myokarditis, wodurch es in diesem Fall zu einer raschen klinischen, echokardiographischen und radiologischen Besserung kam.

Bei Patienten mit häufigen ventrikulären Tachykardien nach Implantation eines Kardioverter/Defibrillators kann ebenfalls die Indikation zur Katheterablation gegeben sein. Strickberger et al. (1997) berichteten kürzlich über die Anwendung der Katheterablation bei 21 Patienten mit koronarer Herzerkrankung, die trotz antiarrhythmischer Therapie häufige ICD-Therapien hatten. Vor der Ablation waren während im Mittel 36 Tagen 34 ± 55 ICD-Therapien zu verzeichnen gewesen. Die Katheterablation war bei 76% der Patienten erfolgreich und führte in einer Nachbeobachtungsphase von im Mittel 12 Monaten zu einer Abnahme der ICD-Therapien pro Monat von im Mittel 60 vor der Ablation auf im Mittel 0,1 nach der Ablation. Die Lebensqualität besserte sich nach erfolgreicher Ablation signifikant. Auch von anderen Autoren wurde die Katheterablation als komplementäre Therapie bei häufigen oder unaufhörlichen ventrikulären Tachykardien nach ICD-Implantation bestätigt (Stevenson 1997).

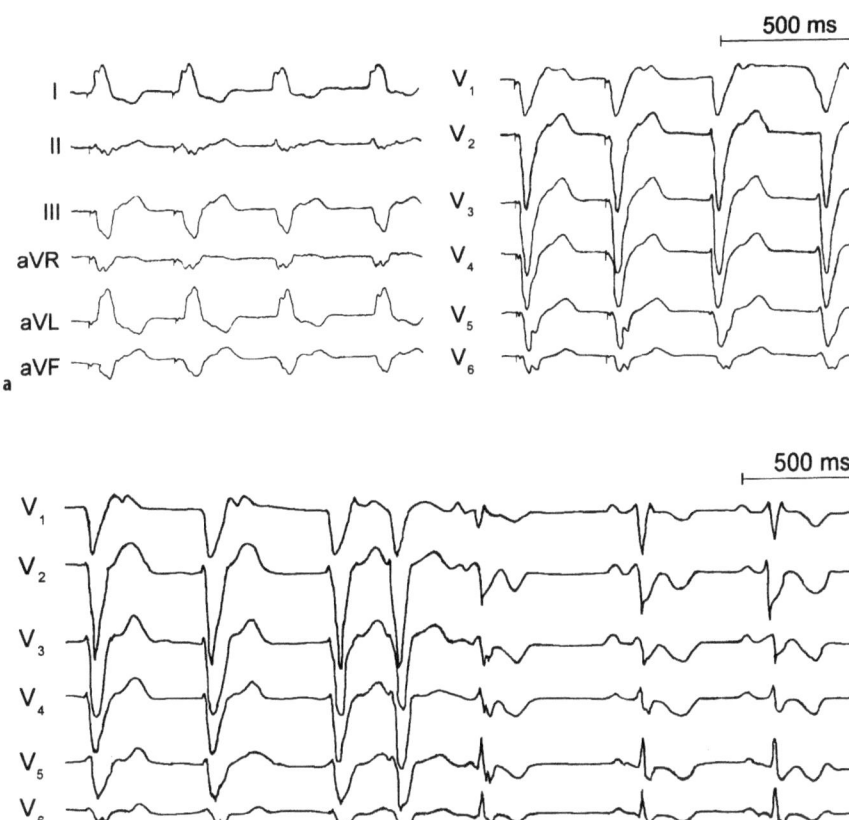

Abb. 18-5a, b. Katheterablation einer unaufhörlichen rechtsventrikulären Tachykardie bei einer 22jährigen Patientin mit akuter Myokarditis. **a** Entrainmentmapping der ventrikulären Tachykardie an der Position mit der besten Übereinstimmung im Pacemapping. Die beiden Aktionen auf der *linken Bildseite* sind stimulierte Schläge, die beiden auf der *rechten Bildseite* sind spontane Aktionen. **b** Terminierung der unaufhörlichen ventrikulären Tachykardie durch Hochfrequenzkatheterablation. In der Folge kam es zu einer raschen klinischen, echokardiographischen und radiologischen Besserung

18.7
Katheterablation ventrikulärer Tachykardien bei ischämischer Kardiomyopathie

Die Katheterablation von ventrikulären Tachykardien bei Patienten mit durchgemachtem Myokardinfarkt stellt aufgrund der Komplexität und Größe der Reentrykreise eine schwierige Herausforderung dar. Während beim rhythmuschirurgischen Vorgehen die Effektivität durch Entfernung großer subendokardialer Segmente (oft > 30 cm^2) erreicht werden kann, werden bei der Katheterablation nur deutlich kleinere Läsionen (ca. 5–10 mm im Durchmesser) erzielt. Daher erfordert die Katheterablation eine exakte Identifizierung von für die Aufrechterhaltung der ventrikulären Tachykardie kritischen Arealen des Reentrykreises.

Dazu wird die Induzierbarkeit der klinischen ventrikulären Tachykardie im elektrophysiologischen Labor und die hämodynamische Stabilität des Patienten für einige Minuten während der Tachykardie benötigt. Mögliche Komplikationen sind insbesondere AV-Block, Perikardtamponade, Myokardinfarkt und Schlaganfall. Die prozedurassoziierte Sterblichkeit wurde mit 2% angegeben.

Gonska et al. (1991) hatten über eine erfolgreiche Katheterablation bei 74% von 72 Patienten berichtet; 80% blieben während einer mittleren Nachbeobachtungszeit von 24 Monaten frei von ventrikulären Tachykardien. Morady et al. (1993) führten bei 15 Patienten mit koronarer Herzerkrankung und durchgemachtem Myokardinfarkt eine Katheterablation durch, wobei 16 der 20 induzierten ventrikulären Tachykardien eliminiert werden konnten. Rezidive der erfolgreich abladierten ventrikulären Tachykardien traten in einer Nachbeobachtungszeit von im Mittel 9 Monaten nicht auf. Die Autoren schlußfolgerten, daß eine Radiofrequenzkatheterablation ein zusätzliches Therapieverfahren bei ausgewählten Patienten mit ischämischer Herzerkrankung sein kann. Kim et al. (1994) veröffentlichen eine Untersuchung an 21 streng selektionierten Patienten mit ischämischer Kardiomyopathie und rezidivierenden ventrikulären Tachykardien. 21 der 25 ventrikulären Tachykardien bei 17 Patienten waren am Ende der Ablation nicht mehr induzierbar, während bei 4 Patienten die ursprüngliche Tachykardiemorphologie auch am Ende der Ablation noch auslösbar war. Während einer Nachbeobachtungszeit von im Mittel 13 Monaten hatten 9 von 20 Patienten (45%) weiter rezidivierende ventrikuläre Tachykardien. 9 Patienten wurden der ICD-Therapie zugeführt. Die Schlußfolgerung der Autoren war, daß die Radiofrequenzkatheterablation nur eine mäßige Effektivität in einer kleinen Gruppe von selektionierten Patienten aufweise und derzeit nur ein palliatives Verfahren sein könne. Kürzlich publizierten Rothman et al. (1997) eine Studie über eine Katheterablation an 35 Postinfarktpatienten mit ventrikulären Tachykardien. Die klinisch dokumentierte ventrikuläre Tachykardie konnte bei 30 von 35 Patienten (86%) eliminiert werden. 11 der Patienten hatten in einer Kontrolluntersuchung keine induzierbare ventrikuläre Tachykardie mehr und wurden ohne eine antiarrhythmische Therapie entlassen, während 19 Patienten andere induzierbare ventrikuläre Tachykardien aufwiesen und in der Regel einer ICD-Implantation zugeführt wurden. Während der Nachbeobachtung waren 91% der Patienten ohne induzierbare ventrikuläre Tachykardie und 53% der Patienten mit weiterhin induzierbarer ventrikulärer Tachykardie frei von Arrhythmierezidiven.

Zusammenfassend stellt die Katheterablation bei ischämischer Kardiomyopathie nach derzeitigem Stand ein additives Therapieverfahren dar, das streng ausgewählten Patienten in spezialisierten Zentren zusätzlich zur ICD-Therapie zur Verfügung stehen kann und dessen Stellenwert in weiteren Studien definiert werden muß.

18.8
Intrakoronare Alkoholablation bei rezidivierenden ventrikulären Tachykardien

Die intrakoronare Applikation von 96 % Ethanol in den Bereich des arrhythmogenen Areals kann bei ausgewählten Postinfarktpatienten mit therapierefraktären ventrikulären Tachykardien zu einer Elimination der ventrikulären Tachykardie führen. Brugada et al. (1989) berichteten über eine Alkoholablation bei 3 Patienten mit unaufhörlichen ventrikulären Tachykardien, bei denen durch Verabreichung von Ethanol in das intraventrikuläre Septum eine anhaltende oder temporäre Unterbrechung der ventrikulären Tachykardie erzielt werden konnte. Kay et al. (1992) konnten bei 11 von 21 Patienten mit einer ischämischen Kardiomyopathie die ventrikuläre Tachykardie durch Infusion von NaCl-Lösung oder Kontrastmittel beenden. Bei 10 dieser Patienten wurde eine Alkoholablation durchgeführt, die zu Nichtinduzierbarkeit der ventrikulären Tachykardie in einer Kontrolluntersuchung nach 1 Woche bei 7 der 10 Patienten führte. Als Komplikationen traten ein kompletter AV-Block bei 4 Patienten und eine Perikarditis bei einem Patienten auf.

Literatur

Blanck Z, Khala A, Deshpande S, Sra J, Jazareri M, Akthar M (1993) Bundle brunch reentrant ventricular tachycardia: cumulative experience in 48 patients. J Cardiovasc Electrophysiol 4: 253–262

Borggrefe M (1994) Katheterablation tachykarder Herzrhythmusstörungen mittels Hochfrequenzstrom. Steinkopff, Darmstadt

Brugada P, de Swart H, Smeets JLRM, Wellens HJJ (1989) Transcoronary chemical ablation of ventricular tachycardia. Circulation 79: 475–482

Carlson MD, White RD, Trohman RG, Adler LP, Biblo LA, Meratz KA, Waldo AL (1994) Right ventricular outflow tract ventricular tachycardia: detection of previously unrecognized anatomic abnormalities using cine magnetic resonance imaging. J Am Coll Cardiol 24: 720–727

Coggins DL, Randall JL, Sweeney J et al. (1994) Radiofrequency catheter ablation as a cure for idiopathic tachycardia of both left and right ventricular origin. J Am Coll Cardiol 23: 1333–1341

Globits S, Kreiner G, Frank H, Heinz G, Klaar U, Frey B, Gössinger H (1997) Significance of morphological abnormalities detected by MRI in patients undergoing successful ablation of right ventricular outflow tract tachycardia. Circulation 96: 2633–2640

Gonska BD, Brune S, Bethge KP, Kreuzer H (1991) Radiofrequency catheter ablation in recurrent ventricular tachycardia. Eur Heart J 12: 1257–1265

Haverkamp W, Chen X, Kottkamp H, Hindricks G, Wichter T, Martinez-Rubio A, Breithardt G, Borggrefe M (1965) Hochfrequenzstrom-Katheterablation bei ventrikulären Tachykardien. Z Kardiol 84 [Suppl 2]: 83–102

Kay GN, Epstein AE, Bubien RS, Anderson PG, Dailey SM, Plumb VJ (1992) Intracoronary ethanol ablation for the treatment of recurrent sustained ventricular tachycardia. J Am Coll Cardiol 19: 159–168

Kim YH, Sosa-Suarez G, Trouton TG et al. (1994) Treatment of ventricular tachycardia by transcatheter radiofrequency ablation in patients with ischemic heart disease. Circulation 89: 1094–1102

Morady F, Harvey M, Kalbfleisch SJ, El-Atassi R, Calkins H, Langberg JJ (1993) Radiofrequency catheter ablation of ventricular tachycardia in patients with coronary artery disease. Circulation 87: 363–372

Nakagawa H, Beckman KJ, McClelland JH et al. (1993) Radiofrequency catheter ablation of idiopathic left ventricular tachycardia guided by a purkinje potential. Circulation 88: 2607–2617

Rodriguez LM, Smeets JLRM, Timmermans C, Wellens HJJ (1997) Predictors for successful ablation of right- and left-sided idiopathic ventricular tachycardia. Am J Cardiol 79: 309–314

Rothman SA, Hsia HH, Cossu SF, Chmielewski L, Buxton AE, Miller JM (1997) Radiofrequency catheter ablation of postinfarction ventricular tachycardia. Circulation 96: 3499–3508

Stevenson WG, Friedman PL, Seeney MO (1997) Catheter ablation as an adjunct to ICD therapy. Circulation 96: 1378–1380

Strickberger SA, Man KC, Daoud EG et al. (1997) A prospective evaluation of catheter ablation of ventricular tachycardia as adjuvant therapy in patients with coronary artery disease and an implantable cardioverter-defibrillator. Circulation 96: 1525–1531

Varma J, Josephson ME (1997) Therapy of „idiopathic ventricular tachycardia". J Cardiovasc Electrophysiol 8: 104–116

Therapie der repetitiven monomorphen ventrikulären Tachykardie (Typ Gallavardin) 19

E. HOFFMANN, C. REITHMANN

Die Mehrzahl ventrikulärer Tachykardien tritt in Zusammenhang mit einer organischen Herzerkrankung auf. Daneben gibt es eine erhebliche Anzahl von Patienten mit ventrikulären Tachykardien, bei denen keine strukturelle Herzerkrankung nachweisbar ist. Nach der ersten Darstellung einer Form der „idiopathischen" ventrikulären Tachykardie durch Gallavardin (1922) sind diese zahlreichen Klassifikationen unterworfen worden, wobei eine einheitliche Festlegung bisher nicht getroffen wurde.

Froment et al. (1952) klassifizierten 4 Gruppen von ventrikulären Tachykardien, davon 2 mit normaler Ventrikelfunktion (Gruppe II: ventrikuläre paroxysmale Tachykardien; Gruppe IV: anhaltende oder langdauernde ventrikuläre Tachykardien). Martins et al. (1990) haben ventrikuläre Tachykardien bei Patienten ohne strukturelle Herzerkrankung in Abhängigkeit von den klinischen Befunden und der Induzierbarkeit unter verschiedenen Testmodalitäten in 3 Kategorien eingeteilt: 1) repetitive monomorphe ventrikuläre Tachykardien mit LSB-Konfiguration, entsprechend der klassischen Gallavardin-Tachykardie, 2) paroxysmale anhaltende monomorphe ventrikuläre Tachykardien, ebenfalls mit LSB-Konfiguration, und 3) idiopathische linksventrikuläre Tachykardien.

Mont et al. (1992) differenzierten anhand der EKG-Morphologie der ventrikulären Tachykardien, anderer elektrophysiologischer Parameter und anhand klinischer Befunde 4 Gruppen: 1) VT mit RSB-Konfiguration und linker oder superiorer QRS-Achse, wobei angenommen wird, daß der posteriore Faszikel des intraventrikulären Reizleitungssystems wesentlicher Teil der Kreiserregung ist; 2) ventrikuläre Tachykardien mit Rechtsschenkelblockkonfiguration mit Indifferenz- oder Steiltyp; 3) ventrikuläre Tachykardien mit Linksschenkelblockkonfiguration mit linker QRS-Achse; 4) ventrikuläre Tachykardien mit Linksschenkelblockkonfiguration mit Indifferenz- oder Steiltyp.

Eine einheitliche Definition der Diagnosekriterien einer repetitiven monomorphen ventrikulären Tachykardie (Typ Gallavardin) existiert nicht. Rahilly et al. (1982) forderten wiederholte Episoden von 3 oder mehr konsekutiven ventrikulären Extrasystolen mit nur kurzer Unterbrechung durch Sinusschläge und vorherrschender ventrikulärer Tachykardie. Entsprechend der Definition von Zimmermann et al. (1986) wurden zahlreiche VES, Couplets oder nichtanhaltende Salven (> Triplets < 3 min) mit gleicher QRS-Morphologie als RMVT angesehen.

Bei Patienten mit idiopathischer ventrikulärer Tachykardie kann mit hervorragenden Erfolgsaussichten eine Katheterablation durchgeführt werden (Coggins et al. 1994; Klein et al. 1992; Nakagawa et al. 1993; Rodriguez et al. 1997; Wilber et al. 1993). Auch über eine Katheterablation bei symptomatischer, medikamentös therapierefraktärer ventrikulärer Extrasystolie ist berichtet worden (Gumbrielle et al. 1994; Gursoy et al. 1992; Seidl et al. 1997; Zhu et al. 1995). Die Durchführung einer Katheterablation bei benigner ventrikulärer Extrasystolie ist nicht ohne Kritik geblieben (Wellens et al. 1995) und verdeutlicht – auch unter dem Gesichtspunkt der Differentialtherapie – die Bedeutung einer Einteilung idiopathischer ventrikulärer Tachykardien in anhaltende und salvenartige Formen sowie hinsichtlich ihrer Belastungsabhängigkeit.

In der folgenden Übersicht werden klinische und elektrophysiologische Charakteristika der RMVT, differentialdiagnostische Überlegungen sowie therapeutische Möglichkeiten dargestellt. Sie beziehen sich auf Literaturrecherchen und die Befunde von 20 konsekutiven Patienten mit RMVT, die in unserer Klinik untersucht und behandelt worden sind.

19.1
Epidemiologie, klinische Daten und Symptomatologie

Die Symptomatologie bei repetitiver monomorpher rechtsventrikulärer Tachykardie ist in Abhängigkeit von der Häufigkeit und Frequenz der Tachykardie unterschiedlich ausgeprägt: die Tachykardien treten sehr oft in Abhängigkeit von körperlichen Belastungen auf mit Herzfrequenzen von 150–200/min und verursachen Palpitationen, Schwindelattacken und Müdigkeit. Synkopen sind nicht sehr selten und werden nach Literaturangaben bei bis zu 25% der Patienten registriert (Katritsis et al. 1995). Ein bedeutsamer Anteil der RMVT (nach Schätzungen bis zu 25%) verläuft klinisch asymptomatisch (Katritsis et al. 1995). Entsprechend der Klassifikation als idiopathische ventrikuläre Tachykardien sind Patienten mit ursächlicher struktureller Herzerkrankung ausgeschlossen (Belhassen et al. 1981, Bhadha et al. 1993; Buxton et al. 1983). Organische Begleiterkrankungen (koronare Herzerkrankung, Mitralklappenprolaps u. a.) sind aber definitionsgemäß nicht ausgeschlossen und werden bei einem kleinen Anteil (ca. 5%) der RMVT-Patienten beobachtet. In diesen Fällen ist selbstverständlich eine umfassende und subtile Differentialdiagnostik erforderlich. Sehr unterschiedlich lange ist die Anamnesedauer, bestimmt vom Einsetzen der ersten Symptome bzw. Registrierung der RMVT bis zur endgültigen Diagnosestellung.

Die anamnestischen und klinischen Daten unserer Patienten mit RMVT (im Vergleich zu Patienten mit paroxysmaler anhaltender rechtsventrikulärer Tachykardie) sind in Tabelle 19-1 dargestellt: In unserem Kollektiv von RMVT-Patienten befanden sich 75% Frauen. Die Tachykardieanamnese war bei RMVT-Patienten in der Mehrzahl der Fälle länger als 3 Monate (maximal 20 Jahre), bei 3 Patienten war eine Synkope die erste Manifestation der RMVT. Anamnestisch waren bei 90% unserer RMVT-Patienten die Symptome belastungsabhängig; bei 35% waren in der Vorgeschichte Synkopen vorhanden.

Tabelle 19-1. Patientencharakteristika und klinische Daten von Patienten mit repetitiver monomorpher ventrikulärer Tachykardie (RMVT) und paroxysmaler anhaltender idiopathischer rechtsventrikulärer Tachykardie

	RMVT	Paroxysmale anhaltende rechtsventrikuläre Tachykardie
Patientenzahl	20 (5 m., 15 w.)	8 (4 m., 4 w.)
Alter (Jahre)	44 ± 13	42 ± 9
Symptomdauer	Asymptomatisch: n = 1 < 3 Monate: n = 7 > 3 Monate: n = 12	Asymptomatisch: n = 0 < 3 Monate: n = 6 > 3 Monate: n = 2
Synkopen	35 %	25 %
Mitralklappenprolaps	20 %	13 %
Belastungsabhängige Symptome	90 %	50 %
EKG-Morphologie während VT	LSB, Steiltyp: n = 17 LSB, Linkstyp: n = 3	LSB, Steiltyp: n = 7 LSB, Linkstyp: n = 1
Frequenz (min^{-1})	175 ± 29	183 ± 29
Längste dokumentierte VT-Dauer	< 30 s: n = 10 > 30 s < 3 min: n = 5 > 3 min: n = 5	< 30 s: n = 0 > 30 s < 3 min: n = 1 > 3 min: n = 7
Kopplungsintervall	383 ± 76 ms	413 ± 44 ms
Ergometrieinduktion	85 %	Nicht untersucht
Induktion durch vorzeitige Extrastimulation bei EPU	13 %	25 %
Isoproterenol-stimulierbarkeit	88 %	33 %
Verapamilsensitivität	75 %	33 %
Induktion durch andere Manöver	n = 0	n = 1 (Pressen)
Katheterablation	n = 1 (erfolgreich)	n = 6 (davon 5 erfolgreich)
Medikamentöse Therapie	Verapamil: n = 12 β-Blocker: n = 6 Amiodaron: n = 1	Verapamil: n = 1 β-Blocker: n = 1

19.2
Ruhe-EKG und Langzeit-EKG

Das Ruhe-EKG ist, solange ein konstanter Sinusrhythmus besteht, in den meisten Fällen unauffällig, gelegentlich bestehen T-Wellen-Veränderungen. Die in sehr unterschiedlicher Häufigkeit auftretende typische, burstartige Gallavardin-Tachykardie zeigt in der Regel eine Linksschenkelblockkonfiguration mit Indifferenz- oder Steiltyp (in Frontalebene; Abb. 19-1). Die VT beginnt jeweils mit einer Extrasystole, die die gleiche Morphologie wie die nachfolgende Salve bzw. Tachykardie aufweist. Das Kopplungsintervall ist in der Regel lang (> 350 ms oder oft auch > 400 ms), die Extrasystole folgt häufig einem gering verlängertem RR-Intervall. Die Zykluslänge während der Tachykardie bleibt in der Mehrzahl der

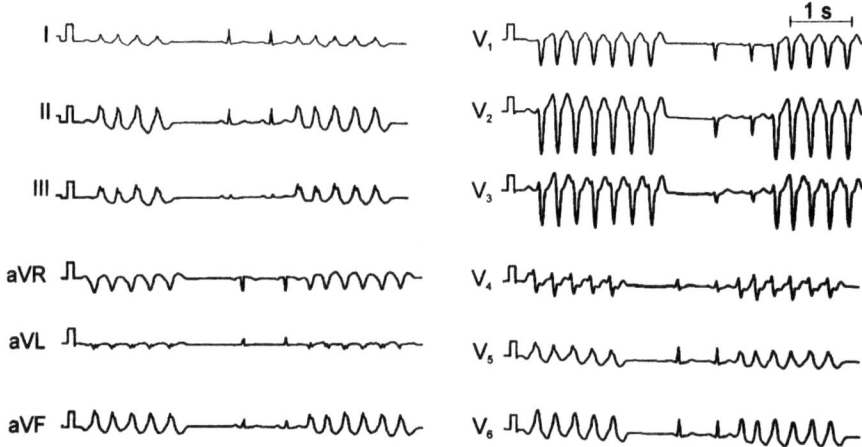

Abb. 19-1. Ruhe-EKG mit salvenartig auftretenden ventrikulären Tachykardien

Fälle konstant, gelegentlich wird ein „warming-up" mit geringer Zykluslängenverkürzung registriert. Eine terminale Verlängerung der sonst nahezu konstanten Zykluslänge („cooling down") haben wir bei 4 Patienten gesehen.

Analysiert man intraindividuell die Kopplungsintervalle und VT-Zykluslängen bei spontanen Salven bzw. Tachykardien, so ergeben sich bei vergleichbarer Ausgangsfrequenz (bei Sinusrhythmus) sehr ähnliche Kopplungsintervalle und Zykluslängen der Tachykardie.

Das Langzeit-EKG zeigt Häufigkeit und Dauer der Salven bzw. der nichtanhaltenden oder anhaltenden Tachykardien und bestätigt die Belastungsabhängigkeit, indem es Tachykardieepisoden meist während der aktiven Phasen, fast nie im Schlaf, festhält. Zimmermann et al. (1986) haben aus einer Analyse von Langzeit-EKG-Befunden bei 30 Patienten 3 wichtige Determinanten für die Entstehung von spontanen Arrhythmien bei einer RMVT herausgefunden:

- die Herzfrequenz war signifikant höher vor Beginn einer längeren Salve oder einer VT als die Herzfrequenz vor einzelnen ektopen Aktionen;
- je höher die vorausgehende Sinusfrequenz war, desto länger hielt die ventrikuläre Tachykardie an;
- je länger das RR-Intervall unmittelbar vor VT war, desto länger dauerten die Salven. Eine Verlängerung dieses „preceeding interval" wurde bei 77 % der Patienten gefunden;
- das Kopplungsintervall zum ersten VT-Schlag war bei Salven länger als vor einzelnen VES.

Die elektrokardiographischen Kriterien unserer Patienten mit RMVT sind in Tabelle 19-1 dargestellt. Die QRS-Morphologie (während Tachykardie), die Zykluslänge der VT und das Kopplungsintervall unterschieden sich nicht zwischen Patienten mit der repetitiven monomorphen und der paroxysmalen anhaltenden Form der rechtsventrikulären idiopathischen Tachykardie. Bei 17 der 20 RMVT-Patienten war während der ventrikulären Tachykardie eine Linksschenkelblockmorphologie mit Indifferenz- oder Steiltyp vorhanden. Die Langzeit-EKG-Studien zeigten, daß bei 25 % unserer Patienten mit RMVT anhaltende VT mit einer Dauer von > 3 min, die nicht durch Sinusschläge unterbrochen waren, zu verzeichnen waren.

19.3
Ergometrie

Das belastungsabhängige Auftreten der RMVT weist dem Belastungs-EKG einen wichtigen Platz in der Diagnostik zu: In der Mehrzahl der Fälle kann damit, meist innerhalb eines bestimmten Frequenzbereiches, d.h. mit oberer und unterer Schwelle der vorausgehenden Sinusknotenfrequenz, eine nichtanhaltende (oder anhaltende) ventrikuläre Tachykardie induziert werden; nicht selten entwickelt sich diese erst innerhalb der frühen Erholungsphase (Abb. 19-2a). Die Verapamilsensitivität (Gabe von 5 mg Verapamil i.v.) kann während oder nach der Ergometrie bei Induktion einer ventrikulären Tachykardie getestet werden (Abb. 19-2b).

Die Reproduzierbarkeit der Ergometriebefunde bei RMVT rechtfertigt damit auch eine Effektivitätskontrolle einer antiarrhythmischen Therapie mit dem Belastungs-EKG. Zuvor auslösbare VT sind unter einer effektiven Medikation, z.B. mit Verapamil, bei unverändertem Ergometrieprotokoll nicht mehr induzierbar (Abb. 19-2c).

In unserem Patientenkollektiv waren Salven einer RMVT oder eine anhaltende ventrikuläre Tachykardie in der Ergometrie bei 85 % der Patienten induzierbar. In 75 % der Fälle war die RMVT verapamilsensitiv.

19.4
Elektrophysiologische Befunde, Isoproterenoltest und Mappingverfahren

Die intrakardialen Signale zeigen bei Sinusrhythmus normale Leitungszeiten (AH- und HV-Intervall), unauffällige Refraktärzeiten von RA und RV sowie regelrechte atrioventrikuläre Leitungscharakteristika. In seltenen Fällen ist anhand der üblichen Kriterien ein Ausschluß einer supraventrikulären Tachykardie mit Schenkelblock (atriale Tachykardie, AV-Knoten-Reentrytachykardie) erforderlich, um den ventrikulären Ursprung der Tachykardie nachzuweisen.

Ventrikuläre Salven treten bei RMVT zumeist spontan auf, gehäuft unter adrenerger Stimulation. Eine programmierte rechtsventrikuläre Stimulation führt nach Literaturangaben bei ca. 70 % der Patienten nicht zur Auslösung von Tachykardien. Anhaltende Tachykardien lassen sich fast nie induzieren, häufiger ist noch die Induktion von Salven (Abb. 19-3). Wie angeführt, wurde in einer Untersuchung von Zimmermann et al. 1986) eine positive Korrelation der Herzfrequenz vor Tachykardie und der Dauer der VT gefunden. Die Ergebnisse stehen in Einklang mit der Beobachtung, daß gelegentlich eine RMVT durch schnelle atriale oder ventrikuläre Basisstimulation induziert werden kann.

272 KAPITEL 19 Therapie der repetitiven monomorphen ventrikulären Tachykardie

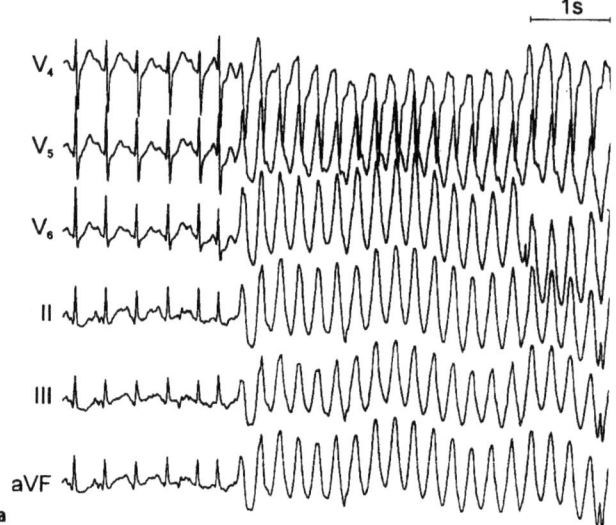

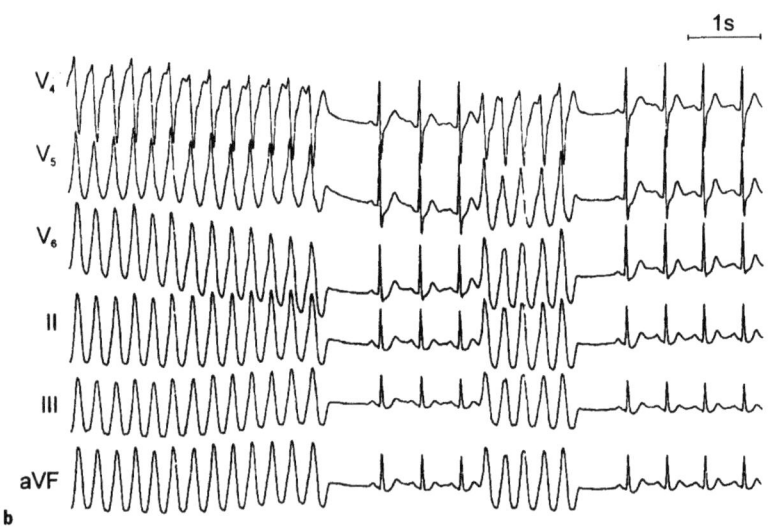

Abb. 19-2. a Induktion einer ventrikulären Tachykardie während Ergometriebelastung mit 125 W. **b** Terminierung der in **a** induzierten ventrikulären Tachykardie mit 5 mg Verapamil i.v.

19.4 Elektrophysiologische Befunde, Isoproterenoltest und Mappingverfahren 273

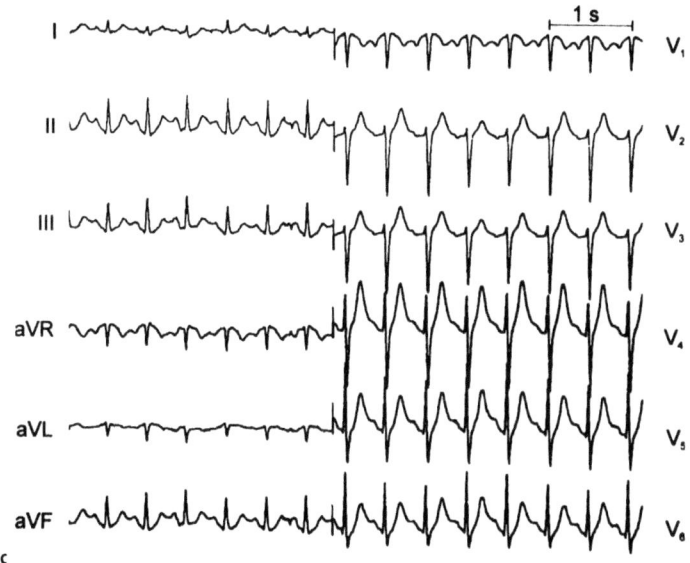

Abb. 19-2. c Ergometriebelastung des Patienten von **a** und **b** mit gleichem Protokoll unter oraler Medikation mit 3mal 80 mg Verapamil. Keine Tachykardieinduktion bei vergleichbarer Belastungsfrequenz

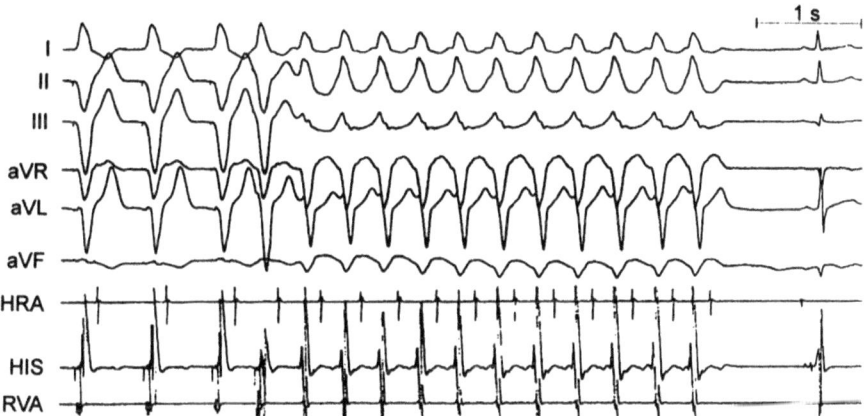

Abb. 19-3. Induktion einer nichtanhaltenden ventrikulären Tachykardie durch programmierte rechtsventrikuläre Stimulation mit 2 vorzeitigen Extrastimuli bei einem Patienten mit repetitiver ventrikulärer monomorpher ventrikulärer Tachykardie

274 KAPITEL 19 Therapie der repetitiven monomorphen ventrikulären Tachykardie

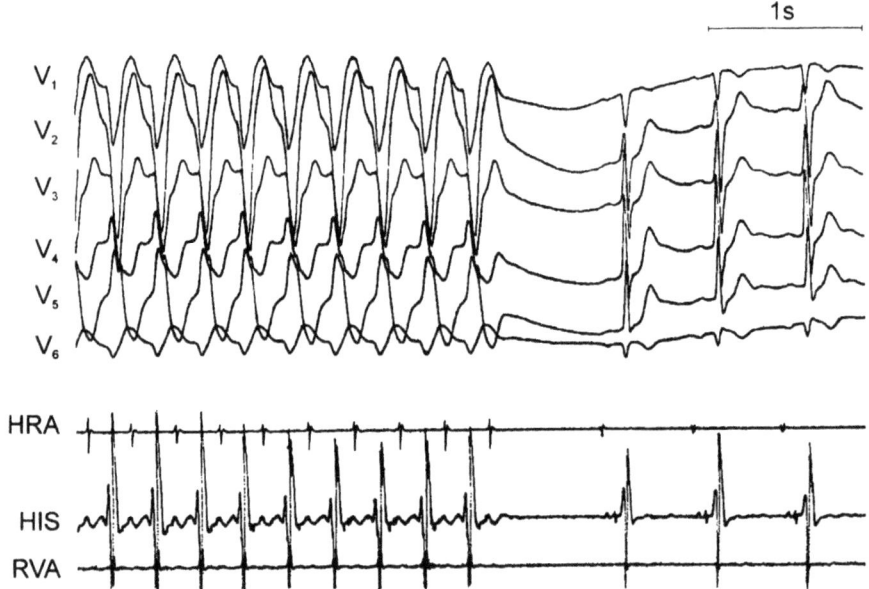

Abb. 19-4. Isoproterenoltest während einer elektrophysiologischen Untersuchung. Terminierung einer unter Isoproterenol aufgetretenen ventrikulären Tachykardie bei einem Patienten mit RMVT nach Gabe von 5 mg Verpamil i.v.

Eine Infusion von Isoprenalin (1–5 μg/min) mit adäquater Steigerung der Sinusfrequenz führt bei RMVT fast regelhaft zur Induktion der Tachykardien bzw. zur Häufung der Salven oder Verlängerung der Tachykardiedauer bis hin zu anhaltenden VT. Entsprechend der Nichtinduzierbarkeit sind solchermaßen ausgelöste Tachykardien auch häufig nicht mittels programmierter Stimulation oder Overdrivestimulation zu beenden. Die Adenosinsensitivität und Verapamilsensitivität der durch β-Adrenozeptoragonisten induzierten ventrikulären Tachykardie kann sowohl bei RMVT als auch bei paroxymaler anhaltender ventrikulärer Tachykardie getestet werden (Abb. 19-4).

Bei idiopathischen rechtsventrikulären Tachykardien wurde die Lage des VT-Ursprungs im rechtsventrikulären Ausflußtrakt mit endokardialen Mappingverfahren bestätigt: Coggins et al. (1994) fanden – auf der Basis einer erfolgreichen Ablation – den Ursprungsort bei 13 von 17 Patienten mit idiopathischer rechtsventrikulärer Tachykardie im rechtsventrikulären Ausflußtrakt unterhalb der Pulmonalklappe, bei 3 von 17 Patienten posteroseptal subvalvulär und bei 1 Patienten anterolateral. Klein et al. (1992) haben bei 16 untersuchten Patienten die früheste endokardiale Aktivierung in 12 Fällen im rechtsventrikulären Ausflußtrakt, bei 3 Patienten rechtsventrikulär septal trikuspidalklappennahe und in einem Fall linksventrikulär septal nachgewiesen. Rodriguez et al. (1997) fanden, daß bei 48 Patienten mit idiopathischen ventrikulären Tachykardien der Tachykardieursprung bei 35 Patienten im rechtsventrikulären Ausflußtrakt und bei 13 Patienten im linken Ventrikel lokalisiert war. Wilber et al. (1993) konnten bei 7 Patienten mit adenosinsensitiven ventrikulären Tachykardien eine erfolgreiche Katheterablation an der freien Wand des rechtsventrikulären Ausflußtrakts durchführen.

In unserem Patientenkollektiv betrug die Induktionsrate einer RMVT mittels Isoproterenoltest 88 %. Die lnduktion einer VT durch programmierte rechtsventrikuläre Stimulation gelang bei RMVT in 13 % der Fälle, während bei Patienten mit idopathischer paroxysmaler anhaltender rechtsventrikulärer Tachykardie eine Induktion anhaltender VT durch vorzeitige rechtsventrikuläre Stimulation bei 25 % der Patienten möglich war. Eine signifikante Verapamilsensitivität beim Isoproterenoltest (und/oder bei Ergometrie) bestand bei 75 % der Patienten mit RMVT.

19.5
Bildgebende Verfahren und ergänzende Diagnostik

Gallavardin-Tachykardien (mit Ursprungsort im rechtsventrikulären Ausflußtrakt) treten i. allg. ohne erkennbare Herzerkrankung auf, d. h. bildgebende Verfahren wie Echokardiographie, Szintigraphie oder RV-Angiographie zeigen keine anatomischen Besonderheiten bzw. krankhaften Befunde. Ein in Einzelfällen beobachteter Mitralklappenprolaps oder eine geringe rechtsventrikuläre Dilatation sind wahrscheinlich ohne pathogenetische Bedeutung (Katritsis et al. 1959).

Der Darstellung des rechten Ventrikels ist eine besondere Aufmerksamkeit zu schenken, um auch lokalisierte Veränderungen (z. B. ein seltenes Aneurysma im rechten Ventrikel) nicht zu übersehen. Wichtig für die Differentialdiagnose und entscheidend für die weitere Therapiestrategie ist die Unterscheidung von einer rechtsventrikulären Dysplasie. Neben der RV-Angiographie hat hier die Magnetresonanztomographie-(MRT-)Diagnostik einen bedeutenden Stellenwert. Häufig wird der MRT-Befund von Patienten mit idiopathischen ventrikulären Tachykardien als unauffällig beschrieben. Demgegenüber fanden sich in einer Untersuchung von Carlsson et al. (1994) Strukturanomalien (fokale Wandverdünnung, verminderte systolische Dickenzunahme) und Wandbewegungsstörungen im rechten Ventrikel (zumeist lokalisiert im rechtsventrikulären Ausflußtrakt) bei einem hohen Anteil von Patienten mit idiopathischer rechtsventrikulärer Tachykardie, aber nur bei wenigen Kontrollpatienten. Kürzlich wurde in einer MRT-Studie an 14 Patienten mit adenosinsensitiver ventrikulärer Tachykardie in 70 % der Fälle über milde Strukturabnormalitäten, zumeist an der freien Wand des rechten Ventrikels, berichtet (Markowitz et al. 1997). Ob diese Befunde eine ursächliche Bedeutung für die ventrikulären Tachykardien haben, ist aber bislang unklar (Markowitz et al. 1997).

Bei Patienten mit paroxysmaler anhaltender idiopathischer rechtsventrikulärer Ausflußtrakttachykardie und ohne Nachweis einer Herzerkrankung wurden mittels Metaiodbenzylguanidin-(MIBG-)Szintigraphie Abnormalitäten der sympathischen Innervation nachgewiesen (Gill et al. 1993). Ob diese mittels MRT oder MIBG-Szintigraphie gefundenen Abnormalitäten auch bei RMVT eine Bedeutung haben können, ist derzeit noch nicht untersucht worden.

Bioptische Untersuchungen wurden nur in einzelnen Fällen ohne wegweisende Befunde (interstitielle Fibrose und Fetteinlagerungen unterschiedlichen Ausmaßes) durchgeführt (Katritsis et al. 1995). Eine generelle Indikationsstellung zur rechtsventrikulären Myokardbiopsie bei Patienten mit RMVT besteht nicht.

Ebenfalls ohne wesentliche Bedeutung blieb bisher die Analyse der Spätpotentiale (inklusive Frequenzspektralanalyse) bei Patienten mit RMVT.

In unserem Patientenkollektiv ließen sich bei Patienten mit RMVT, soweit sie in einigen Fällen mittels MRT oder rechtsventrikulärer Myokardbiopsie untersucht wurden, keine Strukturanomalien nachweisen.

19.6
Pathophysiologische Überlegungen zur Genese der repetitiven monomorphen ventrikulären Tachykardie

Grundsätzlich sind RMVT durch 3 unterschiedliche Mechanismen erklärbar: eine gesteigerte oder abnorme Automatie, eine getriggerte Aktivität mit frühen oder späten Nachdepolarisationen oder einen Reentrykreis (Sung et al. 1995). Gegen einen Reentrymechanismus als hauptsächlichen Mechanismus der RMVT spricht die überwiegende Nichtinduzierbarkeit bzw. Unmöglichkeit einer Terminierung mittels programmierter ventrikulärer Stimulation (Katritsis et al. 1995).

Die Charakteristika der abnormen Impulsbildung sind nach experimentellen Untersuchungen eine Funktion der Höhe der Membrandepolarisation. Sinkt diese z. B. infolge einer Ischämie ab, so ist die Phase-4-Depolarisation nicht durch den Natriumeinwärtsstrom, wohl aber durch das Fehlen des Kaliumauswärtsstroms verursacht. Das gebildete Aktionspotential ist dann primär abhängig vom Kalziumionenstrom und ähnelt dem des Sinusknotens. Tachykardien infolge einer automatischen Impulsbildung können durch eine konventionelle programmierte (vorzeitige) Stimulation meist nicht induziert werden, häufig aber durch eine atriale oder ventrikuläre Basisstimulation innerhalb eines bestimmten Frequenzfensters. Eine abnorme Automatie kann durch sympathische Einflüsse bedeutsam verändert werden; die Induktion der Tachykardie gelingt häufig nach Infusion von Isoproterenol. Insbesondere die Auslösbarkeit einer RMVT unter Katecholamingabe haben Autoren wie Sung et al. (1995) veranlaßt, als Ursache der RMVT eine abnorme Automatie anzunehmen.

Die getriggerte Aktivität entsteht als Auswirkung einer frühen (EAD) oder späten (DAD) Nachdepolarisation. Der Mechanismus der EAD ist nicht ausreichend bekannt, hängt wohl aber mit einem verminderten Kaliumauswärtsstrom zusammen. EAD kommen meist vor während Bradykardien, sehr langsamen Stimulationsfrequenzen oder nach Interventionen mit Verlängerung des Aktionspotentials. EAD gelten als bedeutsamer Faktor für die Entstehung von Torsades-de-pointes-Tachykardien. Späte Nachdepolarisationen können verursacht sein durch eine intrazelluläre Überladung mit Kalzium. Diese kann entstehen durch eine Stimulation der β-Adrenozeptoren mit Steigerung der Adenylylcyclaseaktivität und Erhöhung des intrazellulären zyklischen AMP. Die erhöhte Kalziumkonzentration führt ihrerseits wieder zu einer Freisetzung von Kalzium aus dem sarkoplasmatischen Retikulum und bewirkt über eine Änderung der Zellmembranpermeabilität die Nachdepolarisation. Getriggerte Aktivitäten können auch über andere Mechanismen, z. B. durch eine Glykosidwirkung, erzeugt werden.

19.6 Pathophysiologische Überlegungen zur Genese

Eine Unterdrückung der späten Nachdepolarisationen ist demzufolge einerseits von Kalziumkanalantagonisten (zur Vermeidung der intrazellulären Kalziumüberladung), andererseits von pharmakologischen Interventionen zu erwarten, die den intrazellulären cAMP-Gehalt senken:
Diesen Effekt haben Lerman et al. für Adenosin gezeigt (Lerman et al. 1986): Während Adenosin auf supraventrikulärer Ebene, insbesondere am AV-Knoten, direkte elektrophysiologische Effekte mit Steigerung der Kaliumleitfähigkeit besitzt, sind keine direkten Einwirkungen auf das Ventrikelmyokard oder Purkinje-System belegt. Die einzige Wirkung am Ventrikelmyokard beruht auf einer Hemmung der cAMP-vermittelten Katecholamineffekte. Verschiedene experimentelle Studien haben daneben keine Wirkung von Adenosin bei ventrikulären Reentrytachykardien (z. B. nach Myokardinfarkt) gezeigt. Ebenso werden Tachykardien, die auf einer nicht-cAMP-vermittelten Kalziumionenüberladung beruhen (z. B. durch Glykoside), durch Adenosin nicht beeinflußt (Lerman et al. 1986).

Die Katecholaminsensitivität der repetitiven monomorphen ventrikulären Arrhythmien, die Ansprechbarkeit auf Verapamil und β-Blocker sowie die Effekte einer Adenosinapplikation legen einen getriggerten Mechanismus infolge später Nachdepolarisationen als Ursache zumindest eines Teils der RMVT nahe. Mit einer getriggerten Aktivität vereinbar ist die Tachykardieinduktion mit höherer Basisfrequenz, dem von Zimmermann et al. (1986) beobachtete proportionalen Bezug von Kopplungsintervall und VT-Länge sowie der gelegentlich nachzuweisende Overdriveakzeleration. Diese Befunde sind aber nicht spezifisch für eine getriggerte Aktivität und können ebenso im Rahmen einer abnormen Automatie erhoben werden.

Ein Teil der idiopathischen ventrikulären Tachykardien ist durch Verapamil supprimierbar und hat zum Begriff der „verapamilsensitiven ventrikulären Tachykardie" (Belhassen et al. 1981; Sung et al. 1995) geführt, dementsprechend kennzeichnet ein positiver Effekt von Adenosid den Subtyp der „adenosinsensitiven ventrikulären Tachykardie" (Griffith et al. 1994; Lerman et al. 1986; Markowitz et al. 1997; Wilber et al. 1993). Bemerkenswert ist der Befund, daß wohl alle „adenosinsensitiven VT" auch „verapamilsensitiv" sind, eine Reihe von „verapamilsensitiven VT" aber nicht auf Adenosin ansprechen (Grittith et al 1994).

Die katecholaminsensitiven ventrikulären Tachykardien sind durch ihre Belastungsabhängigkeit sowie durch die erleichterte Auslösbarkeit unter Katecholamingabe geprägt. Die VT-Subtypen der verapamil- und adenosinsensitiven bzw. katecholaminabhängigen VT stellen jedoch keine eigenständigen Formen einer idiopathischen VT dar. Vielmehr kann gleichzeitig eine Empfindlichkeit gegenüber Verapamil und Adenosin bestehen und unabhängig davon eine Katecholaminwirkung nachweisbar sein oder nicht.

Zusammenfassend ist der Mechanismus der RMVT nicht letztendlich geklärt. Möglicherweise spielen sowohl eine abnorme Automatie, eine getriggerte Aktivität als auch in einigen Fällen Reentrymechanismen eine Rolle. Es wird angenommen, daß die Gruppe der RMVT nicht pathophysiologisch homogen ist (Katritsis et al. 1995; Okumara et al. 1988).

19.7
Differentialdiagnose

Idiopathische ventrikuläre Tachykardien stellen eine inhomogene Gruppe mit unterschiedlicher Lokalisation des Tachykardieursprunges und unterschiedlichem Mechanismus der Tachykardieentstehung dar.

Innerhalb dieser Gruppe läßt sich anhand der Anamnese, der EKG-Befunde, der Ergometrie und des Isoproterenoltestes, evtl. ergänzt durch elektrophysiologische Befunde und durch bildgebende Verfahren, die sog. Gallavardin-Tachykardie als repetitive monomorphe rechtsventrikuläre Tachykardie abgrenzen.

Wegweisend sind die salvenartige ventrikuläre Extrasystolie oder ventrikuläre Salven mit LSB-Konfiguration und zumeist Indifferenz- oder Steiltyp während der ventrikulären Tachykardie, die bei körperlicher Belastung oder in Streßsituationen deutlich zunehmen und dementsprechend auch während einer Ergometriebelastung gehäuft auftreten bzw. an Dauer zunehmen. Die genannten EKG-Kriterien entsprechen der Definition der RMVT von Martins et al. (Martins et al. 1990) und stimmen mit der Gruppe 2 der Einteilung von Mont et al. (1992) überein.

Ebenso wie körperliche Belastungen führt eine Katecholamingabe, durchgeführt als „Isoproterenoltest", zu einer Häufung der Salven, zur Induktion einer nichtanhaltenden oder anhaltenden Tachykardie oder zu einer Verlängerung der Tachykardiedauer. Die RMVT gehört damit zu den „katecholaminsensitiven ventrikulären Tachykardien" und stellt wahrscheinlich einen der Hauptvertreter dieser Gruppe dar.

Die wichtigsten Differentialdiagnosen der RMVT sind die benigne ventrikuläre Extrasystolie bei Patienten ohne strukturelle Herzerkrankung und die paroxysmale anhaltende Form der idiopathischen ventrikulären Tachykardie (Martins et al. 1990). Während die RMVT sich von der ventrikulären Extrasystolie leicht durch ihr salvenartiges Auftreten unterscheiden läßt, ist die Differenzierung von der paroxysmalen anhaltenden Form der idiopathischen ventrikulären Tachykardie oftmals erst nach eingehender Diagnostik möglich. Wie in Tabelle 19-1 dargelegt ist, können auch bei RMVT nicht selten anhaltende ventrikuläre Tachykardien mit einer Dauer von > 3 min im Langzeit-EKG aufgezeichnet werden, die insbesondere bei Belastungssitutationen auftreten. Das wesentliche Unterscheidungsmerkmal einer RMVT von einer paroxysmalen anhaltenden rechtsventrikulären Tachykardie ist neben dem vorherrschenden Auftreten von singulären, bigeminiformen oder salvenartigen ventrikulären Extrasystolen daher die Belastungsabhängigkeit der RMVT. Anamnese, Ergometrie und Isoproterenoltest sind daher in vielen Fällen zur Differentialdiagnose einer RMVT von einer paroxysmalen anhaltenden rechtsventrikulären Tachykardie notwendig. Anhaltende idiopathische ventrikuläre Tachykardien sind aber ebenfalls nicht selten katecholaminabhängig. In unserem Patientenkollektiv waren aber auch bei 50 % der Patienten mit idiopathischer paroxysmaler anhaltender rechtsventrikulärer Tachykardie belastungsabhängige Symptome und in 33 % ein positiver Isoproterenoltest vorhanden.

Tabelle 19-2. Diagnostik bei RMVT

Diagnostik	Befund	Wertigkeit
Ruhe-EKG	VES-Salven, nichtanhaltende VT, LSB	+++
Langzeit-EKG	VES, VT, Abhängigkeit von Ruhe- oder Belastungsphasen	+++
Echokardiographie	Ausschluß einer organischen Herzerkrankung	+++
Ergometrie	Induktion einer VT unter Belastung, evtl. Terminierung mit Verapamil, Adenosin	++
Isoproterenoltest	Induktion bzw. Häufigkeitszunahme der VES/VT, evtl. Terminierung mit Verapamil, Adenosin	++
EPU	Unterscheidung von SVT mit Schenkelblock, Synkopenabklärung, Induktion und Mapping der VT	+/-
RV-Angiographie	RV-Dysfunktion	+/-
NMR	RV-Dysplasie	+/-
Spätpotentiale	LP +/-	-
Myokardbiopsie	Fibrose, Fetteinlagerung	-

Hauptkriterien: +++/++; Nebenkriterien +/-

Für den klinischen Alltag ist folgendes Vorgehen vorzuschlagen: Patienten mit entsprechender klinischer Symptomatik und typischen EKG- bzw. LZ-EKG-Veränderungen sollten einer Ergometrie und einem Isoproterenoltest unterzogen werden, wenn zuvor eine organische Herzerkrankung und insbesondere eine rechtsventrikuläre Dysplasie ausgeschlossen wurden. Wird eine Tachykardie (anhaltend oder in Form häufiger Salven) induziert, ist der Effekt einer Adenosingabe (6–12 mg Bolus unter Beachtung der üblichen Kontraindikationen und möglicher Nebenwirkungen) zu überprüfen, danach – falls nicht terminiert bzw. nach erneuter Induktion – der Effekt von Verapamil. Eine invasive elektrophysiologische Diagnostik ist in Zweifelsfällen zur Abgrenzung von anderen breitkomplexigen Tachykardien und bei durchgemachten Synkopen oder Prä-Synkopen erforderlich. Eine programmierte Kammerstimulation kann aber entbehrlich sein, wenn die Hauptkriterien der RMVT (Tabelle 19-2) erfüllt sind. Die Diagnose ist um so sicherer zu stellen, je mehr dieser Kriterien erfüllt sind und sie erlaubt auch ohne weitere invasive Diagnostik die Empfehlung einer medikamentösen Therapie mit Verapamil oder einem β-Blocker. Die Wirksamkeit dieser Therapie sollte mittels Ergometrie und/oder Isoproterenoltest überprüft werden.

19.8
Therapeutische Möglichkeiten

In Studien zur Behandlung der RMVT sind neben Kalziumantagonisten und β-Blockern Klasse-I- und Klasse-III-Antiarrhythmika eingesetzt worden, wobei in mehreren Studien neben Herzgesunden auch Patienten mit organischer Herzerkrankung eingeschlossen wurden.

Buxton et al. (1984) berichteten über eine Suppression der VT bei Patienten mit RMVT bei 14 von 22 herzgesunden Patienten mit Chinidin und Disopyramid. Propranolol war in diesen Studien bei 12 von 20 Patienten effektiv. Verapamil wurde nur bei 4 Herzgesunden eingesetzt und unterdrückte hier die spontanen VT. Die Patienten, bei denen spontane VT durch Verapamil oder Propranolol supprimierbar waren, wurden für eine Periode von 9–90 Monaten nachbeobachtet, wobei bei keinem Patienten eine anhaltende symptomatische VT auftrat. Rahilly et al. (1982) berichteten über die Nachbeobachtung von 6 Patienten ohne strukturelle Herzerkrankung mit RMVT über einen Zeitraum von 10 Monaten bis 8 Jahren, wobei eine medikamentöse Behandlung nicht erforderlich war. Bei 7 RMVT-Patienten wurde über eine symptomatische Besserung mit Flecainid, Diltiazem, Verapamil bzw. Sotalol berichtet (Katritsis et al. 1995). Die Wirksamkeit von Sotalol wurde in einer größeren Serie von Patienten mit anhaltenden rechtsventrikulären Tachykardien ohne strukturelle Herzerkrankung belegt (Gill et al. 1992).

Der wahrscheinlich häufig vorliegende pathophysiologische Mechanismus einer getriggerten Aktivität legt als Therapie der ersten Wahl eine Behandlung mit Verapamil (Tagesdosis 240–360 mg) oder mit geringeren Erfolgsaussichten einem kardioselektiven β-Blocker nahe. Sind diese Medikamente ineffektiv, so können Klasse-III-Antiarrhythmika (Sotalol, in Einzelfällen auch Amiodaron) oder Klasse-I-Antiarrhythmika (z. B. Flecainid) unter Beachtung eventueller proarrhythmischer Effekte eingesetzt werden.

In unserem Patientenkollektiv erfolgte bei 90 % der Patienten eine Therapie mit Verapamil oder β-Blocker. Die Wirksamkeit der Therapie wurde mittels Ergometrie und/oder Isoproterenoltest überprüft. Während einer Nachbeobachtungszeit von bis zu 4 Jahren trat bei keinem der RMVT-Patienten eine lebensbedrohliche ventrikuläre Tachyarrhythmie auf. Der klinischen Nachbeobachtung von RMVT-Patienten kommt eine besondere Bedeutung zu, da in Einzelfällen im weiteren Verlauf eine anfangs nicht faßbare arrhythmogene rechtsventrikuläre Dysplasie manifest werden kann.

Bei idiopathischer rechtsventrikulärer Tachykardie kann eine Radiofrequenzkatheterablation erwogen werden, wenn mit einer medikamentösen Behandlung keine ausreichende VT-Suppression zu erreichen ist. Klein et al. (1992) konnten mit Hochfrequenzstromablation die Tachykardie bei 15 von 16 Patienten beseitigen, wobei in 14 von 15 Fällen der Tachykardieursprung im rechtsventrikulären Ausflußtrakt bzw. rechtsventrikulären Septum zu lokalisieren war. Coggins et al. (1994) berichten über eine erfolgreiche RF-Katheterablation bei 17 von 20 Patienten mit idiopathischen rechtsventrikulären Tachykardien. Allerdings kam es in dieser Studie auch in einem Fall zu einer Myokardperforation mit tödlichem Ausgang. Rodriguez et al. (1997) berichteten über eine RF-Ablation bei 48 Patienten mit idiopathischen ventrikulären Tachykardien, davon 35 mit rechtsventrikulären Ausflußtrakttachykardien und 13 mit linksventrikulären Tachykardien. Die Erfolgsrate bei den Ausflußtrakttachykardien in dieser Studie betrug 83 %.

In unserem Kollektiv wurde bei 6 der 8 konsekutiven Patienten mit paroxysmaler anhaltender idiopathischer ventrikulärer Tachykardie und medikamentöser Therapierefraktärität eine Katheterablation durchgeführt. In 5 der 6 Fälle war die Katheterablation erfolgreich, Komplikationen traten nicht auf. Dabei war der

19.8 Therapeutische Möglichkeiten

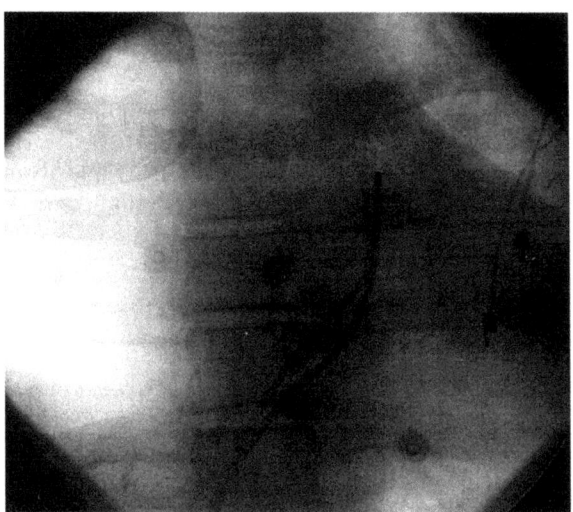

Abb. 19-5. Erfolgreiche Katheterablation im rechtsventrikulären Ausflußtrakt bei einer 46jährigen Patientin mit einer paroxysmalen anhaltenden Form einer idiopathischen ventrikulären Tachykardie und medikamentöser Therapierefraktärität. Radiologische Darstellung der Lage des Ablationskatheters bei der erfolgreichen Energieabgabe rechtsventrikulär unterhalb der Pulmonalklappe. Die Lokalisation des ektopen Fokus erfolgte mittels Übereinstimmung des Pacemappings in allen 12 Oberflächen-EKG-Ableitungen und einer Vorzeitigkeit der lokalen Depolarisation von –40 ms. PA-Darstellung mit Ablationskatheter und Cournand-Katheter zur parallel durchgeführten Druckregistrierung, welche die subvalvuläre Lage des Ablationskatheters dokumentierte

Fokus in 5 Fällen im rechtsventrikulären Ausflußtrakt und in einem Fall posteroseptal, trikuspidalklappennahe im rechten Ventrikel lokalisiert. Ein Beispiel einer erfolgreichen Katheterablation bei paroxysmaler anhaltender rechtsventrikulärer Ausflußtrakttachykardie ist in Abb. 19-5 dargestellt. Bei den beiden übrigen Patienten mit paroxysmaler anhaltender (rechts)ventrikulärer Tachykardie war die ventrikuläre Tachykardie nicht induzierbar und keine spontane ventrikuläre Extrasystolie bzw. ventrikuläre Salven vorhanden, die der dokumentierten klinischen Tachykardie entsprochen hätten, so daß eine Katheterablation nicht durchgeführt werden konnte.

Von unseren 20 Patienten mit RMVT wurde nur in einem Fall einer Patientin mit medikamentös therapierefraktärer und belastungsunabhängiger RMVT und ausgeprägter klinischer Symptomatik eine Katheterablation durchgeführt. Der Fokus war in diesem Fall im rechten Ventrikel posteroseptal, trikuspidalklappennahe lokalisiert und konnte erfolgreich abladiert werden.

Zusammenfassend halten wir die Durchführung einer Katheterablation bei RMVT aufgrund der hohen Erfolgsrate der medikamentösen Therapie und der guten Prognose der Patienten (bei medikamentöser Therapie) nur für in Ausnahmefällen indiziert. Die Patientin mit salvenartig auftretender ventrikulärer Tachykardie, die sich in unserer Klinik einer Katheterablation unterzog, bot das Bild einer atypischen RMVT mit anamnestischer Belastungsunabhängigkeit, negativen

Belastungstests und einer LSB-Konfiguration mit Linkstyp. Es soll aber hinzugefügt werden, daß von anderen Autoren der Stellenwert der Katheterablation bei RMVT weniger zurückhaltend beurteilt wird. Bei der paroxysmalen anhaltenden Form der idiopathischen ventrikulären Tachykardie stellt die Katheterablation bei medikamentöser Therapierefraktärität ein etabliertes Therapieverfahren dar, das frühzeitig erwogen werden sollte (Varma u. Josephson 1997). Als mögliche Komplikationen ist insbesondere an eine Myokardperforation und die Ausbildung neuer Arrhythmiesubstrate zu denken.

Literatur

Belhassen B, Rotmensch HH, Ladiado S (1981) Response of recurrent sustained ventricular tachycardia to verapamil. Br Heart J 46: 679–682
Bhadha K, Marchlinski FE, Iskandrian AS (1993) Ventricular tachycardia in patients without structural heart disease. Am Heart J 126: 1194–1198
Buxton AE, Marchlinski FE, Doherty JU, Cassidy DM, Vassallo JA, Flores BT, Josephson ME (1984) Repetitive monomorphic ventricular tachycardia: Clinical and electrophysiologic characteristics in patients with and patients without organic heart disease. Am J Cardiol 54: 997–1002
Buxton AE, Waxman HL, Marchlinski FE et al. (1983) Right ventricular tachycardia: Clinical and electrophysiologic characteristics. Circulation 68: 917–927
Carlson MD, White RD, Trohman RG, Adler LP, Biblo LA, Merkatz KA, Waldo AL (1994) Right ventricular outflow tract ventricular tachycardia: Detection of previously unrecognized anatomic abnormalities using cine magnetic resonance imaging. J Am Coll Cardiol 24: 720–727
Coggins DL, Randall JL, Sweeney J et al. (1994) Radiofrequency catheter ablation as a cure for idiopathic tachycardia of both left and right ventricular origin. J Am Coll Cardiol 23: 1333–1341
Froment R, Gallavardin L, Cahen P (1953) Paroxysmal ventricular tachycardia. A clinical classification. Br Heart J 15: 172–178
Gallavardin L (1922) Extrasystolie ventriculaire a paroxysmes tachycardieques prolonges. Arch Mal Coer 15: 298–306
Gill JS, Mehta C, Ward DE, Camm AJ (1992) Efficacy of flecainide, sotalol, and verapamil in the treatment of right ventricular tachycardia in patients without overt cardiac abnormality. Br Heart J 68: 392–397
Gill JS, Hunter GJ, Gane J, Ward DE, Camm AJ (1993) Asymmetry of cardiac (^{125}I) metaiodobenzylguanidine scans in patients with ventricular tachycardia and „clinically normal" heart. Br Heart J 69: 6–13
Griffith MJ, Garatt CJ, Rowland E, Ward DE, Camm AJ (1994) Effects of intravenous adenosine on verapamil-sensitive „idiopathic" ventricular tachycardia. Am J Cardiol 73: 759–764
Gumbrielle T, Bourke JP, Furniss SS (1994) Is ventricular ectopy a legitimate target for ablation? Br Heart J 72: 492–494
Gursoy S, Brugada J, Souza O, Steurer G, Andries E, Brugada P (1992) Radiofrequency ablation of sympatomatic but benign ventricular arrhythmias. PACE 15: 738–741
Katritsis D, Gill JS, Camm AJ (1995) Repetitive monomorphic ventricular tachycardia. In: Zipes DP, Jalife J (eds) Cardiac electrophysiology. From cell to bedside, 2nd edn. Saunders, Philadelphia, pp 900–907
Klein LS, Shih HT, Hackett K, Zipes DP, Miles WM (1992) Radiofrequency catheter ablation of ventricular tachycardia in patients without structural heart disease. Circulation 85; 1666–1674
Lerman BB, Belardinelli L, West GA, Berne RM, CiMarco JP (1986) Adenosine-sensitive ventricular tachycardia: evidence suggesting cyclic-AMP-mediated triggered activity. Circulation 74; 270–280
Martins JB, Constantin L, Kienzle MG, Brownstein SL, Hopson JR (1990) Mechanisms of ventricular tachycardia unassociated with coronary artery disease. In: Zipes DP, Jalife

J (eds) Cardiac electrophysiology. From cell to bedside, 1nd edn. Saunders, Philadelphia pp 581–589

Markowitz SM, Litvak BL, Ramirez de Arellano EA, Markisz JA, Stein KM, Lerman BB (1997) Adenosine-sensitive ventricular tachycardia. Right ventricular abnormalities delineated by magnetic resonance imaging. Circulation 96: 1192–1200

Mehta D, Davies MJ, Ward DE, Camm AJ (1994) Ventricular tachycardias of right ventricular origin: markers of subclinical right ventricular disease. Am Heart J 127: 360–366

Mont L, Seixas T, Brugada P et al. (1992) The electrocardiographic, clinical and electrophysiologic spectrum of idiopathic monomorphic ventricular tachycardia. Am Heart J 124: 746–753

Nakagawa H, Beckman KJ, McClelland JH et al. (1993) Radiofrequency catheter ablation of idiopathic left ventricular tachycardia guided by a purkinje potential. Circulation 88: 2607–2627

Okumara K, Matsuyama K, Miyagi H, Tsuchiya T, Yasue H (1988) Entrainment of idiopathic ventricular tachycardia of left ventricular origin with evidence for reentry with an area of slow conduction and effect of verapamil. Am J Cardiol 62: 727–732

Rahilly GT, Prystowsky EN, Zipes DP, Naccarelli GV, Jackman WM, Heger JJ (1982) Clinical and electrophysiologic findings in patients with repetitive monomorphic ventricular tachycardia and otherwise normal electrocardiogram. Am J Cardiol 50: 459–468

Rodriguez LM, Smeets JLRM, Timmermans C, Wellens HJJ (1997) Predictors for successful ablation of right- and left-sided idiopathic ventricular tachycardia. Am J Cardiol 79: 309–314

Seidl K, Hauer B, Schwick N, Zahn R, Senges J (1997) Hochfrequenzstrom-Katheterablation als Therapie bei symptomatischer ventrikulärer Extrasystolie. Z Kardiol 86: 211–220

Sung RJ, Lauer MR, Lai WT (1995) Verapamil-responsive ventricular tachycardia: Adenosine sensitivity and role of catecholamines. In: Zipes DP, Jalife J (eds) Cardiac electrophysiology. From cell to bedside, 2nd edn. Saunders, Philadelphia, pp 907–919

Varma N, Josephson ME (1997) Therapy of „idiopathic" ventricular tachykardia. J Cardiovasc Electrophysiol 8: 104–116

Wellens HJJ (1995) Radiofrequency catheter ablation of benign ventricular extopic beats: a therapy in search of a disease? J Am Coll Cardiol 26: 850–851

Wilber DJ, Baerman J, Olshansky B, Kall J, Kopp D (1993) Adenosine-sensitive ventricular tachycardia. Clinical characteristics and response to catheter ablation. Circulation 87: 126–134

Zhu DWX, Maloney JD, Simmons TW et al. (1995) Radiofrequency catheter ablation for management of symptomatic ventricular ectopic activity. J Am Coll Cardiol 26: 843–849

Zimmermann M, Maisonblanche P, Cauchemez B, Leclercq JF, Coumel P (1986) Determinants of the spontaneous ectopic activity in repetitive idiopathic monomorphic ventricular tachycardia. J Am Coll Cardiol 7: 1219–1227

KAPITEL 20

ICD-Therapie 20

U. DORWARTH

20.1
Neue Technologien

20.1.1
Entwicklungsstufen der ICD-Therapie

Mit der ersten Implantation eines Defibrillators beim Menschen 1980 durch Mirowski wurde eine rasante technologische Entwicklung in Gang gesetzt (Tabelle 20-1).

Die Geräte der 1., 1985 in den USA marktzugelassenen Generation waren reine, nichtprogrammierbare „Schockapplikatoren" mit epikardialen Sondensystemen. Geräte der 2. Generation waren zusätzlich mit einem VVI-Pacer ausgerüstet, wodurch das Problem von Postschockasystolien oder -bradykardien behoben wurde.

Die 1990 eingeführte 3. Gerätegeneration beinhaltete bereits wesentliche Neuerungen wie die Funktion der antitachykarden Stimulation, die Multiprogrammierbarkeit von VT- und VF-Detektionszonen und Therapien sowie transvenöse und subkutane Sonden zur Implantation ohne Thorakotomie. Bei der antitachykarden Funktion handelt es sich um eine hocheffiziente Stimulationstherapie zur schmerzfreien Terminierung ventrikulärer Tachykardien. In einer Langzeitbeobachtung an 80 Patienten mit 2926 Episoden ventrikulärer Tachykardien (Fiek

Tabelle 20-1. Entwicklung der ICD-Technologie

Generation	Jahr	Charakteristika	Beispiel
I.	1985	Defibrillator	Ventak
II.	1988	Programmierbarer Pacer-Defibrillator	4201, P II
III.	1990	Pacer-Cardioverter-Defibrillator mit antitachykarder Stimulation	PCD 7217, PRx I/II
IV.	1993	Pektoral implantierbarer transvenöser Cardioverter-Defibrillator	PCD 7219, PRx III, Phylax 06
V.	1996	Zweikammer-ICD	Ventak AV 7250/7271 PCD

1996) konnten wir eine Effizienz der antitachykarden Stimulation von 90 % unabhängig von der kardialen Grunderkrankung und Herzfunktion nachweisen. Die Integration der programmierten Ventrikelstimulation über ein externes Programmiergerät ermöglichte die Durchführung einer nichtinvasiven elektrophysiologischen Untersuchung über den ICD, z. B. zur Kontrollstimulation nach Änderung der antiarrhythmischen Therapie oder zur Austestung eines erfolgreichen antitachykarden Stimulationsmodus.

Durch weitere Geräteverkleinerung konnte 1993 im Klinikum Großhadern, München, weltweit das erste pektorale ICD-System (Hoffmann 1998) der 4. Generation implantiert werden. Die pektorale Implantationstechnik, die mit einer subkutanen oder subpektoralen Aggregatpositionierung einhergeht und einer Schrittmacherimplantation vergleichbar geworden ist, kann statt in Intubationsnarkose jetzt in Lokalanästhesie mit Maskennarkose erfolgen. Die Einführung sog. „Active-can-Aggregate", deren elektrisch aktives Gehäuse als Anode zur Defibrillation dient, reduzierte die Zahl der zu implantierenden Sonden auf nur noch eine einzige rechtsventrikuläre Sonde mit intergrierter Pacing-, Sensing- und Defibrillationsfunktion (Kathode). Die Voraussetzung für die Effizienz des Einsondensystems war neben der „active can" die Entwicklung der biphasischen Schockform, die die Defibrillationsschwellen gegenüber der monophasischen Schockform signifikant senken konnte. Darüber hinaus verfügen ICD der 4. Generation über deutlich erweiterte Speicheroptionen, die erstmals nicht nur die Intervallzykluslängen der Tachykardien, sondern auch das intrakardiale EKG speichern, wodurch die Diagnostikfunktion entscheidend verbessert wird.

Mit der Entwicklung des Zweikammer-ICD vollführt die Defibrillatortechnologie heute einen weiteren großen Schritt nach vorn in Richtung einer 5. Gerätegeneration.

20.1.2
Zweikammerstimulation

Die Implantation einer zusätzlichen Vorhofsonde erweitert die ICD-Systeme um ein breites Spektrum neuer diagnostischer und therapeutischer Optionen, die für bestimmte Patientengruppen wesentliche Verbesserungen mit sich bringen. Bei etwa 5–15 % der ICD-Patienten besteht die Indikation für eine Zweikammerstimulation, was bisher durch die Implantation eines zusätzlichen DDD-Schrittmachers oder durch eine alleinige VVI-Stimulation durch den ICD nur unzufriedenstellend gelöst werden konnte. Der DDD-ICD macht die Implantation eines zusätzlichen Schrittmachers mit der Gefahr von Schrittmacher-ICD-Interaktionen und die Implantation zusätzlichen Sondenmaterials überflüssig. Die Zweikammerstimulation kann die Hämodynamik, insbesondere bei Patienten mit eingeschränkter linksventrikulärer Pumpfunktion, deutlich verbessern.

Für Patienten mit unzureichendem Frequenzanstieg steht mit der DDDR-Stimulation eine frequenzadaptive Stimulation zur Verfügung, die als VVIR-Stimulation auch in modernen Einkammergeräten integriert ist.

20.1 Neue Technologien 287

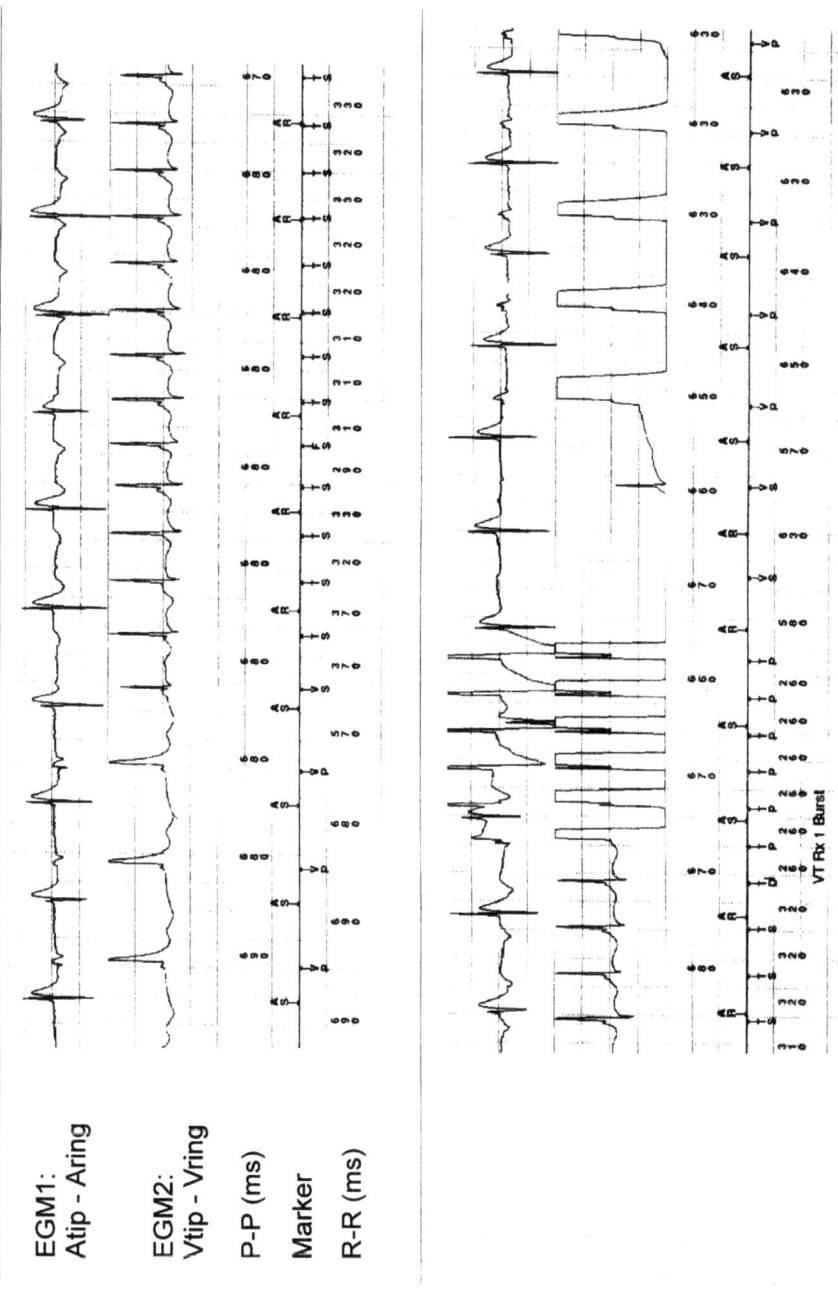

Abb. 20-1. Registrierung einer spontanen VT-Episode mit intrakardialem bipolaren Vorhof- und Kammer-EKG sowie Markerkanal bei einem Patienten mit Herzinsuffizienz und hämodynamisch beeinträchtigendem langem AV-Block I°. Im Sinusrhythmus erfolgt eine vorhofgetriggerte (AS) AV-sequentielle Kammerstimulation (VP). Die VT zeigt keine retrograde Leitung und wird regelrecht detektiert und terminiert

20.1.3
Differenzierung ventrikulärer und supraventrikulärer Tachykardien

Die Fehldetektion einer supraventrikulären Tachykardie stellt mit einer Inzidenz von etwa 20% eines der wesentlichen Probleme der ICD-Therapie dar. Sie hat nicht nur negative Auswirkungen auf das Wohlbefinden des Patienten, sondern kann auch proarrhythmisch wirken. Durch den Einsatz der bereits in den Geräten der 3. Generation integrierten zusätzlichen Erkennungskriterien „Intervallstabilität" und „Onset" sollen Tachykardien mit instabilen RR-Intervallen oder mit einem flachen Frequenzanstieg als Tachyarrhythmie bzw. als Sinustachykardie identifiziert und die Therapie zurückgehalten werden. Damit kann die Spezifität der Therapie – unter Inkaufnahme einer gering verminderten Sensitivität – zwar verbessert werden, eine zuverlässige Diskriminierung ist damit in vielen Fälle jedoch noch immer nicht möglich.

20.1.3.1
QRS-Breitenkriterium

Ein neuer Detektionsalgorithmus, das sog. QRS-Breitenkriterium, beruht auf der Vermessung der Breite des QRS-Komplexes im intrakardialen EKG. Eine Tachykardie wird als „breit" oder „ventrikulär" klassifiziert, wenn 6 von 8 konsekutiven QRS-Komplexen breiter sind als die QRS-Breite im Sinusrhythmus.

Eine als „schmal" kassifizierte Tachykardie gilt als supraventrikulär und führt zur Inhibierung der Therapie. Als intrakardiale Ableitung dient eine sog. „Farfield-Ableitung", z.B. zwischen der rechtsventrikulären Pace/Sense-Sonde und dem ICD-Gehäuse, die aufgrund der Distanz der beiden Pole dem Oberflächen-EKG näherungsweise entspricht. In einer Studie (Dorwarth 1997) mit 70 Patienten und 404 VT/SVT-Episoden konnten wir zeigen, daß das Breitenkriterium in einer gut zu definierenden Untergruppe von Patienten mit einer sehr hohen Sensitivität (98%) und Spezifität (100%) die Klassifizierung ventrikulärer und supraventrikulärer Tachykardien erlaubt. Zuverlässig anwendbar war das Kriterium bei Patienten mit einer QRS-Breite im Sinusrhythmus unterhalb 100 ms, was wir bei 60% unserer Patienten beobachten konnten. Dabei handelte es sich meist um Patienten, die keinen Schenkelblock im Grundrhythmus aufwiesen.

Abb. 20-2. Die letzten 8 Schläge einer spontanen ventrikuläre Tachykardie (Zykluslänge 350 ms) werden vom Breitenkriterium richtig klassifiziert und die Tachykardie erfolgreich überstimuliert. Die QRS-Breitenschwelle war (bei einer QRS-Breite im Sinusrhythmus von 60 ms) auf 64 ms programmiert, die QRS-Breite der ventrikulären Tachykardie lag mit 108–120 ms deutlich höher

20.1 Neue Technologien

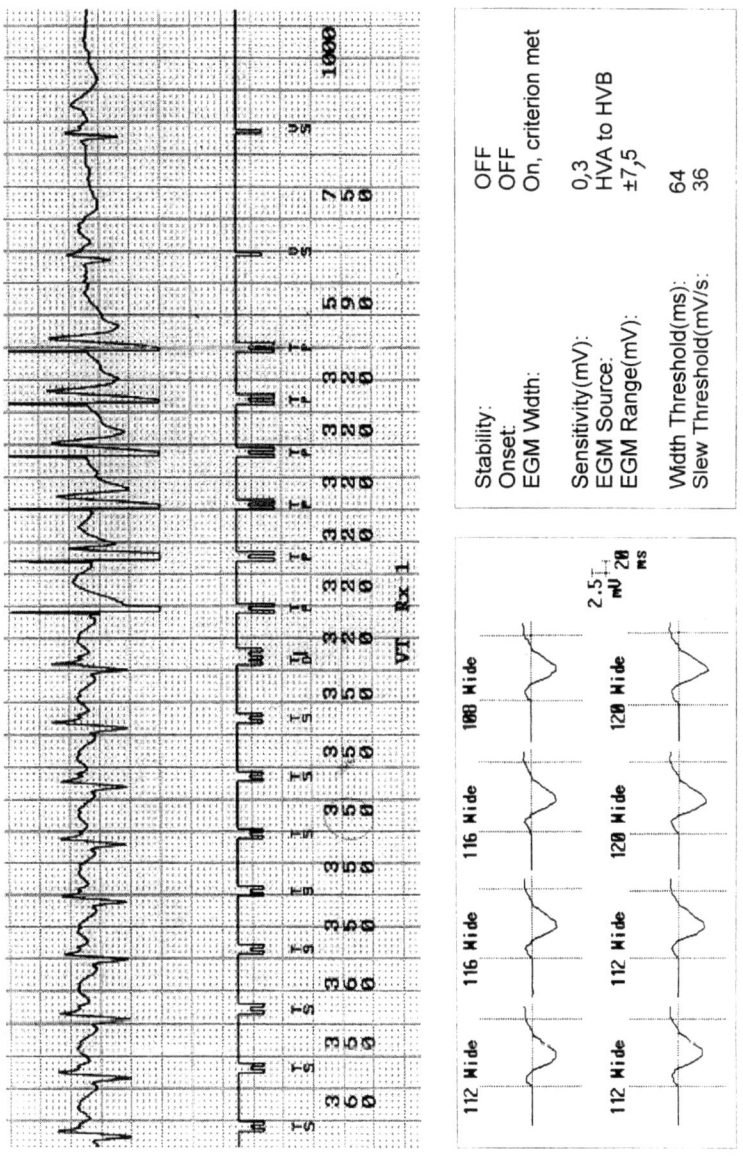

Stability:	OFF
Onset:	OFF
EGM Width:	On, criterion met
Sensitivity(mV):	0,3
EGM Source:	HVA to HVB
EGM Range(mV):	±7,5
Width Threshold(ms):	64
Slew Threshold(mV/s):	36

20.1.3.2
Morphologiealgorithmus

Der sog. Morphologiealgorithmus (Shieh 1998) macht sich die unterschiedliche QRS-Morphologie während eines supraventrikulären und ventrikulären Rhythmus zunutze. Im Gegensatz zum QRS-Breitenkriterium werden hierbei nicht nur die Breite, sondern auch andere Charakteristika des QRS-Komplexes wie die Polaritäten, Amplituden und Anordnung der Zacken berücksichtigt. Es wird zunächst ein Referenz-QRS-Komplex (sog. „Template") aus dem Grundrhythmus des Patienten (Sinusrhythmus, Vorhofflimmern) abgespeichert. Erfolgt die Detektion einer Tachykardie, wird die Morphologie des detektierten QRS-Komplexes mit dem Referenz-QRS-Komplex verglichen und die Übereinstimmungen rechnerisch in einen sog. „Ähnlichkeitsscore" übersetzt. Überschreitet der Score eine bestimmte programmierbare Ähnlichkeitsschwelle, wird die Tachykardie als supraventrikulär klassifiziert und die Therapie zurückgehalten.

Die beschriebenen Algorithmen sind alle in Einkammer-ICD-Systemen realisiert. Idealerweise sollte eine zuverlässige VT/SVT-Diskiminierung in Standardsystemen mit nur einer Ventrikelsonde möglich sein. Inwieweit dies mit den neuen Algorithmen zuverlässig gelingt, wird die Zukunft zeigen.

20.1.3.3
Zweikammerdetektion

Die Einführung der DDD-Systeme bietet aufgrund des atrialen Sensings die Perspektive, die Spezifität der ICD-Therapie durch neue Zweikammeralgorithmen zu optimieren. Das Überschreiten einer bestimmten Frequenzgrenze im Vorhof bei Detektion einer Tachykardie in der Kammer aktiviert die Zweikammerdetektionsalgorithmen. Zur Differenzierung ventrikulärer und supraventrikulärer Tachykardien können bei bestimmten Herstellern neben den gemessenen Frequenzen von Vorhof- und Kammeraktionen auch deren zeitliche Beziehung zueinander herangezogen werden. Beispielsweise lassen sich durch die Analyse der Aktivierungssequenz von Vorhof und Kammer mit Hilfe der Erstellung von spezifischen Mustern (sog. PR-Logic^{TM}-Pattern) verschiedene Tachykardietypen definieren. Eine Sinus- oder atriale Tachykardie liegt beispielsweise vor, wenn die P-Welle dem QRS-Komplex vorausgeht, eine ventrikuläre Tachykardie bei retrograder P-Welle, eine 1:1-SVT (z. B. AVNRT) bei nahezu gleichzeitiger Aktivierung von Vorhof und Kammer. Durch die Berücksichtigung der AV-Assoziation und Stabilität der ventrikulären RR-Intervalle soll die Erkennung von Vorhofflattern und -flimmern verbessert werden.

20.1.4
Therapie supraventrikulärer Tachyarrhythmien

Die zuverlässige Erkennung supraventrikulärer Tachykardien durch einen Zweikammer-ICD eröffnet die Möglichkeit, die zur Verfügung stehenden Therapien auch für diese Rhythmusstörungen anzuwenden. Erste klinische Studien untersuchen bereits die Effizienz des ICD in der Therapie atrialer Tachyarrhythmien. Burst-, Ramp- und 50-Hz-Burst-Stimulation sind programmierbar und können vom ICD vollautomatisch abgegeben werden. Bei Detektion von Vorhofflimmern kann eine Vorhofdefibrillation über eine zusätzliche Defibrillationsspule im Bereich des hohen rechten Vorhofs ausgelöst werden (Abb. 20-2).

Dies geschieht entweder vollautomatisch oder durch den Patienten selbst gesteuert über einen externen Aktivator. Ein therapeutischer Nutzen ist für den Patienten bei subjektiv oder hämodynamisch beeinträchtigenden supraventrikulären Tachykardien zu erwarten.

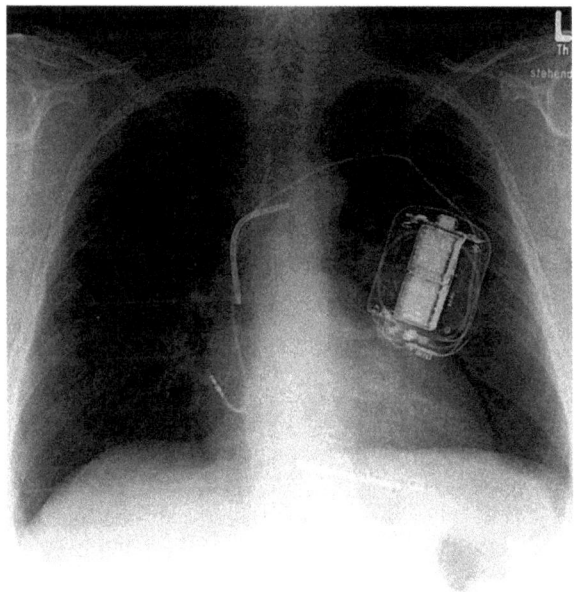

Abb. 20-3. Röntgenbild eines Zweikammer-ICD-Systems mit atrialer Sonde, die eine zusätzliche Defibrillationsspule trägt

20.1.5
Präventive Stimulation

Durch die Analyse der Zykluslängenspeicher und der Speicherelektrogramme in den implantierbaren Cardioverter/Defibrillatoren der 4. Generation wurde ein vermehrtes Augenmerk auf die Initiierung von ventrikulären Tachyarrhythmien gerichtet. Bei Analyse der Daten zeigten sich bis zu 45% der Episoden durch sog. „Kurz-lang-kurz-Intervalle" („short-long-short") induziert (Schaumann 1996). Short-long-short-Intervalle treten meist bei supraventrikulären und ventrikulären Extrasystolen auf. Ein klassisches Beispiel für durch Short-long-short-Sequenzen induzierte ventrikuläre Tachyarrhythmien sind die „Torsades-de-pointes-Tachykardien" bei Patienten mit QT-Syndrom. Eine mögliche Therapieform stellt eine sog. „Overdrivestimulation" mit Frequenzen zwischen 90 und 120 Schlägen/min dar. Eine herkömmliche fixfrequente Overdrivestimulation ist jedoch für einen Großteil der Patienten mit implantierbarem Cardioverter-Defibrillator, insbesondere für diejenigen mit koronarer Herzerkrankung oder schwer eingeschränkter linksventrikulärer Funktion, ungeeignet.

Mit der Funktion der sog. „ventrikulären Frequenzstabilisierung" oder „Frequenzglättung" stehen in den neuesten Ein- bzw. Zweikammer-ICD Algorithmen zur Verfügung, die postextrasystolische Pausen durch intermittierende Stimulation überbrücken. Nach einer initial höherfrequenten Stimulation wird die Intervalldauer mit jedem weiteren Stimulus verlängert, um die Herzfrequenz wieder langsam an den herzeigenen Rhythmus oder die programmierte Stimulationsfrequenz heranzuführen. Durch diese nur intermittierend einsetzende Stimulation soll die Häufigkeit des Auftretens von ventrikulären Tachykardien verringert werden.

20.1.6
Automatische Überwachungssysteme

Durch automatische Tests in definierten Zeitabständen können sich die neuesten ICD-Modelle selbst überwachen. Erstmals ist auch die Integrität der Defibrillationselektrode automatisch oder manuell durch eine schmerzfreie Impedanzmessung überprüfbar. Bisher war diese Überprüfung nur mit einem Hochenergieschock von 0,2 J möglich. Es können verschiedene Signaltöne programmiert werden, die den Patienten über bestimmte Zustände des Gerätes informieren und die einen Arztbesuch erfordern. Im eingeschalteten Modus ertönt ein akustisches Signal optional, wenn die Batteriespannung einen programmierten Wert unterschritten hat, die Elektrodenimpedanzen größere Veränderungen aufweisen, die Ladezeit der Kondensatoren einen programmierten Wert überschreitet, ein Schaltkreisfehler vorliegt oder alle Therapien innerhalb einer Erkennungszone nicht erfolgreich waren. Es besteht dann die Möglichkeit, das Gerät telefonisch abzufragen. Durch diese neuen Überwachungssysteme und eine verbesserte Batterielebensdauer von bis zu 10 Jahren können die routinemäßigen Kontrolluntersuchungen in größeren Zeitabständen erfolgen.

20.1.7
Ausblick

Die beschriebenen technischen Neuentwicklungen eröffnen die Perspektive für eine Gerätegeneration, die integriert tachy- wie bradykarde Rhythmusstörungen ventrikulären wie supraventrikulären Ursprungs hochspezifisch erkennen und behandeln kann. Durch präventive Stimulationsalgorithmen scheint es möglich zu sein, das Auftreten ventrikulärer wie supraventrikulärer Tachykardien zum Teil sogar zu verhindern. Trotz des heute bereits sehr hohen technologischen Standards der ICD-Therapie wird die Entwicklung in verschiedene Richtungen weitergehen. Über physiologische Sensoren für den pO_2 und die Hämodynamik könnte die klinische Relevanz einer Tachykardie beurteilt und so die Art der Therapie gesteuert werden. Neue Schockformen mit mehrphasischen Impulsen, Veränderungen von Impulsbreite oder Tilt könnten die Effektivität der Defibrillation steigern und ebenso wie die Entwicklung neuer Defibrillationssonden und Kondensatoren die ICD-Aggregate noch kleiner werden lassen. Noch kleinere Geräte mit längerer Lebensdauer verbessern bereits heute die Akzeptanz und die Lebensqualität von ICD-Patienten zusätzlich. Durch die zunehmende Verbreitung der ICD-Therapie wird eine deutliche Kostenreduktion der Aggregate eintreten.

20.2
Aktuelle Studien zur ICD-Therapie

20.2.1
Sekundärprävention

Nicht nur die rasante technologische Entwicklung des ICD, sondern insbesondere auch seine hohe Effektivität in der Therapie lebensbedrohlicher ventrikulärer Tachyarrhythmien haben zur schnellen Verbreitung dieser Therapieform geführt. Bereits Ende der 80er Jahre konnte in einer ersten retrospektiven Analyse mit epikardialen Systemen eine Senkung der Inzidenz des plötzlichen Herztodes bei Patienten mit stattgehabten lebensbedrohlichen ventrikulären Tachyarrhythmien auf 0,9 % im ersten Jahr bzw. 4,4 % nach 5 Jahren gezeigt werden (Winkle 1989). Eine Reihe weiterer großer prospektiver Studien an ICD-Patienten bestätigten die dramatische Senkung der Inzidenz des plötzlichen Herztodes auf ca. 1 % pro Jahr auch für die transvenösen Systeme (Zipes 1995).

20.2.1.1
AVID-Studie

Jedoch erst die prospektiv randomisiert angelegte AVID-Studie (Antiarrhythmics versus Implantable Defibrillators) beantwortete 1997 die entscheidende Frage (AVID investigators 1997), ob durch die ICD-Therapie nicht nur die Inzidenz des plötzlichen Herztodes, sondern auch die Gesamtmortalität von Hochrisikopatienten gesenkt werden kann. Insgesamt 1016 Patienten, die einen Herzstillstand oder eine hämodynamisch instabile ventrikuläre Tachykardie überlebt hatten, wurden auf eine ICD-Therapie oder eine medikamentöse Therapie mit Klasse-III-Antiarrhythmika, im wesentlichen eine empirische Amiodarontherapie, randomisiert. Patienten mit ICD wiesen im Verlauf eine deutlich höhere Überlebensrate gegenüber antiarrhythmisch behandelten Patienten auf, was sich in einer Risikoreduktion von 39 % im 1. Jahr und 31 % im 3. Jahr widerspiegelt.

20.2.1.2
CASH-Studie

Die Überlegenheit der ICD-Therapie bei Überlebenden eines plötzlichen Herztodes belegt auch die CASH-Studie (Cardiac Arrest Study Hamburg; Kuck 1998). Entsprechend dem Studiendesign wurden 346 Patienten auf 4 Therapiearme randomisiert: die medikamentöse Therapie mit Propafenon (Klasse-IC-Antiarrhythmikum), Amiodaron (Klasse III) und Metoprolol sowie die ICD-Therapie. Wegen einer Übersterblichkeit wurde der Propafenonarm bereits nach 11 Monaten abgebrochen. Die ICD-Therapie zeigte sowohl gegenüber Amiodaron als auch gegenüber Metoprolol mit einer Senkung der Gesamtmortalität um 37 % in 2 Jahren deutlich bessere Ergebnisse, die denen der AVID-Studie vergleichbar sind.

20.2.1.3
ADIOS-Studie

Daß selbst Antiarrhythmika, die sich in der seriellen Testung als effektiv erwiesen haben, nur unzureichend wirksam sind, konnte von uns in der prospektiv randomisierten ADIOS-Studie (Antiarrhythmic Drug Improve Outcome Study) gezeigt werden (Hoffmann 1997). Insgesamt 60 Patienten, bei denen in der elektrophysiologischen Medikamententestung die zuvor induzierte ventrikuläre Tachyarrhythmie supprimierbar war, erhielten unter dem Schutz eines ICD das Antiarrhythmikum fortgeführt oder abgesetzt. Während eines Follow-up von 26 ± 21 Monaten war die Rezidivrate der ventrikulären Arrhythmie bei den Patienten mit dem als effektiv getesteten Antiarrhythmikum nur unwesentlich geringer als bei den Patienten ohne das Antiarrhythmikum.

Damit hat das schlechte Outcome medikamentös antiarrhythmisch behandelter Patienten und die hohe Effizienz implantierbarer Defibrillatoren diese Therapieform nach einer schnellen technischen Entwicklung zur Therapie der Wahl ventrikulärer Tachykardien und Kammerflimmerns werden lassen.

Tabelle 20-2. Studien zur Sekundärprävention

Studie	Einschlußkriterien	Design	Endpunkte	Ergebnisse
AVID	– VF oder – anhaltende VT mit Synkope oder – anhaltende VT ohne Synkope und LVEF ≤ 40% und RR < 80 mmHg, AP oder Präsynkope	– ICD-Therapie (n = 507) – Elektrophysiologisch oder Holter-getestet Sotalol oder empirisch Amiodaron (n = 509)	– Gesamtmortalität – Lebensqualität – Kosteneffektivität	Der ICD senkt die Gesamtmortalität um 39% nach 1 Jahr, 27% nach 2 Jahren und 31% nach 3 Jahren gegenüber der medikamentös antiarrhythmischen Therapie
CASH	Überlebende eines plötzlichen Herztodes	– Propafenon (n = 58); (abgebrochen wegen Übersterblichkeit) – Amiodaron (n = 92) – Metoprolol (n = 97) – ICD (n = 99)	Gesamtmortalität	– Der ICD senkt die Gesamtmortalität um 37% nach 2 Jahren gegenüber Amiodaron und Metoprolol – Der ICD zeigt eine Senkung der Gesamtmortalität um 63% gegenüber Propafenon nach 11 Monaten
ADIOS	– Anhaltende VT mit EF < 45% oder – VT/VF mit Reanimation und – induzierbare VT/VF mit Supprimierbarkeit durch Antiarrhythmika	– ICD + effektives Antiarrhythmikum (n = 31) – Nur ICD (n = 29)	Gesamtmortalität	Die Gabe des effektiven Antiarrhythmikums verhinderte nicht signifikant ein VT/VF-Rezidiv (Rezidiv bei 35% der Patienten mit Antiarrhythmikum vs. 45% ohne Antiarrhythmikum, FU 26 ± 21 Monate). Kein Unterschied in der Gesamtmortalität

20.2.2
Primärprävention

Patienten mit stattgehabter Kammertachykardie oder Kammerflimmern weisen zwar ein hohes Rezidivrisiko auf, die absolute Zahl der Ereignisse ist in dieser Patientenpopulation jedoch klein im Vergleich zur Gesamtzahl der plötzlichen Herztode in der Bevölkerung. Etwa 90% der plötzlich Verstorbenen hatten kein vorangehendes Rhythmusereignis, sie erliegen also dem Erstereignis einer ventrikulären Tachyarrhythmie. Der Primärprävention des plötzlichen Herztodes, d.h. der Verhinderung des ersten Auftretens einer malignen ventrikulären Rhythmusstörung, kommt daher eine entscheidende Bedeutung zu. Die Voraussetzung hierfür ist eine Charakterisierung der Patienten bezüglich des Vorliegens von Risikomerkmalen. Neben einer eingeschränkten linksventrikulären Pumpfunktion sind nach Untersuchungen in der US-Bevölkerung (Myerburg 1992) Patienten mit koronarer Herzerkrankung gefährdet, oft findet sich ein Myokardinfarkt in der Anamnese. Zur Risikostratifizierung können invasive wie nichtinvasive Untersuchungsmethoden mit unterschiedlichen prädiktiven Werten herangezogen werden. Zum Einsatz kommen neben der Bestimmung der linksventrikulären Ejektionsfraktion die elektrophysiologische Untersuchung, Langzeit-EKG-Kriterien, Spätpotentialanalyse, Herzfrequenzvariabilität und Baroreflexsensitivität.

20.2.2.1
CABG-Patch-Studie

In der prospektiv randomisierten CABG-Patch-Studie (Bigger 1997) wurden 900 Koronarpatienten mit einer Indikation zur Bypassoperation prophylaktisch bei demselben Eingriff mit einem ICD versorgt oder einer Kontrollgruppe zugeordnet, wenn sich bei der Risikostratifizierung eine linksventrikuläre Ejektionsfraktion von < 36 % oder eine pathologische Spätpotentialanalyse zeigte. Beide Gruppen wiesen während einer Nachbeobachtung von im Mittel 32 Monaten nahezu identische Mortalitätsraten auf ohne Hinweis auf einer Überlegenheit der ICD-Gruppe. Die Gründe hierfür sind noch nicht abschließend zu beurteilen. Es ist jedoch davon auszugehen, daß eine vollständige Revaskularisation im Rahmen einer Bypassoperation über die Ausschaltung von Triggerischämien das Risiko maligner Arrhythmien senken kann, darüber hinaus scheint die Spätpotentialanalyse kein ausreichend valider Prädiktor für den plötzlichen Herztod zu sein.

20.2.2.2
MADIT-Studie

Noch vor der CABG-Patch-Studie war mit der MADIT-Studie (Multicenter Automatic Defibrillator Implantation Trial; Moss 1996) erstmals eine prospektiv und randomisiert angelegte Untersuchung mit der Frage initiiert worden, inwieweit die Implantation eines Defibrillators die Lebenserwartung von Hochrisikopatienten verbessern kann. In die Studie wurden Postinfarktpatienten (> 3 Wochen nach Infarkt) mit einer eingeschränkten linksventrikulären Pumpfunktion (EF < 35 %) und asymptomatischen nichtanhaltenden ventrikulären Tachykardien eingeschlossen. In der elektrophysiologischen Untersuchung mußte eine anhaltende ventrikuläre Tachyarrhythmie auslösbar und in einer Kontrolluntersuchung unter dem Klasse-I-Antiarrhythmikum Procainamid supprimierbar sein. Die Studie wurde nach Einschluß von 196 Patienten vorzeitig abgebrochen, weil innerhalb einer Nachbeobachtungszeit von 27 Monaten eine 54%ige Senkung der Gesamtmortalität durch den ICD gegenüber der konventionellen Therapie beobachtet wurde. Damit war erstmals der Nachweis eines Überlebensvorteils durch den ICD bei Hochrisikopostinfarktpatienten in der Primärprävention erbracht. Bei der MADIT-Studie handelt es sich genaugenommen jedoch nicht um eine echte Postinfarktstudie, da der Myokardinfarkt bei 75 % der Patienten bereits mehr als 6 Monate zurücklag (im Mittel 2,5 Jahre) und somit die hohe Frühsterblichkeit nach Myokardinfarkt nicht erfaßt wird. Für ein breit angelegtes

Screening größerer Patientenzahlen unmittelbar nach Myokardinfarkt scheinen die MADIT-Kriterien auch wegen der aufwendigen Risikostratifizierungsmethoden nicht geeignet.

20.2.2.3
Weitere Studien

Die genannten Limitationen der MADIT-Studie soll die Ende 1998 beginnende IRIS-Studie (Immediate Risk-Stratification Improves Survival) überwinden. Die von Prof. Steinbeck (München), Prof. Senges (Ludwigshafen) und Prof. Andresen (Berlin) getragene prospektiv randomisierte Multicenterstudie schließt Patienten mit frischem Myokardinfarkt (innerhalb 3 Wochen) ein, die an großen Postinfarktstudien bzw. -registern validierte, leicht zu erhebende, nichtinvasive Risikoparameter aufweisen: eine Ruheherzfrequenz von $\geq$ 100/min im Infarktaufnahme-EKG in Verbindung mit einer echokardiographisch mittelgradig eingeschränkten linksventrikulären Pumpfunktion (EF $\leq$ 40%) und/oder eine nicht-anhaltende ventrikuläre Tachykardie ($\geq$ 150/min) im Langzeit-EKG. Um 700 Patienten einzuschließen und auf eine optimierte medikamentöse Langzeittherapie mit oder ohne ICD randomisiert zu verteilen, müssen innerhalb von 2 Jahren etwa 20 000 Patienten mit frischem Myokardinkarkt erfaßt werden.

Eine Reihe weiterer Primärprophylaxestudien werden derzeit noch durchgeführt oder auf den Weg gebracht, darunter die MUSTT-Studie (Multicenter Unsustained Tachycardial Trial), die Koronarpatienten mit einer EF < 40% und nichtanhaltenden ventrikulären Tachykardien in Abhängigkeit von einer elektrophysiologische Testung einer Therapie mit oder ohne Antiarrhythmikum oder einer ICD-Therapie zuführt. Die MADIT-II-Studie untersucht Postinfarktpatienten, die als einziges Kriterium eine niedrige EF (< 30%) aufweisen, womit auch die aufwendige serielle elektrophysiologische Testung entfällt.

Die Frage nach der Effizienz einer prophylaktischen ICD-Implantation bei Patienten mit einer anderen als einer koronaren Herzerkrankung ist noch völlig unbeantwortet. Hier wird die CAT-Studie (German Dilated Cardiomyopathy Trial), die Patienten mit einer eingeschränkten linksventrikulären Pumpfunktion (EF < 30%) auf dem Boden einer dilatativen Kardiomyopathie einschließt, neue Erkenntnisse liefern.

Die Elektrophysiologie wird in Zukunft noch stärker von der Herausforderung geprägt sein, mit Hilfe neuer Stratifizierungsmethoden gefährdete Patienten frühzeitig zu erkennen und effektiv zu schützen, um der Bedrohung durch den plötzlichen Herztod wirkungsvoll entgegentreten zu können. Darüber hinaus besteht weiterhin ein hoher Bedarf an Studien, die neben der Prognosebeeinflussung auch die Lebensqualität und die Kosteneffektivität der ICD-Therapie untersuchen.

Tabelle 20-3. Studien zur Primärprävention

Studie	Einschlußkriterien	Design	Endpunkte	Ergebnisse
Abgeschlossene Studien				
CABG Patch	– Indikation zur Bypass-OP – LVEF ≤ 35% – Signalgemitteltes EKG pathologisch	– ICD (n = 446) – Standard Therapie (n = 454)	Gesamtmortalität	Die prophylaktische ICD-Implantation zum Zeitpunkt der Bypass-Op. verbessert die Überlebensrate nicht
MADIT	– Myokardinfarkt ≥ 3 Wochen – Asymptomatische nichtanhaltende VT – LVEF ≤ 35% – VT induzierbar und supprimierbar mit Procainamid	– ICD (n = 95) – Konventionelle Therapie (n = 101)	– Gesamtmortalität – Kosteneffektivität	Reduktion der Gesamtmortalität durch den ICD um 54%
Laufende Studien				
IRIS	– Akuter Infarkt (≤ 3 Wochen) und – Salve im Holter-EKG (≥150 min^{-1}) oder – Ruheherzfrequenz im Infarktaufnahme-EKG ≥ 100 min^{-1} und EF ≤ 40%	– ICD + konventionelle Therapie – Konventionelle Therapie	– Gesamtmortalität – Kosteneffektivität – Lebensqualität	

MUSTT	– Zustand nach Myokardinfarkt
	– Asymptomatische NSVT
	– EF ≤ 40%
		Elektrophysiologische Testung:
		– induzierbar
		  – supprimierbar: Antiarrhythmika
		  – nicht supprimierbar: ICD
		  – keine Antiarrhythmika/ICD
		– nicht induzierbar
		  – keine Antiarrhythmika/ICD
			– Plötzlicher Herztod/ Reanimation	

MADIT II	– Zustand nach Myokardinfarkt – EF ≤ 30%	– ICD – Konventionelle Therapie	– Gesamtmortalität – Kosteneffektivität	
CAT	– Dilatative Kardiomyopathie – EF ≤ 30% – Asymptomatische ventrikuläre Arrhythmien	– ICD – Keine Antiarrhythmika	Gesamtmortalität	

20.3
Aktuelle Richtlinien zur Indikationsstellung

Die Veröffentlichung großer prospektiver randomisierter ICD-Studien und wesentliche Fortschritte in der ICD-Technologie der vergangenen Jahre haben zu einer Neufassung der 1991 erstellten ACC/AHA-Richtlinien zur Implantation von antiarrhythmischen Aggregaten geführt (Gregoratos 1998). Die Empfehlungen des Kommittees begründen sich soweit möglich auf die in Form von wissenschaftlichen Untersuchungen vorliegenden Daten. Sie werden jeweils ergänzt durch die Angabe von Beweisgraden, die das Maß der wissenschaftlichen Absicherung der Empfehlung widerspiegeln:

Beim *Beweisgrad A* liegen wissenschaftliche Daten mehrerer randomisierter klinischer Studien unter Einschluß großer Patientenzahlen vor. Beim *Beweisgrad B* stammen die Daten aus einer begrenzten Zahl von Untersuchungen mit vergleichsweise kleinen Patientenzahlen oder aus einer gut angelegten Datenanalyse von nichtrandomisierten Studien oder von Beobachtungsdaten. Beim *Beweisgrad C* liegt die übereinstimmende Expertenmeinung der Empfehlung zugrunde. Im folgenden ist für die einzelnen Indikationen jeweils in Klammern der zugrundeliegende Beweisgrad angegeben.

20.3.1
Gesicherte/akzeptierte Indikationen

1) Herzstillstand bei Kammerflimmern oder ventrikulärer Tachykardie mit nichtpassagerer oder reversibler Ursache (A).
2) Spontane anhaltende ventrikuläre Tachykardie (B).
3) Synkope unklarer Ursache mit in der elektrophysiologischen Untersuchung induzierbarer klinisch bzw. hämodynamisch relevanter anhaltender Kammertachykardie oder Kammerflimmern und wenn eine medikamentöse Therapie ineffektiv ist, nicht toleriert oder nicht gewünscht wird (B).
4) Koronarpatienten mit nichtanhaltender ventrikulärer Tachykardie, vorangegangenem Myokardinfarkt, eingeschränkter linksventrikulärer Funktion und Induzierbarkeit von Kammerflimmern oder einer anhaltenden Kammertachykardie in der elektrophysiologischen Untersuchung, die nicht durch ein Klasse-I-Antiarrhythmikum supprimierbar ist (B).

20.3.2
Mögliche Indikationen:

1) Herzstillstand, der vermutlich auf Kammerflimmern beruht, wenn eine elektrophysiologische Untersuchung aus anderen medizinischen Gründen nicht durchführbar ist (C).

2) Patienten auf der Warteliste zur Herztransplantation mit gravierenden Symptomen, die anhaltenden ventrikulären Tachyarrhythmien zugeordnet werden können (C).
3) Familiäre oder vererbte Erkrankungen mit einem hohen Risiko für lebensbedrohliche ventrikuläre Tachyarrhythmien wie das QT-Syndrom oder die hypertrophe Kardiomyopathie (B).
4) Koronarpatienten mit nichtanhaltender ventrikulärer Tachykardie, vorangegangenem Myokardinfarkt, eingeschränkter linksventrikulärer Funktion und Induzierbarkeit von Kammerflimmern oder einer anhaltenden Kammertachykardie in der elektrophysiologischen Untersuchung (B).
5) Rezidivierende Synkopen unklarer Ursache bei ventrikulärer Dysfunktion und induzierbaren ventrikulären Arrhythmien in der elektrophysiologischen Untersuchung, wenn andere Ursachen für die Synkopen ausgeschlossen wurden (C).

20.3.3
Keine Indikationen

1) Synkope unklarer Ursache bei einem Patienten ohne induzierbare ventrikuläre Tachyarrhythmien (C).
2) Unaufhörliche Kammertachykardie oder Kammerflimmern (C).
3) Kammerflimmern oder ventrikuläre Tachykardie aufgrund von Arrhythmien, die einer chirurgischen Therapie oder einer Katheterablation zugänglich sind, zum Beispiel atriale Arrhythmien und WPW-Syndrom, rechtsventrikuläre Ausflußtrakttachykardien, idiopathische linksventrikuläre Tachykardien oder faszikuläre Kammertachykardien (C).
4) Ventrikuläre Tachyarrhythmien aufgrund transienter oder reversibler Störungen, z. B. akuter Myokardinfarkt, Elektrolytentgleisung, Medikamente oder Trauma (C).
5) Schwere psychiatrische Erkrankung, die durch eine ICD-Implantation verschlechtert würde oder die einer regelmäßigen Nachsorge im Wege stünde (C).
6) Begleiterkrankungen mit einer Lebenserwartung von < 6 Monaten (C).
7) Koronarpatienten mit linksventrikulärer Dysfunktion und verlängerter QRS-Dauer ohne spontane oder induzierbare anhaltende oder nichtanhaltende Kammertachykardien, die sich einer Bypassoperation unterziehen (B).
8) Medikamentös therapierefraktäre Herzinsuffizienz NYHA IV bei Patienten, die nicht für eine Herztransplantation in Frage kommen (C).

Literatur

The AVID investigators (1997) A comparison of antiarrhythmic drug therapy with implantable defibrillators in patients resucitated from near fatal ventricular arrhythmias. N Engl J Med 337: 1576–1583

Bigger JT for the Coronary Artery Bypass Graft (CABG) Patch Trial Investigators (1997) Prophylactic use of implanted cardiac defibrillators in patients at risk for ventricular arrhythmias after coronary artery bypass graft surgery. N Engl J Med 337: 1569–1575

Dorwarth U et al. (1997) Intracardiac QRS width measurement. A new algorithm for discrimination between ventricular and supraventricular tachycardia in patients with implantable defibrillators (ICD). Circulation 96 [Suppl I]: 579

Fiek M, Mattke S, Kramm B, Müller D, Hoffmann E, Steinbeck G (1996) Effizienz der antitachykarden Stimulation (ATS) bei Patienten mit implantierbarem Cardioverter/Defibrillator (ICD) in der Langzeitbeobachtung. Z Kardiol 85 [Suppl 2]: 387

Gregoratos G et al. (1998) ACC/AHA Guidelines for Implantation of Cardiac Pacemakers and Antiarrhythmia Devices: Executive Summary. A Report of the American College of Cardiology/American Heart Association Task Force on Practice Guidelines (Committee on Pacemaker Implantation). Circulation 97: 1325–1335

Hoffmann E (1997). Does antiarrhythmic drug therapy guided by electrophysiologic study improve outcome of patients with ventricular tachyarrhythmia? First results from the Antiarrhythmic Improve Outcome Study (ADIOS) Circulation 96 [Suppl I]: 77

Hoffmann E, Steinbeck G (1998) Experience with pectoral versus abdominal implantation of a small defibrillator. A multicenter comparison in 778 patients. Eur Heart J 19: 1085–1098

Kuck KH, Cappato R: Implantable heart defibrillator saves life in patients with previous cardiac arrest. Vortrag während der „Hotline session: New-breaking clinical trials", bei „47th annual scientific sessions of the American College of Cardiology", Atlanta/GA

Moss AJ, Hall J, Cannom DS et al. for the Multicenter Automatic Defibrillator Implantation Trial Investigators (1996) Improved survival with an implanted defibrillator in patients with coronary disease at high risk for ventricular arrhythmia. N Engl J Med 335: 1933–1940

Myerburg RJ, Kessler KM, Castellanos A (1992) Sudden cardiac death: Structure, function, and time dependence of risk. Circulation [Suppl I] 85: I-2-I-10

Schaumann A et al. (1996) Insights into the onset of ventricular arrhythmias by stored electrograms of implantable cardioverter defibrillators. Eur Heart J 17: 504

Shieh, MM et al. (1998) Improved supraventricular and ventricular tachycardia discrimination using electrogram morphology in an implantable cardioverter defibrillator. G Ital Cardiol 28, [Suppl 1]: 245–251

Winkle RA, Mead RH, RH, Ruder MA (1989). Long-term outcome with the automatic implantable cardioverter-defibrillator. J Am Coll Cardiol 13: 1353–1361

Zipes DP, Roberts D for the Pacemaker Cardioverter-Defibrillator Investigators (1995). Results of the international study of the implantable pacemaker cardioverter-defibrillator. A comparison of epicardial and endocardial lead systems. Circulation 92: 59–65

Teil IV
Pädiatrische Patienten

Diagnose und Therapie von Herzrhythmusstörungen bei Kindern und Jugendlichen

E. HOFFMANN, P. NIMMERMANN, H. NETZ

Bereits im frühen Kindesalter können bei herzgesunden Kindern, v. a. aber auch nach operativer Korrektur angeborener Herzfehler, atriale und ventrikuläre Tachyarrhythmien auftreten. Neben der akuten Anfallsbehandlung hat die Rezidivprophylaxe einen sehr wichtigen Stellenwert. 30–40 % der betroffenen Kinder benötigen keine Langzeittherapie, da nur seltene und gut terminierbare Episoden mit zunehmendem Alter nicht selten ganz verschwinden (Wu et al. 1994; Deal et al. 1985). Häufige, langandauernde und schlecht terminierbare Tachyarrhythmien mit der Gefahr einer zunehmenden Kardiomyopathie müssen jedoch bereits im frühen Kindesalter therapiert werden. Ab dem 2. bis 3. Lebensjahr stellt die Radiofrequenzkatheterablation eine kurative Alternative zur medikamentösen Therapie dar (Case et al. 1992; Erickson et al. 1994). Das Ziel dieser Methode ist die selektive Zerstörung derjenigen myokardialen Strukturen, die das arrhythmogene Substrat für die Auslösung oder Aufrechterhaltung von Tachykardien darstellen.

21.1
Diagnostische Möglichkeiten

Die Diagnosestellung bei Kindern mit fraglichen supraventrikulären oder ventrikulären Rhythmusstörungen ist häufig schwierig und hängt von der Häufigkeit und Dauer der Episoden und der auftretenden klinischen Symptomatik ab. Die Symptome äußern sich verschieden, abhängig vom Alter, dem Vorliegen struktureller oder kongenitaler Herzerkrankungen, dem Belastungszustand beim Auftreten der Arrhythmie und der Herzfrequenz während der Tachykardie. Die genaue Anamnese und klinische Untersuchung spielt hierbei eine wichtige Rolle. Ältere Kinder und Jugendliche können bei einer genauen Anamnese über paroxysmales Herzrasen und Palpitationen unter bzw. ohne körperliche Belastung berichten. Häufig ist es bei Kindern das erste Mal, daß ihnen ihr Herzschlag als Herzklopfen oder als Pause zwischen 2 Herzschlägen nach einer Extrasystole bewußt wird. Bei jüngeren Kindern ist eine genaue kardiale Anamnese wesentlich schwieriger. Sie können während einer Tachykardie über Kopfschmerzen, Bauchschmerzen oder allgemeines Unwohlsein klagen. Zusätzliche Symptome wie Schwindel, Präsynkopen, Synkopen oder Bewußtlosigkeit müssen hierbei immer den Verdacht auf ein Rhythmusereignis lenken und erfordern immer eine weiterführende kardiale Diagnostik. Das Vorliegen einer strukturellen Herzerkrankung muß ausgeschlossen werden, und Herzrhythmus und Herzfrequenz müssen untersucht werden.

Hierbei sollte primär die Registrierung eines 12-Kanal-EKGs erfolgen, um eine eventuelle ventrikuläre Präexzitation, eine QT-Verlängerung oder ventrikuläre Extrasystolen nachzuweisen. Bei Kindern mit häufigen Tachykardieepisoden kann eine 24-h-Langzeit-EKG-Registrierung zur Diagnosestellung hilfreich sein. Mit Hilfe von Eventrekordern können seltenere Episoden, nach Aktivierung der Geräte durch die Patienten selbst oder ihre Eltern, 1–5 min lang aufgezeichnet und der aktuelle Herzrhythmus telefonisch dem Arzt übermittelt werden. Trotz der geringeren Qualität im Vergleich zu einer kontinuierlichen EKG-Aufzeichnung sind die so erhaltenen Registrierungen ausreichend, um festzustellen, ob eine Arrhythmie während des Auftretens klinischer Symptome zugrunde liegt. Bei manchen Kindern treten die Symptome tagsüber während des Spielens, d. h. belastungsinduziert auf, so daß bei älteren Kindern und Jugendlichen die Durchführung eines Belastungs-EKG hilfreich ist.

Zur Untersuchung einer orthostatischen Ursache wird der Tilttest mit oder ohne Isoproterenolinfusion durchgeführt, bei dem der Patient in einem 70–90°-Winkel für 15–60 min gelagert wird. Man versucht hierbei die klinischen Symptome des Patienten, wie Schwindel oder Synkope, zu reproduzieren, was als ein Hinweis für ein vasovagal vermitteltes Hypotonie-Bradykardie-Syndrom gewertet wird.

Neben der transösophagealen atrialen Stimulation wird die invasive intrakardiale elektrophysiologische Untersuchung je nach Alter unter Vollnarkose bzw. Lokalanästhesie zur Beurteilung der Tachykardiemechanismen und zur Charakterisierung der Tachykardie bei Kindern mit lebensbedrohlichen, schlecht tolierten und sehr häufig medikamentös therapierefraktären Tachykardien vor der Radiofrequenzkatheterablation durchgeführt.

21.2
Tachykardien bei Kindern und Jugendlichen

21.2.1
Supraventrikuläre Tachykardien über akzessorische Leitungsbahnen

Bei Kindern sind akzessorische Leitungsbahnen die häufigste Ursache von supraventrikulären Tachykardien. Die Inzidenz des WPW-Syndroms bei der erwachsenen Bevölkerung beträgt 0,15–0,3 %, die Inzidenz des WPW-Syndroms bei Kindern mit kongenitaler Herzerkrankung beträgt 0,3–1 % (Chung et al. 1965; Swiderski et al. 1962). In 90 % der Fälle liegt ein antegrader Verlauf über den AV-Knoten und eine retrograde Aktivierung über die akzessorische Bahn vor, auch orthodrome Tachykardie genannt.

Eine Variante dieser Tachykardieform ist die sog. „permanent junctional reciprocating Tachykardie" (PJRT), die erstmalig 1967 beschrieben wurde (Coumel et al. 1967). Hier liegt die akzessorische Bahn posteroseptal. Die sehr langsame katecholaminsensitive Überleitung führt zu einer langsamen (Herzfrequenz

130–220/min), aber permanenten supraventrikulären Tachykardie, die bei Nichterkennen bald zur Kardiomyopathie führen kann. Wesentlich seltener wird eine antidrome Tachykardie diagnostiziert. Hier verläuft die Aktivierung antegrad über die akzessorische Bahn und retrograd über den AV-Knoten (Bardy et al. 1984). Seltenere Varianten einer Präexzitation, wie die atriofaszikuläre AV-Verbindung bei Mahaim wurden ausführlich von Gallagher beschrieben (Gallagher et al. 1990). Ist die akzessorische Bahn während eines Sinusrhythmus nachweisbar, ist die EKG-Diagnose allein mit Hilfe des Ruhe-EKG durch die charakteristische Delta-Welle vor dem QRS-Komplex und dem verkürzten PQ-Intervall aufgrund der frühzeitigen Ventrikelerregung über die akzessorische Bahn möglich. Jedoch haben ca. 50% der Kinder ein verborgenes WPW-Syndrom, d.h. keine Präexzitation während Sinusrhythmus.

Eine strukturelle Herzerkrankung findet sich bei ungefähr 20% der Patienten, meistens handelt es sich hierbei um eine Ebstein-Anomalie der Trikuspidalklappe (Deal et al. 1985). Fast 40% der Erstmanifestationen supraventrikulärer Tachykardien treten bei Kindern in den ersten 2 Lebensmonaten auf (Perry et al. 1990). Die Häufigkeit der Tachyarrhythmien nimmt mit zunehmendem Alter deutlich ab, und bei mehr als 60% der Kinder können nach dem ersten Lebensjahr keine weiteren Tachykardien mehr nachgewiesen werden (Swiderski et al. 1962; Deal et al. 1985; Nadas et al. 1952; Giardina et al. 1972; Lundberg et al. 1982). Jedoch haben 40–70% der Patienten im weiteren Langzeitverlauf Rezidive (Deal et al. 1985; Perry et al. 1990; Lundberg et al. 1982). Andere Altersstufen für ein bevorzugtes Neuauftreten bzw. Wiederauftreten von Tachykardieepisoden sind im Alter von 5–8 Jahren und 10–13 Jahren, die Tachykardieepisoden halten jedoch dann meistens während der weiteren Entwicklung an (Perry et al. 1990). In der Kindheit ist Vorhofflimmern extrem selten und tritt nur bei 0,4% der Fälle auf (Byrum et al. 1985). Das Risiko von Vorhof- und Kammerflimmern steigt ab dem 10. Lebensjahr. Das Risiko eines Herzstillstandes aufgrund von Kammerflimmern, ausgelöst durch die schnelle Überleitung von Vorhofflimmern über die akzessorische Bahn, beträgt ungefähr 1,5 auf 1000 Patientenjahre (Munger et al. 1993).

21.2.2
AV-Knoten-Reentrytachykardie (AVNRT)

AVNRT sind bei Kleinkindern sehr selten und nehmen mit zunehmendem Alter zu. Bei Feten mit supraventrikulären Tachykardien wurde keine AVNRT nachgewiesen (Nahed et al. 1995), im Säuglingsalter fand sich diese Tachykardie bei 2,2% der Patienten (Ko et al. 1992), bei den 6- bis 10jährigen bei 31% der Patienten (Ko et al. 1992) und im Erwachsenenalter bei mehr als 50% der Patienten mit supraventrikulären Tachykardien (Montoya et al. 1991). Über eine duale AV-Knotenphysiologie wurde bei 35–46% der Kinder (Thapar et al. 1979; Casta et al. 1980) und bis zu 85% bei Erwachsenen berichtet (Josephson et al. 1990).

21.2.3
Primäre atriale Tachykardie

Nur ca. 15% der supraventrikulären Tachykardien sind, unabhängig vom Alter, primäre atriale Tachykardien. Als Mechanismen kommen Reentry, abnorme Automatie und getriggerte Aktivität in Frage.

Ein typisches Vorhofflattern mit sägezahnartiger P-Wellenmorphologie und atriale Makroreentrytachykardien kommen neonatal (in utero/bei Geburt) ohne strukturelle Herzerkrankung vor. Beim älteren Kind oder beim Erwachsenen ist diese Rhythmusstörung in ca. 95% mit einer strukturellen Herzerkrankung verbunden, v. a. nach Mustard-, Senning- und Fontan-Prozeduren, nach Operation eines Vorhofseptumdefekts, Mitralklappenerkrankungen und bei dilatativer Kardiomyopathie (Rowland et al. 1978; Martin et al. 1982; Dunnigan et al. 1985; Garson et al. 1985).

Vorhofflimmern ist sehr selten bei Kindern, bei Patienten unter 40 Jahren liegt die Inzidenz unter 0,4% im Vergleich zu einer Inzidenz von 5–9% in der Altersstufe zwischen 60 und 90 Jahren (Ostrander et al. 1965; Camm et al. 1980).

Automatische atriale Tachykardien machen 4–6% der supraventrikulären Tachykardien aus. Für die häufig unaufhörlichen Tachykardien ist ein ektoper atrialer Fokus verantwortlich. Es liegt meistens keine strukturelle Herzerkrankung vor, und jede Altersstufe kann betroffen sein (Naheed et al. 1995).

Die in der Literatur angegebene altersabhängige Inzidenz verschiedener supraventrikulärer Rhythmusstörungen ist in Tabelle 21-1 dargestellt.

Tabelle 21-1. Altersabhängige relative Inzidenz verschiedener supraventrikulärer Herzrhythmusstörungen

Studie	Population	AVNRT [%]	WPW [%]	Primär atriale Tachykardien [%]
Josephson u. Wellens (1990)	704 Erwachsene	51	34	15
Wu et al. (1978)	69 Erwachsene	72	13	15
Gillette (1976)	35 Kinder (1 Woche bis 18 Jahre)	24	33	42
Ko et al. (1992)	135 Kinder (Median 0,5 Jahre)	13	73	14
Naheed et al. (1996)	30 Feten	0	73	27

21.2.4
Ventrikuläre Tachykardie

Ventrikuläre Tachykardien sind durch Frequenzen zwischen 150 und 250/min und breite QRS-Komplexe gekennzeichnet. Die Inzidenz von ventrikulären Tachykardien ist für Kinder nicht genau bekannt. Prädiatrische Daten zeigten für ventrikuläre Arrhythmien einschließlich ventrikulärer Extrasystolen und Salven eine Inzidenz von 0,5 % bei Neugeborenen und Säuglingen und 18–50 % bei älteren Kindern (Yabek et al. 1991; Tsuji 1995), abhängig von der Schwere struktureller Herzerkrankungen und den unterschiedlichen Studienprotokollen.

21.3 Therapie

Neben der akuten medikamentösen oder elektrischen Anfallsbehandlung hat die Rezidivprophylaxe einen sehr wichtigen Stellenwert. 30–40 % der betroffenen Kinder benötigen keine Langzeittherapie, da ihre nur seltenen Episoden gut terminierbar sind und mit zunehmendem Alter häufig ganz verschwinden (Wu et al. 1994; Deal et al. 1985). Häufige, sehr lange und schlecht terminierbare Tachyarrhythmien mit der Gefahr einer zunehmenden Kardiomyopathie müssen jedoch bereits im frühen Kindesalter therapiert werden, um Rezidiven vorzubeugen. Ab dem 2. bis 2. Lebensjahr stellt die Radiofrequenzkatheterablation eine kurative Alternative zur medikamentösen Therapie dar (Case et al. 1992; Erickson et al. 1994). Die komplikationsarme und effektive Ablationstherapie macht komplexe, mit Nebenwirkungen behaftete medikamentöse Therapien häufig überflüssig, so daß diese bei Kindern meistens nur noch zur Akutbehandlung oder bei schwerer klinischer Symptomatik als kurzzeitige Dauertherapie gewählt wird, wenn der natürliche Verlauf der Tachykardie mit möglicher altersbedingter Abnahme der Leitungseigenschaften und einem damit verbundenen Sistieren der Tachykardieepisoden vor der Durchführung einer invasiven Ablation abgewartet werden soll. Die in Amerika veröffentlichten Guidelines für eine intrakardiale elektrophysiologische Untersuchung und Katheterablation treffen für Erwachsene und Kinder gleichermaßen zu. Akzeptierte Indikationen zur invasiven Untersuchung sind anhaltende supraventrikuläre oder ventrikuläre Tachykardien bei Patienten mit medikamentös therapierefraktären Tachykardien, bei dem Auftreten intolerabler Nebenwirkungen unter Medikation oder wenn der Patient keine medikamentöse Langzeittherapie wünscht. Als mögliche Indikationen für die invasive Katheteruntersuchung gelten asymptomatische WPW-Patienten bei einem erhöhten Risiko für den plötzlichen Herztod (Vorhofflimmern, positive Familienanamnese) und eine komplexe ventrikuläre Extrasystolie ohne Suppression bei Belastung. Heutzutage wird ausschließlich die Hochfrequenz-Radiofrequenz-Katheterablation verwendet. Mittels steuerbarer Ablationskatheter kann nach der elektrophysiologischen Untersuchung wie bei den Erwachsenen an definierten Stellen im Myokard eine Koagulationsnekrose mit irreversibler Gewebeschädigung erzielt werden. Ziel ist es, damit eine für die Entstehung der Tachykardie kritische Myokardmasse zu zerstören. Die applizierten Leistungen liegen meist zwischen 10 und 40 W. In den meisten Zentren kommt die leistungs- oder temperaturgesteuerte Hochfrequenzstromapplikation zur Anwendung. In unserer Klinik wird wie bei den Erwachsenen die Energieabgabe impedanzgesteuert durchgeführt. Diese Methode ermöglicht es in besonderer Weise, Impedanzanstiege mit der Folge einer „Karbonisierung" des Myokards zu vermeiden und damit die Gefahr einer Myokardperforation zu minimieren.

Bei ungefähr 20 % der pädiatrischen Ablationspatienten liegt eine kongenitale Herzerkrankung vor, und dieser Prozentsatz steigt weiterhin an, da immer mehr Kinder und Jugendliche mit postoperativen atrialen und ventrikulären Reentrytachykardien entlang der Op.-Narben zur invasiven Therapie vorgestellt werden (Walsh et al. 1996). Vor jeder Ablation müssen daher die anatomischen Verhältnisse genau geklärt und bei Vorliegen einer früheren Herzoperation alle Details der Schnittführung, Kanülierung etc. herausgefunden werden. Ablationen jüngerer Kinder werden in den meisten Zentren unter Vollnarkose durchgeführt, um plötzliche Bewegungen der Kinder während der Energieabgabe oder transseptalen Punktion zu vermeiden. Diese scheint keinen Einfluß auf Induktion und Mapping der Herzrhythmusstörungen zu haben. Ausnahmen sind automatische Foci, die unter hohen Medikamentendosen schwerer induzierbar sein können (Walsh et al. 1994).

21.4
Klinische Ergebnisse

Von über 1000 Radiofrequenzkatheterablationen wurden im Klinikum Großhadern bisher 53 Kinder und Jugendliche abladiert. 21 Patienten waren Kinder (10 Monate bis 17 Jahre; 12 Mädchen, 9 Jungen) und 32 Patienten wurden als Jugendliche eingestuft (18 bis 21 Jahre; 10 Mädchen, 22 Jungen). Eine strukturelle Herzerkrankung konnte bei 9 Patienten nachgewiesen werden (Ebstein n = 1, Vorhofseptumdefekt n = 2, Mitralklappenprolaps n = 6). Die häufigste Diagnose waren supraventrikuläre Tachykardien unter Einbeziehung einer oder mehrerer akzessorischer Leitungsbahnen (70 %); 23 Patienten hatten ein offenes WPW-Syndrom, 12 Patienten ein verborgenes WPW-Syndrom, bei 2 Patienten konnten multiple Bahnen und bei 1 Patient ein Mahaim diagnostiziert werden. Abbildung 21-1a zeigt die schmalkomplexige klinische Tachykardie einer 4jährigen Patientin in einer Langzeit-EKG-Aufzeichnung. Während der elektrophysiologischen Untersuchung wurde ein verborgenes WPW-Syndrom diagnostiziert und die links lateral, ausschließlich retrograd leitende akzessorische Leitungsbahn erfolgreich abladiert. Die intrakardialen EKG-Ableitungen und die Katheterpositionen bei der Ablation sind in Abbildung 21-1b dargestellt.

Supraventrikuläre Tachykardien anderer Ursache wie AV-Knoten-Reentrytachykardie (8 Patienten), Vorhofflattern (2 Patienten) und atriale Tachykardien (4 Patienten) waren erwartungsgemäß bei den Kindern und Jugendlichen wesentlich seltener. Die primäre Erfolgsrate der Katheterablation betrug 92 %, und es traten keine Komplikationen auf.

Bei einem 10 Monate alten Jungen wurde eine permanente medikamentös therapierefraktäre ventrikuläre Tachykardie diagnostiziert. Es wurde trotz des sehr jungen Alters bei bereits vorhandener arrhythmogener Kardiomyopathie und kardialer Dekompensation eine Katheterablation erfolgreich durchgeführt. Der Patient ist seitdem beschwerdefrei und die Kardiomyopathie bildete sich unter regelmäßigem Sinusrhythmus komplett zurück. Abbildung 21-2a zeigt die klinische permanente Tachykardie des Patienten vor der Ablation. In Abb. 21-2b sind das Röntgenbild bei Aufnahme und der Kontrollthorax 1 Jahr nach der erfolgreichen Ablation dargestellt.

21.4 Klinische Ergebnisse 311

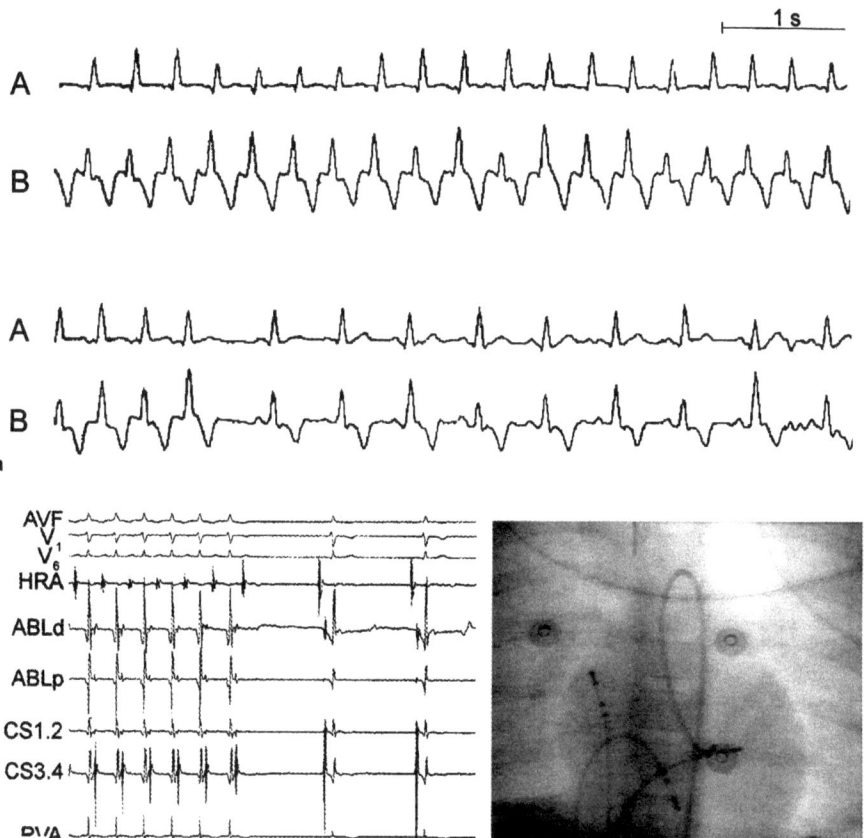

Abb. 21-1a. Langzeit-EKG-Aufzeichnung einer schmalkomplexigen Tachykardie bei einem 4jährigen Mädchen mit verborgenem WPW-Syndrom. **b** Intrakardiale EKG-Ableitungen und Katheterpositionen bei der Radiofrequenzkatheterablation der linkslateralen akzessorischen Leitungsbahn

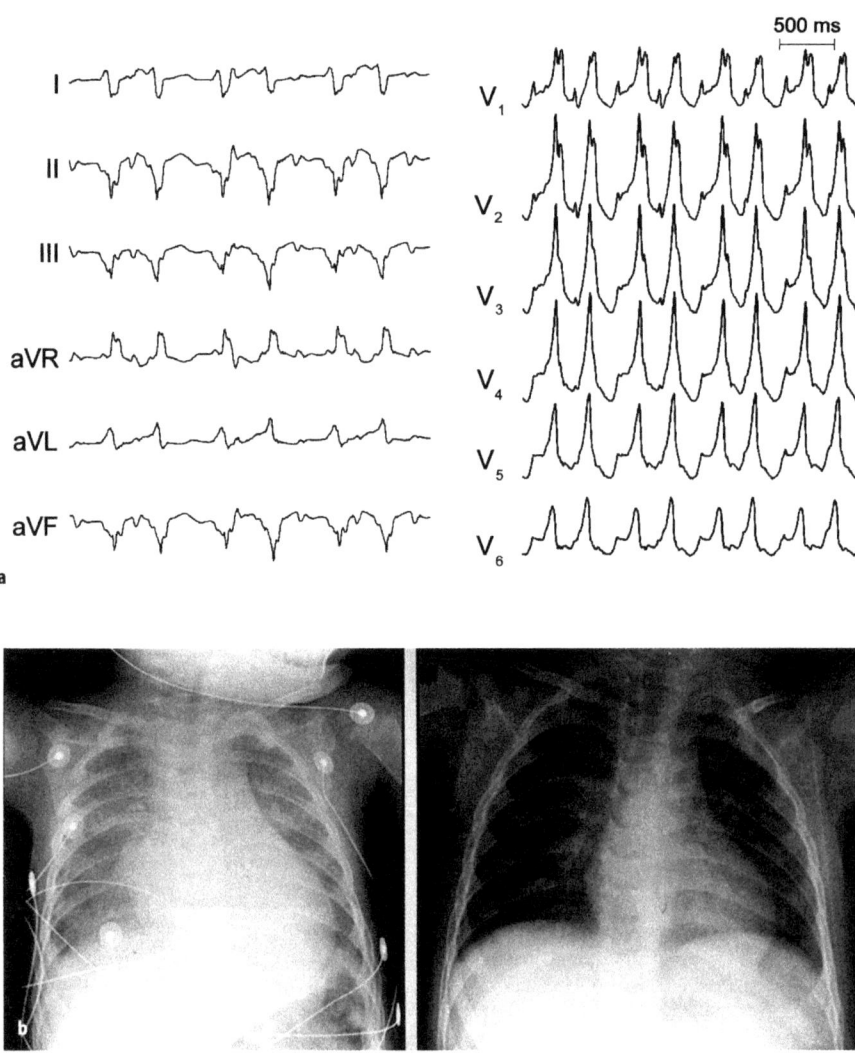

Abb. 21-2a. 12-Kanal-EKG einer permanenten medikamentös therapierefraktären ventrikulären Tachykardie eines 10monatigen Jungen. **b** Thoraxröntgenaufnahmen desselben Patienten. Auf der *linken Seite* sieht man den Aufnahmethorax mit kardialer Dekompensation, *rechts* der Kontrollthorax 1 Jahr nach erfolgreicher Radiofrequenzkatheterablation

21.5
Zusammenfassung

Bereits im frühen Kindesalter können zahlreiche Tachyarrhythmien auftreten. Bei 30–40 % der Tachykardien ist keine Therapie erforderlich. Bei häufigen, schlecht terminierbaren und langanhaltenden Tachykardien ist jedoch aufgrund der Gefahr einer arrhythmogenen Kardiomyopathie bereits im Kindesalter eine Langzeittherapie erforderlich. Neben der medikamentösen Therapie stellt die Radiofrequenzkatheterablation eine kurative Alternative ab dem 2.–3. Lebensjahr dar. Bei Kindern ist das WPW-Syndrom die häufigste Ursache supraventrikulärer Tachykardien. Die Ablation akzessorischer Bahnen wird bei symptomatischen Patienten, v. a. bei intermittierendem Vorhofflimmern, Synkopen oder Zustand nach Reanimation, als Therapie der ersten Wahl empfohlen. Doch auch bei im Kindesalter selteneren Tachykardieformen wie AV-Knoten-Reentrytachykardien, Vorhofflattern und atrialen Tachykardien stellt die Katheterablation bei einer primären Erfolgsrate von 92 % eine gute Alternative zur medikamentösen Therapie dar, die bei Kindern ebenso wie bei Erwachsenen problemlos und ohne Komplikationen durchgeführt werden kann.

Literatur

Bardy GH, Packer DL, German LD et al. (1984) Preexcited reciprocating tachycardia in patients with Wolff-Parkinson-White syndrome: incidence and mechanisms. Circulation 70: 377–391

Byrum CJ, Kavey RE, Deal BJ et al. (1985) Wolff-Parkinson-White syndrome and supraventricular tachycardia presenting in infancy: a multicenter investigation. In: Proceeding of the Second World Congress of Pediatric Cardiology. Springer, New York

Camm AJ, Evans KE, Ward DE et al. (1980) The rhythm of the heart in active elderly subjects. Am Heart J 99: 598–603

Case CL, Gillette PC, Oslizlok PC et al. (1992) Radiofrequency catheter ablation of incessant, medically resistant supraventicular tachycardia in infants and small children. J Am Cardiol 20: 1405–1410

Casta A, Wolff GS, Mehta AV et al. (1980) Dual atrioventricular nocal pathways: a benign finding in arrhythmia free children with heart disease. Am J Cardiol 46: 1013–1018

Chung KY, Walsh TJ, Massie E (1965) Wolff-Parkinson-White syndrome. Am Heart J 69: 116–133

Coumel P, Cabrol C, Fabiato A, et al. (1967) Tachycardie permanente par rhythme reciproque. Arch Mal Coeur 60: 1830–1864

Deal BJ, Keane JF, Gillette PC, et al. (1985) Wolff-Parkinson-White syndrome and supraventricular tachycardia during infancy: management and follow-up. J Am Coll Cardiol 5: 130–135

Dunnigan A, Benson DW Jr, Benditt DG (1985) Atrial flutter in infancy: diagnosis, clinical features, and treatment. Pediatrics 75: 725–729

Erickson CC, Walsh EP, Triedman JK et al. (1994) Efficacy and safety of radiofrequency ablation in infants and young children < 18 months of age. Am J Cardiol 74: 944–947

Gallagher JJ, Selle JG, Sealy WC et al. (1990) Variants of pre-excitation: update 1989. In: Zipes DB, Jalife J, eds. Cardiac Electrophysiology from Cell to Bedside. Saunders, Philadelphia, pp 480–490

Garson A Jr, Bink-Boelkens M, Hesslein PS et al. (1985) Atrial flutter in the young: a collaborative study of 380 cases. J Am Coll Cardiol. 6: 871–878

Giardina ACV, Ehlers KH, Engle MA (1972) Wolff-Parkinson-White syndrome in infants and children. A longterm follow-up study. Br Heart J 34: 839–846

Josephson ME, Wellens HJJ (1990) Differential diagnosis of supraventricular tachycardia. Cardiol Clin 8: 411–442
Ko JK, Deal BJ, Strasburger JF et al. (1992) Supraventricular tachycardia mechanisms and their age distribution in pediatric patients. Am J Cardial 69: 1028–1032
Lundberg A (1982) Paroxysmal atrial tachycardia in infancy: long-term follow-up study of 49 subjects. Pediatrics 70: 638–642
Martin TC, Hernandez A (1982) Atrial flutter in infancy. Pediatrics 100: 239–242
Montoya PT, Brugada P, Smeets J et al. (1991) Ventricular fibrillation in the Wolff-Parkinson-White syndrome. Eur Heart J 12: 144–150
Munger TM, Packer DL, Hammill SC et al. (1993) A population study of the natural history of Wolff-Parkinson-White syndrome in Olmsted County, Minnesota, 1953–1989. Circulation 87: 866–873
Nadas AS, Daeschner CW, Roth A et al. (1952) Paroxysmal tachycardia in infants and children. Pediatrics 9: 167–181
Naheed ZJ, Diamandakis VM, Benson DW Jr et al. (1995) Age-related conduction characteristics of Wolff-Parkinson-White syndrome in pediatric patients. Pediatr Cardiol 16: 251
Naheed ZJ, Strasburger JF, Benson DW Jr et al. (1995) Natural history and management strategies of automatic atrial tachycardia in children. Am J Cardiol 75; 405–407
Ostrander LD Jr, Brandt RL, Kjelsberg MO et al. (1965) Electrocardiographic findings among the adult population of a total natural community, Tecumseh, Michigan. Circulation 31: 888–898
Perry JC (1998) Pharmacologic therapy of arrhythmias. In: Deal BJ, Wolff GS, Gelband H (eds) Current concepts in diagnosis and management of arrhythmias in infants and children. Futura, Armonk/NY, pp 267–308
Perry JC, Garson A Jr (1990) Supraventricular tachycardia due to Wolff-Parkinson-White syndrome in children: early disappearance and late recurrence. J Am Coll Cardiol 16: 1215–1220
Rowland TW, Mathew R, Chameides L et al. (1978) Idiopathic atrial flutter in infancy: a review of eight cases. Pediatrics 61: 52–56
Swiderski J, Lees MH, Nadas AS (1962) The Wolff-Parkinson-White syndrome in infancy and childhood. N Engl J Med 267: 968–974
Thapar MK, Gillette PC (1979) Dual atrioventricular nodal pathways: a common electrophysiologic response in children. Circulation 60: 1369–1374
Tsuji A, Nagashima M, Hasegawa S et al. (1995) Long-term follow-up of idiopathic ventricular arrhythmias in otherwise normal children. Jpn Circ J 59: 654–662
Walsh EP (1994) Transcatheter ablation of ectopic atrial tachycardia using radiofrequency current. In: Huang SK, ed. Catheter Ablation for Cardiac Arrhythmias. Futura, Armonk/NY, pp 421–443
Walsh EP (1996) Radiofrequency catheter ablation for cardias arrhythmias in children. Cardiol Rev 4: 200–207
Wu MH, Chang YC, Lin JL et al. (1994) Probability of supraventricular tachycardia recurrence in pediatric patients. Cardiology 85: 284–289
Yabek SM (1991) Ventricular arrhythmias in children with an apparently normal heart. J Pediatr 119: 1–11

MIX
Papier aus verantwortungsvollen Quellen
Paper from responsible sources
FSC® C105338

If you have any concerns about our products,
you can contact us on
ProductSafety@springernature.com

In case Publisher is established outside the EU,
the EU authorized representative is:
**Springer Nature Customer Service Center GmbH
Europaplatz 3, 69115 Heidelberg, Germany**

Printed by Libri Plureos GmbH
in Hamburg, Germany